"十三五"江苏省高等学校重点教材

国际药事法规

（第2版）

主　编　陈永法（中国药科大学）
编　者　胡　明（四川大学）
　　　　蒋　蓉（中国药科大学）
　　　　李　歆（南京医科大学）
　　　　孟光兴（广东药科大学）
　　　　孙国君（浙江工业大学）
　　　　颜建周（中国药科大学）
　　　　杨　莉（沈阳药科大学）
　　　　杨　勇（南京中医药大学）

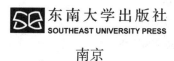

东南大学出版社
SOUTHEAST UNIVERSITY PRESS
南京

图书在版编目（CIP）数据

国际药事法规 / 陈永法主编. — 2版. — 南京：东南大学出版社，2023.9（2025.3重印）

ISBN 978-7-5766-0861-8

Ⅰ.①国… Ⅱ.①陈… Ⅲ.①药事法规 – 世界 Ⅳ.①R951

中国国家版本馆 CIP 数据核字（2023）第 166636 号

责任编辑：张 慧　　责任校对：子雪莲
封面设计：毕 真　　责任印制：周荣虎

国际药事法规（第2版） Guoji Yaoshi Fagui (Di-er Ban)

主　　编	陈永法
出版发行	东南大学出版社
社　　址	南京市玄武区四牌楼2号（邮编：210096）
出 版 人	白云飞
经　　销	全国各地新华书店
印　　刷	南京玉河印刷厂
开　　本	787mm×1092mm　1/16
印　　张	28.25
字　　数	700千字
版　　次	2023年9月第2版
印　　次	2025年3月第2次印刷
书　　号	ISBN 978-7-5766-0861-8
定　　价	76.00元

东大版图书若有印装质量问题，请直接与营销部联系。电话（传真）：025-83791830

前言

改革开放四十余年来,我国医药产业快速、持续发展,较好地满足了国内的基本医疗需要。随着人民生活水平的提高,公众对药品的安全、有效、可及也提出了更高的要求。市场竞争的加剧也推动了许多国内药品生产企业开拓国外医药市场,以实现更好的发展。相对而言,由于发达国家市场经济、法制建设较我国早,近些年在我国出现的一些药品安全问题,之前在国外大多发生过,因而这些国家基于这些经验教训进而不断改进的药事法规值得我们研究、借鉴。同时,要成功实现将药品推向国际市场,就必须掌握国外的药品注册法规及要求。因此,本教材通过系统介绍、分析多个发达国家的药品注册、生产、流通、使用、监督等法规,希望读者开拓药品管理的国际视野,掌握药品监管的内在规律,以不断完善我国的药品监管、推进国际药品注册以及促进我国医药产业的健康发展。

本教材共分十五章,内容主要包括典型国家的药事法规文件体系、药品监督管理机构、典型国家的药事法规、欧美药品注册途径及程序、国际原料药注册文件要求、人用药品注册技术要求的国际协调委员会、生物制品及类似药的审批及监管、植物药的监管、罕见病药的监管、医疗器械的监管、美国饮食补充剂的监管、典型国家的 GxP 系统、药械广告和促销行为的监管、国际药品定价主流模式、药房和药师的监管、药物警戒体系与药品不良反应救济制度、药品安全责任制度等。

本教材有以下三个特点:

一是内容全面、重点突出。从监管的纵向链来看,教材内容包括药品研制与注册、药品生产、药品流通、药品使用以及药品上市后监管等各个环节;从横向的国家及地区选择来看,以美国和欧盟为主,部分章节也涉及澳大利亚和日本的药事法规与管理;此外,除主要介绍药品外,对医疗器械和饮食补充剂也有所涉及。因此,本教材重点介绍美国、欧盟等发达国家及地区的药品各环节监管,因其相对比较完善,值得研究及部分借鉴。

二是注重实用、便于实践。教材不仅从理论层面系统介绍了典型国家药事监管的立法本质及发展,也从实践层面详细介绍了涉及药品研制、生产、流通、使用和监督管理方面的一系列规范,特别是国际药品注册的具体规定。此外,为满足学生在校学习和就业的需要,附录中收录了美国、欧盟、英国、日本的主要药品监管法规简介和官方网址链接,以及国际药事法规体系中常见的英文缩写汇编,方便师生参考。

三是教学要求明确、重视学习效率。教材不仅在每章的开始部分给出了明确的教学目标和教学要求,每章的最后还根据章节中的主要内容设置了相应思考题,并引用了大量的案例分析。希望读者学有所向、学有所依、学有所用、学有可想,确保良好的学习效果。

本教材的编纂特别感谢中国药科大学的胡廷熹教授。作为本课程的创始人，胡教授对此次教材的编写给予了悉心指导及帮助。同时感谢江莹、姚瑜嫔、信明慧、张倩、赵敏、张萍萍、于博、赵艳蛟、李秦川、黄丽、沈仕洁、郭伟波、孙小飞、薛原、柳婷婷、印杰、杨晗、张宸、黄美玲、丁艺文、王宇纯、王尧、杨宇莎、朱晓妍、朱越、韩朦、杨昕颖、李玲、夷璇、李梦颖、文璐、董璨、高虎、蔡东霞等同学辛勤细致的翻译、校对工作。

在教材的编纂过程中，除了国外一手资料的加工处理，部分内容与观点还参考了国内外部分学者与专家的文献和著作，本书编者在此致谢卞鹰、常峰、常卫红、常云成、陈爱民、陈季修、陈锦新、陈敬、陈立功、陈娜、陈巧、陈琴鸣、陈绍琛、陈祥军、陈晓东、陈以桢、陈玉文、单国旗、丁川、丁玲、董春华、董江萍、董素强、窦金辉、窦学杰、杜钢建、杜晶晶、杜蕾、杜晓曦、冯煦、冯真真、付丽红、高贝、高汉成、高惠君、高军、龚时薇、顾海、关添天、郭晶、郭莹、郭振寰、郭志鑫、郭治昕、海燕、海颖、贺星、胡彬、胡充寒、胡善联、胡天佑、胡廷熹、胡颖廉、胡元佳、黄泰康、黄艳梅、黄宇虹、黄哲、贾伟、江滨、蒋舒寒、康俊生、李璠、李国芬、李见明、李剑青、李龙、李梦阳、李蓉蓉、李爽、李伟、李祥金、李享、李珣、李云鹏、梁莉莉、梁毅、刘洪波、刘磊、刘璐、刘少冉、刘听、刘永贵、刘禹、卢爱丽、罗建、罗阳、马爱霞、马凤玲、马丽斌、孟凡莉、孟光兴、宓现强、潘尔顿、庞乐君、平其能、邱家学、任经天、阮吉敏、阮梅花、尚靖、邵蓉、邵巷、邵元福、沈爱宗、施新吉、史录文、宋华琳、宋莉、宋瑞霖、宋燕、苏苗罕、隋志勇、孙斌、孙京昇、孙骏、孙利华、唐慧鑫、唐健元、唐晋伟、陶勇、田春华、田峰、田洪尧、汪光宝、汪宏智、王卫、王丹、王浩、王建英、王军志、王鸣、王青宇、王巍、王越、韦冠、魏传波、文强、翁新愚、吴楚升、吴桂芝、吴晶、吴瑞华、吴抒艺、吴艳、伍红艳、奚晓云、夏思泉、谢锋、谢雁鸣、辛桦、徐敢、徐鹤良、徐建国、徐徕、徐蓉、徐睿、薛玲、雪梅、闫占军、严明、颜丽萍、杨洪伟、杨焕、杨佳佳、杨莉、杨韶明、杨咸月、杨永珍、杨志敏、叶露、叶有春、叶正明、叶祖光、亦木、于海平、于鹏、于晓、余永强、俞彪、袁昌齐、袁妮、张宝库、张伯礼、张纯、张海燕、张建平、张克勤、张岚、张磊、张龙涛、张念先、张少岩、张斯时、张欣涛、张震巍、张卓光、张子蔚、赵爱华、赵利斌、郑海英、郑晓红、周新军、朱伯科、邹健强、左根永等，其他参考书籍与文献列于书后，在此也一并表示谢意。

本教材既可供在校的药学专业本科生和研究生学习，也可供医药研发机构、医药生产企业、医药经营企业、医疗机构及从事药品监管及国际药品注册的相关人员学习及研究。

由于国外药事法规发展迅速、修订频繁，加之编者水平有限，谬误之处在所难免，敬请各位专家及广大读者批评指正，以便再版时一并更正！

编　者
2023 年 8 月于南京

目 录

第一章 绪 论

第一节 药事法规文件体系 ………………………… 1
- 一、美国药事法规文件体系 …………………… 1
- 二、欧盟药事法规文件体系 …………………… 5
- 三、加拿大药事法规文件体系 ………………… 6

第二节 药事法规制定的原则 ……………………… 7
- 一、保证药品安全、有效 ……………………… 7
- 二、确保药品使用经济、合理 ………………… 8
- 三、促进制药工业的发展 ……………………… 8
- 四、支持传统药物的发展 ……………………… 9

第三节 国际药事法规的框架分析 ………………… 10
- 一、与研发有关的药事法规 …………………… 10
- 二、药物生产环节的药事法规 ………………… 13
- 三、药品流通环节的药事法规 ………………… 13
- 四、药品使用环节的药事法规 ………………… 15
- 五、药品监督 …………………………………… 16

本章小结 ……………………………………………… 18

第二章 部分发达国家的药事执法机构

第一节 美国药品管理机构 ………………………… 19
- 一、美国食品药品监督管理局（FDA）………… 19
- 二、美国管制药物监督管理局（DEA）………… 24
- 三、各州药房理事会（SBP）…………………… 25
- 四、全国药房理事会协会（NABP）…………… 26
- 五、联邦贸易委员会（FTC）…………………… 26

第二节 日本药品管理机构 ………………………… 27
- 一、厚生劳动省的组织与职能 ………………… 27

二、医药·生活卫生局 ………………………………… 28
　　三、独立行政法人·医药品医疗器械综合机构 ……… 30
　　四、医政局 ……………………………………………… 33
　　五、国立医药品食品卫生研究所 ……………………… 33
　　六、国立生物医学创新研究所（独立的管理机构）… 33
　　七、药事·食品卫生审议会 …………………………… 34
　　八、国立感染症研究所 ………………………………… 34

第三节　欧盟药品管理机构 …………………………………… 34
　　一、欧洲药品局（EMA）……………………………… 34
　　二、英国药品管理机构 ………………………………… 39
　　三、法国国家药品和健康产品管理局（ANSM）…… 45
　　四、德国联邦药品和医疗器械机构（BfArM）……… 45

第四节　澳大利亚的药品管理机构 …………………………… 47
　　一、TGA 简介 ………………………………………… 47
　　二、TGA 对药品的监督职责 ………………………… 47
　　三、TGA 的组织机构 ………………………………… 47

第五节　WHO 的药品管理机构 ……………………………… 49
　　一、世界卫生组织的组织结构 ………………………… 49
　　二、世界卫生组织主要的药品管理机构 ……………… 52

本章小结 ………………………………………………………… 54

第三章　国际药事法规介绍

第一节　美国的药事法规 ……………………………………… 56
　　一、美国药品安全监管发展史 ………………………… 56
　　二、FDCA 的重要修订案的简要介绍 ………………… 62
　　三、其他对 FDA 监管有影响的法规 ………………… 67
　　四、《联邦食品、药品与化妆品法案》（FDCA）的主要
　　　　内容及其对药品的监管 …………………………… 70

第二节　日本药事法规 ………………………………………… 82
　　一、日本《关于确保医药品、医疗器械等质量、有效性
　　　　及安全性的法律》………………………………… 82
　　二、其他与药品相关的法规 …………………………… 92
　　三、日本都道府县/政令市/特别区对药品的管理 …… 93

  第三节 欧盟药事法规 ··· 93
    一、欧盟的药品管理立法体系 ···················· 93
    二、欧盟的药事法规 ······································ 94
    三、英国药事法规 ·· 99

  第四节 澳大利亚的药事法规 ·························· 105
    一、澳大利亚药事管理的主要法律 ············ 105
    二、澳大利亚药品的规管 ···························· 105

  本章小结 ··· 110

第四章 国际药品注册

  第一节 美国的药品注册 ·· 112
    一、美国新药评审导论 ································ 112
    二、美国新药研制的步骤 ···························· 114
    三、FDA对仿制药品的评审 ······················ 130
    四、FDA对改良型新药的评审 ·················· 131
    五、FDA对非处方药的评审 ······················ 132
    六、新药的加速上市机制 ···························· 135

  第二节 欧洲药品注册 ·· 140
    一、欧盟药品上市的变革 ···························· 140
    二、集中审批程序（CP）····························· 140
    三、成员国审批程序（INP）······················· 142
    四、非集中审批程序（DCP）和互认程序（MRP）······ 142
    五、快速上市机制 ·· 144

  第三节 人用药品注册技术要求的国际协调会议 ············ 145
    一、ICH成立背景 ·· 145
    二、ICH成员 ·· 145
    三、ICH组织架构 ·· 147
    四、ICH的工作机制 ···································· 148
    五、ICH的会议机制 ···································· 152
    六、ICH的工作指南 ···································· 153
    七、常规技术文件（CTD）························· 153

  第四节 国际原料药注册 ··· 155
    一、美国药物主控文件（DMF）················ 155
    二、欧洲药物主控文件（EDMF）·············· 158

三、欧洲药典的适应性认证（COS） ……………… 161
　　四、欧洲药品质量管理局（EDQM） ……………… 164

本章小结 ………………………………………………… 165

第五章　生物制品的监管

第一节　FDA生物制品监管史简述 ……………………… 167

第二节　美国生物制品监管部门与法规体系 …………… 168
　　一、美国生物制品监管部门 ……………………… 168
　　二、美国生物制品监管法规体系 ………………… 169

第三节　FDA对于生物制品研发、生产、上市的监管 … 170
　　一、生物制品监管的CMC要求 …………………… 170
　　二、生物制品的分析检测 ………………………… 170
　　三、非临床试验研究设计及监管 ………………… 171
　　四、临床试验监管 ………………………………… 172
　　五、生物制品上市审批 …………………………… 173

第四节　欧美国家生物类似物的注册审批程序 ………… 173
　　一、生物类似物发展的背景 ……………………… 173
　　二、生物类似物与传统仿制药的区别 …………… 174
　　三、欧盟生物类似物的注册审批政策 …………… 175
　　四、美国生物类似物的审批与监管 ……………… 176

本章小结 ………………………………………………… 180

第六章　部分发达国家植物药的注册与监管

第一节　美国植物药的监管 ……………………………… 181
　　一、植物药在美国的发展历程 …………………… 181
　　二、美国植物药相关监管法规 …………………… 182
　　三、植物药在美国上市的形式及相关监管部门 … 183

第二节　欧盟植物药的监管 ……………………………… 187
　　一、欧盟植物药监管与注册机构 ………………… 187
　　二、欧盟植物药监管与注册的法律适用 ………… 187
　　三、传统草药的定义与简化注册程序的适应范围 … 188
　　四、《欧盟传统草药法令》的主要内容 …………… 188
　　五、申请传统植物药注册需提交的资料 ………… 189

六、欧盟不批准传统植物药注册的情形 ……………………190

第三节　澳大利亚草药的监管 ……………………191
　　　一、澳大利亚草药的监管机构 ……………………191
　　　二、澳大利亚草药监管的法律规章 ……………………191
　　　三、草药作为登记类药物在澳大利亚上市 ……………………192
　　　四、草药作为注册类药物在澳大利亚上市 ……………………192
　　　五、澳大利亚草药注册的技术要求 ……………………193

本章小结 ……………………194

第七章　孤儿药的认定与激励政策

第一节　美国孤儿药的认定及激励政策 ……………………197
　　　一、孤儿药监管的法律适用 ……………………197
　　　二、孤儿药的监管部门（OOPD） ……………………198
　　　三、美国孤儿药资格认定 ……………………198
　　　四、美国孤儿药激励政策 ……………………202

第二节　欧盟孤儿药的认定与激励政策 ……………………204
　　　一、欧盟孤儿药监管的法律适用 ……………………204
　　　二、欧盟孤儿药的监管部门 ……………………205
　　　三、欧盟孤儿药资格认定 ……………………205
　　　四、欧盟孤儿药鼓励政策 ……………………206

第三节　日本孤儿药的认定与激励政策 ……………………207
　　　一、日本孤儿药监管的法律适用 ……………………207
　　　二、日本孤儿药监管部门 ……………………208
　　　三、日本孤儿药资格认定 ……………………208
　　　四、日本孤儿药的优惠政策 ……………………209

本章小结 ……………………210

第八章　欧美国家对于医疗器械的监管

第一节　美国医疗器械监管 ……………………212
　　　一、美国医疗器械管理和监督机构 ……………………212
　　　二、美国医疗器械监管的法律体系 ……………………213
　　　三、美国医疗器械的分类 ……………………214
　　　四、美国医疗器械的临床试验管理 ……………………215

五、美国医疗器械的生产管理 ………………217
　　六、美国医疗器械的上市管理 ………………218
　　七、美国医疗器械的上市后管理 ……………220

第二节　欧盟医疗器械监管 ……………………222
　　一、欧盟医疗器械管理机构和方式 …………222
　　二、欧盟医疗器械监管的法律体系 …………223
　　三、欧盟医疗器械的分类 ……………………224
　　四、欧盟医疗器械的临床试验监管 …………224
　　五、欧盟医疗器械的生产管理 ………………225
　　六、欧盟医疗器械的上市管理 ………………225
　　七、欧盟医疗器械的上市后管理 ……………226

本章小结 …………………………………………226

第九章　饮食补充剂的监管

第一节　美国《饮食补充剂健康与教育法案》简介 ………228

第二节　饮食补充剂的定义与分类 ……………229

第三节　饮食补充剂的管理 ……………………230
　　一、饮食补充剂的标识新要求 ………………231
　　二、含有一种新成分的饮食补充剂的上市 …231
　　三、特殊声明标识 ……………………………231
　　四、产品促销参考文献 ………………………232
　　五、饮食补充剂CGMP ………………………232

本章小结 …………………………………………233

第十章　部分发达国家GxP的介绍

第一节　部分发达国家GLP介绍 ………………235
　　一、美国GLP介绍 ……………………………235
　　二、欧盟GLP介绍 ……………………………243

第二节　部分发达国家GCP介绍 ………………244
　　一、美国GCP介绍 ……………………………244
　　二、ICH-GCP …………………………………260

第三节　部分发达国家GMP介绍············262
　　一、美国食品药品管理局药品GMP（US-FDA-cGMP）···262
　　二、欧盟药品GMP（EU-GMP）············267
　　三、世界卫生组织的药品GMP（WHO-GMP）············268
　　四、ICH制定的Q7（原料药GMP）············269
　　五、药品检查协定组织（PIC/S）············270
　　六、药品GMP认证检查员管理体系············270
　　七、国际GMP的主要特点············271

第四节　部分发达国家GDP介绍············273
　　一、欧盟GDP············273
　　二、英国GDP············275
　　三、新加坡GDP············277
　　四、WHO-GDP············280
　　五、欧盟、英国、WHO及新加坡GDP的共性············282

本章小结············284

第十一章　典型国家药械广告和促销的监管

第一节　美国对药品和医疗器械的广告和促销的监管······285
　　一、美国药品广告的监管机构和法律适应············285
　　二、处方药的促销与广告管理············290
　　三、生物制品的广告和促销法规············296
　　四、医疗器械的广告与促销管理············296
　　五、美国对于药品标签外用药促销的监管············298

第二节　英国对于药品广告与促销的管理············304
　　一、背景介绍············304
　　二、职责和工作原则············306
　　三、面向公众宣传············307
　　四、对专业人员宣传············308
　　五、英国对标签外用药的监管············311

本章小结············314

第十二章　国际药品价格的制定与控制

第一节　美国药品价格管理············316
　　一、美国药品的市场定价模式············316

二、美国政府对药品价格的控制 ·················317
　　三、美国医疗保险机构对药品价格的影响 ··········317

第二节　法国药品价格管理 ························318
　　一、法国药品政府定价机构 ···················318
　　二、法国药品政府定价范围 ···················318
　　三、法国药品政府定价的依据 ·················319
　　四、法国定价药品的分类 ·····················319
　　五、法国政府与生产企业协商定价的方法 ·········319
　　六、法国政府定价的其他辅助方法 ·············320

第三节　加拿大药品价格管理 ······················320
　　一、加拿大药品政府定价机构 ·················320
　　二、加拿大药品分类 ·························321
　　三、加拿大药品政府定价范围及限价政策 ········321
　　四、加拿大专利药的政府定价方法 ·············321
　　五、加拿大非专利药的政府定价方法 ···········322

第四节　德国药品价格管理 ························323
　　一、德国药品定价机构 ·······················323
　　二、德国药品定价范围 ·······················323
　　三、德国药品参考定价方法 ···················324

第五节　英国药品价格管理 ························324
　　一、英国药品政府定价机构 ···················325
　　二、英国药品政府定价范围 ···················325
　　三、英国药品政府定价方法 ···················325

本章小结 ···326

第十三章　药品使用环节药房和药师的监管

第一节　药房和药师管理概述 ······················328

第二节　优良药房工作规范（GPP）·················329
　　一、GPP的起源 ·····························329
　　二、发展中国家的GPP ·······················330
　　三、其他国家的GPP ·························331

第三节　美国的药房管理 ··························331
　　一、美国开设药房的条件 ·····················331

二、网络药房 ································ 332

第四节　美国的药师管理 ································ 334
　　一、药师的分类 ································ 334
　　二、药师的资格 ································ 335
　　三、药师资格考试 ································ 335
　　四、美国药师的业务标准 ································ 337
　　五、药师的继续教育 ································ 338
　　六、药师的再注册 ································ 338

本章小结 ································ 339

第十四章　典型国家药物警戒体系

第一节　药物警戒概述 ································ 340
　　一、药物警戒的起源与发展 ································ 340
　　二、药物警戒与药品不良反应概念 ································ 341
　　三、药物警戒和药品不良反应监测的异同 ································ 341

第二节　国际药物警戒的发展现状 ································ 342
　　一、参加国际药物监测合作计划的国家 ································ 342
　　二、国际药物警戒活动 ································ 342

第三节　美国药物警戒体系介绍 ································ 343
　　一、美国的药物警戒模式 ································ 343
　　二、美国负责药物警戒的组织机构 ································ 343
　　三、美国药物警戒法律体系 ································ 345
　　四、美国药品不良反应监测体系 ································ 346
　　五、美国药品安全的风险管理计划 ································ 351

第四节　欧盟药物警戒 ································ 354
　　一、欧盟的药物上市后警戒体系 ································ 355
　　二、英国的药物不良反应监测 ································ 356
　　三、法国药物警戒体系 ································ 358

第五节　日本的药物警戒 ································ 360
　　一、上市后监管 ································ 361
　　二、风险管理 ································ 361
　　三、批准后的研究 ································ 361
　　四、批准后所进行活动的监督管理 ································ 362

第六节　部分国家和地区的药品不良反应救济制度 ……… 363
　　一、日本的不良反应被害救济制度 …………… 363
　　二、德国的药品不良反应救济制度 …………… 365
　　三、瑞典的药品不良反应救济制度 …………… 366
　　四、我国台湾地区的药品不良反应救济制度 ……… 366

本章小结 ………………………………………………… 368

第十五章　典型国家药品责任体系介绍

第一节　美国药品责任体系 ……………………………… 369
　　一、美国缺陷药品的定义与范围 ……………… 369
　　二、美国与缺陷药品相关的主要法律法规 ……… 370
　　三、美国缺陷药品管理的社会规制主体 ……… 370
　　四、美国缺陷药品管理流程 …………………… 371
　　五、美国产品责任相关立法 …………………… 375
　　六、缺陷产品的归责原则 ……………………… 377

第二节　英国药品责任体系介绍 ………………………… 378
　　一、英国对缺陷药品的定义与分类 …………… 378
　　二、英国与缺陷药品相关的法律法规 ………… 378
　　三、英国缺陷药品管理中的社会规制主体 …… 379
　　四、英国缺陷药品管理流程 …………………… 380
　　五、英国药品责任适用立法及归责原则 ……… 382

第三节　德国药品责任体系 ……………………………… 383
　　一、德国药品责任立法的发展历程 …………… 383
　　二、德国药品责任制度 ………………………… 384

本章小结 ………………………………………………… 385

附录一　美国药品法律体系 …………………………… 386

附录二　欧盟药品法律体系 …………………………… 396

附录三　英国药品法律体系 …………………………… 403

附录四　日本药品法律体系 …………………………… 405

附录五　英文缩写汇编表（按首字母排序） ………… 408

参考文献 ……………………………………………… 419

第一章 绪论

教学目标

通过本章的学习,使读者对典型国家药事法规文件的层级关系、药事法规制定的基本原则以及药事法规的基本框架与内容有基本的了解,为后面章节药事法规详细内容的学习奠定基础。

教学要求

1. 了解:药品研制、生产、流通、使用、监管等领域中涉及的法律法规及其大致内容。
2. 熟悉:美国、欧盟的药事法规的颁布形式及重要法规的主要内容。
3. 掌握:美国、欧盟、加拿大的药事法规文件体系及不同的法律效力层级。
4. 重点掌握:各国药事法规制定遵循的基本原则。

药事法规(pharmaceutical law and regulation)是调整一个国家药品研制、生产、流通、使用和监管等环节所发生的社会关系和经济关系的法律规范的总称。法律作为一种公平、合理、高效的管理手段逐渐介入医药领域,在促进各国药事法规蓬勃发展的同时,也使世界各国的药品供应更加安全有效,质量可控。要全面系统地掌握典型国家的药事法规,就必须清晰地了解这些国家的药事法规文件体系、药事法规制定的基本原则以及药事法规的基本框架与内容,同时通过学习与思考,把握国际药事法规的发展趋势。

第一节 药事法规文件体系

由于各国立法传统、社会经济发展水平、医药产业发展水平等存在差异,各国药事法规所呈现的文件体系也各不相同。但主要内容仍可大致分为以下三类:具有法律效力的成文法、判例及司法解释等,没有法律效力仅作推荐性参考的指南,没有直接法律效力但可依据法律而间接产生作用的技术标准、规范。下面以美国、欧盟、英国以及加拿大为例,简要介绍这些国家的药事法规文件体系。

一、美国药事法规文件体系

(一)美国联邦法规的颁布方式

美国联邦制定法(法令、参众两院共同决议、条约、国际协议)按以下四种方式颁布:

1. 单行法(slip laws)

国会例会期间,法令(act)一经制定即与公众见面的一种单行册。每册只刊登一个法令,有页码,没有索引,由美国政府印刷局(U.S. Government Printing Office, GPO)印刷发行，是联邦制定法出版的第一种官方形式。文献题名为《公法》（Public Law），每件法案上都有供引证之用的援引编号（如"Public Law 103-84"，表示第 103 届国会所通过的第 84 号公法法案）。

2. 会期法（session laws）

其实就是"单行法"按时序的汇编本。国会休会不久，便以精装卷本形式出版，有卷末索引，故也称为法规汇编。如《美国法令全书》（Statutes at Large, STAT）就是一种永久性的联邦法规汇编。按会期法编撰的法规汇编实际上是按时间编排的，随着时间推移和法案的增多，以时间为主要检索途径就不便于核查有关资料了。

3. 法典（code）

美国的法典不是直接的立法文件，而是按专题编排现行法规的汇编版，或者说是以比较便利的形式重述有效的美国联邦法律，统称为 United States Code，即 USC。美国政府出版局（GPO）于 1926 年正式批准向国内外发行，收录了美国到 1925 年 12 月 7 日仍然有效的全部成文法规，按 50 个主题编排。每六年修订出版一次，其间出版合订累积补编本。

4. 法典注释（annotated code）

对官方版《美国法典》的注释，主要是由私人出版机构来完成的。如 West 公司出版的《美国法典注释》（U.S. Code Annotated, U.S.C.A.），以及律师合作出版公司出版的《美国法典服务》（United States Code Service, U.S.C.S）。

U.S.C.A. 第一版始于 1927 年，基本上套录了官方版的结构，并保留了有关的资料，不同的是每一条文都附加有关的司法判例注释、立法史注解、条文修正案和其他注释。注解文字采用提要（head note）或概要说明（syllabus）。每一标题后都有一个索引，另外还有 8 卷全套书的总索引。从 20 世纪 80 年代中期开始，总索引每年都出新版。查找方法包括：主题、关键词、标题（即 50 个大标题）、单行法令名称（"总索引"后附有"国会法令普及名称目录"）等检索途径。

U.S.C.S. 中的各个条目下也同样附有相关的法院判决注释，以及有关的联邦规则法典对照援引、法律期刊文章援引、《美国法大全》（American Jurisprudence）援引、律师版《美国最高法院判决录》（U.S. Supreme Court Reports, U.S.C.）援引等。各卷均附有主题索引，全书配有总索引。

（二）《美国法典》（U.S.C.）

1.《美国法典》的内容与结构安排

美国任何一部法律的产生首先由美国国会议员提出法案，当这个法案获得国会通过后，提交给美国总统请求批准，一旦该法案被总统批准（有可能被否决）就成为法律（act）。当一部法律通过后，国会众议院就把法律的内容公布在《美国法典》上。

1926 年美国人将建国二百多年以来国会制定的所有立法（除《独立宣言》《联邦条例》和《联邦宪法》外）加以整理编纂，按 50 个项目系统地分类编排，命名为《美国法典》（United States Code, USC），这是第一版《美国法典》。1964 年又出版了修订版，以后每年还出增刊。

该法典根据法律规范所涉及的领域和调整对象，划分为 50 个主题或"部"（title）。它们依次是：总则，国会，总统，国旗和国玺以及政府部门和联邦各州，政府组织与雇员，国内安全，农业，外国人与国籍，仲裁，武装力量，破产，银行与金融，人口普查，海岸警卫，商业与贸易，资源保护，版权，犯罪与刑事程序，关税，教育，食品与药品，对外关系，公路，医院与收容所，印第安人，财政收入，麻醉性酒精，司法和司法程序，劳工，矿藏和采矿，货币与财政，国民警卫，航运与可航水域，海军（现已废除），专利，宗教习俗，规制行业薪金与津贴，退伍军人救济金，邮政事业，公共建筑，公共合同，公共卫生与福利，公共土地，国家印刷品与文献，铁路，航运，电报、电话和无线电报，领土与岛屿所有权，交通，战争与国防。

在50个主题之下，法典依次分为卷、章、部分、节、条等，法典最大的组成单位是卷，每一个主题对应一卷。每卷、章、部分、节、条都用简短的文字作题注。每条均用编号标注其来源，即哪一届国会通过的哪一部法律的哪一条，或者哪一届国会进行的修改。例如，《美国法典》第21卷第2411条（2000年版），引注为：21 USC§2411（2000）。

以下通过图解说明如何识别阅读USC的这些符号：

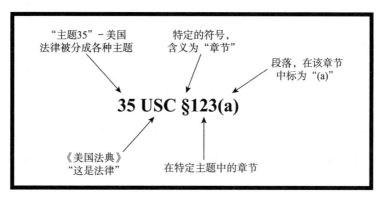

图1-1　USC符号含义

2.《美国法典》的编纂程序

国会每颁布一部法律，在发行单行本的同时，由设在美国国会众议院内的法律修订委员会办公室的专业人员将这部法律分解为若干部分，再根据其规范的内容编排到50个相应主题的相关卷中。如美国法典第21主题为"药品和食品"，其内容就是由每一届国会通过的法律中涉及药品和食品的全部条款经分解后重新组合。这样编纂的好处在于，公众只需要查看第21主题就可以找到现行有效的所有美国食品和药品方面的法律规定，而无须查阅卷帙浩繁的法律全书。承担法典编纂工作的法律修订委员会办公室只能对法律做一些必要的技术处理，如涉及其法律含义等重大问题，则必须报经国会审议通过。

美国法典每隔六年重新编纂颁布一次，其间每年将国会当年通过的法律按照法典编排的序号，编辑成一个补充卷。在新的法典尚未编纂之前，人们可以通过补充卷来查阅和引用最新的法律规定。

（三）《美国联邦法规》（CFR）

1.《美国联邦法规》的结构与分类

《美国联邦法规》（Code of Federal Regulations, CFR）是美国联邦政府执行机构和部门在"联邦公报"（Federal Register, FR）中发表与公布的一般性和永久性规则的集成，具有普遍适用性和法律效应。CFR任何主题下的法规都应当与《美国法典》（USC）中具有紧密联系的相应部分一起应用，在某些情况下，法庭可以因为 CFR 的某部法规与联邦法律发生冲突而认定其无效。

联邦法规的编纂也按照法律规范所涉及的领域和调整对象，分为 50 个主题。由于对涉及国家基本制度等方面的事项，联邦政府无权立法，因此联邦法规的这 50 个主题分类并不完全等同于《美国法典》的 50 个主题，但二者很多主题的名称是完全一致的。为了便于编辑和查找方便，联邦法规是以联邦机构管理的内容作为分类标准的。美国联邦法规的 50 个主题，按前后顺序排列分别是：总则，保留，总统，会计，行政人事，保留，农业，外国人与公民，动物与动物产品，能源，联邦选举，银行金融，商业信用与资助，航空与航天，商业与外贸，商业实践，商品与证券交易，电力与水力资源保护，关税，雇员利益，食品与药品，对外关系，公路，住宅与城市发展，印第安人，国内收入，烟、酒产品与军火，司法行政，劳动，矿产资源，财政金融，国家防御，航运与可航水域，教育，巴拿马运河，公园、森林和公共财产，专利、商标与版权，抚恤金、津贴和老兵救助，邮政服务，环境保护，公共合同与财产管理，公共卫生，公共土地，抢险救灾，公共福利，航运，电信，联邦收购规则系统，交通，野生动物与渔业。

美国联邦法规与美国法典一样，每个主题之下也分卷、章、部分、节、条，它的题注、编号、索引、指引等格式与美国法典是一样的。例如，《美国联邦法规》第 21 卷第 2411 条（2000 年版），引注为：21 CFR§2411（2000）。

以下通过图解说明如何识别阅读 CFR 的这些符号：

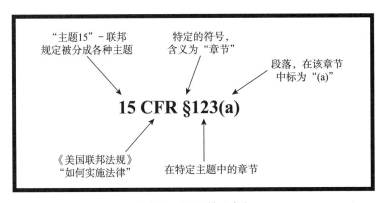

图 1-2　CFR 符号含义

2.《美国联邦法规》的编纂程序

CFR 的编纂工作始于 1936 年。最初，联邦政府公报室将联邦政府机构当天发布的所有行政法规、会议纪要、决定、通知以及将要议定的行政法规草案等编辑成联邦政府公报手册（相当于联邦行政法律全书）对外公布，周一至周五每周共 5 册，每年 200 多册。后来由于行政法律全书数量越来越多，内容庞杂，查询起来极为困难，因此 1936 年联邦政府的联邦公报管理委员会（Administrative Committee of the Federal Register）参照美国法典的编纂方式对这些庞杂的法律文件进行整理和编纂。委员会从每一具有普遍适用性和法律效应的政府机构获取的，或由这些政府机构在 FR（Federal Register）上主动公布或发表的，或者是该政府机构主动向 FR 管理委员会递交的成文法律文件的草案和特别出版物及其修改版装订的法规集成。

联邦法规每年编纂更新一次,联邦政府公报室具体负责对每天编辑的联邦政府公报进行拆解、重新组合。每次更新,全部换套封、封面,但并不是将原来的所有内容全部删除重印,而是对相应修改或变动较多的,将原件抽出更新;修改或变动较少的,在该期的封底另页补充;没有修改或变动的,将原封面换为新版封面,注明新日期。

3. CFR 的查阅

为了便于公众及时查询和引用最新的联邦政府颁布的法规,CFR 每册都附有读者帮助以及关于其内容覆盖范围的说明,另有单独出版的一本总索引。为了获得最新的法规内容,需要确定某册 CFR 在其修订日期之后是否做了其他修改,需查阅 "CFR 受影响章节列表"(List of CFR Sections Affected, LSA)。LSA 每月出版一次,而"受影响部分累积列表"(Cumulative List of Parts Affected)出现在每日出版的 FR 的读者帮助部分。在每册 CFR 的封面上都注有修订日期,在此日期之前废弃的条款将不出现在该册 CFR 中。可通过使用适当的受影响章节号码清单,搜索在指定日期有效的法律条款文本。在 1986 年 1 月 1 日之前,可查阅 LSA1949—1963、LSA1964—1972 或 LSA1973—1985;在 1986 年 1 月 1 日之后,每册 CFR 末尾都列有 LSA。

总之,CFR 是指联邦法规,里面是法规条例;USC 是指美国法典,其中包含有法律。CFR 中没有法律,USC 中没有法规条例。CFR 作为美国联邦法规,它管理联邦政府日常的工作,更加注重可操作性与实用性,实际上是由负责每个主题的内容监管的政府机构制定的,而 USC 是由美国国会颁布。

二、欧盟药事法规文件体系

欧盟委员会(European Commission)属于欧盟的行政机构,它负责提出立法草案,因此绝大多数的法律条文都能在欧盟委员会草案中找到出处。欧盟议会(European Parliament)仅仅负责表达自己对立法草案的看法而不能提出立法草案,尽管如此,欧盟议会在立法过程中却作用重大,在具体的细节上议员们有着不可小视的影响力。欧盟理事会(Council of Europe)是欧盟的最高决策机构,也是欧盟的立法机构,由各成员国元首或政府首脑及欧盟委员会主席组成,在欧共体或欧盟内,与在各成员国内一样,法规分为基本法和二级法。

基本法是由创始条约(founding treaty)和创始条约的增补条约(amending treaty)构成的。它们是由各个成员国政府所共同决定的。欧洲经济共同体(EEC)创始条约在 1958 年 1 月生效,因为在罗马签订而称为"罗马条约";欧盟创始条约在 1993 年 11 月 1 日生效,此条约仅是将欧洲经济共同体(EEC)更名为欧洲共同体(EC)。同样,对这些创始条约做出修改的后续条约也被定义为基本法。

二级法是为了实现以上条约所确立的目标而产生的。二级法包括了具有欧盟机构法律约束力的法令。欧洲共同体条约第 249 号法令描述了法规是欧盟机构可用于达成欧共体条约目标所采用的法律行动总和,包括:条例(regulation)、指令(directive)、决议(decisions)和主张(opinion)。理事会和委员会负责制定条例,发布指令,做出决议,给出建议或传递主张。

其中,条例具有普适性。它的所有条款都将具有法律约束力并且直接应用于各成员国。条例并不需要转化为各成员国的国家法律,它直接在成员国的地域上产生法律效力,因此自动变成其国家法律的一部分。条例可能由欧洲理事会和欧盟议会共同颁布，也可能仅由欧洲理事会颁布。此外，如果在欧洲理事会指令和条例中授予了欧盟委员会法律权力，委员会也可能会发布条例和指令。

与条例不同，指令仅规定了要达到的目的和结果，需要各成员国在规定的时间内纳入本国的法律体系，例如：

- 2001/83/EC 有关人用药品，2001/82/EC 指令适用于兽药产品。
- 2009/53/EC 对 2001/82/EC 和 2001/83/EC 的修订，有关药品上市许可。
- 2002/98/EC 修订了 2001/83/EC，有关采集、测试、加工、存储和分销人体血液和血液成分制定质量和安全标准。
- 2003/63/EC 修订了 2001/83/EC 有关人用药品的内容，CTD 格式。
- 2004/24/EC 修订了有关草药产品的内容，及 2001/83/EC 有关人用药品的内容，传统草药产品修正案，原料药的 GMP。
- 2004/27/EC 修订了 2001/83/EC 有关人用药品的上市许可、研究开发、药物警戒等方面的内容，分权式机制。另外，还包括顺势疗法药物和传统草药的注册机制。

决议也具有自动的法律效力，而不需在国家法中得到贯彻。决议与条例不同之处在于它只针对特殊的情形，针对某一案例的具体实施，只有对它所提及的对象才具有法律约束力。与之相反，条例的作用范围更广，可能应用于多种情况。

除了基本法和二级法，欧盟机构还出台了一系列不具法律约束力，但可以提供给欧洲公民的关于二级法的司法解释和应用的"建议"（recommendations），"建议"的别名又如决议（resolution）、通讯（communication）及准则（guidelines）等。它们均可在欧盟官方关于药事法规的数据库（EudraLex）中找到。

三、加拿大药事法规文件体系

加拿大的食品药品监督管理规定主要包括三个层次，最高的叫"法"（act），下一层的叫"规章"（regulations），最低层的叫"指南文件"（guidance documents）或称为指南（guidelines）。法由议会制定；规章由法指定的部门发布，是对法的进一步细化，往往制定一些具体的程序和要求；指南文件系是具体管理部门对某一具体事件的指导性意见，是参考性的资料，严格说不属于法律、法规文件，没有法律效力。加拿大的这种法规文件体系与我国是基本一致的。

加拿大的药品监督管理部门是卫生部下的健康产品与食品局（Health Products and Food Branch, HPFB），该部门通过执行药品管理基本大法《食品药品法》（法律，1985年议会颁布，并不断修订）和《食品和药品管理办法》统一负责加拿大的食品药品监督管理工作。此外，有关药品管理的其他主要法律法规有：《专利药品法》、《专利药管理条例》（参考定价）、《天然健康产品管理办法》（2004年），以及各省的《药房法》《管制药品和物质法案》等。

在遵守联邦政府基本法律的前提下，各省还制定了地方性的药事管理法规，此外还有很多指南给予支持。加拿大各省对其省级的药品政策进行了微调，如非专利药品价格管制政策，省级药品保险政策，省级的药品批发、零售企业的利润控制政策和药学服务专业收费标准以及补偿政策等。

第二节　药事法规制定的原则

虽然在不同时期，不同国家药事法规的立法重点或者是优先领域有所不同，但是药事法规制定的基本原则以及期望达到的目标基本一致，就是通过促进本国制药工业以及传统药物发展的同时，保障药品供应安全有效、经济合理。

一、保证药品安全、有效

早在 20 世纪 30 年代前，人们发现了磺胺（sulfanilamide），因抑菌效果突出，它曾被认为能够治疗任何感染性疾病，在当时主要以固体制剂的药物形式广泛用于治疗咽部感染等。1937 年，为便于儿童服用以提高销量，美国的一家生产商在磺胺中加入了乙烯乙二醇溶剂以便制成稳定的澄清液体制剂。该溶剂就是现在我们常用于汽车防冻液中的工业用品，为粉红色草莓味液体，服用后常引起恶心、呕吐、严重腹痛、肾脏衰竭而导致服用者死亡。生产商将 240 加仑的这种有毒药品运到美国各地，结果造成了 107 人死亡，且多数为儿童。由于当时美国的药事法规未要求药品上市前必须证明其安全性，1937 年"磺胺"事件促使美国政府认识到了药品上市前有必要证明其安全性的必要。1938 年，美国国会通过了《联邦食品、药品与化妆品法案》，规定药品上市前必须进行安全性临床试验，并通过新药审批程序提交安全性临床试验的结果证据。随着这一法案的实施，美国药品监管部门又陆续颁布了一系列有关药品审批的规定，这些法案和规定确实在保证公众健康上发挥了非常重要的作用。

20 世纪 50 年代末至 60 年代初，发生了一起震惊世界的"反应停"事件（thalidomide tragedy）。"反应停"（沙利度胺）是一种镇静药物，当时被广泛用于治疗妊娠引起的呕吐，但实际上这一药品严重阻碍胎儿四肢的生长，导致婴儿出生时的严重形体缺陷，这种畸形被称为海豹肢畸形。由于当时欧洲各国对药品临床试验没有严格的要求和管理，所以该药未经临床试验就在欧洲和一些国家上市并被广泛使用。同样由于法规的不完善，当数千名服用这种药品的孕妇分娩出类似的畸形胎儿时仍未能引起医生与政府部门的足够重视，致使 20 多个国家共上万个这样的畸形胎儿出生。与此同时，该药品在美国正在 FDA 监督管理下进行着临床试验（未批准上市），在欧洲研究证明沙利度胺与海豹肢畸形存在因果关系时，美国仅有 9 名这样的胎儿出生。这一震惊世界的惨案，使世界各国政府充分认识到必须通过立法来要求药品上市前应经过评价安全性和有效性的临床试验，以及赋予药品监督管理部门审批新药的权力和行使强制性监督检查职能。以美国为例，虽然美国受这次药害事件的危害不大，但是弗朗西斯·凯尔西博士等专家开始意识到美国药品的安全立法还是存在漏洞的。此后，在弗朗西斯·凯尔西博士的努力下，美国最终于在 1962 年颁布了 FDCA 的一个重要修正案——《科夫沃-哈里斯修正案》（Kefauver-Harris Amendments），又称"药品效力修正案"。该法案填补了美国法律中有关药品安全的漏洞，要求药品制造商证明药品是安全有效的，并在美国药品管理局（FDA）登记备案，并要求至少每两年检查一次；且需从临床前研究中获得支持药品有效的证据，来加强药品的生产经营管理；处方药广告需要通过 FDA 的批准（这项权力是从联邦贸易委员会转移到 FDA 的）。

二、确保药品使用经济、合理

药品作为一种特殊商品、一种高附加值的商品,在满足公众预防、诊断、治疗疾病需求(疗效)的同时,也是一种资源(成本)的消耗。为此,各国都将药品使用经济合理作为制定国家药事法规的一个基本原则,最大限度地满足公民的生命健康需要,如各国的医疗保障制度、药品价格管理、鼓励仿制药发展的政策等。

英国通过对药品实行利润控制来对原研的、国家卫生服务体系(NHS)覆盖的处方药采取间接的药品价格控制,此管理制度被称为药品价格规制计划(PPRS),目的在于能在合理的价格下向医疗保健计划提供安全、有效的药品,同时推动制药行业继续对药物进行研究和开发,因此该"合理的价格"是使企业和政府在协商的基础上达成共赢,而不是尽量地降低价格,压缩企业的利润空间。

德国对医疗保险药品实行参考定价,通过控制补偿来控制定价,期望通过增加消费者和医生的成本意识和价格弹性降低需方对药品的需求量,同时促使供方为避免失去市场份额而自觉限制药品价格。参考定价体系自1989年实行以来,已在荷兰、瑞典、澳大利亚、加拿大等国广泛应用。

澳大利亚引入药物经济学评价对药品价格进行制定与控制。强制要求企业在申请进药物福利计划报销目录(PBS)时根据《药物经济学评价指南》提供相应的资料,并由卫生部经济学分委员会(ESC)对其进行药物经济学评价,在此基础上药品报销咨询委员会(PBAC)就药品在某一价格水平是否具有成本效果以及在哪个价格范围具有成本效果提供建议。最后,药品定价管理机构(PBPA)根据药物经济学评价结果与药厂进行价格谈判,并将结果上报卫生部。澳大利亚做法的本质是考虑到药品的价格应与药品价值相一致,而价值大小不仅取决于药品的成本,而且取决于药品的疗效。药物经济学评价从药物治疗方案的成本和收益两方面综合考虑和评价药品的成本和疗效,从而能为科学、合理地制定药品价格及相关政策提供依据。

美国为了降低药品费用,较早就注重仿制药的发展,通过一系列有关法规修订为仿制药的研制和获准上市提供了法律保证。例如,1984年的《药品价格竞争和专利期恢复法案》(Hatch-Waxman Act)对《联邦食品、药品与化妆品法案》的修订,推动专利期满药品的仿制,简化了仿制药的审批,改善了仿制药的监管,促使仿制药品的广泛使用并在医疗上替代某些昂贵的原研药,极大地改善了药品的经济合理与可获得性。

三、促进制药工业的发展

制药行业的发展水平决定了一个国家药品供应的数量和质量,这是保证公众对药品可及性的前提和基础。对于像美国、加拿大、澳大利亚等这样的国家,它们的制药行业发展水平已经很高,制药企业规模都较大,研发实力也比较强,生产的药品已经能满足国内治疗普通疾病的需求,所以这些国家为了鼓励制药企业进一步研发新药,改善罕见病患者对药品的获得性,并鼓励企业通过药品出口获得更多利润,出台了一系列促进本国制药工业发展的药事法规。

美国1984年《药品价格竞争和专利期恢复法案》对《联邦食品、药品与化妆品法案》的修订,推动了专利期满药品的仿制。允许仿制药商在专利期满前提早研制,为仿制药提早上市做好了准备；免去了药品研发的重复性试验，为审批仿制药创建了简化、快捷的通道——简明新药申请（ANDA）。随后，2003年，FDA颁布《药品专利登记及ANDA停审期的管理规定》，改善了仿制药的审批和监管，有效地促进了本国制药工业的发展。

日本于2005年修订了《药事法》，开始实行上市许可和生产许可相分离的药品审批制度，其中"上市许可制度"简称MAH制度。这种上市许可和生产许可的分离，在一定程度上有效促进了国内药品技术资源的合理利用、专业化分工，有利于提高药品生产质量，促进新药的开发。

作为发展中国家的印度，人口众多，制药企业数量也曾达一万多家，能够满足国家基本药品供应。但是印度制药企业除了几十家优势企业外，大多也都是低水平、依靠成本竞争的仿制药生产企业，竞争力不强。近些年，印度政府极为重视制药行业的发展，将药事法规的立法重点放在了提高制药企业实力和药品质量上。经过一段时间的发展，现在印度制药行业不仅满足了人们日益增长的药品需求，也已成为全世界公认的知识导向型行业，并具有较强的国际竞争力。

四、支持传统药物的发展

随着回归自然潮流的涌起，医源性、药源性疾病不断出现，国际社会对传统药物的需求量也日益增加。据世界卫生组织统计，目前全世界约有40亿人使用植物药治疗，有130个国家应用中医药，124个国家建立了传统药物研究机构，尤其以日本、美国、德国中医药研究人员最多。人们已越来越认识到植物药是新药研究的源泉，迄今为止，全球开发利用的植物药总数已超过4 000种，总产值达上百亿美元。

近年来，欧洲的传统草药已经逐渐发展为现代植物药。从1965年起，欧共体就有法令对植物药给予了高度重视，承认草药制剂的医疗作用，而且认可草药是药物。德国于1976年8月24日颁布的《药品法》中明确将草药列为药品，应用草药药物的法规要求与应用其他药物的法规完全相同。发展至今，德国通过利用先进的制药技术生产出不同的植物药制剂，从传统医学使用的药茶、片剂到现代植物医学使用的经过标准化的和经过浓缩精制的制剂，保证了药物疗效的稳定。在欧共体成员国中，德国是使用植物药的典型国家代表，德国不仅影响欧共体草药法规的决策，而且多少也影响到美国植物药法规的决策与发展。

日本是世界上接受、应用和研究汉方药较早、较好的国家，他们非常重视古代经方的研究。日本政府早在1988年就开始逐步加大对汉方药研究的投入力度，使得汉方药研究由过去自发、无计划地进行，逐步转向有组织、有计划的政府行为，形成产、学、官的合作研究开发态势，对日本的汉方药研究和开发产生了巨大的影响。近年来，日本不断提高汉方药的现代化程度，使其部分汉方药产品通过了美国FAD的批准，以药品形式在美国药店进行销售。在日本，汉方药的药政管理与化学药品的药政管理原则上是一致的，所有药品管理的法规汉方药也被要求遵照和实施。但由于汉方药有其自身的特点，必须针对这些特点制定一些与之相关的法规以利于管理，所以日本多年来相继制定、颁布、实施的《医疗用汉方制剂管理的通知》《汉方浸膏制剂的生产管理和质量管理的自定标准（草案）》等，有效地提高了日本汉方制剂的管理水平，促进了传统药物的长期发展。

长期以来，美国 FDA 并不承认包括中药在内的植物药是药品。直至 20 世纪 90 年代，全球特别是美国兴起回归自然的热潮以后，替代疗法和植物药开始被美国民众重新发现和认识。但是，此时植物药在美国的地位仍然为非药物［《饮食补充剂健康与教育法案》（DSHEA）与 FDA 规定不得将植物药称为药物］，只是食品的一类补充剂。直至 2004 年 6 月，美国 FDA 制定并公布了《植物药新药研究指南》，标志着美国 FDA 对包括中药在内的植物药的态度发生了质的转变与飞跃，终于承认了植物药是药品，FDA 也开始改变了其药品必须是单一化合物的陈旧观念，开始许可含有多种成分的植物药作为药品进行上市。允许植物药在保证质量的前提下，以多种成分混合制剂的形式进入临床开发，只要通过对照性临床试验证实其安全性和有效性，便可被 FDA 批准为新药。以上这些做法充分说明了美国开始重视传统药物的应用和发展。

第三节　国际药事法规的框架分析

根据药品从源头到终端的全过程，可以将药事法规涵盖的内容分为研发、生产、流通、使用与监督五大环节。下面将对不同国家这些环节的立法现状与主要内容进行简要阐述。

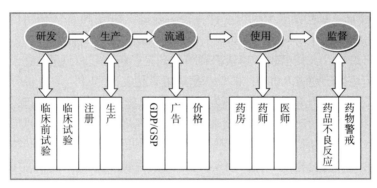

图 1-3　药品涉及环节的分解图

一、与研发有关的药事法规

（一）研发质量管理方面

药物研发质量的管理模式方面，各国管理的内容和方式基本相似，都采用 GLP、GCP 的质量规范化管理。新药的研究和开发程序可以分为临床前研究和临床研究两个阶段，其研究数据和资料是获得生产许可与上市许可的重要依据，研究质量直接影响到人们的用药安全。世界上具备新药研发能力的国家，政府都对药品研发的质量给予了高度的重视，颁布与实施了相应的指导原则、研究规范、认证制度以及检查制度等。

1. GLP 规则

GLP（good laboratory practice for non-clinical study），是"药物非临床研究质量管理规范"的简称。GLP 作为一个重要的国际通用的质量管理规范，已经得到国际上众多国家的认可和实施，不同国家颁布的 GLP 要求的内容和标准大体上相同。能否拥有符合 GLP 要求的非临床研究资料，已成为药品能否在实施 GLP 的相关国家上市的先决条件。

美国的联邦法规第 21 主题的第 58 条即"药物非临床研究质量管理规范"。FDA 的 GLP 法规适用于食品、着色剂、饲料添加剂、人用药品、兽药、人用医疗器械、生物制品和电子产品。此外，美国会根据 GLP 实施过程中出现的问题，及时对 GLP 的原则、标准等进行修改，各新药临床前研究机构，尤其是安全性评价实验室，必须掌握、执行动态的现行 GLP，即 CGLP（current GLP）规则。

欧盟的 GLP 发展大概经历了这样几个过程：1975 年 5 月，欧共体公布了关于药品药理毒理、临床及临床标准草案法规；1986 年 12 月 18 日，欧共体提出了 GLP 草案（87/18/EEC）；1988 年发布了 GLP 检查法令。（88/320/EEC）；1988—2004 年，欧盟又对 GLP 法规进行了 7 次增补和修订。欧盟 GLP 适用范围很广，涵盖了化学品、人用药品、兽药产品、化妆品、食品、饲料添加剂、农药、生物杀灭剂和清洁剂等方面。

美国、日本、韩国等国，陆续从 1996 年加入经济合作和发展组织（Orgnization for Economic Cooperation and Development, OECD），并按照 OECD 的原则和指南制定或修订了本国的 GLP 标准。

2. GCP 规则

GCP（good clinical practice），是"药物临床研究质量管理规范"的简称。为合理地进行临床试验并确保资料的可靠性，美国首先制定并执行了药物临床试验规则，即 GCP，以确保药品临床研究的高质量。美国联邦法规中有关 GCP 的内容包含在第 21 条和第 45 条中。之后其他国家也相继实行，例如：英国 2004 年颁布实施《人用药品（临床试验）条例》（2004 年修订）；印度 2001 年 12 月修订的《药品化妆品法案》的 Schedule Y 部分即为 GCP 等。

世界各国或地区的 GCP 基本原则大体相似，但是在具体细节和标准上又各具特色。这就意味着在一个国家或地区按照注册相关要求和 GCP 完成的数据和资料的收集，在其他国家或地区很可能不会被接受。因此，在一定程度上，有必要统一新药申报资料与临床试验监管的技术标准，于是 OECD 成员国建立了 ICH-GCP，实现多国临床数据互认可制度。

1997 年，美国联邦注册法规中加入了 ICH-GCP，FDA 希望所有在美国之外进行的，用于支持药品上市许可申请的临床试验要按照 ICH-GCP 的原则进行；同年，日本修改了其《制药事务法》（PAL），开始实施 ICH-GCP；自 1997 年 1 月 1 日起，欧洲药品注册机构（CPMP）要求所有在欧洲以药品注册为目的进行的临床试验，都必须按照 ICH-GCP 指导原则进行，CPMP 还颁布法令确定了 ICH-GCP 的法定地位；随后，欧盟各成员国都逐步将该法令添加到国家的法律之中，并且欧盟在 2001 年颁布了法令 2001/20/EC，对 GCP 在欧盟各成员国的实施做出了进一步的规定。

（二）知识产权保护相关的法律规定

美国、欧洲及日本等世界上的主要工业化国家和地区，为了保护自己的企业在世界上有利的竞争地位，已经形成了一整套涉及药品知识产权保护的体系，主要是专利保护体系、商标保护体系、必要的行政保护补充，以及与上述几个体系相配合的司法体系。一些新兴的工业化国家，如韩国和新加坡，或出于欧、美以及 WTO 的压力，或出于国家本身保护知识产权的需要，也纷纷建立起了与美、日等类似的药品知识产权保护体系。

药品知识产权保护体系的建立一方面为原研的药品生产商提供了足够的市场保护，激励新药的研制与创新，例如：加拿大1993年制定了《专利药品（合法通知）管理办法》，1994年颁布了《专利药品法》，旨在平衡对药物创新的有效保护（刺激研发）和药品成本的降低。另一方面，对于仿制药品的研发与上市提供便利与简化的途径，例如：美国1984年颁布的《药品价格竞争和专利期恢复法案》推动了专利期满药品的仿制，该法案给予向品牌药专利挑战并获胜的第一家仿制药商180天的市场专营行政保护期，允许仿制药商在专利期满前提早研制，为仿制药提早上市做好了准备，免去了药品研发的重复性试验，为审批仿制药创建了简化、快捷的通道——简明新药申请（ANDA）。

（三）关于罕见病药物研发的鼓励政策

1982年，美国FDA成立了孤儿药开发办公室（OOPD），并于1983年1月颁布了世界上第一部《孤儿药法案》（Orphan Drug Act），随后进行了三次修订，完善了其对孤儿药的认定、开发的鼓励措施和管理机构等的规定。1992年，FDA颁布了《孤儿药法案实施办法》，对罕见病药物管理做了更为详细具体的规定，如罕见病的认定程序与方法、相同药物的区分、申报资料的内容等。《孤儿药法案》及其实施办法共同形成了美国孤儿基本管理制度。

1999年，欧盟药品审评机构（European Medicines Evaluation Agency, EMA）专门成立了孤儿药委员会（European Committee for Orphan Medicinal Products, COMP）。COMP主要负责对申请新药进行孤儿药登记审查，建立孤儿药标准，促进孤儿药研究的协助性方案的发展和提供孤儿药研究的咨询服务。EMA下属的药品审评委员会（Committee for Medicinal Products, CPMP）负责孤儿药资格药品的上市的技术审评工作。欧洲鼓励开发孤儿药的主要措施包括免费的科技咨询、欧盟直接评审新药、评审费用减半以及上市后10年的市场独占期等。此外，欧洲各国还根据本国实际情况制定了各自的孤儿药的资金筹措与援助或税收减免等政策。

日本厚生劳动省（MHW）在1985年颁发通知对孤儿药开发给予扶持，1993年4月修订的《药事法》，增加了有关孤儿药管理的内容，并于1993年10月1日正式实施孤儿药开发计划（The Orphan Drug Development Program）。该计划主要是为那些维持生命必需的、无利润的药物提供支持。孤儿药被认为是市场价值有限的药物，虽然享有NHI的定价优惠，但价格还是受到严格限制的，同时，孤儿药也被纳入医疗保险报销的范围，从而保证了孤儿药的可及性。通过对欧盟、美国罕见病药物的政策比较，日本对罕用药的界定较为苛刻，强调依据孤儿药政策享有资助的新药应有很高的研发成功率。

（四）关于儿科药研发

美国FDA近年特别注重儿科用药的管理，制定了一系列关于标签信息的规定，要求厂商及时提供有关儿童用药的安全性研究资料。儿科新药的开发主要在于临床安全性评价、剂型的开发、新适应证的研究。FDA要求根据儿科用药研究结果对可用于儿科疾病治疗的药物说明书进行补充修改。

2004年9月29日，欧盟委员会开始启动了一项针对儿科用药的计划，通过激励儿科用药的研究、开发和授权，以改善欧盟儿童的健康。委员会参照了美国相关的立法，鼓励政府与企业义务有机结合，成功激励儿科药品的开发。此外，《临床试验法案》（Clinical Trials Directive）（2001/20/EC），规定如何保护参与临床试验的儿童；《孤儿药条例》(Orphan Regulation)(EC/141/2000)中一些成功激励治疗孤儿药研究和授权的条款，已经成为儿科相关提案中的基本条款。随后，2006年欧盟颁布了EC/1901/2006，制定了有关儿童药品的一系列要求，旨在建立专门针对这一特殊群体而研发的医药产品市场许可颁发的监管系统。目前欧盟在欧洲药品评估局下建立了一个儿童用药委员会，并制定了儿童用药调查计划（PIP）。为了对规章中所执行的重要领域提供科学支持，欧洲药品管理局（EMA）于2007年7月26日成立了一个科学委员会——儿科委员会。而随后颁布的EC/1902/2006又对EC/1901/2006有关儿童用药进行了修订；2008/C/243/01修订了儿科研究计划、执行合规检查和重要研究评估等的标准。

二、药物生产环节的药事法规

1963年美国诞生了世界第一部GMP（good manufacturing practice, GMP）。美国联邦政府法规第21主题的200—299条中包含了药品CGMPs，而其基础法规（母法）则是《联邦食品、药品与化妆品法案》。此外，FDA制定了许多技术性指南和阐述基本要求、基本原理的指南作为CGMP法规配套文件和具体执行标准。2002年，FDA采取了一项改革行动，即"21世纪美国药品CGMPs：一项基于风险考虑的举措"，制定了一系列的指南，构建了新的CGMP理念。FDA的各大区监督管理办公室负责药品生产企业的GMP检查，FDA实行"检查一体制"，药品注册部门不负责所涉及的药品GMP现场检查。新药申请中的问题由注册部门的专家提出，并与监督管理办公室的专家及时沟通，由监督管理办公室人员带着问题到现场进行检查，然后将信息反馈给注册部门，双方获得一致意见后，方可批准药品注册申请。FDA和其他的监管部门通过常规检查和批准前检查来确保CGMPs的依从性。常规检查通常两年一次，审批前检查则只会在新药申请前进行。

欧盟与美国不同，集中与分权是欧盟实施药品GMP的基本特征。所谓集中，是指指令、方针中包括注册要求及药品GMP在内的内容都由欧盟委员会确定；分权，是指现场检查工作由各国的药品管理部门负责实施。2003年10月8日，欧盟委员会2003/94/EC号指令阐述了人用药品及临床研究用药GMP的原则及指南方针（principles and guidelines），并按此指令制订了欧盟GMP主体文件，还有19个GMP附件，均强制执行。

1973年日本制药工业协会提出药品GMP；随后，1974年由日本政府颁布并进行推广；直到1980年，日本政府决定正式实施药品GMP；1988年日本政府制定了原料药GMP，于1990年正式实施。日本GMP不仅适用于日本本土的企业，也适用于产品进入日本市场的境外生产企业。

WHO-GMP属于国际药品贸易的技术框架文件，也是国际合作体系的一种形式，其法定地位取决于所在国的态度和具体情况，如果承认并同意WHO的协议，则在双方的贸易中可不进行药品GMP检查，反之，则可能需要。美国虽然加入了该合作体系，承认其框架文件，但执行技术标准不同，不可能在GMP上互认，发展中国家生产的药品要进入美国市场，均须FDA进行检查。

三、药品流通环节的药事法规

（一）药品分销经营管理

美国的药品流通模式比较简单，主要通过行业的协调机制对流通环节进行宏观管理。

但是也有国家为了确保药品在流通过程中的质量，对药品分销商（批发商）的药品仓储、运输和分销做了明确要求，以确保药品以优质状态及时满足患者的需求，从而制定了相应的质量管理规范等法律文件。如英国药品批发商协会（British Association of Pharmaceutical Wholesaler）颁布制定的人用药品流通管理规范（Good Distribution Practice of Medicinal Products for Human Use, GDP），用以约束和管理药品经营者行为，保证药品流通中质量。所有药品批发零售商均将其作为药品储存和销售的最基本的标准。英国的 GDP 相当于我国实施的 GSP。

（二）广告管理

美国药品广告分为处方药广告和非处方药广告两种。FDA 只涉及处方药广告的管理，仅在 FDCA section502（n）、CFR202 中做了一些简要的规定。FDA 下的药物评审和研究中心（CDER）处方药促进办公室负责医药产品的市场广告，以保证所有广告、促销文字材料都符合 FDA 法规管理要求。FDA 对药品广告有三个基本原则：一直致力于扩大自己的管辖权力，FDA 认为它对所有药品广告、促销材料均有管辖权；禁止背离"标签"做广告促销；药品广告促销材料不仅要真实而且还要全面、平衡。虽然 FDA 没有相应的评审资源来审查所有的广告材料，但 FDA 还是要求所有处方药品广告的材料在首次使用时都要提交给 FDA，供 FDA 进行定期和不定期的抽查。

美国联邦贸易委员会（FTC）负责非处方药广告的管理，是最权威、综合性最强的广告管理机构，其主要职责是界定欺骗和不公平行为，证实广告词的真伪，调查收到的投诉等。除此之外，联邦通信委员会、消费品安全委员会、邮政局、食品及药品管理署等专门机构在各自的职责范围内监督管理本行业或本类广告。

英国 MHRA 对医药广告监管的法律依据是 1994 年的《药品广告法》(Medicines Advertising Regulations 1994) 和《药品广告监管法规》(Medicines Monitoring of Advertising Regulations 1994)。广告法所包含的规定涉及广告和促销。在英国，对药品广告的监管以长期以来建立的自律机制为基础。MHRA 的法定职责，主要是在自律失效的情况下通过卫生部部长来行使一系列强制手段。该法律适用于所有医疗相关产品的广告和促销，包括专利药品和普通药品，处方药和非处方药。

法国制定了完善、严格的法律对广告进行管理，实行广告发布前审查制度，未经审查机构批准的广告，任何媒介不得发布。广告审查不收费，审查机构负责人由政府指定的法律专家担任。法国对广告活动还实行严密的监督管理，政府设有管理广告的机构，监视违反各种法律规章制度的行为。

（三）价格管理

药品价格管理方面，美国以市场定价为主；英国对原研药的利润进行控制，规定通用名药最高限价；法国实行报销目录内药品政府定价，目录外药品自主定价的模式；日本以对照药价格为基础，实施政府定价的模式。

美国实行自由定价体系，政府既不直接制定药品价格，也不对药价进行控制，药品的价格完全由市场决定。民间会员制健康医疗团体（HMO）是抑制药品价格的主要力量，HMO 制订了《指定药物目录》，尽量不将高价药品收载于指定药品目录中。

英国实行最高限价定价体系，实行以一般赋税为主要财源的国民医疗服务（NHS）。

这种 NHS 制度使用的药品（处方药）价格由药品价格调控方案（PPRS）决定，控制药厂的利润在合理的范围内，药厂的最高利润不能超过目标利润的 25%，在这个范围内实行制药企业自由定价，但是非处方药不适用于 PPRS。

法国实行偿付标准定价体系，对专利药和仿制药分别采取了不同的定价制度。首家上市的专利药品价格最高，第二家仿制药品上市价格相对降低 30%，第三家更低。另外，为了促进创新药物的研发，法国政府还规定：新药注册上市后，只要健康产品经济委员会（CEPS）不提出异议，就可以进入医保目录，其价格则由生产企业来决定。

德国、荷兰等一些欧洲国家实行参考价格体系。参考定价是欧洲多个国家常用于制定医疗保险中药品报销标准的一种方法。制定参考定价的目的是增加患者的费用意识，减少药品报销的费用，有利于药品降价和药厂间的竞争。

日本政府价格管理的范围为列入医疗保险目录的所有药品；价格管理的方式是政府确定药品零售价，医疗保险根据政府定价补偿药品费用。日本《药品报销目录》及药品价格都由卫生、劳动与福利部在咨询中央社会保险医疗委员会的药品定价分委会后制定并公布。日本厚生劳动省医政局经济事务课主要负责对药品的生产、销售、其他业务等有关法律的执法，保证药品的供应和分配，适当调整药品的价格。

四、药品使用环节的药事法规

（一）药房、药师的管理

药品的使用环节涉及医生、药师、医疗保险机构和患者等几个主体，有关的管理制度有医师制度、药师制度、处方药和非处方药的分类使用管理制度、医疗保险制度等。本书将重点介绍欧美通过药师制度和药房法规范医生合理用药、保证用药安全等相关内容。

美国有完善的药师制度、医疗保险制度，使医生的用药方案受到药师和医疗保险机构的严格监督。一方面，降低医生可能的用药误差；另一方面，医药分家使医生不再具备对药品终端环节的垄断权。这种制度既提高了用药的安全性，又降低了垄断可能带来的医生过大获利，损伤企业利益和消费者权利的现象。美国对药房和药师监管的机构包括全国药房理事会协会（NABP）、各州药房理事会（SBP），其中 NABP 帮助 SBP 制定、推行、执行为确保公众健康的一致标准以及州间药师的发证规定；SBP 则具体负责监管各州的药房工作，包括药师执照的颁发，药房经营许可的发放等。美国于 1869 年实行药师资格制度，但联邦政府没有统一要求，而是由各州的药房理事会负责。NABP 颁布了《标准州药房法》（Model State Pharmacy Act）、《美国药房理事会协会标准》（Model Rules of the National Association of Boards of Pharmacy），旨在对各州药房法提出各项指标，各州可根据实际情况，制定本州药房法，但指标不得低于《标准州药房法》。

英国的《药房法》（Pharmacy Act）是英国规范药师行为和药房开办的主要法律。英国监管药房和药师的机构是皇家药师协会（Royal Pharmaceutical Society of Great Britain, RPSGB），它是英格兰、苏格兰、威尔士药师管理的专业机构，其职责是对药师进行注册、监管，指导药学教育，制定及推行药学服务标准，处理不当的药学服务，受理包括调配错误、标签书写差错、销售过期药品以及药剂师的非专业行为等的公众投诉。

日本在此领域与执业药师相关的法律、法规有《药剂师法》《药剂师法施行令》《药剂师法施行规则》。其中《药剂师法》的监督管理机构是厚生劳动省，它对药剂师进行了严格的规定和规范。而日本药剂师协会（Japan Pharmaceutical Association, JPA）也是监管药剂师的主要机构，它的职责是：完善药剂师的教育以及继续教育，促进医药分业，进行相应的医疗保险制度的改革，制定非处方药的对策，积极参与老年人的医保，促进地区健康及环境保护，推进药物情报的收集、评价、传播。

（二）药品的分类管理

美国是世界上第一个创建药品分类管理制度的国家。1951年，美国国会通过了对《联邦食品、药品与化妆品法案》（FDCA）的修正案，对医药流通市场上的药品进行了处方药和非处方药［即over-the-counter（OTC）drug］的严格划分，规定消费者在购买处方药时必须凭医师处方，而可任意选购非处方药。美国药品分类管理制度发展到现在已经很成熟，它的内容涵盖了药品分类、广告管理、说明书和标签规范、非处方药的审评机制等方面。

此外，欧盟在关于人用药品的指令2001/83/EEC中也要求药品应当分为处方药和非处方药；英国将药品划分为普通药、药房药和处方药；日本、新加坡、韩国、印度等其他国家也都进行了药品分类管理，虽然具体要求有所不同，但都有效地保证了药品的使用安全、方便。

五、药品监督

（一）药物警戒

美国是药物警戒体系建立得相对较早且比较完善的国家之一，也是世界上公认的最有效、最严格的药品安全监管体系之一，并为其他国家纷纷效仿和参照。FDA下的药品审评与研究中心（Center for Drug Evaluation and Research, CDER）是全美唯一的药物警戒中心。像美国这种单独设立国家药物警戒中心（国家中心），而在地方不设置药物警戒机构的模式属于中央系统。

日本是第一个以法规形式要求制药企业开展药品上市后监测（PMS）的国家。PMS的主要目的是收集已上市药品的情报，对其进行分析和评价，定量掌握药品已知的有效性和副作用，发现新的疗效、适应证和副作用等，并将这些情报准确、迅速地提供给医务人员。日本的PMS分为：药物的不良反应监测（报告）制度、再审查制度和药物再评价制度。

欧盟大多数国家采取的是自发的药品不良反应报告制度，有的国家设立一个不良反应监测中心，也有的国家设立多个中心，如法国、英国等。英国的药物警戒系统主要由黄卡制度、绿卡制度组成，主管机构为药品安全委员会（CSM）、药品安全性研究中心（DSRU）、地区监控中心等。法国建立的药物警戒体系的基本结构与其他发达国家相似，即集中报告，但有其突出的特点，其警戒系统主要包括31个地区中心，各地区中心对所收到的药品不良反应报告进行评价，然后将结果存储到中央数据库。此外，法国还设有国家技术委员会和顾问委员会，承担技术协调各中心和为政府决策提供咨询的职责，而国家卫生部是药物警戒工作的核心和执行机构。

印度药物警戒性项目由印度中央药品管理局（CDSCO）建立，主要由国家药物警戒性中心（The National Pharmacovigilance Centre，该中心隶属于CDSCO）负责，其下设三级，即周边药物警戒中心（Peripheral Pharmacovigilance Center, PPC）、地区药物警戒中心（Regional Pharmacovigilance Centre, RPC）、分区药物警戒中心（Zonal Pharmacovigilance Centre, ZPC）。

自从1968年国际药物监测合作计划开始启动以来，世界上越来越多的国家建立了国家药物警戒中心，并加入国际药物警戒合作计划。各个国家的药物警戒中心先把国内收集到的药品不良反应报告提交到世界卫生组织数据库，即Vigibase数据库，由乌普萨拉监测中心（Uppsala Monitoring Centre, UMC）对这些报告进行分析和评估，然后UMC把药品不良反应信号反馈给各国药物警戒中心，并开展经常性的信息交流。

（二）药品召回制度

产品召回制度最早起源于美国。1966年，美国在《国家交通与机动车安全法》中首次以法律的形式提出了召回制度。20世纪70年代初期，召回制度被引入药品监管领域。目前，美国、日本、韩国、加拿大、澳大利亚和欧盟等均已建立了药品召回制度，为保障公众用药安全起到了至关重要的作用。

美国CFR中涉及产品召回的是第21主题的第7部分（21 CFR Part7），提供了产品召回的一般性指导原则。针对FDA所管辖的企业，监管事务办公室的强制执行办公室还制定了关于产品召回的行业指导原则。此处提到的"产品"是指FDA所管辖的产品，包括食品、药品、人用或动物用器械、化妆品、人用生物制品等。此外，对于一些特殊产品，FDA可以根据特定的法律条款对其进行强制召回，这些产品包括婴儿配方产品、医疗器械、和人用生物制品。除了上述法律、法规中的规定和要求，行业指导原则提供的具体建议也适用于上述特殊产品的召回。在FDA强制召回的情况下，指导原则中的规定则是对企业的要求而不再是建议。

澳大利亚药品召回已有30年的历史，制度、立法在长期的实践经验中也逐渐发展成熟。2001年澳大利亚颁布了《治疗产品统一召回程序》，明确了治疗产品召回的定义、分类，并制定了召回实施细则，包括召回程序、危机管理、评估、职责等事项。澳大利亚规定的召回对象是在质量、疗效和安全方面存在缺陷的治疗产品，这些存在缺陷的产品将永久性撤出市场或停止使用。

（三）药品不良反应救济制度

1979年10月1日，日本的《药品不良反应救济基金法》生效，同年12月20日开始对脊髓视神经病（SMON）患者进行救济，1982年起开始对其他药品不良反应伤害的患者进行救济。此后，该法经过多次修订，现为《医药品副作用被害救济、研究振兴调查机构法》，所创设的独立救济基金制度已经比较完善。同时，日本于1979年建立了药品安全研究机构（The Organization for Pharmaceutical Safety and Research, OPSR/KIKO）。该机构主要职责为对药品不良反应造成健康损害的受害人进行救济，对其提供补贴，并通过基础性研究来促进医药技术的发展，提高药品的安全性、有效性和质量可控性。目前药品不良反应受害救济职责由PMDA承担。

德国是在20世纪60年代的"反应停"事件后,为了对当时事故受害人进行赔偿以及对未来药品事故进行防范,政府实行了缺陷药品致人损害的立法变革。而在该事故发生之前,德国在处理产品责任问题时更多的是适用过失侵权规则,但"反应停"事件促使德国在1976年制定了《药物伤害法》,规定生产有缺陷的药物的生产者对此应承担严格责任,这也是欧洲最早的一部关于药品责任的专门立法。为了进一步保护公众利益和规范制药业的发展,德国于1978年1月1日实施了《药品法》,它是当时德国第一部也是唯一的一部对制造商规定严格责任的法律(此时德国《商品责任法》还未制定),发生药品责任诉讼时,不能因为药品的经营者(制造商、销售商)已获得政府批准或许可,以及他们遵守德国药典标准的规定而免除其承担民事或刑事责任。

本章小结

综上所述,国际药事法规的制定以及体系的不断完善,是一个不断摸索的过程,是一次次让人们心惊胆战的药害事件促使立法部门和执法部门不断地反思与前进,最终形成了今天相对完善的药事法规体系,有效地保障了药品供应安全。各国的药事法规文件体系都各有特色,西方发达国家强大的医药产业背后,是先进的药品管理系统,是完善的药事法规文件体系。因此,我们有必要清晰地了解不同国家不同的药事法规体系。了解典型国家的药事法规体系是我们国家借鉴与完善我国药事法规,使得其与国际接轨的前提与基础。

综观国内外药事法规,宗旨就是通过促进国内制药工业和传统药物的发展,保证药品安全有效,并经济合理地供应,维护人民的生命健康。随着各国法治化程度的加深,法律已逐步成为国家管理经济的一种重要手段。各国为了实现该目标,制定的药事法规都带有本国特色,在适应本国的经济发展水平的基础上提出了一系列切实可行、行之有效的法规和政策措施。药事法规的相当一部分内容,是对药品研发、生产、流通、使用等环节技术规范的法律化。

此外,由于经济全球化步伐的加快,国外许多药品管理界的学者已提出各国药品管理协调的思想。欧盟由于必须面对各成员国间的协调问题,所以率先尝试各国药品管理协调的工作。总之,药品管理的国际协调已是一个不可阻挡的趋势,例如ICH会议制度的诞生。在法制化的国家和社会里,只有合法的行为才能得到承认,这一趋势也必然对各国药事法规产生影响,而且药品管理的国际协调也要求药事法规的国际协调,所以国际协调是药事法规的发展趋势。

思考题

1. 阐述药事法规的含义。
2. 概述药事法规的调整对象。
3. 阐述药事法规的层级及效力等级。
4. 概述药事法规体系的框架与主要内容。
5. 阐述各国药事法规制定的基本原则与立法宗旨。

第二章 部分发达国家的药事执法机构

教学目标

本章教学主要涉及典型国家的药品监督管理机构。旨在使读者通过学习对这些国家的药品监管机构的演进历程、组织结构、监管范围及监管手段等有基本的了解与认识。

教学要求

1. 了解：各国药品监管机构的演进历程。
2. 熟悉：英国、法国、德国药品核心监管机构的监管职责。
3. 掌握：日本 MHLW、澳大利亚 TGA 的组织结构与监管职责。
4. 重点掌握：美国 FDA、欧盟 EMA 组织结构与监管职责。

第一节 美国药品管理机构

一、美国食品药品监督管理局（FDA）

（一）FDA 的演进

FDA（Food and Drug Administration）是美国管理食品、药品以及化妆品等的主要行政监管部门，是美国人类健康服务部（Human and Health Service, HHS）的下属机构。同时，是美国《联邦食品、药品与化妆品法案》（Food, Drug and Cosmetic Act, FDCA）等重要药政法规的主要执法机构。其演进过程如下：

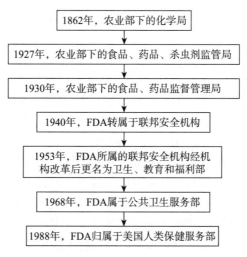

图 2-1 美国食品药品监督管理局历史演进图

(二) FDA 的组织机构——下设涉药的七个中心、两个办公室

FDA 的总部坐落于马里兰州的罗克韦尔市，下设七大中心：药物评价和研究中心、生物制品评价和研究中心、医疗器械和放射健康中心、食品安全和应用营养中心、兽药中心、肿瘤卓越中心、烟草制品中心。这些部门可以进行审批、检查，进行产品测试，评估产品各项申请报告、安全性和有效性，审批处方药广告，监管各项研究，制定和颁布法规、指导方针、标准和政策。

1. 生物制品评价和研究中心（Center for Biologics Evaluation and Research, CBER）

依据包括《公共卫生服务法》和《联邦食品、药品和化妆品法案》在内的适用联邦法律，对人用生物制品进行监管。中心通过确保生物制品安全、有效、可及，保护和促进公共健康。中心还向公众提供促进生物制品安全、合理使用的相关信息。

2. 医疗器械和放射健康中心（Center for Devices and Radiological Health, CDRH）

保证患者和供应商能够及时且持续地获得安全、有效、高质量的医疗器械和安全的放射产品。向消费者、患者、其健康护理人员和供应商提供与这些产品相关的可理解和可及的科学信息。通过推进监管科学，为行业提供可预测、一致、透明和有效的监管途径，并确保消费者对于在美国上市销售的医疗器械的信心，进而促进医疗器械创新。

3. 药物评价和研究中心（Center for Drug Evaluation and Research, CDER）

执行基本公共卫生任务，即确保安全、有效药物的可及，改善美国公众的健康。作为美国食品和药物管理局（FDA）的部门之一，负责监管非处方药和处方药，包括生物治疗产品和仿制药。这项工作所涉及的不仅仅是药品，例如，含氟牙膏、止汗剂、去屑洗发水和防晒霜都被认为是"药物"。

4. 食品安全和应用营养中心（Center for Food Safety and Applied Nutrition, CFSAN）

FDA 六个以产品为导向的中心之一。该中心拥有一支全国性的实地核查队伍，其中包括高度专业化的专业人员如化学家、微生物学家、毒理学家、食品技术专家、病理学家、分子生物学家、药理学家、营养学家、流行病学家、数学家、保健师、医生和兽医。中心为消费者、国内外产业界和其他外部组织提供以下方面的服务：实地核查计划、FDA 的行政管理任务、科学分析和支持，以及与食品和化妆品有关的关键问题的政策、规划和处理。中心总部位于马里兰大学帕克分校。该中心还在马里兰州的劳雷尔、伊利诺伊州的贝德福德和亚拉巴马州的多芬岛设有研究机构。

5. 兽药中心（Center for Veterinary Medicine, CVM）

通过履行确保动物用药物（animal drugs）安全、有效的职责，保护人类和动物健康。中心批准的药物的使用对象包括伴侣性动物（宠物），如狗、猫和马等，以及食用性动物，如牛、猪和鸡等。如果该药物是用于食用性动物的，在批准之前，该中心还要确保经处理的动物来源食品（food products made from animals）如肉类、奶和蛋对人体是安全的；监测上市动物用药物的安全性和有效性；确保动物的食物（food for animals）包括动物饲料、宠物食品和零食是安全的，同时确保其在卫生条件下生产，并贴上适当的标签；在批准之前，确保用于动物食品的食品添加剂安全、有效；开展确保动物用药物、动物的食物和动物来源食品安全的研究；帮助合法生产更多如鱼类、仓鼠和鹦鹉等少数物种可用的动物药物，以及开发主要物种（如牛、火鸡和狗）所用药物的次要（不常见或有限）用途。

6. 肿瘤卓越中心（Oncology Center of Excellence，OCE）

该中心联合 FDA 的专家，对治疗肿瘤（包括血液肿瘤）的医疗产品进行快速审查，旨在通过创新和协作实现以患者为中心的监管决策。OCE 还领导各种研究和教育推广项目与计划，以推进癌症患者所使用的医疗产品的开发和监管。

7. 烟草制品中心（Center for Tobacco Products, CTP）

监督《防止家庭吸烟和控制烟草法案》的实施。中心的职责包括制定烟草性能标准，审查新的和经修改的风险烟草产品的上市前申请，设立新的警示标签，以及制定和实施广告和促销限制。

8. 局长办公室（Office of the Commissioner, OC）

提供全局范围的集中计划指导和管理服务，以支持在自身监管框架内进行有效监管和 FDA 的消费者保护，并提供资源及最有效的利用方式。下设首席法律顾问办公室（Office of the Chief Counsel, OCC），首席科学家办公室（Office of the Chief Scientist, OCS），临床政策与计划办公室（Office of Clinical Policy and Programs, OCPP），执行秘书处办公室（Office of the Executive Secretariat, OES），对外事务办公室（Office of External Affairs, OEA），食品政策与反应办公室（Office of Food Policy and Response, OFPR），少数民族健康与健康公平办公室（Office of Minority Health and Health Equity, OMHHE），行动办公室（Office of Operations），数字转型办公室（Office of Digital Transformation, ODT），政策、立法和国际事务办公室（Office of Policy, Legislation, and International Affairs），妇女健康办公室（Office of Women's Health, OWH）等 11 个职能不同的办公室。

9. 监管事务办公室（Office of Regulatory Affairs, ORA）

FDA 在地区开展所有工作的牵头办公室。职责包括检查 FDA 管辖产品及其生产企业，分析样品，审查进口产品。ORA 还与州、地方、部落、地区和外国同行进行合作。

（三）FDA 地区设置——监管事务办公室（ORA）

2017 年 5 月，监管事务办公室（ORA）进行了监管项目整合（program alignment）改革，改变以往按区域划分的管理模式，开始实施基于产品领域的项目管理模式，按照品种重新调整内部结构，使 ORA 在地区的检查和执法工作与 FDA 各产品中心工作进行对接进行专业化监管，优化协作，减少重复工作，提高监管效率。

ORA 现行组织架构如图 2-2 所示。在此次改革前，ORA 分为五个大区和二十个区域办公室，根据 ORA 新的基于项目的管理模式，主要设立七个关键的产品运营项目：

（1）生物研究监测运行办公室（Office of Bioresearch Monitoring Operations, OBIMO）：负责临床研究和临床前研究等跨产品中心的活动，包括对 FDA 所管产品临床研究受试者的保护、非临床研究中良好实验室规范（GLP）的遵循情况、实验数据的质量和完整性等。

（2）生物产品运行办公室（Office of Biological Products Operations, OBPO）：负责对血液、组织产品、疫苗以及生物制品评估和研究中心（CBER）监管的其他生物产品开展检查、调查和合规活动。

（3）医疗器械和放射健康运行办公室（Office of Medical Device and Radiological Health Operations, OMDRHO）：负责医疗器械和放射性产品相关的检查活动，并与设备和放射健康中心（CDRH）展开合作，共同制定对医疗器械和放射性产品进行检查、合规、分析和进口的年度工作计划和战略。

（4）药品质量运行办公室（Office of Pharmaceutical Quality Operations, OPQO）：负责人用药和兽药的检查工作，包括对药品进行调查、检查，以及提供有关检查操作的技术援助。与药物评估和研究中心（CDER）、兽药中心（CVM）展开合作共同监管药品和生物制品。

（5）人类和动物食品运行办公室（Office of Human and Animal Food Operations, OHAFO）：负责确保国内生产和进口的人类和动物食品及化妆品的安全和质量，监督人类和动物食品，以及食品安全和应用营养中心（CFSAN）和兽药中心（CVM）监管的其他产品相关的所有现场检查和合规操作。

（6）执法和进口运行办公室（Office of Enforcement and Import Operations, OEIO）：通过基于风险的执法策略保护公众健康，为实地进口业务提供指导、协助、管理和监督，包括调查和合规活动，并作为总部/地区现场进行所有进口计划、运行和问题处理的机构联络点，以确保进入美国市场的所有受监管产品的安全性和适用性。

（7）烟草运行项目（Tobacco Operations Program）：ORA 医疗产品和烟草运营办公室（OMPTO）负责一项严格的合规和执法计划，确保烟草产业符合旨在降低烟草使用健康负担的法律、法规。医疗产品和烟草运营办公室下未设任何实施部门实施此计划，直接由烟草制品中心（CTP）支持。

另外，ORA 的实验室也基于产品领域进行整合，包括人类和动物食品实验室、医疗产品、烟草和专业实验室等。

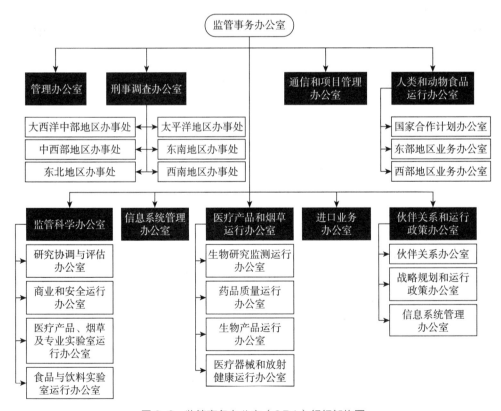

图 2-2 监管事务办公室（ORA）组织架构图

(四)FDA 管辖的产品范围

1. 药品类

药品包括处方药、非处方药、植物药、生物药以及制造药品制剂所需要的原料药。药品由 FDA 下属的药品评价与研究中心管理,该中心的主要任务是:评审药品的上市申请,包括临床研究申请(IND)、新药申请(NDA)、非处方药申请(OTC)、仿制药申请(ANDA)、植物药和生物药品申请等;审查处方药和非处方药的标签与说明书;建立药品生产的标准规范。

2. 生物制品类

生物制品包括与生物技术有关的一切产品,例如血液、疫苗和一些当局法定的生物治疗性产品。生物制品由 FDA 生物制品评审与研究中心(CBER)管理。自 2003 年 6 月 30 日起,CBER 仅评审疫苗、血液制品、细胞和基因治疗类生物制品,其他治疗性创新生物药品的评审责任归属药审中心(CDER)。

3. 医疗器械和放射性产品类

医疗器械指直接或间接用于人类或动物的仪器、器具、用具、机械、装置、移植材料、体外试剂及相关物品,包括:① 任何组成部件、附件以及《美国药典》《美国全国处方集》或任何补充附刊上公认的产品;② 试图对人类或动物的疾病以及其他身体状况进行诊断、治愈、治疗、缓解或预防的产品;③ 试图影响人体或动物体的功能或结构,但并不是通过对人体或动物体实施体内或体外的化学行为来达到其主要目的,且不是依靠改变代谢过程来达到其目标的产品。

4. 食品类

由 FDA 下属的食品与应用营养中心(CFSAN)管理的食品是指加工包装后的所有食品,例如罐装酱菜、鱼、肉类等。主要包括:① 用于人类或动物的食品或饮料,包括食品添加剂、保健品(饮食补充剂)、口香糖等不被吞食的食品类;② 用于以上产品的各种原料。

保健品在美国被称为"饮食补充剂"(dietary supplement),是介于食品和药品之间的口服产品,美国将其划入食品类。值得注意的是,未加工的肉、禽、蛋类等不包括在内,该类食品归属于美国农业部管理。此外,FDA 只管理罐装水,民用供水系统不属于 FDA 管理。

5. 化妆品类

化妆品是指① 打算通过抹擦、泼、喷洒、倾倒或类似的方式用于人体的任何表面,以达到净化、美化、增强魅力或改变外观的产品;② 除香皂以外的任何预期作为上述物品的组合产品。化妆品不需要上市前审批,FDA 也无权要求化妆品制造商在产品上市前进行产品的安全性试验。但是,如果 FDA 发现上市后的化妆品产品有伪劣或伪标等违反法规的现象,便可对其制造场地进行现场检查并进行抽样。

6. 动物食品与药品类

动物食品与药品包括家畜饲料、宠物食品以及兽用药品和医疗器械。FDA 兽药中心(Center for Veterinary Medicine, CVM)负责兽用药品安全性和有效性的评审。因为兽用药品有可能进入人类食物链,所以兽药的安全性和有效性要求也必须遵守人用药品的管理规定。

7. 组合产品类

组合产品是指由两种或多种不同类型的由法律规定必须监管的产品组合后配套使用的产品,例如医药-器械、医药-生物制品以及医药-器械-生物制品组合。这些产品一般是通过硬件组合、化学结合或其他方法混合成一体的组合产品。

8. 临界产品和 FDA 的最终裁判权

有些产品的定性并不清晰,界于药物和其他类之间。FDA 对其所界定的药品和生物制品拥有最终裁判权。但同时 FDA 也在慎重考虑不去管制某些药品,如用来对囚犯执行死刑的安眠剂如戊巴比妥钠。

9. 烟草制品类

烟草制品指供人消费的由烟草制成或源于烟草的产品,包括烟草制品的组分、部分或附件(生产烟草制品组分、部分或附件中烟草以外的原料除外)。烟草制品不应与任何本法适用的其他物品或产品(包括药品、生物制剂、食物、化妆品、医疗器械或饮食补充剂)进行组合销售。FDA 烟草制品中心(Center for Tobacco Products, CTP)负责监管烟草产品的制造、上市和销售,保护公众健康并减少未成年人使用烟草。

(五)FDA 的职责

FDA 的职责是保证美国境内的和进口到美国的产品达到以下标准:

1. 食品安全、有益于身体健康、卫生;人用药品、兽药、生物制品、医疗器械安全有效;化妆品和膳食补充剂安全;规范烟草制品;产生辐射的电子产品安全。
2. 管辖范围内的所有产品都应真实、准确、全面地标识。
3. 所有这些产品要符合法律及 FDA 规章的要求;任何不符合法律及 FDA 规章要求的情形应能被识别并纠正;任何不安全、不合法的产品应从市场上撤回。
4. 协助加快产品创新以促进公众健康。

(六)FDA 追求的目标

1. 崇尚科学。
2. 值得信赖。
3. 重视合作。
4. 运作高效。
5. 重视员工发展。

二、美国管制药物监督管理局(DEA)

(一)DEA 的简介

DEA(Drug Enforcement Administration)是负责对麻醉药品等特殊药物进行强制管理的一个联邦机构,它是美国司法部联邦调查局(Federal Bureau of Investigation, FBI)的下属单位,成立于 1973 年 7 月,其前身是麻醉药物和危险药物管理局。它是美国联邦管制药物管理法案(Controlled Substance Act, CSA)的执法机构,负责打击美国境内的毒品走私和使用,与联邦调查局(FBI)、移民和海关执法局(ICE)、美国海关和边境保护局(CBP)以及国土安全部(DHS)共同管辖。

（二）DEA 的演进（图 2-3）

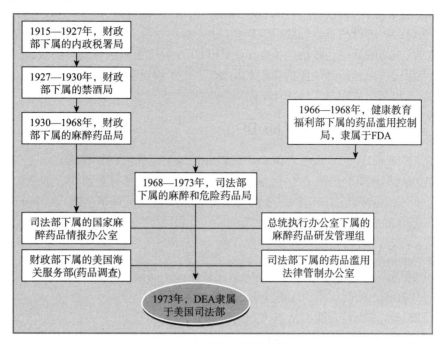

图 2-3　DEA 的演进图

（三）DEA 的主要职责

1. 对在州际及国际违反管制药品法律的主要违法者进行调查和起诉。
2. 对使用恐吓、暴力的犯罪分子及贩毒分子进行调查和起诉。
3. 与联邦、州、地方、外国的官员密切合作开展全美的毒品情报工作。
4. 查扣、没收用于或准备用于非法毒品交易的财产物质。
5. 执行管制药物法案中规定的可合法生产的管制药品的生产、销售及使用。
6. 同联邦、州、地方的其他执法部门进行协调与合作（协调与合作的方面包括为相互间强制性控制毒品而共同努力以及联合开发潜在的超越了地方或联邦管辖权的州际或者国际资源）。
7. 同联邦、州、地方的其他部门和外国政府进行协调与合作，运用一些非法律手段（诸如铲除、替代能生产毒品的农作物和培训外国官员等）来减少毒品在美国市场的销售。
8. 在美国国务院和美国大使提供的政策指导下，负责与外国相应毒品执法机构进行联系和合作。
9. 同联合国、国际刑警组织和其他与国际毒品控制计划有关的组织联络。

三、各州药房理事会（SBP）

SBP（State Board of Pharmacy）依美国各州的法律成立，根据各州大小的不同，大致由 7~9 人组成。主要职责大致如下：

1. 管理本州的药房工作。
2. 对药师执照、药房执照、实习药师（pharmacy intern）执照的申请者进行审查、考核和发证。

3. 根据本州药房法调查各种违法者，并按相关条例决定其处罚。
4. 定期对药房进行检查、验收。
5. 协助在本州的其他药政机构（如 FDA 和 DEA 分支）来执行其他药政法规。
6. 决定药房执照和药师执照的暂停和吊销。
7. 根据本州药房法颁布实施细则。

四、全国药房理事会协会（NABP）

NABP（National Association of Boards of Pharmacy）是独立的、国际的、公正的协会，代表美国各州药房理事会的唯一专业协会（代表美国各州及部分新西兰、加拿大、澳大利亚等国家的部分州的药房理事会）。该协会主要是帮助各成员理事会制定、推行、执行一些旨在确保公众健康的行业标准。

（一）成为 NABP 成员的资格要求

1. 每个药房理事会的药剂师成员都应当在被任命期间满足：
（1）居住在该州的时间不少于六个月；
（2）目前被准许而且有能力从事该州药房业务；
（3）能积极地从事该州药房业务；
（4）在获得药剂师证后有五年以上的药房业务工作经验。
2. 药房理事会的公众成员要满足以下要求：
（1）应当是该州的成年居民；
（2）不应当是或者曾经是药剂师、药剂师的配偶；
（3）不应当是曾经与药房服务的供应方面有过任何经济关联的人或者曾经直接从事任何有关药房业务活动的人。

（二）NABP 对药房理事会（SBP）的要求

1. 药房理事会应当管理和规范本州内相关的药房业务。
2. 药房理事会应当建立集中收集药房工作状况的数据库，并对该数据库进行妥善的维护，以使开展各种评估。
3. 药房理事会应当具有一些其他方面的义务、权力与权威。

五、联邦贸易委员会（FTC）

联邦贸易委员会（The Federal Trade Commission）对药品的监管非常有限，主要负责监管非处方药的广告，以确保这些广告内容真实，不使人产生误导。而处方药的广告则是由 FDA 直接监管。

综上所述，FDA 作为美国人类健康服务部公共卫生总署下设的联邦政府行政机构，是美国《联邦食品、药品和化妆品法案》等重要法律的执法机构，FDA 的局长由总统任命。此外，美国高效、严谨的药品监管体系还是离不开 DEA、NABP、SBP、FTC 等监管部门的通力合作与协调统一。各部门相互支撑，保证了整个机构决策科学性、工作统一性、行动快速性、监管有效性。

第二节　日本药品管理机构

一、厚生劳动省的组织与职能

（一）MHLW 的组织结构

作为日本政府进行政府部门重组计划的一部分，厚生劳动省（The Ministry of Health, Labor, and Welfare, MHLW）（日语为 Koseirodosho）于 2001 年 1 月 6 日由厚生省和劳动省合并而建立。厚生劳动省最早成立于 1938 年，负责改善和促进社会福利、社会安全与公共健康，与现在新组织的任务是相同的。

厚生劳动省由本部、附属研究所、审议会、地方分支机构和外部组织组成。厚生劳动省本部包括大臣官房、10 个局、人才开发统括官和政策统括官。审议会包括社会保障审议会、药事食品卫生审议会（PAFSC）、厚生科学审议会、劳动政策审议会等 24 个依据法律或内阁命令设立的审议会。附属研究所包括国立医院、国立医药品食品卫生研究所等。地方分支机构主要指各地方厚生局和都道府县劳动局。中央劳动委员会为直属外设机构。

图 2-4 为日本厚生劳动省的组织架构图：

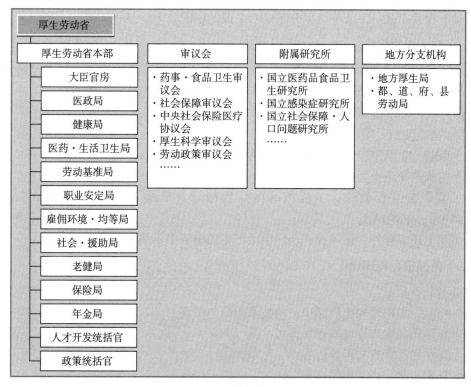

图 2-4　厚生劳动省组织图

（二）MHLW 的职能

日本的药品管理由 MHLW 负责，主要负责处理临床试验、审评和上市后安全性监测，即审批与核发许可证。

1997年7月国立医药品食品卫生研究所中的医药品医疗器械审评中心（审评中心）成立。

为了增强审评与申报数据的可信度，医药品副作用被害救济·研究振兴调查机构（OPSR）对申请数据进行合规评价。OPSR也开始为临床试验阶段的试验方案提供咨询服务。

上述审评中心、OPSR以及财团法人医疗器械中心的一部分，于2004年4月1日合并成为一个新的独立的管理性机构，即独立行政法人·医药品医疗器械综合机构（Pharmaceutical and Medical Devices Agency, PMDA）。

在上述重组之后，MHLW与PMDA共同负责管理自临床研究至审评、上市后阶段的评价、安全性监测等广泛事务。

二、医药·生活卫生局

MHLW有10个局，医药·生活卫生局（Pharmaceutical Safety and Environmental Health Bureau, PSEHB）（不包括食品安全部门）是其中之一。PSEHB除负责制定保证药品、类药品、化妆品、医疗器械以及再生医疗等制品的有效性和安全性的相关政策外，还负责处理与国民生命健康直接相关的问题，包括与血液供给和血液制品、麻醉品和兴奋剂相关的政策。该局下设六个课。下面将简要介绍这六个课的职能。

（一）总务课的职能

总务课下设药物副作用损害对策室，负责：① 监督和指导PMDA开展药品被害救济以及生物制品感染被害救济相关工作；② 制定关于药品、类药品、化妆品、医疗器械以及再生医疗、产品的健康被害对策。

该处的职能如下：

（1）医药·生活卫生局的总体规划与协调工作；

（2）实施药师法；

（3）监督独立行政法人·医药品医疗器械综合机构（Pharmaceutical and Medical Devices Agency, PMDA）；

（4）除上述事务外，还涉及医药·生活卫生局事务中不属于其他课的事项。

（二）药品审查管理课

该处的职能如下：

（1）药品、类药品和化妆品生产的技术指导与监督；

（2）签发药品生产许可与销售许可；

（3）药品的再审查与再评价；

（4）日本药典（JP）相关事务；

（5）药品标准的相关事项；

（6）孤儿药、重大创新药、特殊用途药品的认定；

（7）毒品及剧毒物品的取缔；

（8）对有可能损害人的健康或影响生活环境中动植物生长的化学物质的评价、生产、进口、使用及其他处理的规定；

（9）含有有害物质的家庭用品的规定；

（10）PMDA业务相关事宜（仅限药品审查管理课业务相关事宜）。

（三）医疗器械审查管理课

（1）关于医疗器械、体外诊断用医药品以及再生医疗产品生产的技术指导和监督；

（2）关于再生医疗产品的生产许可，医疗器械及体外诊断用药品的生产登记，以及医疗器械、体外诊断用医药品及再生医疗产品的生产销售批准的事项；

（3）再生医疗产品的再审查和再评价；

（4）关于医疗器械和体外诊断用药品的使用效果评估；

（5）关于医疗器械销售、租赁和维修服务的事项（不包括属医政局管辖范围事项）；

（6）关于医疗器械、体外诊断用药品以及再生医疗产品标准的事项；

（7）关于罕见疾病用药品（限于体外诊断用药品）、罕见疾病用医疗器械以及罕见疾病用再生医疗产品的指定事项；

（8）关于PMDA业务的事项（仅限于医疗器械、体外诊断用药品以及再生医疗产品）；

（9）制定和普及与医疗器械、其他卫生用品及其他工业标准化有关的工业标准的事项。

（四）医药安全对策课

该处的职能如下：

（1）计划与起草保障药品及医疗器械等安全性的政策；

（2）计划与起草由使用药品及医疗器械等引起的卫生危害的应对政策；

（3）药品及医疗器械等生产和销售业务许可的相关事项；

（4）药品及医疗器械等安全性的调查；

（5）为创建和保存再生医疗制品、生物制品和特定医疗器械记录的文书工作提供指导和建议；

（6）PMDA业务相关事宜（仅限医药安全对策课业务相关事宜）。

（五）监督指导·毒品对策课

该处的职能如下：

（1）对劣质或虚假说明的药品及医疗器械等进行取缔；

（2）对药品及医疗器械等的进口进行确认；

（3）药品及医疗器械等广告相关事务的指导与监督；

（4）药品及医疗器械等的检查、检验与处罚；

（5）与药事监督员、剧毒物质监督员、缉毒官员相关的事务；

（6）药品、医疗器械等法律法规指定药物的取缔；

（7）与毒品、精神药物、大麻、鸦片及兴奋剂等相关的管制与国际搜查合作事务；

（8）PMDA业务相关事宜（仅限监督指导·毒品对策课业务相关事宜）。

（六）血液对策课

该处的职能如下：

（1）监督血液采集服务；

（2）促进血液捐献；

（3）保障血液制品的正确使用；
（4）保障血液制品的稳定供给；
（5）促进、改善和协调生物制品生产和销售相关事务。

三、独立行政法人·医药品医疗器械综合机构

（一）独立行政法人·医药品医疗器械综合机构（PMDA）的职能

根据 2001 年 12 月日本内阁通过的特殊法人等整理合理化计划，以及 2002 年 12 月制定的《独立行政法人·医药品医疗器械综合机构法》，PMDA 于 2004 年 4 月成立，整合了国立医药品食品卫生研究所医药品医疗器械审评中心、医药品副作用被害救济·研究振兴调查机构以及财团法人医疗器械中心的一部分。

在此之前，由审评中心审评药品与医疗器械，而 OPSR 负责咨询并审评临床试验方案相关内容，但自 2004 年 4 月开始，PMDA 开始处理所有咨询和审评工作，自临床前阶段至审批和上市后监督。

PMDA 由 30 部、5 室以及关西支部和北陆支部组成。包括审查业务部、审查管理部、新药审查第一部、新药审查第二部、新药审查第三部、新药审查第四部、新药审查第五部、再生医疗产品审查部、疫苗和血液制品审查部、OTC 审查部、仿制药审查部、信赖性保证第一部、信赖性保证第二部、医疗器械审查第一部、医疗器械审查第二部、医疗器械调查·标准部、体外诊断药品审查室、医疗器械质量管理·安全对策部、药品质量管理部、安全性信息·企划管理部、药品安全对策第一部、药品安全对策第二部、国际部、ATC 事务室、研究管理部、监管科学研究部、监管科学统括部、医疗信息科学部、信息化统括推进室、程序医疗器械审查室、业务流程重构和数字化转型推进办公室、关西支部、北陆支部、健康被害救济部、总务部、财务管理部、经营企划部。

PMDA 的主要职责如下：

（1）药物不良反应救济工作

• 为药物不良反应或生物来源感染导致疾病或残疾者提供医疗帮助以解决医疗保健费用、残疾人抚恤金和幸存者抚恤金；

• 为脊髓视神经病（SMON）患者治疗、通过血液制品感染的 HIV 携带者和 AIDS 患者，以及丙型肝炎患者提供医疗津贴救济。

（2）审评相关工作

• 临床试验等相关咨询业务；

• 药品、医疗器械、再生医疗产品的审评、审批；

• 再审查和再评价业务；

• 申请资料合规性审查业务；

• 生产企业的 GMP/QMS/GCTP 等调查业务；

• 注册认证机构的评估检查业务；

• 日本药典等标准的制定。

（3）上市后安全对策

• 附件等记载事项的申报、受理；

- 收集、整理来自上市许可持有人（MAH）或医疗机构的医药品的副作用；
- 对收集的信息进行科学研究和分析；
- 关于 MAH 安全措施的咨询服务；
- 为消费者提供咨询服务；
- 提供有关药物、医疗器械和再生医疗产品的信息。

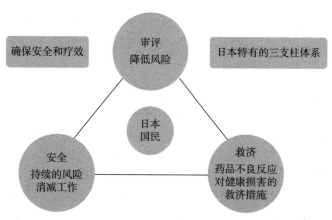

图 2-5　PMDA 的安全三角

（二）独立行政法人·医药品医疗器械综合机构（PMDA）的内部组织

1. 新药审查第一部

该部负责胃肠道疾病药物、皮肤病用药、激素药物、代谢性疾病（糖尿病、骨质疏松症、痛风、先天性代谢紊乱等）药物等新药临床试验通知、药物不良反应的确认，以及进行审批所需的审评、再审查和再评价。

2. 新药审查第二部

该部负责心血管系统新药、帕金森病药物、脑循环/新陈代谢改善剂、阿尔茨海默病药物、泌尿系统与直肠用新药、生殖系统新药、医用配合剂、放射性药品、造影剂等的临床试验通知、药物不良反应的确认，进行审批所需的审评、再审查和再评价。

3. 新药审查第三部

该部负责中枢神经系统药物、外周神经系统药物、麻醉药物、感觉器官疾病用药（不包括与炎症性疾病有关的药物）的临床试验通知、药物不良反应的确认，进行审批所需的审评、再审查和再评价。

4. 新药审查第四部

该部负责抗生素、抗寄生虫/抗病毒药物（不包括艾滋病药物领域）、呼吸道药物、过敏药物、感觉器官药物（炎症性疾病）、HIV 感染药物的临床试验通知、药物不良反应的确认，进行审批所需的审评、再审查和再评价。

5. 新药审查第五部

该部负责抗肿瘤药物的临床试验通知、药物不良反应的确认，进行审批所需的审评、再审查和再评价。

6. 再生医疗产品审查部

该部负责再生医疗产品（细胞组织加工产品）的初步检查申请，基因治疗药物和医疗器械确认的申请,基于《卡塔赫纳法案》的初步检查或确认申请,以及抗体制剂质量的审查。

7. 疫苗和血液制品审查部

该部负责球蛋白、凝血因子制剂、疫苗、抗毒素等的临床试验通知,以及药物不良反应的确认,进行审批所需的审评、再审查和再评价。

8. OTC 审查部

该部负责非处方药、类药品和化妆品的审评、出口认证和质量再评价。

9. 医疗器械审查部(一部、二部)

该部负责医疗器械的审评、再审查或再评价所需的认证以及临床试验方案检查。

10. 信赖性保证部(一部、二部)

该部负责对药品、医疗器械或再生医疗产品的审批申请、再审查或再评价申请等文件进行评价,以保证这些资料符合 GLP、GCP、GPSP 等,根据申报资料信赖性标准(Article 43 of the Enforcement Regulations, Pharmaceutical Affairs Law,以下称"信赖性标准"),从伦理学和科学上确定这些文件是否合理和准确地反映了试验结果。

11. 药品安全对策部(一部、二部)

在厚生劳动省的协调下,该部负责药品与医疗器械质量、有效性和安全性相关信息的初级收集和编辑,对所收集到的信息进行科学分析和审查。该部也承担咨询与信息发布工作。

图 2-6 为医药·生活卫生局和独立行政法人·医药品医疗器械综合机构(PMDA)的组织机构图:

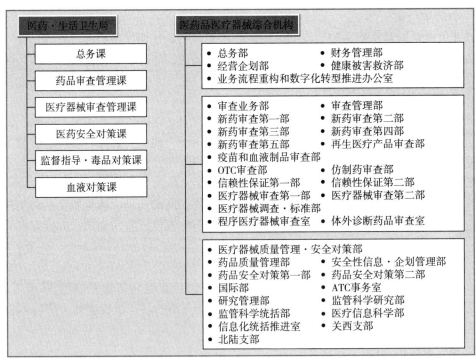

图 2-6 医药·生活卫生局和医药品医疗器械综合机构(PMDA)的组织机构

(三)医药·生活卫生局与 PMDA 的关系

医药·生活卫生局是日本主要的药品管理部门,负责药品的注册审查、生产销售许可、标准制定以及上市药品安全性事务，是药品管理的核心机构。医药品医疗器械综合机构（PMDA）是日本主要的药品审评部门，该机构统一管理所有与药品安全性、有效性和质量相关的事务。二者分工合作、共同开展日本药品管理相关事务，医药·生活卫生局对PMDA 的工作进行监督和指导。然而，医药·生活卫生局审查管理课和 PMDA 的管理内容有所不同：医药·生活卫生局审查管理课主要对药品和医疗器械进行行政上的管理，包括药品、医疗器械等的批准、许可等综合措施的实施，标准、规则的制定；而 PMDA 主要对药品和医疗器械等进行科学的评价，包括临床试验咨询、申请资料合规性审查、注册认证机构评估等。

四、医政局

随着老龄社会的到来、疾病结构的改变，以及公众对卫生保健质量要求的不断提高，医政局正在起草有关政策，旨在于 21 世纪获得高质量、有效的医疗供给体制。下设总务课和地区医疗计划课，具有以下职能：

（一）总务课

该处具有以下职能：
(1) 计划、起草与推进医疗保健的基本政策；
(2) 综合协调医政局事务；
(3) 医疗服务供给体制的保障；
(4) 医政局的其他事务。

（二）地区医疗计划课

该处具有以下职能：
(1) 医疗保健的普及与提高、急救医疗体制及边远地区医疗体制的完善；
(2) 医疗监督员、急救员及地区医疗保健相关计划；
(3) 医院、诊所及助产所的配备、安全管理和业务委托相关事宜；
(4) 护士等人才的保障事宜；
(5) 相关法律规定的卫生检查所、外国护士临床研修相关事宜；
(6) 根据相关法律规定，对具有相当于急救员资格的外国人提供医疗许可。

五、国立医药品食品卫生研究所

前身为国立卫生试验所（National Institute of Hygienic Sciences），1997 年 7 月更名为国立医药品食品卫生研究所（National Institute of Health Sciences）。该研究所长期进行药品、类药品、化妆品、医疗器械、食品、剧毒物相关的试验和研究，除此之外，还监督医药品医疗器械审评中心对药品、类药品、化妆品、医疗器械生产或进口审批所需的审评工作，以及医药品医疗器械的再审查和再评价。此后，于 2004 年 4 月审评中心被整合入独立行政法人·医药品医疗器械综合机构（PDMA）。

六、国立生物医学创新研究所（独立的管理机构）

根据《国立生物医学创新研究所法》（第 135 号法），于 2005 年 4 月成立。该法旨在整合基础研究、生物资源研究，促进药物研究与发展。该研究所成立后，由 PMDA 承担的孤儿药开发促进工作转移到了该所。

七、药事·食品卫生审议会

药事·食品卫生审议会（PAFSC）是 MHLW 的一个咨询机构，评估和讨论重要的药品与食品卫生相关事务。该审议会是由中央药事审议会（CPAC）与食品卫生调查会合并而成。该审议会分为药事分科会与食品卫生分科会。食品卫生分科会负责有关食品卫生法的事务，而药事分科会则负责有关药事法及其他法律的事务。

有关药品事务，药品第二部会讨论抗病毒药物、化疗药物、抗恶性肿瘤药物、血液制品和生物制品，而药品第一部会讨论其他治疗分类的药物。药品第一部会、药品第二部会大体上在每年 1 月、2 月、4 月、5 月、7 月、8 月、10 月、11 月约举行 8 次会议。审议报告由药事分科会批准，药事分科会每年约举行 4 次会议。

八、国立感染症研究所

1997 年 4 月，国立预防卫生研究所更名为国立感染症研究所，主要负责在实验室进行与传染病有关的基础和应用研究，传染病的参考工作和监测工作，传染病信息的收集、分析和提供，生物制品的质量控制，抗生素等的质量管理研究，国家认证／检查，国际合作相关工作等。

第三节　欧盟药品管理机构

一、欧洲药品局（EMA）

（一）简介

EMA（European Medicines Agency）是欧盟管理人用药品、兽药等健康产品的主要机构，1993 年，欧盟（EU）委员会根据同年 7 月 22 日通过的（EEC）No.2309/93 号法规，建立欧洲药品评价局（European Medicines Evaluation Agency, EMEA）。1993 年 10 月 29 日欧盟政府首脑决定把其办公地址选在英国伦敦。EMEA 成立的主要目的是通过对药品进行上市审评和监管来保护公众的身体健康，协调欧盟的药品评估工作，对欧盟各成员国用于药品审评、监管以及药物警戒等的资源进行合理的整合，以减少浪费。2004 年，根据（EC）No.726/2004，该组织的名称由 European Agency for the Evaluation of Medicinal Products（EMEA）变更为 European Medicines Agency（EMA），沿用至今。此外，由于英国 2016 年 6 月宣布脱欧，欧盟委员会于 2017 年 11 月 20 日宣布 EMA 总部将由英国伦敦迁至荷兰阿姆斯特丹。

（二）职责

1. 通过评价和监管人用药品和兽药来保障和提高公众和动物的健康。

2. 严格、科学地对欧盟内的药品上市申请进行审评。在集中程序中，企业需提交单一的上市申请给 EMA。

3. EMA 对下列药品通过集中程序进行认证：所有的生物技术药品或其他高科技药品，所有治疗艾滋病、糖尿病、癌症、神经退行性疾病、免疫功能障碍以及病毒性疾病的药物，指定的罕见病药，一些能够促使动物生长和对提高出生率有增强功效的兽药（如果生产的产品不在上述范围之内，企业可以向 EMA 提交一份要求通过集中体系来进行认证的申请，但是必须证明该药物产品有显著疗效，或有科学技术上的革新，或在其他任何方面对公众或动物有益）、先进疗法药物。

4. 通过药物警戒来监测药品的安全。如果药品不良反应报告显示某种上市后药品的收益和风险的平衡发生了变化，EMA 将采取适当的措施来保证公众的安全。

5. 鼓励药品的研发和创新，为制药企业研制新药提供科学的建议和帮助，发布一系列有关于药品安全、有效和质量可控性测验要求的指南（比如 EMA 于 2005 年成立了专门的办公室为中小型企业提供帮助）。

6. 经常发布真实、详细的药品信息及其使用方法和使用情况，并与病人、医护专业人员及各利害相关方进行交流和对话。

7. 为欧洲的药品上市审评和监督提供良好的管理规范，并且和欧盟各成员国以及欧盟委员会一起致力于国际各个国家和地区间法规的协调工作，积极和欧洲药典，WHO 以及 ICH 等组织进行合作。

（三）组织机构

1. 执行主任（Executive Director）

执行主任是 EMA 的法定代表，负责管理 EMA 所有运营事务、人员配备问题和制订年度工作计划。

2. 咨询职能部门（Advisory Functions）

具备咨询职能的部门就其各专业领域的业务、政策和科学问题向执行主任、副执行主任和 EMA 提供支持。具备咨询职能的机构包括首席医疗官（Chief Medical Officer）、健康威胁和疫苗战略部（Health Threats and Vaccines Strategy Department）、信息安全部（Information Security Department）、体制和政策部（Institutional and Policy Department）、国际事务部（International Affairs Department）、审计部（Audit Department）和法规部（Legal Department Department）。

3. 人用药品部门（Human Medicines）

该部门负责监管人用药品的整个生命周期，包括在药品开发过程中提供指导和建议，以及对市场上的药品进行安全监测。它还致力于促进药品的获取和合理使用，以造福欧盟的患者。它包括人用药品主管（Head of Human Medicines）、治疗领域部（Therapeutic Areas Department）、科学证据生成部（Scientific Evidence Generation Department）、药品质量安全部（Quality and Safety of Medicines Department）、委员会和质量保证部（Committees and Quality Assurance Department）。

4. 兽药部门（Veterinary Medicines）

负责与兽药有关的所有活动。这包括为兽药研发、上市许可、上市后（如药物警戒的变化）以及与兽药使用相关的公共卫生等所有方面提供建议，特别是关于动物源食品中存在兽药残留的残留量最大限度标准（maximum residue levels）的建议。

5. 利益相关者和沟通部门（Stakeholders and Communication）

该部门的职责包括：确保 EMA 对利益相关者和伙伴关系的管理和沟通采取连贯、协调一致的方法；管理与患者和医疗保健专业人员的关系和信息，并协调欧洲药品监管网络中的药品信息；管理 EMA 的在线业务、外部通信、新闻发布以及信息中心；管理与制药业的关系，并下设中小企业办公室为中小微企业（SMEs）提供支持。

6. 信息管理部门（Information Management）

该部门旨在确保 EMA 及其工作人员、委员会成员、工作组、咨询机构以及其他利益相关者能够有效地利用信息技术，以实现 EMA 组织和政策目标。这体现在提供高质量和先进的信息技术设施解决方案和电子服务、支持服务以及统一的电信设施，包括实体和虚拟会议解决方案；提供支持 EMA 业务流程所需的信息系统。

7. 行政和综合管理部门（Administration and Corporate Management）

该部门负责战略规划、预算编制、财务和人力资源管理；监测活动，招聘，管理 EMA 工作人员和借调人员，管理收入、支出和账户，质量和风险管理，内部沟通；为 EMA 有效运作提供必要的基础设施和会议服务。

8. 专门工作组（Task Forces）

EMA 有三个关键任务工作组，这些工作组支持 EMA 人类和兽药部门，汇集专业知识，推动工作高度优先领域的转型变革。它们分别是：数字化业务转型（Digital Business Transformation）工作组、数据分析和方法（Data Analytics and Methods）工作组、监管科学和创新（Regulatory Science and Innovation）工作组。

图 2-7 为 EMA 的组织机构图：

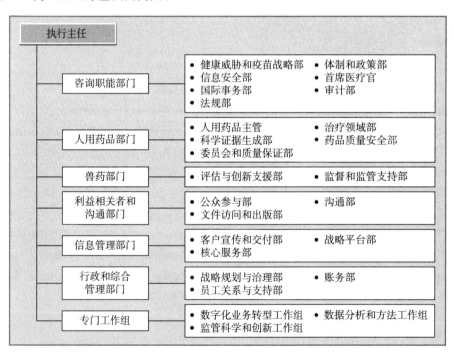

图 2-7　EMA 组织机构

(四）主要委员会

1. 管理委员会（Management Board）

管理委员会由 36 名成员组成，被委任的成员代表公共利益行事，并不代表任何政府、组织或部门。其职责包括制定机构预算，批准年度工作计划等。

2. 人用药品委员会（Committee for Medicinal Products for Human Use, CHMP）

根据（EC）No.726/2004 的规定，该委员会主要是对涉及人用药品方面的问题向当局提供建议，其具体职责为：

（1）在集中程序中，CHMP 的职责包括：

- 对申请在整个欧盟上市的药品进行预评估；
- 对上市后药品的任何修改和扩大适用范围等进行再评价；
- 考虑到 EMA 药物警戒风险评估委员会就上市后药品安全性提出的建议，在必要时，向欧盟委员会建议更改药品的上市许可证，或停止该药的销售，或将其撤市。

（2）在相互认可程序中，当有些欧盟成员国之间不认可彼此的许可时，CHMP 可以进行协调。CHMP 也调节和管理涉及公众健康和成员利益的其他事务。

（3）通过科学的标准和决策来保证药品的安全、有效、质量可控，并达到 2001/83/EC 指令的要求，使投放到市场的药品对于公众来说具备良好的收益风险比。

（4）为制药企业在研发新药方面提供援助，为医药产业起草科学及监管方面的指南，和国际相关组织合作以协调国际药品监管工作。

（5）如果出于安全考虑将对某药品的上市许可内容进行紧急修改，那么 CHMP 将发布一个"紧急安全限制"（urgent safety restriction）给医护专业人员，告诉他们在何种条件下如何安全使用该产品。

（6）CHMP 为通过集中体系申请上市的产品提供一份欧洲公共审评报告（European public assessment report），包括：委员会同意药品上市的科学依据，"产品特征概况"（summary of product characteristics），标签和包装的要求以及在审评过程中各个阶段的详细情况。

（7）CHMP 进行的科学评价工作应该符合内部同行评价体系以确保该委员会达成意见的准确性和有效性，EMA 的集成质量管理体系（integrated quality-management system）能确保 CHMP 的程序和记录被有效地规划、运行和控制。

3. 兽用药品委员会（Committee for Medicinal Products for Veterinary Use, CVMP）

根据（EC）No.726/2004 的规定，CVMP 的主要职责是对 EMA 内有关于兽药的事务给当局提供建议，其具体职责为：

（1）在集中程序中，CVMP 的职责包括：

- 对申请在整个欧盟上市的兽药进行预评估；
- 对上市后兽药的任何修改和扩大适用范围等进行再评价；
- 对上市后的兽药进行安全性监测，并在有需要时，向欧盟委员会建议更改兽药的上市许可证，或停止该药的销售，或将其撤市。

（2）在相互认可程序中，当有些欧盟成员国之间不认可彼此的许可时，CHMP 可以进行协调。

（3）CVMP 为用于生产食用动物的兽药和用于畜牧业的杀菌剂残留物设定安全限量提

供建议，以便欧盟委员会制定最大残留限量。

（4）为研究开发新型兽药的企业提供科学咨询。

（5）制定科学指南和监管指南，以帮助制药企业准备兽药的上市许可申请。

（6）与国际合作伙伴合作，协调监管要求。

（7）通过科学的标准和决策来保证兽药的安全、有效、质量可控，使投放到市场的兽药对于动物群体来说具有良好的收益风险比。

4. 罕见病药品委员会（Committee for Orphan Medicinal Products, COMP）

该委员会于2000年根据（EC）No.141/2000成立，其主要职责是审评个人和企业提出的使他们的产品成为指定的罕见病药品的申请。提出此类申请的企业希望他们的产品能够用于诊断、预防和治疗一些罕见的严重状况或威胁生命的疾病，此类疾病在欧盟范围内的患病率一般小于万分之五。同时，COMP负责宣传欧盟委员会制定的关于罕见病药品的政策，协助欧盟委员会起草具体的指南，与国际有关组织就罕见病药品相关的事务进行联系和沟通。

5. 草药委员会（Committee on Herbal Medicinal Products, HMPC）

草药委员会是根据（EC）No.726/2004法规和2004/24/EC指令于2004年9月成立的，之前专利药品委员会（CPMP）关于草药方面的职能现在由草药委员会来执行。该委员会的主要职能是：

（1）负责提供EMA关于草药活性物质和制剂的意见以及关于推荐使用和安全条件的信息，以确保欧盟市场的协调一致。包括建立欧洲专论，涵盖草药活性物质和制剂的治疗用途/传统用途和安全条件；为传统药品的使用起草欧盟草药活性物质、制剂及其混合产品目录。

（2）制定科学指南和监管指南，以帮助企业拟准备草药上市许可申请。

（3）就欧盟成员国药品监管机构提交的关于传统草药产品安全使用期限和证据等问题提供意见。

（4）与欧洲药品质量管理局（European Directorate for the Quality of Medicines and Healthcare）就欧盟药典和EMA草药质量指南展开合作。

（5）与EMA其他科学委员会就草药管理和安全使用的事务进行协调。

（6）为研究和开发草药的制药企业提供科学和监管支持。

（7）为欧盟成员国药品监管机构的草药审评员提供咨询和培训。

（8）与国际合作伙伴合作，协调监管要求。

6. 药物警戒风险评估委员会（Pharmacovigilance Risk Assessment Committee, PRAC）

PRAC是根据2012年生效的药物警戒立法而正式建立的，其目的是加强欧洲药品的安全监测，是EMA负责评估及监测人用药品安全事务的科学委员会。PRAC负责评估人用药物风险管理的各个方面，如负责对产品有效性进行检测；在确保药物疗效的前提下，对不良反应进行风险评估、监测，从而实现风险最小化；设计、评价药品授权后的安全性研究；药物警戒审核。

7. 先进疗法委员会（Committee on Advanced Therapies, CAT）

CAT是根据欧盟新兴医疗产品条款[法规（EC）No.1394/2007]建立的，主要任务是在CHMP审核决定前，为各种新兴医疗产品（advanced-therapy medicinal products,

ATMPs）的申请提出全面的科学意见。所有 ATMPs 都由 EMA 集中许可。在 ATMPs 审评过程中，CAT 会对每一个 ATMP 申请准备草案意见，然后送交 CHMP，CHMP 在此基础上给 EC 提供批准或拒绝上市许可的建议，最后由 EC 做出最终决策。CAT 还参与 EMA 针对研发 ATMPs 的中小企业质量和非临床试验认证，并就 ATMPs 分类提供科学建议。

8. 儿科委员会（Paediatric Committee, PDCO）

PDCO 源于 2007 年《儿科条例》（Paediatric Regulation）的实施，该法规规定了一系列 EMA 关于儿科药品发展的重要工作和职责，涉及儿科药品的开发和许可等问题，极大改进了儿科药品的监管环境。PDCO 旨在通过促进 0～17 岁儿童用药的研发和可及来改善欧洲儿童的健康，其主要工作为评估儿科调查计划（PIP）的内容，包括评估全部或部分豁免申请和延期申请。此外，PDCO 还负责评估根据商定的 PIP 生成的数据，采纳关于儿科药品的质量、安全性或有效性的意见，为成员国提供所搜集的儿童用药数据内容和格式的咨询，为 EMA 欧洲儿科研究网络的发展提供建议和支持，提供儿科药品相关问题咨询服务，编列更新儿科药品需求目录，就如何沟通儿科药品研究的安排向 EMA 和欧盟委员会提供咨询等。

二、英国药品管理机构

（一）药品和健康产品管理局（MHRA）

1. MHRA 概述

（1）MHRA 简介：MHRA 组建于 2003 年 4 月，是英国药品和健康产品的主要监管机构，由原来的药品控制局（Medicines Control Agency, MCA）和医疗器械局（Medical Devices Agency, MDA）重组后创立。MHRA 作为卫生部下属的行政机关，自主创收。现在其下设有局理事会（Agency Board）和执行组（Corporate Executive Team），而执行组下面有 11 个处，分别管理 MHRA 的各方面的事务。

（2）MHRA 组织机构：按职能划分，MHRA 目前由 3 个职能中心组成：药品和医疗保健产品管理中心（Medicines and Healthcare products Regulatory Agency, MHRA）、临床规范研究数据关联服务机构（Clinical Practice Research Datalink, CPRD）及国家生物标准品与控制研究院（National Institute for Biological Standards and Control, NIBSC）。

（3）MHRA 3 个中心的作用和职责

① 药品和医疗保健产品管理中心（Medicines and Healthcare Products Regulatory Agency, MHRA）

通过确保受监管对象有效和安全，监管在英国上市的药品和医疗器械。支撑 MHRA 预测在英国上市的药品与医疗器械有效、安全工作的基础在于确保获益大于风险的可靠性和基于事实的判断。主要通过下述途径实现：

- 批准药品上市，考虑其安全性和有效性；
- 确保临床试验符合可靠的标准、保障患者权益；
- 检查生产和销售的药品质量；
- 监督审计医疗器械生产商的英国认证机构；
- 鼓励报告药品与医疗器械相关可疑问题，并调查这些报告；

- 调查和在必要时起诉包括广告违规在内的不合规事件。

② 临床规范研究数据关联服务机构（Clinical Practice Research Datalink, CPRD）

CPRD 是英国医疗保健体系（NHS）观察数据和介入研究服务机构，由英国国家健康研究院（NIHR）与 MHRA 共同资助。CPRD 的服务旨在最大程度利用匿名的 NHS 临床数据链接，利用有利于提高和保障公众健康的观察研究和研究成果。

CPRD 被业界视为黄金标准，并用于超过 890 份临床审评和报告。CPRD 团队向为数据库提供数据的全科医师和希望应用这一独特的公共卫生研究工具的研究人员提供增值服务。

③ 国家生物标准品与控制研究院（National Institute for Biological Standards and Control, NIBSC）

NIBSC 的主要职能是生物医药制品的标准化和控制。主要提供：
- 生物标准品和客户定制的标准品质；
- 欧盟官方签发批放行检测和合同外包检测；
- 研究协作；
- 咨询与培训。

NIBSC 在全球生物制品标准领域处于领先地位，负责制定和推出全球超过 90% 的在用国际标准，以保证生物制品质量。检定中心的科学家们在生物制品安全性和有效性方面广泛参与咨询。该中心是英国官方药品检定实验室（OMCL），负责在欧盟框架内的药品检验，与 WHO 保持密切合作关系，也是领先的 WHO 国际标准实验室。

NIBSC 的法定职责包括：
- 建议和拟定生物物质纯度和有效性标准，涉及适当的检验规程并就相关事务提出建议；
- 制定或安排生物物质实验室设施条例，开展检验，检验生物物质生产和质控记录，以及检验或检查结果报告；
- 编制、批准、保存或发布生物物质标准；
- 就标准建立、标准建立规则和生物物质检验与世界卫生组织以及其他国际机构或组织协作；
- 开展与上述职能相关的研究；
- 其他有助于履行上述职能的任务。

（4）MHRA 的主要职责
- 确保药品、医疗器械和血液制品成分符合适用的安全性、有效性和质量可控性标准；
- 确保药品、医疗器械和血液制品供应链的安全性；
- 促进国际标准化和一致性，以确保生物制品的有效性和安全性；
- 通过教育的方式帮助国民和医疗专业人员了解药品、医疗器械和血液制品的风险与效益；
- 支持有利于公共卫生的创新与研发；
- 影响英国、欧盟和国际监管框架，使其在保护国民健康方面具有风险相称性和有效性。

（5）MHRA 的目标

MHRA 在履行职责过程中主要希望达到以下目标：

- 坚持和完善严格的药品上市许可和检查体系；
- 坚持和发展主动积极的监测和执法体系；
- 发布权威可靠的信息并进行相互交流，提高公众和专业人员的相关意识；
- 与英国境内的其他机构及欧盟或国际监管机构就有关于药品或医疗器械的问题进行接触和相互交流。
- 支持革新和产品开发，对科学研究团体和健康服务机构提供建设性的和公正性的建议；
- 在达到保护公众健康的前提下使管理的成本最小化；
- 为达到当局的目标配备技术优良的工作队伍。

2. 局理事会（Agency Board）

它由 MHRA 的主席直接管理，下设 9 个非执行理事。该理事会没有行政权力，对当局的职员也没有管理权。该理事会的主要职责是为当局的战略发展提供建议以及确保部长所通过的目标在业务计划中得以实现。它通常提供以下几个方面的建议：

（1）综合治理和财务管理；
（2）业务战略和组织目标；
（3）五年计划和年度计划；
（4）财务和业绩目标；
（5）年度报告；
（6）文化和价值观；
（7）机构内部和外部沟通管理和质量。

3. 执行组（Corporate Executive Team）

执行组是 MHRA 的行政执行机构，管理 MHRA 的日常事务，战略决策以及财政、资源、政策等众多方面的内容。它有自身的行政长官，下设 11 个处，分别管理药品、医疗器械以及预算等事务。

（1）执行组的主要职责

- 与局理事会协调制定 MHRA 战略方向；
- 通过制定业务计划推行和落实战略方向，如五年计划；
- 通过遵循良好治理原则达到绩效目标，包括风险管理及保障、财务管理及保障、信息管理及保障、健康和安全保障、道德和利益冲突管理、质量管理及保障；
- 监督 MHRA 3 个中心的活动。

（2）执行组通过下列行动来履行它的职责

- 和局理事会共同商议以开发战略性文件；
- 支持局理事会所制定和发布战略指令；
- 对当局进行有效的管理；
- 向局理事会汇报日常的工作。

（3）执行组下设的 11 个处

① 医疗器械处（Devices Division）：该处负责调查医疗器械的不良反应报告，并与医

护专业人员和制造商合作,改善医疗器械安全性;执行欧盟医疗器械指令,调查不符合英国法规的案件;审查制造商提出的医疗器械临床调查建议,保留Ⅰ类医疗器械和体外诊断设备的登记信息,并负责审计指定机构。

② 检查、执法和标准处(Inspection, Enforcement and Standard Division):该处的职责是通过对制药商、批发商、进口商进行发证和检查,以及通过对临床研究和毒性实验室进行检查,来保证其制造和销售的药品都符合既定的要求。同时,该处还负责对当局提供实验室测试服务,来判定某产品是否应界定为药品和对未经注册的药品的进口进行控制。一旦出现药品的缺陷报告,该处将会采取适当的行动。另外,该处还对英国药典进行管理。

该处下面的执法和情报小组(Enforcement and Intelligence Group)负责收集情报来调查违法的广告、生产、进口和销售行为,并且在适当的情形下建立新的合法程序。该处是为 MHRA 提供信息收集的联络点,并确保当局追求的主要目标和药品法及相关的法规指令的要求相符合。

③ 发证处(Licensing Division)

A. 发证处的职责
- 评价并决定是否允许药品上市;
- 评价并决定是否给予临床试验批准证书;
- 通过履行服务管理的职责对制药企业、EMA 和其他外部监管机构的问询给予答复;
- 支持并认可欧盟药品评审程序中的集中程序和相互认可程序。

B. 发证处对下列情况的上市申请进行审评
- 新药(新的活性物质)
- 现有的药品改变给药途径或出现新的剂型
- 非专利药
- 平行进口的药品
- 已上市药品非安全性的变更

C. 发证处进行审评的药品种类
- 生物技术药品
- 化学药品
- 顺势疗法药品
- 草药

④ 药品警戒和风险管理处(Vigilance and Risk Management of Medicines Division, VRMM):目标是保护公众的健康,通过提供高质量的产品信息使公众能更安全地使用上市后的药品。

A. VRMM 的四个职责:
- 对已上市的药品采取主动和有针对性的监管;
- 采取药物警戒监测活动来监控上市后的药品所带来的健康威胁;
- 当公众的健康被认定处于危险中时,采取有效的监管措施来保护公众的健康;
- 尽量提供有关药品的重要的安全信息,指导公众合理用药并提高药品的可获得性。

B. 与 VRMM 相关的几个职能
- 药物警戒和药品流行病学监测;

- 药品研发和情报摄取；
- 疗效评价和对产品重新分类；
- 关注特殊人群，例如儿童；
- 保证病人所获信息的质量以及设立药品广告标准。

⑤ 沟通处（Communications Division）：该处的主要职责是与公众、医疗单位、药械生产商等利益相关方建立关于药品、医疗器械等信息交流的平台。

⑥ 理事会（Directorate Division）：该处负责为局理事会提供秘书处，负责将理事会会议记录提交给执行组参考。

⑦ 财政与采购处（Finance and Procurement Division）：该处主要管理局里财务方面的事务，使当局能够合理而有效地利用金融方面的资源。

⑧ 人力资源处（Human Resources Division）：该处主要为当局的管理者和职员提供有效的人力资源方面的建议，使当局能够拥有一种良好的学习型的文化。

⑨ 信息管理处（Information Management Division）：该处的主要职责是管理当局的信息，比如数据库管理、网上交易、信息技术支持以及当局授予的关于官方版权等方面的事务。

⑩ 政策处（Policy Division）：该处主要是纵览当局、欧盟、国际的各种政策，并处理当局政策方面的各项事务。

⑪ 运营转换处（Operational Transformation Division）：该处负责为客户提供优质的产品和服务，改善客户体验。并提高业务的灵活性以满足不断变化的客户需求，确保提供的服务物有所值。

图 2-8 为 MHRA 的组织机构图：

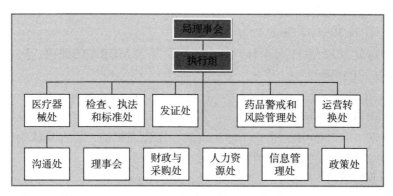

图 2-8 MHRA 组织机构

（二）咨询委员会（Advisory Committees）

为使公众的利益得到有效的保障，MHRA 需要在药品、器械监管方面获得公正的建议，同时，当局也需要从业内各个领域的专业人士、业外任命人员以及病人的代表中得到很好的咨询和提议，因而一系列咨询委员会就应运而生。

此外，为了适应欧盟机构和法规的变化，英国的各咨询委员会于 2005 年发生了一些新改变。主要是以前的药品委员会（The Medicine Commission）和药品安全委员会

（Committee on Safety of Medicine, CSM）的职能现在由人用药品委员会（Commission on Human Medicines, CHM）来执行，另外新增草药顾问委员会。具体介绍如下：

1. 人用药品委员会（Commission on Human Medicines, CHM）

人用药品委员会是2005年新成立的，它主要向当局提供有关于人用药品安全性、有效性和质量方面的咨询和建议。CHM的具体职责有：

（1）为英国和欧盟境内的药品上市许可申请提建议。

（2）为英国国内药品上市许可申请提供临时建议。

（3）为新药的风险管理计划提建议。

（4）对于上市后药品新的安全问题，该委员会主要提供药品收益和风险的评价以及如何使风险最小化方面的建议，包括：在药品说明书上增加特别警告；限制药品的使用；中止药品的销售；撤销药品的上市许可。

（5）为发证局提供药品上市许可法律状况变更方面的咨询。

2. 顺势疗法产品注册咨询委员会（Advisory Board on the Registration of Homoeopathic Products）

该委员会主要是为顺势疗法人用药品注册提供建议，以保证顺势疗法人用药品的安全性和有效性。

3. 英国药典委员会（British Pharmacopoeia Commission, BPC）

它主要负责英国药典未来版本的准备工作，并且随时更新现有药典的内容。同时，还负责选择医用物品非专利名的工作。

4. 草药咨询委员会（Herbal Medicines Advisory Committee）

成立于2005年10月30日，其主要职责是对符合2004/24/EC指令中简化注册的草药就安全、有效、质量方面提供建议。

5. 审查组（The Review Panel）

审查组成立于2012年11月1日，其主要职责是就MHRA的建议、决定和临时决定进行法定及非法定的审查。

6. MHRA数据库研究独立科学咨询委员会（Independent Scientific Advisory Committee for MHRA Database Research）

该委员会成立于2006年，是一个非法定的专家咨询机构，旨在为从临床实践研究数据链（CPRD）获取数据的研究申请提供建议。

7. 制药行业联络组（Medicines Industry Liaison Group）

该联络组通过每季度召开会议，确保行业利益相关者参与MHRA监管政策的制定和评估。具体而言，包括就影响制药行业的监管事项（立法或非立法）分享意见和咨询，并就监管要求提出建议；为行业提供机会，提出任何问题/关注事项，并要求MHRA就承诺做出解释；考虑流程和信息技术变化对MHRA业务的影响；评估MHRA指南等。

8. 创新办公室（Innovation Office）

成立于2013年，该办公室负责获取并提供专家监管信息、建议和指导，帮助各种背景和规模的组织开发创新药物、医疗器械或新的生产流程。

9. 血液咨询委员会（Blood Consultative Committee）

该委员会与国家执行血液机构合作，就血库、血液设施和血液流程的监管提出建议。

10. 器械专家咨询委员会（Devices Expert Advisory Committee）

器械专家咨询委员会取代器械安全委员会，负责提供有关医疗器械监管的外部专家意见，以帮助 MHRA 发挥其在确保医疗器械进口安全性和管理方面的作用。

11. 兽药委员会（Veterinary Products Committee, VPC）

它在兽药方面给当局提供建议，包括负责为与兽药上市许可和动物试验证书相关的科学问题提供意见；收集与兽药有关的不良反应信息，并向兽药管理部门提供意见。

三、法国国家药品和健康产品管理局（ANSM）

（一）简介

ANSM（Agence nationale de sécurité du médicament et des produits de santé）成立于 2012 年，负责包括药品、生物制品、医疗器械、体外诊断试剂、化妆品、文身产品、杀虫剂等在内的健康产品监管。

（二）具体职责

ANSM 的职责包括法规事务处理、药品审评、药品不良反应监测、药品认证检查、药品检验等。具体包括：

1. 法规事务司解决所有涉及法律、监管活动、监管机构运作的有关问题，包括监管法律咨询、刑事制裁、进口药物许可办理等相关事宜。

2. 评审司负责对健康产品的风险和效益进行评估。包括非临床研究评估、临床研究评估、创建和更新产品质量标准和评估方法、审查员的培训等。

3. 监测司负责对健康产品不良反应进行监测，组织对风险信号和风险管理措施进行评价；开展相关产品的流行病学研究；调动内部和外部专家对安全问题进行分析；对医药产品和医疗器械广告进行管理；确保质量控制和保证药品供应；对医药市场进行卫生经济学分析等。

4. 检查司负责对所有健康产品的临床试验、非临床试验和药物警戒进行检查；对机构及个人授权进行核准；协调机构打击敲诈、伪造、非法贩运等活动。

5. 检验司的工作主要是对健康产品进行检验，对产品质量进行标准评价等。

四、德国联邦药品和医疗器械机构（BfArM）

（一）职责

BfArM（Bundesinstitut für Arzneimittel und Medizinprodukte）是德国联邦卫生部（The Federal Ministry of Health）下的一个独立的行政部门。总部设在柏林，其前身是 1975 年成立的德国药品机构（Institute for Drug），BfArM 最高目标是保护公共健康，为此 BfArM 力争为公众提供最好的药品和医疗器械，同时控制麻醉药品及其前体的交易和滥用。通过持续的努力和工作流程的精简来确保药品安全、有效和质量可控，BfArM 还通过客观的不带任何偏见的信息交流政策来增加执法透明度。具体职责有：

（1）对医药产品进行注册审批及发证：BfArM 根据《德国药品法》（German Medicines Act）对药品的安全性、有效性和质量可控性进行评价，以决定它是否能够上市销售。药品的上市证书只有五年的有效期，到期需要重新申请和评价。上市后药品的任何变动都必须上报给BfArM，重大的改动必须在BfArM授权后才能进行。BfArM同时也对顺势疗法药品和在欧盟范围内销售的药品进行评价和发证。

根据德国药品法的规定，在对医药产品进行上市评价在和对顺势疗法药品进行注册时，应该参照药典标准，这里所指的药典包括德国药典、欧洲药典以及顺势疗法药典。

（2）对医药产品进行风险控制：对药品上市评价时未能发现的风险进行上市后监测。BfArM从医师和制药企业员工等人员中获取不良事件报告，如果该医药产品的风险大于它的收益，那么BfArM将有职责撤销该产品的上市证书。

（3）对特殊药品（包括麻醉药品、精神药品等）进行管制：根据《麻醉药品法》及其相关条例以及法规（EC）No.273/2004，（EC）No.111/2005，（EC）No.1277/2005等的规定，特殊药品是由BfArM下的联邦鸦片局（Federal Opium Agency）来管理的，该机构决定是否允许特殊药品进行合法的交易，对特殊药品的执照持有者所从事的与特殊药品有关的生产、交易、种植等过程进行管理，并对医师规定特殊药品的特殊处方形式。

（4）对医疗器械进行管理：BfArM是主管医疗器械的监管部门，其医疗器械部共有五个分部门：一是无源医疗器械处，由医生、药剂师、牙医和生物学家组成；二是体外诊断试剂处，由实验室化学家和医生组成；三是有源医疗器械处，由物理学家、工程师、医生和生物学家组成；四是临床研究组，由医生和生物学家组成；五是快速通道组，由两个科学家和其他行政人员组成。

欧盟医疗器械指令2007/47/EC适用于2010年3月21日后上市的全部医疗器械CE认证。对2010年3月21日之前设计、之后上市的器械无过渡程序。

（二）组织机构

BfArM下有4个药品发证处，分别管理各类药品的上市评价许可，另外还有管理医疗器械、特殊药品以及实施药物警戒等的部门。

（1）发证处1（Licensing 1）：该处主要负责制药企业的验证（validation），工作流程的精简和平行进口等事务。

（2）发证处2（Licensing 2）：该处主要负责涉及胃肠病学、内分泌学、肿瘤学、免疫学、血液病学、遗传和生殖毒理学等方面的药品注册。

（3）发证处3（Licensing 3）：该处主要负责涉及抗感染病学、心血管学、皮肤病学、耳鼻喉科、眼科学、呼吸系统病学等领域的药物的注册，以及化学制药、生物技术制药质量检查。

（4）发证处4（Licensing 4）：该处主要负责传统药品、植物疗法药品、顺势疗法药品、互补或替代药品的注册。

（5）研究处（Research）：该处主要成立药学基因组学研究小组、药物流行病学研究小组以及进行生物统计学、实验设计等工作，以及在药代动力学方面提供咨询。

（6）科学服务处（Scientific Services）：该处主要负责临床试验、科学建议、专家小组、法律事务、药典标准注册以及对信息技术支持等事务进行管理。

（7）药物警戒处（Pharmacovigilance）：该处主要负责药品不良反应数据的收集及数据库的建立，进行风险评估，如开展药物流行病学的研究以及进行有关药品风险方面的交流，并实施药品风险管理程序，如进行上市后药品的监查等。

（8）联邦鸦片局（Federal Opium Agency）：该部门主要负责特殊药品（如麻醉药品及其前体物质、精神药品等）交易的监管，并对医师和药师就特殊药品的发放进行规范。

（9）医疗器械处（Medical Devices）：该处主要对各类医疗器械的上市进行管理。

第四节　澳大利亚的药品管理机构

一、TGA 简介

治疗产品管理局（The Therapeutic Goods Administration, TGA）是澳大利亚管理药品的主要机构，它隶属于澳大利亚卫生部（The Department of Health），是《1989 治疗产品法》（Therapeutic Goods Act 1989）的主要执法者。在澳大利亚，治疗产品（特殊规定的除外）上市前都必须被列入《澳大利亚治疗产品登记册》（Australian Register of Therapeutic Goods, ARTG）中。

TGA 的监督框架是通过对这些产品进行风险管理来保证这些治疗产品安全、有效。既要保护公众的健康，同时也要避免带给企业任何不必要的监督负担以及减少药品监管的成本。TGA 不但履行自身的职责，同时还与企业建立建设性的合作关系，不仅使得公众获得安全的治疗，同时也促进了工业的健康发展。

二、TGA 对药品的监督职责

TGA 通过一系列的评价、监测活动来确保公众获得的治疗产品是符合标准的，同时保证公众能够在合理的时间内及时获得这些治疗产品。TGA 监管的治疗产品包括：处方药、疫苗、防晒霜、维生素和矿物质、医疗器械、血液及组织制品。TGA 对药品的监督主要包括以下六个方面：

1. 对准备在澳大利亚注册上市的产品进行评审及批准。
2. 开发、维护以及监测表列产品系统。
3. 对药品生产过程实施适当的监管控制，例如对企业进行 GMP 检查。
4. 通过抽样、不良反应报告、监测活动及接受公众的询问，对已上市的治疗产品进行管理。
5. 对制药产品进行风险管理，判定、分析以及评价药品的风险和收益。
6. 为澳大利亚生产商颁发许可证，并检验境外生产商是否符合澳大利亚生产商相关标准。

三、TGA 的组织机构

（一）药品监管司

药品监管司（Medicines Regulation Division）负责评估澳大利亚的新药申请、对药品进行上市后监控。该司包括：

（1）处方药许可处（Prescription Medicines Authorization）：负责评估新的处方药，做出批准或拒绝决定。

（2）补充药品和非处方药处（Complementary and Over-the-Counter Medicines）：负责管制非处方药以及补充药品，包括传统和草药，以及维生素和矿物质补充剂。

（3）科学评估处（Scientific Evaluation）：负责批准在澳大利亚销售的生物制品和仿制药的申请。该处还提供科学建议，以支持药品监管司做出的决定，特别是在治疗产品的毒理学和药物化学评估方面，并提供生物科学方面的专业知识。

（4）药物警戒处（Pharmacovigilance Branch）：监督药品和疫苗，确保它们在进入澳大利亚市场后质量可控、安全和有效。该处还评估和授权所有类型的治疗产品的某些临床试验，并协助监测和管理药品短缺情况等。

（5）国际监管处（International Regulatory Branch）：负责提供两个由外交贸易部资助的援助计划：区域药品监管机构的监管加强计划，澳大利亚专家技术咨询计划。同时还支持亚洲开发银行为成员国中的发展中国家获取和增加疫苗供应，该处还包括负责特殊准入和授权处方计划的实验产品部门。

（二）医疗器械和产品质量司

医疗器械和产品质量司（Medical Devices and Product Quality Division）监控澳大利亚批准供应的医疗器械，并努力确保澳大利亚和国际治疗用品制造商符合指定标准。

该司包括：

（1）医疗器械授权处（Medical Devices Authorisations Branch）：负责评估和批准医疗器械，包括供应澳大利亚市场的体外医疗器械，以确保它们符合澳大利亚的监管要求，保护澳大利亚消费者的健康和安全。

（2）医疗器械监测处（Medical Devices Surveillance Branch）：负责在医疗器械的整个生命周期内对其进行监控，以确保它们的质量、安全和性能水平持续达标。所监测的医疗产品包括新兴技术、体外诊断试剂、其他医疗用品。

（3）实验室办公室（Laboratories Branch）：负责进行微生物学、免疫生物学、分子生物学、生物化学、化学和生物材料工程等学科的实验室测试，质量评估和测试程序开发。该分支机构有助于市场监测和评估一系列用于市场授权的治疗产品。

（4）生产质量处（Manufacturing Quality Branch）：负责确保药品制造商以及血液、组织和细胞疗法符合适当的质量标准。这涉及对澳大利亚和国外制造设施进行实物检查，以及为可比较的海外监管机构进行适当检查的设施提供许可。该处还在必要时协调产品召回，并提供技术建议以支持药品监管部门的决策，尤其是与制造实践和质量管理相关的事宜。

（三）监管实践和支持司

监管实践和支持司（Regulatory Practice and Support Division）负责提供运营监管政策建议和特定支持服务，确保健康产品监管组织的有效、最佳实践监管。该司包括：

（1）监管服务和药物管制处（Regulatory Services and Drug Control Branch）：① 该处负责 TGA 计划办公室，通过监管协助部门进行查询管理，基于活动的定价和计费，业务系统服务以及协调监管决策的内部审查。该处还向包括药物管制办公室在内的三个 TGA

部门提供行政协助。② 药物管制办公室（ODC）对受管制药物的进口、出口和制造进行管理和提供建议，以支持澳大利亚根据"麻醉药品公约"承担的义务。ODC 负责确保澳大利亚公众获得基本药物，同时支持政府关于减少伤害的药物政策。这包括管理获取受管制药物的许可证，以及实施与药用大麻的种植和制造有关的管理框架。

（2）监管合规处（Regulatory Compliance Branch）：负责监管与 1989 年《治疗商品法案》的违法条款相关的活动，包括情报、合规监管、执法行动。具体内容包括非法宣传、进口、出口、制造和供应治疗用品。

（3）监管参与处（Regulatory Engagement Branch）：负责管理利益相关方与国际监管机构的合作，监管指导材料、规划和绩效报告、议会程序、媒体回应、协调信息自由要求和委员会支持的技术投入。

综上所述，TGA 是澳大利亚的治疗产品（包括药物、医疗器械、基因科技和血液制品）的监督机构。依据 1989 年的《治疗商品法案》，TGA 是隶属于澳大利亚政府卫生部的一个部门。TGA 开展一系列的评审和监督管理工作，以确保在澳大利亚提供的治疗商品符合适用的标准。

第五节　WHO 的药品管理机构

一、世界卫生组织的组织结构

世卫组织（WHO）是联合国系统内卫生问题的指导和协调机构。它负责对全球卫生事务提供领导，拟定卫生研究议程，制定规范和标准，阐明以证据为基础的政策方案，向各国提供技术支持，以及监测和评估卫生趋势。

世界卫生组织通过世界卫生大会和执行委员会来进行管理。该组织的首长为总干事，由卫生大会根据执行委员会提名任命。

世界卫生大会（World Health Assembly）是世卫组织的最高决策机构。它一般于每年 5 月在日内瓦举行会议，并由所有 194 个会员国派代表团参加，其主要职能是决定该组织的政策。卫生大会任命总干事，监督该组织的财政政策，以及审查和批准规划预算方案。它同样审议执行委员会的报告，就可能需要进一步行动、研究、调查或报告的事项做出指示。

执行委员会（Executive Board）由 34 名在卫生专门技术方面有资格的委员组成。当选委员任期为 3 年。执行委员会的主要职能是执行卫生大会的决定和政策，并向其提供建议和广泛促进其工作。执行委员会主要会议于 1 月举行，商定即将召开的卫生大会议程和呈交给卫生大会的决议；第二次较短的会议于 5 月紧接卫生大会之后举行，审议行政性较强的事项。

WHO 秘书处（The Secretariat of WHO）配备约 8 000 名定期任用的卫生和其他方面的专家以及支助工作人员，在总部、六个区域办事处（非洲、美洲、东南亚、欧洲、东地中海、西太平洋）以及 150 个国家、地区和地方办事处工作。

表 2-1 世卫组织总部结构

总部机构名称		内设机构
总干事及其办公厅、六大区域办事处	对外关系与治理（External Relations and Governance）	理事机构（Governing Bodies）
		资源动员（Resource Mobilization）
		卫生与多边伙伴关系（Health and Multilateral Partnerships）
	业务运营（Business Operations）	规划、资源协调和绩效监测（Planning, Resource Coordination and Performance Monitoring）
		财政（Finance）
		人力资源与人才管理（Human Resources and Talent Management）
		员工健康与福利（Staff Health and Wellbeing）
		信息管理与技术（Information Management and Technology）
		全球服务中心（Global Service Centre）
		运营支持和服务（Operational Support and Services）
		采购和供应服务（Procurement and Supply Services）
		安全服务（Security Services）
	数据、分析和交付影响（Data, Analytics and Delivery for Impact）	数据和分析（Data and Analytics）
		交付影响（Delivery for Impact）
	首席科学家和科学部（Chief Scientist and Science Division）	规范和标准的质量保证（Quality Assurance of Norms and Standards）
		数字健康与创新（Digital Health and Innovation）
		健康研究（Research for Health）
		热带疾病研究和培训特别计划（TDR, the Special Programme for Research and Training in Tropical Diseases）
		卫生政策和系统研究联盟（Alliance for Health Policy and Systems Research）
	全民健康覆盖/生命课程（UHC/Life Course）	初级保健特别方案（Special Programme on Primary Health Care）
		卫生人力资源（Health Workforce）
		综合医疗服务（Integrated Health Services）
		卫生系统治理与融资（Health Systems Governance and Financing）
		免疫、疫苗和生物制品（Immunization, Vaccines and Biologicals）
		性健康和生殖健康与研究（Sexual and Reproductive Health and Research）
		孕产妇、新生儿、儿童和青少年健康与老龄化（Maternal, Newborn, Child and Adolescent Health, and Ageing）
		孕产妇、新生儿和儿童健康伙伴关系（Partnership for Maternal, Newborn and Child Health）

续表

总部机构名称		内设机构
总干事及其办公厅、六大区域办事处	全民健康覆盖/传染性和非传染性疾病（UHC/Communicable and Noncommunicable Diseases）	全球疟疾计划（Global Malaria Programme）
		被忽视的热带疾病的控制（Control of Neglected Tropical Diseases）
		全球艾滋病毒、肝炎和性传播感染计划（Global HIV, Hepatitis and STIs Programmes）
		全球结核病方案（Global Tuberculosis Programme）
		非传染性疾病（Noncommunicable Diseases）
		心理健康与药物使用（Mental Health and Substance Use）
		全球非传染性疾病平台（Global NCD Platform）
	全民健康覆盖/更健康的人群（UHC/Healthier Populations）	环境、气候变化与健康（Environment, Climate Change and Health）
		健康的社会决定因素（Social Determinants of Health）
		营养与食品安全（Nutrition and Food Safety）
		健康促进（Health Promotion）
		世界卫生组织卫生发展中心（神户）（WHO Centre for Health Development）
		健康与移民（Health and Migration）
	抗微生物药物耐药性（Antimicrobial Resistance）	监督、预防和控制（Surveillance, Prevention and Control）
		全球协调与伙伴关系（Global Coordination and Partnership）
	药品和卫生产品获取（Access to Medicines and Health Products）	卫生产品政策和标准（Health Product Policy and Standards）
		监管和资格预审（Regulation and Prequalification）
	应急准备和国际卫生条例（Emergency Preparedness and IHR）	健康安全准备（Health Security Preparedness）
		流行病和全球流行病的准备和预防（Epidemic and Pandemic Preparedness and Prevention）
		加强国家准备（Country Readiness Strengthening）
	应急响应（Emergency Response）	卫生应急干预（Health Emergency Interventions）
		战略卫生行动（Strategic Health Operations）
		警报和响应协调（Alert and Response Coordination）
	情报和监视系统（Intelligence and Surveillance Systems）	流行病和全球流行病情报系统（Pandemic and Epidemic Intelligence Systems）
		协作智能（Collaborative Intelligence）
		监控系统（Surveillance Systems）

二、世界卫生组织主要的药品管理机构

WHO 在世界范围内的活动都是基于其全球战略的。WHO 在药品领域开展的工作涉及标准制定、药品质量控制、药品安全监测、基本药物遴选、国际药品监督管理当局大会、打击假药、预资格审查和 ICH 观察员等。

（一）基本药物和卫生产品司（Essential Medicines and Health Products，EMP）

WHO 在全球、区域和国家范围内执行关于药品和基本药物的工作。在 WHO 总部，基本药物和卫生产品司规划和执行相关药品活动，EMP 归属于 WHO 卫生系统与创新（Health Systems and Innovation, HIS）和药品、疫苗和药物可及性（Access to Medicines, Vaccines and Pharmaceuticals, MVP）计划。

该司主要涉及药物政策、治理和国家合作，药品质量保证，药物可及和合理用药，医疗装置和诊断设备，疫苗安全这五大领域。EMP 以可及、创新、监管为基础，通过提升低资源卫生系统中政策和技术方面的能力，制定卫生产品制造和监管的国际标准，为各地的卫生体系提供安全且经济有效的指导。此外，EMP 提供了药品政策的信息和证据（Medicine Information and Evidence for Policy）、药品可及和合理使用（Medicine Access and Rational Use）、传统药物（Traditional Medicines）、医学项目协调（Medicine Programme Coordination）、药品质量保证和安全（Quality and Safety：Medicines）以及知识产权和创新（Intellectual Property Rights and Innovation）这六个方面教育培训资源。

1. EMP 的组织结构

（1）三个技术团队：药品可及和合理使用部门（Medicine Access and Rational Use, MAR），药品质量保证和药品安全部门（Quality and Safety：Medicines, QSM），传统医学部门（Traditional Medicine, TRM）。

（2）解决部门内交叉需求问题的两个支持团队：第一，协调、规划和管理药品区域和国家活动的药品项目协调部门（Medicine Programme Coordination, MPC）；第二，收集和传播基于证据和信息的药品信息和证据政策部门（Medicine Information and Evidence for Policy, MIE）。

（3）国际医疗产品打假特别工作组秘书处（The International Medical Products Anti-counterfeiting Taskforce Secretariat, IMPACT）。

（4）在区域和国家层面上，WHO 各区域办事处和国家办事处的区域顾问和国家项目工作人员，在全球框架内根据 WHO 的药物战略执行各项活动。

2. EMP 的职责

（1）建议各国实施国家规划，通过政策、机构、信息和教育促进合理使用药物。具体措施包括：① 协调药物使用政策并监测受这些政策影响的国家机构；② 提供用于培训、监督和支持药物决策，并以实证为基础的临床指导原则；③ 提供用于药物采购和保险报销的基本药物清单；④ 建立在各区县和医院监测和实施干预措施以改进药品使用的药品（药物）和疗法委员会；⑤ 在本科课程中进行基于药物治疗和处方方面问题的培训；⑥ 把医学继续教育作为开业许可的要求；⑦ 向卫生人员和消费者公开提供独立和无偏向的药物信息；⑧ 提供药物方面的大众教育；⑨ 消除导致处方不当的经济刺激因素，例

如开具处方者为获取利润出售药物以补充其收入；⑩ 制定确保促销活动符合伦理标准的条例；⑪ 确保充足资金供应，提高药物和卫生人员可获得性。[药品可及和合理使用部门（Medicine Access and Rational Use）负责]

（2）保障药品安全、有效和质量可控。WHO 的任务是"开发、建立和促进食品、生物制剂、药品和类似产品的国际标准"。WHO 成员国依据 WHO 的专业知识和监管指南，通过发展和促进国际规范、标准、指南和命名的推广确保药品的质量和安全性。

商业和贸易，以及制药企业整合的日益国际化，促进了医药产品的国际化。药品的国际规范和标准变得更重要。WHO 继续开发国际规范和标准，并协助成员国执行该规范和标准。由于药品与重要卫生需求和公共健康相关，所以安全、有效、高质量标准的药品必须获得保障，也因此在每个成员国内需要建立合理的药品法规和立法系统。[药品质量保证和药品安全部门（Quality and Safety: Medicines）负责]

（3）传统医学是维护健康以及预防、诊断、改善或治疗身心疾病方面所使用的，以不同文化固有的理论、信仰和经验为基础的知识、技能和实践的总和。世卫组织与其会员国正共同努力来促进传统医学在卫生保健上的应用。[传统医学部门（Traditional Medicine）负责]

（4）通过 WHO 区域办事处来支持各成员国发展、执行和监督国家药物政策及其实践，优化药物系统以确保高质量基本药物的可及性、可负担性和合理使用。其工作为通过协调 WHO 区域办事处、国家办事处和其他合作者，使在各成员国进行的 WHO 药品活动产生最大限度的影响，为各国提供协调的、符合需求的支持。这利于促进区域和各成员间的基于需要和优先事项的规划和信息共享，支持 WHO 对各成员国工作的执行进行监督，促进各方工作上的合作与协调以改善药品的可获得性。[药品项目协调部门（Medicine Programme Coordination）负责]

（5）MIE 的主要职责为发展、执行和监督国家药物政策、指南、战略和计划的有效性，以确保安全、有效、质量可控的基本药物、传统药物、补充和替代药品的可及性、可获得性和合理使用。[药品信息和证据政策部门（Medicine Information and Evidence for Policy）负责]

（6）IMPACT 是 WHO 于 2006 年创建的，该国际医药产品打假特别工作组一直积极探索、寻求解决问题的办法，以提高人们对假冒医疗产品危害的认识。[国际医疗产品打假特别工作组秘书处（The International Medical Products Anti-Counterfeiting Taskforce Secretariat）负责]

（二）WHO 药品标准专家委员会（WHO Expert Committee on Specifications for Pharmaceutical Preparations）

1948 年第一次世界卫生大会批准建立统一药典的专家委员会（Expert Committee the Unification Pharmacopoeias），1951 年更名为国际药典专家委员会（Expert Committee the International Pharmacopoeia），1959 年再次更名为药品标准专家委员会（Expert Committee on Specifications for Pharmaceutical Preparations）。该委员会最初的作用是起草和编纂《国际药典》。随着世界卫生组织在全球疾病控制和预防方面的协调能力和影响力的不断增强，尤其是在艾滋病、SARS、禽流感、结核、疟疾等严重威胁人类健康和安全的全球性疾病方面，WHO 更是发挥了不可替代的作用。而作为成立最早的委员会之一，药品标准专家委员会的工作范围也在不断扩大，涉及药品生产质量管理规范（GMP）、药品分销与贸易过程的质量保证、药品管理方面的法规性指导文件（比如药品的可互换性、固定剂量复方制剂和药品的稳定性研究）、假药和劣药的处理以及药品预认证等。该委员会每年举行一次会议，并将所制定或修订的关于质量控制和质量保证体系方面的规范、标准和意见以报告（世卫组织技术报告系列）附件的形式公布。

（三）WHO 国际药品管理当局会议（WHO International Conference of Drug Regulatory Authorities，WHO-ICDRAs）

WHO-ICDRAs 通过论坛的形式为 WHO 成员国的药品管理当局提供了会谈和讨论问题的平台，以加强各成员国之间的交流。WHO-ICDRAs 是指导管理当局、WHO 和利益相关者的手段，同时也是为药品、疫苗、生物制品和草药的国家和国际重点监管行动提供决策的手段。

WHO-ICDRAs 始于 1980 年，其目的是通过促进信息交流和协调的方式解决共同关注的问题。作为发展国际共识而建立的平台，ICDRA 仍然是 WHO 和各药品管理当局努力协调监管，提高药品安全性、有效性和质量可控性的重要平台。

本章小结

美国 FDA 负责全国的药品、食品、生物制品、化妆品、兽药、医疗器械以及诊断用品等管理。FDA 现有 17 000 多名专职公共健康员工，包括生物学家、化学家、医师、生物医学工程师、药理学家、兽医、毒理学家、公共健康教育和交流专家等。FDA 的主要业务管理部门为七大中心和两大办公室，这些部门分别在各自的专业范围内负责与药品相关的监管工作。FDA 总部设在华盛顿特区及马里兰州罗克威尔城，机构庞大，分支机构遍布全国各地。FDA 的总部和区所、工作站各自履行不同的职责。药品的批准权在总部，在药品申报时，研究者同时向总部和区所报送资料。总部负责审查所有的数据、审阅所有的报批材料，区所负责确证公司所申报的数据资料是否准确，是否符合 GMP 及 GLP 的管理规范要求等。此外，美国各州也按地方法规对药品实施管理，主要职责包括进行药师考试和注册，对药品经营部门和药房进行监督检查，发放或换发许可证，吊销违法者的许可证，对所在地的药学院校进行评价，审查见习药房等。

MHLW 是日本药品监管的核心机构，下设的医药·生活卫生局是药品的主要管理部门，负责临床研究、注册审查、上市药品安全性事务，是药品管理的核心机构。医药品医疗器械综合机构（PMDA）是日本主要的药品审评部门，该机构统一管理所有与药品安全性、疗效性和质量相关的事务。然而，MHLW 的医药·生活卫生局审查管理课和医药药品医疗器械综合机构的管理内容有所不同，医药·生活卫生局审查管理课主要是对医药品进行行政上的管理，包括医药品等的批准、许可等综合措施的实施，药品等的批准的最终决定，标准、规则的制定，而 PMDA 主要是对药品进行科学的评价。MHLW 和 PMDA 采取分工合作模式。

英国的药品及卫生保健产品管理局（MHRA）是英国的药品审评和监督部门。MHRA 的 11 个办公室主要负责信息管理、行政支持服务、人力资源和财政。MHRA 的主要职能是评价药品的质量、安全性和有效性，审批药品注册许可证，审批医疗器械的生产许可和监测其临床安全性、有效性，进行上市后监管，报告、调查、系统监控不良反应及医疗器械副作用以保护公众健康，通过质量监测系统保证进口药品的安全和质量，调查国际贸易和药品反倾销，规范药品和医疗器械的临床试验，管理总体实践研究数据库（GPRD）和《英国药典》(BP)。

澳大利亚治疗产品管理局（TGA）对澳大利亚药品和医疗器械的质量、安全、有效性和及时提供负责。除了对处方药进行审评之外，TGA 还负责对众多非处方药、医疗器械、维生素、营养品和草药产品进行监管。澳大利亚治疗产品管理局设三大部门，现有公务员 750 多人，人员构成上主要是医学、药学、毒理学等有关专业的技术人员，以及具有临床医师背景的专业人士。TGA 主要通过药品上市前的审批、颁发许可证和上市后的监测等，确保在澳大利亚市场上使用的药品和从澳大利亚出口的药品符合法律要求。澳大利亚治疗产品管理局在各州没有分支机构或直属机构。治疗产品管理局在做出最后决定之前会考虑是否接受药品审评委员会的建议。

思考题

1. 概述美国药品监管部门及各监管部门的职能与职责。
2. 概述 FDA 的演进历程、组织结构及职能分工。
3. 概述欧盟药品监管机构的组织结构及职能职责。
4. 概述英国药事管理机构的发展历程及主要职责。
5. 概述日本 MHLW 的组织结构与监管职责。

第三章

国际药事法规介绍

教学目标

本章教学主要涉及美国、日本、欧盟、英国、澳大利亚的药品监管适用的药事法规。旨在使读者通过学习对这些国家的药品监管的法律法规的演进历程、现有法律体系、药品监管核心法等有系统认识。

教学要求

1. 了解：各国药事法律的演进历程及法律体系。
2. 熟悉：澳大利亚药品监管的法律及相关要求；日本药事相关法律。
3. 掌握：日本《药事法》；英国《药品法》。
4. 重点掌握：美国 FDCA；欧盟的核心药事法规。

第一节 美国的药事法规

一、美国药品安全监管发展史

（一）1820—1906 年：美国药品监管萌芽阶段

1902 年以前，美国政府对药品还未采取管制措施。当时使用的许多药品都是所谓的"专利药"——每种药品都有专利名称或描述性名称而被称为专利药。1820 年，11 位医师、药剂师及药学院的代表成立美国药典委员会，同时《美国药典》（USP）第一版问世，当时还没有任何法律、法规或标准对药品进行管理。《美国药典》为医生和药剂师提取、合成、使用药物设定了标准浓度和纯度。1848 年，《药品进口法案》认可 USP，为入境检查人员识别不合格或故意掺假药物提供了工具；1906 年，《纯净食品和药品法案》将 USP 标准作为官方标准，在美国上市的药品在法律上必须符合 USP 标准；1932 年，美国开始提供根据 USP 指南进行检验的药物参考标准。

1848 年，在墨西哥的美国军队发生了疟疾大流行，感染者病情很严重，但在军队中却发现了掺假的抗疟疾药奎宁，这引起了政府的重视，于是颁布了第一部药品法律——《药品进口法案》。该法案规定对不符合标准的药品进行实验室检验、扣押甚至销毁。

1902 年，在美国密苏里州路易斯街一个小实验室里生产出的白喉抗毒素受到了破伤风杆菌的感染，导致免疫血清变质，致使 13 名儿童死亡。为了回应该事件，美国通过了《病毒、免疫血清及毒素法案》（《生物制品管制法案》），开创了联邦政府对疫苗和血液成分等生物制品监管。当时还没有国家标准来规定疫苗和血液制品的纯度和效度，该法案授权公众健康服务部对用于预防和治疗疾病的免疫血清、疫苗及相关的生物制品的州际买卖授予许可并进行监管。

这部法案的出台鼓励了化学局的首席化学家哈维博士。化学局是美国农业部的一个分支，也是当今负责国内食品及药品的监管机构 FDA 的前身。哈维博士建立了"卫生保健表"，一些年轻人自愿成为哈维博士临床试验的受试者，按照含有多种防腐剂和人造色素的受控食谱饮食。人们称这群年轻人为"食毒小分队"，正是他们帮助哈维博士采集到足够多的数据来证明美国的许多食品和药品都是掺假的，产品的浓度和纯度是可疑的，或者产品的标签贴错了，或者产品的标签不正确或说明不充分。

（二）1906—1938 年：美国药品监管初步建立阶段

1906 年，美国联邦第一部食品药品法《纯净食品和药品法案》通过国会的批准，规定由美国农业部化学局（FDA 前身）执行食品和药品监督管理。哈维博士的努力和阿普顿辛克莱尔《屠场》的出版因该法案的批准通过而得到了应有的回报。该法案鼓励改善食品加工场所卫生条件，不鼓励使用化学防腐剂，禁止标示不当的食品、药品跨州运输、销售。但这个标示不当仅指成分标示不当，并不适用于药品的虚假治疗信息。

1911 年，《谢利修正案》的颁发改善了这种情况，该修正案禁止药品标签含有虚假信息、故意欺诈消费者，但要求政府找出生产商故意利用标签欺骗消费者的证据。

1937 年，一件事情改变了此后的监管。磺胺类药品在当时是很神奇的药物，用来治疗许多威胁生命的传染性疾病。但由于该药味道不好，难于下咽，因此美国田纳西州布里斯托尔的马森吉尔有限公司开发出一种树莓口味的液体制剂。该公司使用了二甘醇溶解磺胺，该溶剂具有很好的溶解功能，但却有剧毒，造成 107 人死亡，大多数死者是儿童。该事件促使了美国健康法规历史上最为广泛综合的法规之一《联邦食品、药品与化妆品法案》（FDCA，1938 年）的诞生，该法案废除了《谢利修正案》，要求所有的新药都必须由其生产者进行安全性试验，试验材料须上交政府部门以供上市审批之用，通过新药申请来获取上市的权利，即新药上市前必须提供安全性证明（NDA 起源）。FDCA 同时规定，如果药品有不良反应必须在标签上进行充分说明。此外，FDCA 授权 FDA 对药品生产企业的设备进行审查，这种审查事前并不通知企业；取消《谢利修正案》在"标示不当药"诉讼案中要求证明欺骗意图的条款；对不可避免的有毒物质建立安全耐受性限度；将 FDA 权限扩大至化妆品和医疗器械。

从 1938 年至今，虽然多次对 FDCA 进行修订，但 FDCA 仍然是 FDA 执法的基础依据。

（三）20 世纪 40 年代到 20 世纪 60 年代：美国药品监管发展阶段

1955 年，FDA 组建"公民咨询委员会"（Citizen Advisory Committee），负责对 FDA 的执法资源进行评估，提出了具体药品以及 NDA 方面的建议，包括：加快审查，增加 3 倍人手和 4 倍的财政预算，设立一个新部门，开展药品评估研究等。

1951 年，美国国会通过了《达勒姆－汉弗莱修正案》（《处方药修正案》），对医药市场上流通的处方药（prescription drugs）和非处方药（OTC）做了严格划分，并确定了区分处方药的三条准据。此外，还规定处方药必须经医师开具，而 OTC 药品可供自选用药的消费者任意选购。任何药品在没有被指定为处方药之前，一般按 OTC 药品对待。该修正案减免处方药对某些标签的要求，但要求在处方药标签上注明凭处方销售。

此后，美国陆续通过了 1958 年《食品添加剂修正案》及 1960 年《着色添加剂修正案》，FDA 要求企业证明食品添加剂的安全性，并且动物饲料中使用的药物也被视为添加剂，因此也必须遵循食品添加剂申请程序。

（四）1962—1997 年：美国药品监管强化阶段

20 世纪 50 年代后期，欧洲及加拿大开始遇到若干出生时有罕见缺陷的婴儿，这种缺陷称作"海豹肢症"（phocomelia），患儿的肢体有缺陷，类似于海豹的脚蹼。后来发现，婴儿出现这种出生缺陷是由于母亲在怀孕期间服用了沙利度胺———一种缓解晨吐的药。该药的生产商在美国申请该药作为安眠药上市，然而由于当时 FDA 的首席医师官员弗朗西斯·凯尔西博士认为该药缺乏安全性，因此该药没能在美国上市。

在弗朗西斯·凯尔西博士的努力下，并通过国会最终的决策，1962 年美国颁布了 FDCA 的一个必要的修正案——《科夫沃 - 哈里斯法案》，该法案填补了美国法律中有关药品安全的漏洞。该药品有效性修正案要求药品制造商证明药品是安全有效的，并在 FDA 登记备案，并要求至少每两年检查一次；新药上市必须经过 NDA；处方药广告需要通过 FDA 的批准（这项权力是从联邦贸易委员会转移到 FDA 的）；药品实施 GMP，从临床前研究中获得支持药品有效的证据，以加强药品的生产经营管理。

为了执行该法案的新条款，FDA 同国家科学研究院和国家科学委员会共同对 1938 年至 1962 年期间批准的 3 400 种药品的安全性进行了审查。1966 年的这次审查工作被称为"药品有效性研究执行回顾"，要求上述组织对 1938 年后批准上市的药品标签中声称的适应证的有效性进行评价，决定其有效性状态是"有效""可能有效"还是"无效"。不符合有效性要求的药品须从市场上撤出，或重新改进配方，或明显注明该药无效后再出售。

1972 年，FDA 开始对 OTC 药品进行审查，药品有效性修正案的第二部分要求 FDA 对 OTC 产品进行有效性审查，该项目在范围规模上比处方药的分析要大得多。在 20 世纪 70 年代的美国，有 30 万种 OTC 药品可供消费者选择，不久 FDA 就认识到，没有足够的资源去对每个品种进行评价。因此，FDA 组织科学家、医学专家和消费者代表组成顾问小组，对界定的 80 种疗法的 OTC 产品中的活性成分进行评价。咨询小组检查药品标签的科学性和医学意义后，对活性成分及标签做出决定。决定的结果汇集成"专论"，详细说明每种疗法可接受的活性成分和标签。符合专论指南要求的产品被定义为Ⅰ类：安全有效，标识正确恰当。不符合专论指南要求的产品被定义为Ⅱ类：不安全、无效或标识错误。Ⅱ类产品要撤出市场或者进行改进。数据不足、难以对其进行分类的产品归为Ⅲ类，允许该类产品继续销售，直到有充分的数据可以进行评价或药品改进后符合专论的要求。该项 OTC 药品审查工作大致花费了 20 年的时间。

在 20 世纪 60-70 年代期间，美国通过了许多其他方面的联邦法律法规，有许多法律法规是用来规范医师、药师的执业行为的，或是直接保护消费者的合法权益的。例如，20 世纪 40 年代到 60 年代，安非他明及巴比妥类药物的滥用要求 FDA 采取比其他药品更严格的监管措施，1965 年美国国会通过《药品滥用控制修正案》（Drug Abuse Control Amendments）。1962 年，FDA 对德莱尼条款（即任何一种添加剂如果人或动物进食后发生致癌，或者经食品添加剂安全评价实验后发现致癌，就不能用于人用食品）进行了修改，允许 FDA 在满足某些条件的情况下批准由使用过致癌化合物的动物制成的食品。

1966年,《公平包装和标签法案》要求所有跨州销售的消费品都要完整地贴上标签。联邦的《特殊管制药物法案》(The Controlled Substances Act, CSA)是《全面药物滥用预防和控制法》(Comprehensive Drug Abuse Prevention and Control Act)(1970年)的一部分,依照药品被滥用的倾向,将药品分成五类,并建立了"封闭记录保存系统",该系统可以通过明确的书面记录对健康保健系统中管制药品的订购、处方、配发和使用情况进行跟踪。

1975年,一种名叫"道尔顿"的宫内避孕器械的使用导致数以千计的妇女受到盆腔炎伤害甚至死亡,该事件引起了相关部门的重视。1976年美国通过《医疗器械修正案》,根据风险将医疗器械分为三类,并给予相应的监管,使医疗器械监管从常规管理转变为需上市许可(PMA)。

20世纪80年代,药品监管发生了显著的变化。生物技术蓬勃发展,制药业却处在痛苦的边缘。许多新发现的医药化合物价格昂贵且在美国普通人群中的使用量有限,然而这些药物却能救治罕见疾病患者。为了鼓励生物技术制药企业继续开发罕见病药品及其他相关产品,美国国会于1983年通过了《孤儿药法案》。该法案持续为药品生产商研发、上市罕见病药品提供激励措施,因孤儿药往往不能给企业带来利润,法案为孤儿药提供了上市独占权并减免了企业大量的税务。《孤儿药法案》为罕见病患者带来了福音。

随着大公司专利药的专利临期,仿制药制药业稳步增长。然而当时要求仿制药同品牌药、创新药一样,进行严格的试验,这样的重复试验使仿制药企业成本增加,并极大程度地减缓了同质廉价药品的供应。为了加速廉价药品上市,国会于1984年通过《药品价格竞争和专利恢复法案》,该法案也叫《韦克斯曼－哈奇法案》。该法案授权FDA接受1962年后药品仿制药的简明新药申请(ANDA),旨在为受专利保护的处方药及其仿制药制药业营造一个公平的竞争环境。

《韦克斯曼－哈奇法案》由两部分组成。第一部分针对仿制药制药企业的利益,扩大了简明新药申请的范围,囊括1962年后批准的仿制药。法案要求仿制药与被仿制药要具有生物等效性(活性药物在人体内的吸收率相同)及药学等效性(给药途径相同)。该法案在一定程度上简化了仿制药的上市程序,但法案要求仿制药制药企业证明仿制药与被仿制药的吸收率、作用及给药途径没有显著差异。第二部分则鼓励制药企业或药品研发单位继续寻找新的有效的药物化合物,并通过延长专利期来弥补FDA的审批过程所带来的专利时限的消耗。

由于《处方药申报者付费法案》,FDA的审批时间总体上减少了,这样延长专利期就显得有点缺乏意义,加之所谓的"炸弹级药物"每年的销售额高达数百万美元,专利保护的价值就只是昙花一现。但上市独占权及专利延长期对于孤儿药和儿科用药的研发仍然是有力的激励措施。

国会认识到假劣药、管理不当的药品样品及上市销售的原料药给公众健康带来了严重的危害。于是,1987年的《处方药销售法案》规定:所有药品必须经过合法的商业渠道进行分销,医药销售代表需要对药品样品保存做详细的记录,从国外进口药品受到限制等。

1990年,国会开始关注医疗器械及营养品,并颁布《安全医疗器械法案》,建立了使用者报告系统,以提高器械的安全性。如果医疗器械有导致死亡、严重伤害或疾病的可能,那么要求事件发生地的负责人或者医疗器械的代理商向FDA呈递一份报告。然后,医疗器械的生产者需要对事故的发生做出解释说明。该法令赋予FDA召回器械的权力,但 FDA 无权召回药品（药品召回由生产者自愿实施，FDA 可扣押不合格药品）。该法案也开始关注组合产品，FDA 对产品的首要适应证有司法权。1990 年也颁布了一项食品法规《营养标签和教育法案》，要求营养品的标签和健康声明要符合 FDA 设立的格式要求。该法案对"低脂肪"和"易消化"等词语设立了新的统一标准。

1989 年美国出现仿制药丑闻，《韦克斯曼－哈奇法案》出现了一些非预期的不良影响，一些无道德原则的仿制药企业为了加速其产品的上市审批，向 FDA 提交数据时走捷径、提交虚假样品、贿赂 FDA 官员等。该事件令公众对仿制药失去了信心，同时极大地影响了 FDA 的声誉。为恢复公众对仿制药和 FDA 的信任，FDA 加强了对仿制药审批过程的控制，针对仿制药丑闻事件以及所暴露的仿制药制造业的腐败现象，时任美国总统布什于 1992 年 5 月 13 日签署了《仿制药实施法案》（Generic Drug Enforcement Act），授权 FDA 可以对任何严重违反药品法规的个人或团体下禁令，禁止被禁人员或团体参与与美国产品上市有关的制药行业的任何活动，为防止申报材料作弊提供了防卫措施并授权 FDA 可矫正任何犯罪行为。该法案的颁布让寻租现象不再可能发生，重罚让 FDA 官员不敢造次；高度透明地重塑了仿制药产业。1992 年的《医疗器械修正案》对生产者没有履行上市后监测及报告职责的行为增加了惩罚措施。

另外，1992 年美国药品监管环境发生的最重要的变化是颁布了第一部《处方药申报者付费法案》（PDUFA）。该法案旨在帮助 FDA 筹集额外的基金以优化其工作机制，使其现代化，加速药品审批。法案授权 FDA 向药品生产者收取使用者费用以加速药品审批，这些基金由 FDA 使用。批评者同支持者很快指出，当 FDA 批准一个产品，意味着使用者费用完全支付；若临床试验的最终结果并没有证明效益大于风险，则使用者费用视为未完全支付。使用者费用的评估引起了大量关于当时真正的利益冲突的讨论，当 FDA 审查一个产品时，产品的审批费直接支付给 FDA 审批人员。而 FDA 的管理费用由国会拨款，包括审批官员的薪水。

因实施了 PDUFA，FDA 雇用了更多的人工，缩短了新药的审批时间，从长达 30 个月减少到目前的大致 13~15 个月。然而，第一部法案有个"日落"条款，限制 FDA 收取使用者费用直到 1997 年。该法案很成功，使得它被重新授权并三次延长了效力时间，并且使用者费用延伸到包括医疗器械、生物制品（2002 年的《医疗器械使用者付费和现代化法案》）及自愿的电视广告审查费。目前重新授权的 PDUFA Ⅶ 是 2022 年《FDA 用户付费再授权法案》（FDA User Fee Reauthorization Act of 2022）中的一部分。

国会对某些工业放宽了法规要求。1994 年的《饮食补充剂健康和教育法案》（DSHEA）将证明饮食补充剂有效性的重担由制造者转移到了 FDA。对于药品、器械和生物制品，申报者或生产者必须证明产品对于其声称的适应证是安全有效的。但饮食补充剂却相反，该法案规定，需要由 FDA 来证明饮食补充剂是掺假的。

国会持续扩大并加强 FDA 的权力，1997 年颁布的《FDA 现代化法案》（FDAMA）就是一个例子。FDAMA 不仅增加了使用者费用条款，同时免除了一些小企业、孤儿药开发者、儿科药生产者及某些生物制品生产者的费用。FDAMA 授权 FDA 实施产品快速审批程序来加速救命药品上市，批准儿科处方药额外 6 个月的专利独占期，要求美国国立卫生研究院（National Institutes of Health，NIH）建立一个公众可及的数据库，收集临床研究数据。

FDAMA 开始着手解决疾病晚期患者的艰难处境，基于试验中的药物缺乏安全性、有效性数据而拒绝该类药物；FDA 无权批准使用受控临床研究登记之外的药品。然而，来自各方（尤其是获得性免疫缺陷综合征的活动家）的压力使得国会修改了规定。FDAMA 增加了获取未获批准的药物及器械，尤其是治疗严重疾病或威胁生命的疾病的药物及器械的途径。未参与正式临床研究的人可以获取未获批准的产品，例如，新药临床研究或器械豁免研究中所包含的产品可以用于紧急情况或个人用途。在"扩大途径"或"同情使用"情况下可以获取未获批准的药物；在人道主义器械豁免条件下，可以获取试验中的器械。

FDAMA 简略地对"标签外用途"的宣传进行了说明。通常，生产者只能对标签上声明的用途及适应证进行广告宣传，任何不符行为都将被检举为错误标示。FDA 负责管理药品在刊物上进行的基于标签以外用途的营销。一些评论家，包括华盛顿法律基金会认为，FDA 的上述职务有悖美国宪法第一修正案保护的言论自由权。联邦法院同意基金会的观点，国会被迫着手解决这个问题。那么最重要的问题是：如果 FDA 允许生产者宣传药品的所有用途，不只限于 FDA 批准的有科学证据支持的用途，那么如何保护公众的利益？

国会的任务是负责告知一部分专业人士（例如医生、保险公司和其他卫生保健工作者）产品未被批准的用途的相关信息。目前该条款已经废止，工作的重点已经转移到上市后监测及药品注册管理数据库的建设中，后文将会探讨该问题。

（五）21 世纪：美国药品监管现代化阶段

21 世纪以来，美国药品监管已逐渐完善并进入现代化阶段。效仿 PDUFA 法案，美国于 2002 年颁布了《医疗器械使用者付费和现代化法案》，这是对 PDUFA 成功实施的最真挚的赞美。该部法案的通过基于以下目的：为 FDA 更好地审评医疗器械提供必需的资源；通过必要的法规改革，使得医疗器械的生产者能够将自己安全有效的产品尽早推向美国市场；确保再加工的医疗器械同原始器械一样安全有效。美国持续加强 MDUFMA 的效力，该法案目前于 2022 年再次通过授权，有效期至 2027 年。这样的收费机制还被兽药领域接纳，于 2003 年颁布了《兽药使用者付费法案》。

2002 年国会颁布《儿童最佳药品法案》，解决成人药品未经试验应用于儿科适应证的问题。该法案将儿科药物生产者的专利独占权延长了六个月，并加强了美国健康人类服务部对儿科药品的行政权力。2003 年颁布的《儿科研究公平法案》规定可用于儿童的新药和生物制品须进行试验，FDA 可对该项法定的试验授予豁免证书。FDA 对成人处方药在缺乏足够研究的情况下用于儿童进行判定，看其是否属于标签外适应证，是否实际上构成了无批准、无管理的药物试验。

"9·11"事件同样冲击到了 FDA。2002 年颁布的《公共健康安全和生物恐怖主义防备应对法》(Pubic Health Security and Bioterrorism Preparedness an Response Act of 2002) 要求贮存某些药品并加强粮食供应保障等国家应急措施。2004 年的《生物防护规划法案》对恐怖组织利用化学、放射性或核武器袭击美国的恐怖行为提供保护和应对措施，并要求 FDA 对这些应对措施进行快速流线式审批。

2007 年的《食品药品管理法修正案》是广泛而详细的法律法规，不仅影响到药品、医疗器械开发的每个关键点，同时也对 FDA 的整个管辖范围产生了影响。该法案扩展了 PDUFA 及 MDUFMA，着眼于儿科用药及医疗器械，并对上市后监测提出了新的、健全的要求。它建立了里根－尤德尔基金会，用于激励公众或私人企业，激励他们使用现代化方法开发 FDA 监管的产品，并加速医药的创新。该法案还提高了食品的安全性。

2012 年 7 月 9 日，美国国会审议通过《FDA 安全及创新法案》（Food and Drug Administration Safety and Innovation Act，FDASIA），授予了 FDA 更多的资金支持以及在药品安全领域的更大的监管权限。包括：授权向处方药申报者收取使用费，资助对创新药物、医疗器械、仿制药和生物类似药的审查；促进创新，加速患者获得安全和有效的产品；增加公众参与 FDA 流程；提高药品供应链的安全性。

设立"突破性疗法认定"有助于 FDA 协助药企加快新药研发和审查。初步临床证据表明，该申报药物可能对患有严重或危及生命疾病患者的现有疗法提供实质性改善。

完善药品安全监测体系。在 FDASIA 的第一部分，《处方药申报者付费法案》（PDUFA）再次被修正，药品安全领域的资助比例进一步提高，旨在进一步完善 REMS、哨点计划，以提升药物安全警戒水平。

强化药品质量安全监管。随着制药业的全球化发展，药企的供应链常分布在不同的国家，药品进出口日益频繁。应提升药品质量监管水平，使市场免受假药、劣药的侵袭。为此，在 FDASIA 的第七部分，与药品质量安全相关法律条文被修正，赋予 FDA 更大的监管权限：① 基于风险评估进行现场检查。新法案规定 FDA 应基于风险评估的方法对生产企业进行不定期的现场检查（每 2 年检查一次）。② 扩大了药品安全监管范围。FDA 有权随时查看药品生产记录，扣留、销毁可能有质量风险的产品，任何人都无权拒绝。③ 药品质量信息共享。与多个国家建立合作关系，共享药品质量安全信息，协同及时处理质量问题。④ 修正现行药品生产质量管理规范，以提高应对新的质量安全问题的能力。

2017 年 8 月，国会通过了《2017 FDA 重新授权法案》（Food and Drug Administration Reauthorization Act of 2017，FDARA），修订并扩展了药品、医疗器械、仿制药和生物制品的用户付费程序，也对 FDA 部分监管权限进行了修正。主要包括：① 风险评估增加临床提醒。药品注册递交的 REMS 需包含向医生介绍药品成分及其可能造成哪些严重不良反应的信息。② 增强药品供应链管控。FDARA 强调，任何未获得 FDA 授权的药品不得在美国境内销售（部分加拿大药品或出现药品短缺时除外）。进口药品销售时应增加标识。同时，FDARA 明确了售卖假药的惩处方式，最高处罚为 10 年有期徒刑。③ 定期公布现场检查结果。2012 年通过的 FDASIA 规定 FDA 有权根据风险评估的结果不定期对药厂进行现场检查。FDARA 则对交流沟通机制进行了补充，FDA 需定期向公众公布上一年度的检查次数、过程及结果。

二、FDCA 的重要修订案的简要介绍

（一）《1980 年婴儿配方法案》（Infant Formula Act of 1980）

该法案加大了 FDCA 中有关婴儿配方安全和营养监管方面的要求，并授权 FDA 对婴儿食品进行特殊管理。

（二）《孤儿药法案》（Orphan Drug Act）

该法案旨在鼓励发展足够安全的罕见病药品来满足公众的需要。对获得生产指定罕见病药品许可的厂家给予优惠政策，比如降低该药品的生产成本等。同时也规定了申请罕见病药品生产许可的条件、要求和步骤。并决定成立罕见病药品委员会来促进罕见病药品和

医疗器械的发展。

（三）《药品价格竞争和专利恢复法案》（Drug Price Competition and Patent Term Restoration Act of 1984）

该法案又称《韦克斯曼－哈奇法案》。其公布的目的之一是缩短仿制药品上市时间，增强药品价格竞争；之二是延长新药的专利期，促进药品的创新和研发。该法案希望在上述两者之间建立一种平衡。

该法案的内容主要涉及两个方面：第一是实行简明新药申请（Abbreviated New Drug Applications, ANDA），加速仿制药品的上市。第二是新药上市前的临床试验和FDA审批时间占用了新药的专利保护期。所以该法案决定给予新药额外五年的专利保护，来促进制药企业药品创新。

（四）《处方药销售法案》（Prescription Drug Marketing Act of 1987）

该法案的目的是禁止处方药从合法渠道转向非法途径销售，因为国会发现处方药如果转向非法途径销售，在市场上就将出现大量掺假、标识错误的药品。该法禁止原产于美国的处方药再进口；对药物样品的流通和销售进行限制，禁止出售、交易或购买药物样品以及运输或伪造可兑现的药品优惠券（redeemable drug coupons）；要求药品的批发商必须由州特许；禁止医院和其他保健机构转售药品等。

（五）《仿制兽药和专利期恢复法案》（Generic Animal Drug and Patent Term Restoration Act of 1988）

该法案将人用药品的优惠政策扩展到兽药。对仿制兽药也实施简明新药申请，同时也延长兽药的专利保护期。

（六）《营养标签和教育法案》（Nutrition Labeling and Education Act of 1990）

该法案要求食品的包装标签上必须有营养信息说明并达到规定的要求。同时，还要求食品的保健说明必须与美国卫生和公共服务部规定的术语一致。该法案优先于州对食品标准、营养标识和保健说明的要求，并首次允许对食品的某些保健作用进行说明。

（七）《安全医疗器械法案》（Safe Medical Devices Act of 1990）

该法案要求各种使用医疗器械的机构，如医院、老年福利院等向卫生和公共服务部长或生产企业报告它们所用的医疗器械可能导致死亡、重病或严重伤害的事件。并且要求企业对一些特定的医疗器械进行上市后监测，如永久植入式器械。一旦发现严重问题，授权FDA实施召回或采用其他措施。

（八）《医疗器械修正案》（Medical Device Amendments of 1992）

该法案对《安全医疗器械法》进行修正，增加人道用途器材的豁免（humanitarian device exemption）规定，对使用病患人数在4 000人以下的特殊器材，可以不适用特别管制及PMA的审查，以鼓励厂商开发少数病患使用的特殊医疗器材。

（九）《处方药修正案》（Prescription Drug Amendments of 1992）

该法案的目的是协调联邦和州之间关于处方药流通销售的监管，要求一些从事州际处方药批发销售的人员进行登记。并对 FDCA 中有关处罚以及药物样品方面的要求做了修改。

（十）《处方药申报者付费法案（1992 年）》[Prescription Drug User Fee Act（PDUFA）of 1992]

该法案目的是解决 FDA 在新药审评过程中安全和效率之间的矛盾。它允许 FDA 向新药申报企业征收一定的使用者费用，得到足够经费的 FDA 在确保新药安全有效的前提下，加快了审评的速度。新药评审的时间从 19 个月减少到 16 个月，到 1999 年已缩短到 12 个月。每五年议会会对该法案进行重新表决。1997 年（PDUFA Ⅱ）、2002 年（PDUFA Ⅲ）、2007 年（PDUFA Ⅳ）、2012 年（PDUFA Ⅴ）、2017 年（PDUFA Ⅵ）、2022 年（PDUFA Ⅶ）的修订案都已顺利通过。

（十一）《兽药使用诊释法案》[Animal Medicinal Drug Use Clarification Act（AMDUCA）of 1994]

该法案的目的是进一步增强兽药法律法规的实践性和可操作性。如执业兽医可以将某些人用抗病毒药用于动物治疗。但是，根据 AMDUCA 及其补充规章，FDA 在公众健康受到威胁的情况下，也可以命令禁止这种超范围的使用。

（十二）《饮食补充剂健康和教育法案》（Dietary Supplement Health and Education Act of 1994）

该法案确立了饮食补充剂（dietary supplement）的定义，如草药、维生素等都属于该范畴。规定饮食补充剂的上市不需要经过 FDA 的批准，但是对它的标识等方面做了特殊的要求。并授权 FDA 颁布饮食补充剂的 GMP 规章（Good Manufacturing Practice Regulations for Dietary Supplements）。此法放松了对草药的管理，有利于中药以饮食补充剂名义进入美国。但是也存在很大的弊端，如饮食补充剂被界定为食品，所以不能做适应证的宣传，影响了中药疗效作用的发挥等。

（十三）《食品质量保护法案》（Food Quality Protection Act）

对 FDCA 进行修订，如德莱尼限制性条款（Delaney proviso）不再适用于杀虫剂。目的是保护儿童免受农药的危害。

（十四）《兽药有效性法案》（Animal Drug Availability Act of 1996）

该法案主要在兽药的上市审批程序上进行了改革，为稀有物种用药与限用动物药品的上市提供了一定的便利条件。增加了兽药批准过程的灵活性，规定了更灵活的标识，促进了药品申报者（drug sponsors）与 FDA 的直接交流。

（十五）《食品药品监管现代化法案》[The Food and Drug Administration Modernization Act（FDAMA）of 1997]

该法案着眼于修订 FDCA 的某些内容。以下为它的重要条款的说明：

1. 处方药使用者的费用

（1）该法案对《处方药申报者付费法案（1992 年）》[The Prescription Drug User Fee Act（PDUFA）of 1992] 重新给予 5 年以上的授权。

（2）1992年到1997年间，新药审评时间从PDUFA之前规定的30个月降为15个月。

（3）为了实现FDA麻醉药品和生物制品加快审评计划而增加员工696人，这一计划将从制药工业中共收取3.92亿美元费用。

2. 认可FDA的改革措施

（1）生物制品管理规范的改革：使它的管理向化学药品的管理靠近并且取消生产商许可证申请的义务；废除每批产品受检、取得许可证作为抗生素和胰岛素上市的必需条件；简化药品和生物制品生产转变的审批程序。

（2）整理FDA相关的法规和条款

① 增加患者获得试验性药品和医疗器械的渠道；

② 加速一些重要新药的审批；

③ 充分保证参加临床试验病人的知情权；

④ 病人应当在生产商停止生产他们用以维持生命或治疗严重疾病的药品前得到通知；

⑤ 经新药申请者同意，临床试验的结果将输入数据库。

3. 有条件地允许宣传适应证以外的用途或药物经济性信息

（1）废除了长久以来不允许生产商宣传没有通过批准的适应证的规定：法案允许公司对发表在期刊上的，同行对该药未经批准的适应证所做评价的文章进行宣传。

（2）在一定时间内提出适当的补充申请来证明该药对未经审批的适应证的安全、有效性。允许医药公司向处方集委员会和医疗保险经营机构等组织提供自己产品的经济性信息。

4. 药房制剂

执业药师专为某一位病人配制的药房制剂，只要不用于商业销售，为了保证其合法的应用可以得到特殊的豁免权。

5. 风险性医疗器械的管理

为了集中医疗器械的有限管理资源，它允许免除一类医疗器械上市前的通告而且还指导FDA对高风险的医疗器械进行上市后监管。

6. 食品安全和标签

废除了FDA对食品包装或食品接触材料上市前批准的规定，并要求企业说明使用某些食品接触材料的意图，若FDA在120天内没有提出异议，则新产品可以继续上市。

7. 医疗产品标准

授权FDA采取适当的行动，将生产工艺存在严重缺陷、可能对健康造成严重危害的产品从市场清除。

（十六）《儿童最佳药品法案》（Best Pharmaceuticals for Children Act, BPCA）

该法案的目的是提高儿童药品的安全和有效性。它将FDAMA中关于制药企业进行儿科研究将获得6个月的专卖权作为奖励的条款进行更新。并且对儿童药品的标签进行了更为严格的规定。该法案规定通过美国国家健康研究所（NIH）给儿科研究提供资助的合同机制。如果拥有当前市场专卖权或专利保护药物的某公司选择了不执行所要求的儿科研究，那么依据BPCA的新机制，将允许NIH基金会（Foundation for the National Institutes of Health）提供资助以便第三方能够进行必要的研究。

(十七)《医疗器械使用者付费和现代化法案》(Medical Device User Fee and Modernization Act of 2002)

该法案要求医疗器械生产商向FDA缴纳额外的费用，使FDA在确保医疗器械安全的前提下加快医疗器械的审批。在适当的条件下，允许第三方对医疗器械进行监测。对回收再利用的一次性医疗器械的注册申请提出新的要求。

(十八)《兽药使用者付费法案》(Animal Drug User Fee Act of 2003)

该法案的目的是以通过法律保障为新兽药审批程序的资金来源开辟一条新渠道，以巩固FDA的新兽药审评能力，提高FDA的兽药审评速度和效率，使安全有效的新兽药产品更快地得以应用。该法案要求对兽药申请人及其他相关人员收取额外的费用来缩短兽药评审的时间。

(十九)《儿科研究公平法案》(Pediatric Research Equity Act of 2003)

当其他措施不足以保证药品对儿童安全有效时，FDA有明确的权力要求对药品进行儿科试验。

(二十)《较少使用及少数物种动物保健法案》(Minor Use and Minor Species Animal Health Act of 2004)

与1996年MUMSA的立法目的相同，都是针对美国所谓的限用动物药品与稀有物种用药不足而制定的。目的是鼓励为除马、猫、猪、牛、火鸡和狗以外的动物和其他物种研发治疗药品，因为兽药生产商对开发上述药品没有兴趣，另外，该法希望在MUMSA的基础上进一步增强法规在实践中的可操作性。

(二十一)《饮食补充剂和非处方药保护法》(Dietary Supplement and Nonprescription Drug Consumer Protection Act)

该法案主要是加强对饮食补充剂和非处方药的严重不良事件报告的监管。

(二十二)《食品药品管理法修正案》[Food and Drug Administration Amendments Act (FDAAA) of 2007]

该法案重新通过了处方药付费法及医疗器械付费法修订案，授权FDA收取电视广告审评费用，收取的各种费用将使FDA及制药产业进入全面电子化时代，FDA将建立一个电子监测系统对不良事件进行监测。同时，该法案重新修订了《儿童最佳药品法案》和《儿科研究公平法案》，鼓励儿科研究。法案将FDA产品审评指南的适用范围扩大至药物临床试验设计，同时完善了临床试验数据库，加强药品的上市后监测以及药品的临床试验管控以保证药品安全。

FDA被赋予新的权力，FDA可以根据"风险评估和减缓战略"(Risk Evaluation and Mitigation Strategy, REMS)，对药品的使用和销售增加限制，如有些药品只能在医院销售。也可要求企业进行一项或多项上市后临床试验，来评估或鉴别药品的严重风险。

(二十三)《防止家庭吸烟和控制烟草法案》(Family Smoking Prevention and Tobacco Control Act)

为保护公众健康，美国国会于2009年6月22日颁布该法案，赋予FDA管理烟草产品的权力。该法案要求美国 FDA 建立烟草制品相关研究机构；要求所有烟草制品生产商到 FDA 重新登记备案，并提交目前生产卷烟制品的成分清单；禁止在卷烟生产中使用含糖果味、水果香味的天然及人工合成香料，但薄荷味香料除外；制定相应的市场准入制度；要求生产商加强吸烟有害健康的警示图片使用等。

（二十四）《生物药价格竞争及创新法案》（Biologics Price Competition and Innovation Act of 2009，BPCI）

该法案确立了生物类似药上市的简化程序，希望通过竞争来降低药价，达到医疗改革目的。

（二十五）《FDA 安全及创新法案》（Food and Drug Administration Safety and Innovation Act，FDASIA）

该法案设立"突破性疗法认定"，旨在加速开发及审查治疗严重的或威胁生命的疾病的新药。

（二十六）《21 世纪治愈法案》（21st Century Cures Act）

该法案于 2006 年 12 月 13 日颁布，要求 FDA 简化药品审批流程，考虑更多具有弹性的临床试验形式，该法案不仅进一步推动 FDA 对新药审评的改革，也赋予国立卫生研究院更多研究资源，促进基础医学研究的发展。

（二十七）《2017 FDA 重新授权法案》[FDA Reauthorization Act（FDARA）of 2017]

该法案旨在修订和扩展药品、医疗器械、仿制药和生物制品的用户付费程序，并对 REMS 进行了进一步完善；增强药品供应链管控。

三、其他对 FDA 监管有影响的法规

（一）《1906 年联邦食品药品法》（Federal Food and Drugs Act of 1906）

即《纯净食品和药品法案》，美国总统西奥多·罗斯福签字批准，它是美国第一部禁止标识不当的和掺假的（misbranded and adultery ated）食品、饮料和药品进行州际贸易的联邦法，并对标识不当药和掺假药下了定义。

（二）《联邦肉类检查法》（Federal Meat Inspection Act）

该法与《1906 年联邦食品药品法》同一天通过，肉类加工厂不卫生的生产条件、食品中有毒防腐剂和染料（dyes）的使用以及对无效和危险的专利药品（patent medicines）包治百病的声称（cure-all claims），这些大量的令人震惊的问题的披露加速了该法的通过。

它要求对肉类进行严查，禁止含有对人体有害的成分，所有食品的标识必须准确并且含有警告标志。

（三）《联邦贸易委员会法案》（Federal Trade Commission Act，FTCA）

该法要求建立联邦贸易委员会（Federal Trade Commission，FTC），FTC 对州际贸易和国际贸易进行监管，通过强制执行令来遏制不公平和欺诈性贸易，减少和消除垄断，加强

竞争，促进出口贸易。在药品方面，FTC主要管理非处方药和饮食补充剂的广告。

（四）《公共卫生服务法案》（The Public Health Service Act（1944年）

FDA主要执行该法案的两个部分：

（1）州际生物制品的销售（如疫苗、血清和血液制品）。FDA保证这些产品安全、纯净和有效。这部分由FDA的生物制品评价和研究中心执行。

（2）FDA保证消毒牛奶和水生贝壳类动物的安全性和餐饮服务、食品、水以及火车、飞机、公共汽车上供旅客使用的卫生设施的卫生。

（五）《1946年商标法》（Trademark Act of 1946）

该法案是美国第一部有关商标的联邦法，它将之前的有关商标的州级法律进行整合。它对商标注册过程、商标名等进行规定。为了防止商标侵权，确立了对相同或近似商标的防范和惩戒原则，消除消费者对近似商标的困惑。规定了商标法定合理使用原则，确立了商标所有权人的独占权，同时对商标权利人的商标独占权进行一定的限制。

（六）《公平包装和标签法案》（The Fair Packaging and Labeling Act）（1966年）

该法案要求所有商品应正确地包装且所使用的标签应符合有关规定，以保证消费者正确、安全使用该商品。

该法案巩固了FDCA有关包装、标签方面的要求。但FDA执行该法案的权力仅限于食品、药品、医疗器械和化妆品并分别由FDA的药物评价研究中心、食品安全与应用营养中心、医疗器械放射健康中心强制执行。其他消费品则由联邦贸易委员会（FTC）来执行。

（七）《特殊管制药物法案》（The Controlled Substances Act，CSA）（1970年）

早在20世纪初，美国国会就通过了一系列控制麻醉药品和其他易滥用药物的法案，但这些法案在1970年被废除，并被《特殊管制药物法案》所取代，执行该法的责任则由DEA承担。FDA能批准某一具有合法医疗用途的特殊药品的上市，但DEA能对同时为管制药物的所有新药设定附加法定要求，以防滥用或误用。该法有以下特点：

（1）该法案不是一部独立的法案，它的内容分散在多个其他法案之中。

（2）该法案主要监管麻醉药品、兴奋剂、致幻剂、镇静剂、激素及用于非法生产管制药物的化学物质。

（3）该法案依据药物的医疗价值、有害性以及潜在的滥用、成瘾性将管制药物分成五类：第一类是危害性最大并且没有什么医疗价值的药物，第五类是危险性最小的药物。

（4）该法案还规定了管制药物品种的确定、具体类别的调整等内容。

（八）《管制物质进出口法案》（Controlled Substances Import and Export Act）

（1）该法案规定了禁止进口的管制物质，同时也规定了例外的情况。

（2）规定了禁止出口的管制物质，同时也规定了例外的情况。

（3）对管制物品的转运和过境运输也进行了规定。

（4）如果是个人携带的管制物品以及符合有关条件的用于药品配制的管制物质可以豁免。

（5）对管制物品进出口的申请程序和要求进行规定。
（6）规定了一系列的禁止条款以及罚则。

（九）《含铅涂剂的毒性防止法案》（Lead Based Paint Poisoning Prevention Act）

该法案禁止生产含有铅涂剂的餐具、玩具和家具。

（十）《联邦顾问委员会法案》（Federal Advisory Committee Act）

该法案对美国联邦各个行政部门中顾问委员会的创立、执行、监管和终止建立了一整套的程序，确保顾问委员会的建议对公众是客观可行的。该法是由美国联邦政府总务管理局（General Services Administration, GSA）执行的。

（十一）《政府阳光法案》（Government in the Sunshine Act）

该法案的目的是确保政府信息公开，增加执法透明度，防止腐败。法案规定除十种可以豁免的情况外（主要涉及保障国家安全与个人隐私权），要求政府会议均向公众公开。政府部门必须事先公布会议及其议程，必须保存会议结果的公共档案。行政机关若举行不公开的会议，则必须制作会议情况的详细记录。此外，该法案对"会议"做了审慎界定，以防政府官员聚集一处做出决策却声称该聚会不属于正式会议。如果公众认为政府的行为和本法不符，可以提起诉讼。

（十二）《联邦反篡改法案》（Federal Anti-Tampering Act）

该法案是在"泰诺"（Tylenol）中毒事件后通过的，它明确认定对FDCA中规定的任何产品进行擅自改动是一种犯罪行为。对擅自改动导致标识不明而误导消费者、污染消费品以及影响贸易的行为予以严厉的惩罚。

（十三）《食品卫生运输法案》（The Sanitary Food Transportation Act of 1990）

该法案对运送食品的货车或火车的运输条件提出严格的要求，并且要求食品和非食品的运输要严格分开。

（十四）《公众健康安全和生物恐怖主义防备和应对法案》（Public Health Security and Bioterrorism Preparedness and Response Act of 2002）

该法案是在"9·11"恐怖袭击之后颁布的，目的是提高美国预防和应对公共卫生紧急事件的能力。通过加强对生物制剂和毒素、食品和药品、饮用水的管理，防止生物恐怖主义，保护公共健康和安全，针对以上目标它要求FDA发布相应规则，加强对本国和进口产品的监管。

（十五）《放射性控制的卫生和安全法案》（The Radiation Control for Health and Safety Act）（1968年）

该法案旨在保护公众免受来自电器产品如彩电、微波炉或X射线器械等的不必要的辐射。FDA为这些电器产品和类似产品设定了性能标准。该法案由FDA的医疗器械放射健康中心强制执行。

（十六）《标准州药房法和全国药房理事会协会的标准规定》（The Model State Pharmacy Act and Model Regulation of the National Association of Boards）

在美国，各州都有各自的《药房法》，由各州的州药房理事会（SBP）执行。该法由全国药房理事会协会（NABP）颁布，它对州药房提出了各项指标，各州可根据实际情况制定本州的药房法，但指标不得低于该法。

四、《联邦食品、药品与化妆品法案》（FDCA）的主要内容及其对药品的监管

（一）《联邦食品、药品与化妆品法案》（Federal Food, Drug, and Cosmetic Act; FDCA）的立法宗旨

该法案旨在向消费者保证：

1. 食品是纯净、健康而且可安全食用的，并在合格的卫生条件下生产。
2. 药品（包括加入动物饲料中的药品）和医疗器械在预期的用途中是安全、有效的。
3. 化妆品是安全的而且有正确的标签。
4. 所有这些产品的包装和标签是真实可信而且全面的。

（二）FDCA 的组织结构

表 3-1　FDCA 组织结构介绍

第一章　法律名称	第六章　化妆品
第二章　定义	第七章　管理权力 ——分章 A 一般管理条款、规范和标题说明 ——分章 B 染色 ——分章 C 费用 ——分章 D 信息和教育 ——分章 E 环境影响复查 ——分章 F 非处方药的全国统一和化妆品标签或包装的优先权 ——分章 G 安全报告 ——分章 H 严重不良事件报告 ——分章 I 里根－尤德尔 FDA 基金会
第三章　禁止的行为及处罚	
第四章　食品	
第五章　药品和器械 ——分章 A 药品和器械 ——分章 B 用于罕见疾病或症状的药品 ——分章 C 电子产品辐射的控制 ——分章 D 治疗信息的传播 ——分章 E 与药品和器械相关的一般规定 ——分章 F 用于次要用途和次要物种的新兽药 ——分章 G 医用气体 ——分章 H 药品分销供应链 ——分章 I 非处方防晒品和其他活性成分	第八章　进口和出口
	第九章　烟草制品
	第十章　其他

（三）FDCA 的一些重要内容

1. 定义

（1）标识（label）：是指以书写、印刷或图示方式在任何物品的直接包装容器上展示

的相应信息。根据本法或本法授权，规定了出现于标签上的任何文字、描述或其他信息，也应当出现于该物品零售包装的外部容器或包装物（如有）上，或者透过外包装易于辨认。

（2）标签（labeling）：是指所有的标识和其他书写、印刷或绘制的内容：

A. 附于任何物品或其容器、包装物上；

B. 附于该物品上。

（3）药品（drugs）

A. 《美国药典》《美国顺势疗法药典》《国家处方集》或者其增补条款所认可的物质。

B. 用于诊断、治愈、缓解、治疗或预防人或其他动物疾病的物质。

C. 可影响人或其他动物躯体的结构或功能的物质（食品除外）。

D. 上述 A、B、C 条款中所列的物质的成分。

（4）仿冒药品（counterfeit drugs）：指在未经授权的情况下，非实际生产商、加工商、包装商或分销商在药品容器或标签上使用或仿冒其他药品生产商、加工商、包装商、分销商的商标、商品名或其他识别标记、印记、装置，或其类似标识物，从而误导或声称该药品由被仿冒的生产商、加工商、包装商或分销商生产、包装或分销。

（5）掺假药品（adulterated drugs）

A. 全部或部分包含污物、腐烂物或分解物的药品。

B. 在不卫生条件下制造、包装或贮存，从而可能被污物污染而有害于人体健康的药品。

C. 在制造、加工、包装或贮存时，采用的方法和所应用的设施或质量控制不符合或没有按照美国现行生产质量管理规范（CGMP）的要求的药品，从而不能确保此种药物符合法案对安全的要求，并符合其自称具有的药性、药力、品质和纯度。

D. 容器全部或部分由有毒或有害物质组成的药品，可能导致内容药品有害于人体健康。

E. 仅仅为了着色，而使用相关条款规定的属于不安全着色剂的药品。

F. 已为法定药品标准（国家药典）所记载或承认，但其强度不同于或者其质量和纯度低于此类法典所规定的标准的药品。

G. 不属于上述法典中，但其强度、质量和纯度低于自行声称或自行报道的强度、质量和纯度的药物。

H. 药物与任何物质混合在一起或包装在一起故降低其质量或强度者，以及该药物全部或部分被其他物质所取代者。

（6）错标药（misbranded drugs）

A. 药物标签是错误的或者该标签的内容使人误解。

B. 包装上没有完整列出以下内容：

——生产商、包装商、经销商的名称和地址；

——以重量、容量和数字精确地说明其内容物的数量。

C. FDCA 要求在标签上出现的文字、说明或其他资料未能以醒目的形式标注在标签上或标签上所含有的文字使普通人难以阅读和难以理解者。

D. 药物标签除了列出其他非专有名称（除系统化学名或化学分子式）以外

——未标出通用名称；

——药物由两个或两个以上的成分构成，未标出每一活性成分的通用名称和数量。

E. 处方药物或其有效成分的通用名称未能明显地出现在标签上，即所用铅字小于该药物或其有效成分商品名称的1/2者。

F. 药物标签未载明适当的使用说明和未能提供相应的警告者。

G. 系药典上所记载的药物，包装和标签与药典所规定不符者。

H. 药物易于变质，未能依法按照为保护公众健康所要求的包装形状或方法制造，而且在标签上又未能标明此类注意事项者。

I. 药物容器的制造、形状或灌装会引起人们误解者；某容器系模仿另一药物的容器者；所用销售的药名和另一药物相同者。

J. 按照标签上所标明或建议的剂量、频率或持续时间服用会对患者健康造成危险者。

K. 对于在各州销售的处方药，药物制造厂、分装厂或销售者在其广告或其他发出的印刷材料中未列出下列内容者：

——通用名称，其字体大小至少应为其商品名的1/2；

——该药物中每一成分所含数量（符合相关条款要求）和对有关药物副作用、禁忌证或疗效的简要叙述。

L. 未在注册的生产企业生产、制备、调配或加工的药物。

M. 未列入依据相关条款应进行登记备案的药物一览表的药物。

N. 包装或标签违反了15卷1472条或1473条规定的相关条款的药物。

（7）研究性试验用药：用于检测安全性和有效性的新药（仅供研究性试验使用）。

（8）食品（food）

A. 供人和其他动物食用和饮用的物质；

B. 口香糖；

C. 以上物品的组分。

（9）器械（device）

器械指仪器、设备、工具、机器、机械装置、植入物、体外试剂或其他类似或相关的物品，包括其组成部分、部件或配件：

A. 已收载于《国家处方集》《美国药典》或其增补本中；

B. 用于人或其他动物的疾病或其他症状的诊断，或用于疾病的治愈、缓解、治疗或预防；

C. 作用于人体或其他动物躯体的结构或功能，并且其作用并非通过人或其他动物体内或体表的化学作用实现，不依赖于新陈代谢过程。

（10）化妆品（cosmetic）

A. 用涂擦、灌注、喷洒、喷雾或其他类似的方法，散布或使用于人体任何部位以清洁、美容或改变外貌的物质；

B. 上述任何物质的组分，但不包括肥皂。

（11）新药（new drug）

A. 任何药品（新的动物药品或含有新的动物药品的动物用饲料除外），其组分在其标签规定、推荐、建议的条件下使用的安全性和有效性尚未得到经专业培训合格的以及有药物安全性、有效性评估经验的专家意见认可，即认为是"新药"。如果在《食品和药品法》（1906年6月30日）以及修正案生效之前，该药的标签已包含有等同于其使用条件的表述，不应当被认为是"新药"。

B. 任何药品（新的动物药品或含有新的动物药品的动物用饲料除外），其药物成分在一定条件下使用的安全性和有效性已通过试验性研究予以承认，但除上述研究外，该药物尚未在这样的条件下，在一定程度上或在相当长的时间内被使用。

（12）饮食补充剂（dietary supplement）：含有以下一种或多种饮食成分并用于补充饮食的产品（烟草除外）：

① 维生素；
② 矿物质；
③ 草药或其他植物性药材；
④ 氨基酸；
⑤ 为了增加人体总饮食摄取量而作为饮食补充剂的物质；或者
⑥ 任何①到⑤项下记述的原料的浓缩物、代谢物、成分、提取物或其混合物。

（13）抗生素药物（antibiotic）：抗生素药物指全部或部分由任何种类的青霉素、链霉素、金霉素、氯霉素、杆菌肽或任何其他含有由微生物产生的化学物质的人用药品（用于人类以外的动物的药物除外）。这些物质（包括此类物质的化学合成等效物）或其衍生物的稀溶液具有抑制或杀灭微生物的能力。

（14）烟草制品（tobacco products）

烟草制品指任何以烟草为原料并用于人类消费的产品，包括烟草制品的成分、部分或辅料（非烟草生产的成分、部分和辅料用作烟草制品原料的除外）。

2. FDCA 禁止的行为

（1）开展掺假的或错标的食品、药品、器械或化妆品的州际贸易，包括：
A. 州际贸易前在属地内生产掺假或错标的食品、药品、器械或化妆品；
B. 州际贸易中交货的行为。
——州际贸易中接收上述货物的行为；
——州际贸易中为了上述货物的货款或其他目的而进行货运和提供货运等行为。

（2）拒绝使用或复制相应法律规范要求提供的任何记录；或者没有按照相应法律规范的要求建立或保留任何记录，或未提供任何报告，或拒绝使用、查证、复制以上记录；或者拒绝 FDA 官员检查或复制相应法律规定要求的记录。

（3）拒绝 FDA 官员进入相关场所（如车间）进行由相应法律规定授权的检查。

（4）做出法案第 333 条（c）(2) 规定的保证或承诺，但是该保证或承诺是虚假的。

（5）伪造、假冒、模仿、虚假描述或未经授权而使用相应法律规范要求的任何标识物，需经他人批准的任何标识、印章、标签或其他识别标记。制造、出售、处置、持有、控制、保管或隐藏任何用于印刷或复制商标、商品名、其他识别标记或类似物的工具（如冲压机、染料、图板），或与上述物品类似的用于仿制药品包装或标识物以制造仿冒药品的器具。做出使某种药品成为假药的行为，或者出售或配发假药，或持有假药以供出售或配发的行为。

（6）任何个人基于自己的利益使用或泄露相应法律规定的作为商业秘密保护信息的有关生产方法或工艺。

（7）改变、破坏、消除或除去食品、药品、器械或化妆品的全部或部分标签的行为，或者采取其他行为使得这些准备进行州际贸易的物品成为掺假的或错标的物品。

（8）在标签、广告或其他产品促销中使用任何根据相应法律规范规定不得使用的报告或分析资料。

（9）当处方药在州际贸易中被分销或出售时，制造商、包装商或分销商未能向相应州法律许可的从业医生提供该药真实而且正确的所有印刷资料（该资料应包含在分销或销售药品的包装中）。本段不能被解释为任何个人可以不遵守由本法其他条款规定的关于标签的要求。

（10）未依法向FDA进行注册，拒绝向专业人员提供有关该产品的介绍或者未依法提供任何通告或其他资料或信息。

（11）违反相应法律规定销售、购买、交易进口药品或其样品；违反有关药房制剂的规定，销售、购买、交易药房制剂或其样品。

（12）有关器械或烟草制品，根据法律规定提交的报告在材料方面是虚假的或有误导作用。

（13）违反相关规定下的命令移动被扣留的器械和烟草制品，或违反命令要求除去或改变了用以识别被扣押的器械和烟草制品的标志或标识。

（14）在州际贸易中引入或通过运输引入相应法律规范规定的不安全的饮食补充剂。

（15）在根据相应法律规范要求制定的任何记录或报告中有意制造虚假记录，不提交或不保留记录，将非法进口到美国的任何物品或任何由此制造的成品投入州际贸易，或者未依法将预出口的尚未组成为一种药品、生物制品或器械的任何部件、组件出口或销毁。

（16）药品、医疗器械或食品：

A. 根据相应法律规范授权的个人提出的报告或建议是捏造的或是具有误导性的；

B. 根据相应法律规范授权的个人没有经过提供信息者的书面同意而泄露秘密的商业信息或任何商业秘密；

C. 根据相应法律规范授权的个人接受任何形式的贿赂或者根据相应法律规范被授予某种职权的个人实施任何贪污行为。

3. FDCA规定的违法处罚

（1）诉讼程序

对于"2"中列出的违法行为，美国的地区法院和美国领土内的美国法院有司法权限["2"中的（5）(6)除外]。在违反相关法律条款发布的禁令并且同时也违反相关法案的情况下，审理由法庭进行，也可根据被告要求由陪审团参与。

（2）处罚

A. 任何个人如果实施上述"2"中所列的行为应判处一年以下监禁或处以1 000美元以下罚款，或两者并罚。

任何个人如果根据本法确信有罪，且在犯罪中被判定起决定性作用，或者被判定在犯罪中有欺骗或误导行为，则可判处3年以下监禁或处以1万美元以下罚款，或两者并罚。

任何个人如果实施上述"2"中（11）所描述的行为将判处10年以下监禁或处以25万美元以下罚款，或两者并罚。

B. 任何用邮寄或使用常用的运输工具以外的方式分销药品样品的生产商或分销商，若其代理人在聘用期内或与该生产商或分销商的合作期内违反相应法律规范，或者违反任何关于禁止某些药品样品销售、购买或贸易的州法律，或者违反禁止为该类药品样品提供销售、购买或贸易服务的州法律，在代理人因该等违规行为被定罪后，按以下条款进行民事处罚：

——在任何一个10年期间内，生产商或制药商的代理人在头两次确定违法时，每次处以5万美元以下罚款。

——在10年期间内第二次违法之后，任何代理人再次被认定违法时，每次处以100万美元以下罚款。对一人或多人因同一事件或相关事件而多次被判定有罪时，按一次违法计算。

——任何生产商或分销商若不能按照相关法律规范的要求提供报告，将处以10万美元以下罚款。

C. 任何个人销售或为销售而加工任何用于人体的生长激素，将其用于根据医嘱治疗疾病以外的任何其他用途，应判处3年以下监禁或按美国法典第18项处罚，或两项并罚。

任何个人做出上述行为且涉及用于18周岁以下未成年人时，判处10年以下监禁，或按美国法典第18项处罚，或两者并罚。

DEA负责对上述违法行为进行调查。

（3）FDA在决定处罚时应考虑的因素

A. 违法性质。

B. 违法的宏观环境。

C. 违法的程度。

D. 违法的严重性。

E. 违法人员的支付能力。

F. 对违法人员继续执业的影响。

G. 是初犯还是屡犯。

H. 犯罪的程度。

（4）撤回

生产商将违法产品从市场上撤回，这通常是最迅速有效的保障公众安全的方式。撤回可以由生产商、销售商自愿撤回，也可以由FDA强制要求撤回。

在涉及使用医疗器械产生的突发伤害事件里，FDA可以命令撤回医疗器械或者命令通知医疗器械的使用者关于持续使用该仪器会产生的危害。

另外，医疗器械生产商需要将他们所采取的撤回或更改违法产品的行为报告给FDA。首先在需要撤回产品时，生产商或批发商就被要求和当地最近的FDA办公室联系。准确和完备的产品和销售记录对于成功地撤回产品是非常重要的。产品应当附上标签以确定生产日期和生产地点。

（5）扣留

扣留是一种民事法律行为。扣留之后，物品只有在法律允许的情况下才能够变更、使用或移动。

法院通常给予被查封物品的所有者或要求方约30天时间决定下一步的行动：

A. 物品所有人什么也不做，物品由法院处置。

B. 反驳政府的指控，定期召开听证会。

C. 接受政府的指控，但请求重新加工（缴纳一定的保证金后，在FDA官员的监督下重新加工，使物品符合法律规定）。

（6）药品申请资格的取消

A. 强制性的资格取消

——公司、合伙人和社团：如果人类保健服务部（HHS）部长发现在相关条款实施后，某一法人被确定违反相关联邦法规中任何关于简明药品申请开展和批准的规定，并且构成重大犯罪的，部长将取消该法人提交药品申请的资格。

——个人：部长查明任何个人实施了与制定或批准任何药物产品相关的行为（包括制定或批准类似程序），构成重大犯罪或违反其他与药用产品相关的规定，部长将禁止该个人为已获批或正在进行药品申请的法人提供服务。

B. 许可的资格取消

——公司、合伙人和社团：如果发现任何法人已判定有罪（包括任何与简明药品申请制定或批准相关的行为以及在相关条款实施前，该法人按照联邦法律判定有重大犯罪、一般犯罪或按州法律判定有重大犯罪等）；

——个人：任何个人已判定有罪（包括在药品开发或批准过程中依据联邦法律构成一般犯罪，依据州法律构成重大犯罪，构成相关条款未包括的重大犯罪，包括受贿、行贿、非法支付酬金、欺诈、做伪证、虚假陈述、敲诈、勒索、伪造和破坏记录，或者对任何犯罪起诉或调查实施干扰和设置障碍等）。

C. 取消资格的期限：

——在A"公司、合伙人和社团"情况下，不少于1年，不长于10年，但如果在10年期限内再次发生，则将永久性取消资格；

——在A"个人"情况下，将永久性取消资格；

——在B情况下，期限不长于5年。

D. 取消资格考虑的因素：

为确定取消资格的适用性和期限，HHS部长将考虑：

——犯罪行为的性质和严重程度；

——参与的程度和性质，公司的政策和规范是否鼓励这种行为；

——为消除任何犯罪行为对公众造成的影响而自愿采取的行动，包括对有问题产品进行召回或停止销售，与调查人员充分合作，以及其他为了最大限度地消除对公众健康的负面影响而采取的行动；

——是否通过改变所有权、管理或经营方式，纠正任何引起违法行为的原因，并保证今后不再发生同样的违法行为；

——被取消资格的法人是否能提供足够证据，表明现有的产品符合简明药品申请的规定，且以后的药品生产及申请中不会出现作假和伪造陈述。

（7）民事处罚

如果发现任何个人：

A. 故意向人类保健服务部（HHS）任何官员、雇员或代理人提供虚假或错误的与简明药品申请有关的陈述；

B. 向人类保健服务部与简略药品申请有关的任何官员、雇员或代理人行贿或试图行贿，支付或试图支付非法酬金；

C. 破坏、窜改、消除或隐藏或者意图破坏、窜改、消除或隐藏任何属于人类保健服务部所有或持有的任何文件和资料以妨碍该部履行其与简明药品申请有关的职责；

D. 故意不向人类保健服务部官员或雇员提供按责任应提供的与简明药品申请有关的材料；

E. 在简明药品审清过程中故意阻碍人类保健服务部对特定药品进行调查；

F. 已获批的或正在进行药品申请的个人，有意地雇佣（6）A"个人"中取消资格者作为顾问或与其签订合同，或者故意以各种身份利用根据（6）A"个人"中取消资格者所提供的服务，或者使根据（6）A"个人"取消资格者在取消资格期间以各种身份为药品申请人提供服务。

以上情况应受民事处罚，对个人处以 25 万美元以下罚款，对法人处 100 万美元以下罚款（罚款的数额还要由 HHS 部长或法庭考虑被处罚行为的性质、情形、程度、严重性、被处罚人的支付能力、对被处罚人今后经营的影响、先前或相似案例的情形及其他因素后再做决定）。

4. 药房制剂的配制

A. FDCA 中有关 GMP、标签以及生产注册的具体说明并不适用于药房制剂；

B. 配制药房制剂的条件：

——州许可的药房或其他联邦机构的执业药师或执业医师根据处方为特定的病人配制；

——由执业药师或医师为此前尚未收到任何有效处方的特定病人配制，且该药师或医师曾在过去有接受有效处方配制这种药品的经验。

C. 配制药品：

根据 B 的规定，执业药师或执业医师在以下情形下方可配制药品：

——使用原料药配制药品，该原料药须符合《美国药典》或《国家处方集》所规定标准以及《美国药典》关于药房药品配制章节的规定；

——配制药品中其他成分（除原料药外）须符合《美国药典》或《国家处方集》的相应规范以及《美国药典》关于药房药品配制章节的规定；

——配制的药品不包含在由 HHS 部长发布于"联邦公报"（Federal Register）上的由于不安全或无效而从市场撤出的药品名单中；

——根据 HHS 部长颁布的法规可以确定所配制的药品在安全性和有效性方面是合格的；

——配制药品所在州已与 HHS 部长就此种药品进行州际贸易制定了谅解备忘录，或者尚未达成谅解备忘录但执业药师、从业药房或执业医师配制的药品在州外分销的量不超过该药房或医师总分销量或处方量的 5%。在此情况下，部长将与全国药房理事会协会（NABP）协商，制订符合相关条款标准的谅解备忘录。

D. 广告与促销：

——药房、执业药师或执业医师不能就任何一种药品、任一种类药品或任一类型药品进行广告宣传或促销。

——药房、执业药师或执业医师可以就执业药师或执业医师所提供的这种药品配制服务进行广告宣传或促销。

5. 通用名的指定

A. 如果认为有必要，HHS部长可为任何药品或器械指定通用名。任何通用名将是该药品或器械的唯一通用名并用于任何法定手册中。但通用名不对有效的商标形成侵权。

B. 在相关条款生效日后的合理时间内，HHS部长将对法定的《美国药典》《美国顺势疗药典》和《国家处方集》中的药品通用名进行评价，以决定是否需要对此进行修改。在进行评价后认为：

① 该通用名不适当或不适用；

② 两个或以上通用名应用于一种药品或器械，或者应用于两种或多种化学结构和药理作用具有同一性的药品和实质在强度、质量和纯度上具有同一性的药品；

③ 某种药品还没有通用名。

则HHS部长将书面报告各法令手册的编纂者并要求其提出通用名。如果他们在此要求提出后180天内还没有提出通用名建议，HHS部长将指定该药品的通用名。如果提出的建议名是合适的，HHS部长将指定该名称为通用名。这种指定将按法规的要求公布。

6. 产品注册要求

（1）需要注册的产品类型

① 药品；

② 医疗器械。

（2）在任何州内从事药品或医疗器械制造、制备、分销、配制或加工的企业的所有者或经营者应在每年12月31日以前向HHS部长注册其姓名、营业地址以及所有的组织机构。具体需要注意：

① 向FDA注册其单位；

② 向FDA备案所生产、加工的产品（包括原料药、制剂成品、医疗器械成品、国外药品、医疗器械企业的产品等）；

③ 药品、医疗器械的销售商一般不要求向FDA注册，但当使用自己的标签或商品名（贴牌）销售时则需注册。

（3）产品注册不适用于：

① 按照适用的地方法律建立的药房，这些药房从事常规的处方药配制且并不从事以销售为目的的药品制造、制备、分销、配制或加工；

② 法律许可的从业医生，其业务为开处方或给药，以及为其专业实践而进行药品的制造、制备、扩散、配制或加工；

③ 以科研、教学或化学分析为目的而不是以销售为目的而进行药品制造、制备、扩散、配制或加工的个人；

④ 不涉及制造、重新包装、加工或重新贴标签的医疗器械批发经销商；

⑤ 对于保护公众健康是非必要，且通过条例豁免的适用本节的其他情形。

（4）任何在国外从事药品制造、制备、扩散、配制或加工的机构

① 一般不需要向FDA注册；

② 但是如果将该药品进口到美国，则应向HHS部长注册其姓名和该机构的营业地址以及该机构在美国代理人的姓名（即必须符合FDCA规定的注册要求）。

（5）注册的任何人应在注册时提交正在制造、制备、扩散、配制或加工的药品名单，并同时提交：

① 该产品的上市许可证以及该药品全部标识物的副本；

② 如该药品符合"5C"的要求，则提交该药品全部标识物副本和该药品广告样本；如果不符合，则提交该药品标签和包装插页以及任何其他标识物的代表样本；

③ 在②的情况下，列出该药品活性成分的定量表，某些特殊药品要根据HHS部长的要求送交所有成分的定量表。

（6）进行注册登记的任何人应在每年的6月和每年的12月向部长报告一次以下信息：

① 由注册者进行商业分销的药品的名单，而这些药品是按照相关条款登记的名单中没有的；

② 登记后或上次报告后已中止生产、制备、配制或加工的药品名单；

③ 按照②的要求报告后又恢复生产、制备、配制或加工的药品名单；

④ 任何以前报告的信息中发生重大改变的部分。

7. 上市前必需进行检验批准的产品

① 新药；

② 生化药品；

③ 医疗器械；

④ 食品添加剂；

⑤ 颜色添加剂。

8. 制定规章的程序和听证会

（1）制定规章的程序（见图3-1）

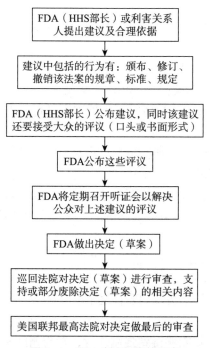

图3-1 FDA制定规章的程序

（2）指南（guidance document）的制定要点

① 指南不具有法律约束力，同样也不赋予任何人任何法律上的权利。

② 指南一旦颁布，HHS部长就须确保FDA的职员都会遵照执行。另外，部长会提供职员培训的机会，使他们学会如何使用和完善指南。部长还会监督指南的颁布与完善。

③ HHS部长应在指南实施前保证公众的参与，使公众能评议指南的实施并将他们的建议考虑其中。

④ 在完善指南的过程中，HHS部长应保证指南所用术语的一致性以及指南内部程序的一致性。部长还应保证指南和它的修订版能充分体现其不具有法律约束力的特性并且确保它们都适当注明了其制定与修订的日期，另外，部长会定期地复查所有的指南和它们的修订版。

⑤ 在制定、改善、颁布、使用指南过程中必须遵照GGP（good guidance practices）。

9. 检查和调查

（1）法律授予FDA（HHS部长）检查权和调查权。FDA（HHS部长）又按时委托人类健康服务部（HHS）的官员和职员或者任何一州或一区域的卫生、食品或药品机构的官员和职员行使这两种权力。

（2）FDA（HHS部长）一经要求就应当能提供用以检查和分析的正式样品（包括在检查地点收集的食品、药品、化妆品样品等）。这份样品的标签上应标有检验人、所属人或其律师或代理人的姓名。

（3）为了该法案的强制执行，政府行政部门的所有单位或独立机构的记录都应向所有进行按时检查的FDA职员公开。

（4）法律授权和指导FDA（HHS部长），一经专利委员要求就应能提供涉及药品专利申请问题的完备信息。

（5）涉及仿冒药品的检验时，经部长授权，检查执法人员可以：

① 配备轻武器。

② 执行和送达搜查令、逮捕令。

③ 依据法律条款规定的诉讼程序查扣相关物品。

④ 根据法律授权，在以下几种情况下，检查人员可以在没有逮捕令的情况下逮捕违法犯罪嫌疑人：

——违法行为是在检查人员在场的情况下进行的；

——上述的行为是严重的违法行为；

——检查人员有充足的理由相信将要被逮捕的人已经或者正在犯罪。

⑤ 在正式起诉之前应当先对违法的药品、容器、医疗器械、标签等进行查扣。同时需要注意：

——确定应当查扣的物品；

——查扣物品后应当立即提起诉讼；

——被查扣的物品应当处于法院的监控之下。

10. 州际运输记录

为了使该法案的相关条款能够得到强制执行，参与州际贸易的运输公司和在该贸易中接收食品、药品、医疗器械或化妆品的个人等都应当做到一经HHS部长指定官员或职员提出要求，就能够允许他们在合理的时间接触并复制所有能体现出州际贸易活动的记录。

如果上述运输公司或个人不能按照要求允许指定工作人员接触和复制记录且不能提供说明食品、药品、化妆品或医疗器械种类的书面账目，那么可以认定这种行为非法。

11. 工厂检查

根据FDCA，由HHS部长指定的检查人员等，在出具本人的身份证件和检查书面通知后，应被允许进入工厂检查。

（1）检查人员被授权在合理的时间进入任何生产、加工、包装或存放药品、食品、化妆品或医疗器械（用以进行州际贸易）的工厂、仓库或单位进行检查。另外，检查人员还被授权进入任何在州际贸易中用以运输或存放食品、药品、化妆品或医疗器械的交通工具中进行检查。

（2）检查人员的检查应当在一个合理的限度之内，他们的检查方法也应当是合理的。检查的对象有：工厂、仓库、单位或交通工具以及所有相关的设备装置、成品和半成品、容器、标签等。

（3）检查人员的检查内容非常广泛，包括检查地点的记录、文件、身份证件、工艺流程、质量控制和硬件设施等。因为上述的检查内容都与药品、食品、化妆品或医疗器械是否违法生产、加工、运输、存放、销售、引入州际贸易等问题有关。

（4）检查人员一般不对以下数据进行检查：

① 财务数据；

② 销售数据（运输数据、价格数据、人员数据等除外）；

③ 研究数据（涉及新药、抗生素药物、医疗器械的研究数据以及其他需要依法报告和检查的研究数据等除外）。

（5）每一次检查时检查人员都应当出具一份正式的书面通知。但是检查人员不需要在每一次进入相关地点检查时（包括在同一个检查期间内）都出具该通知。

（6）每一次检查都应该尽快地开始、尽快地结束。

（7）工厂检查不适用于以下对象：

① 药房（各州的地方法律授权检查人员组织检查药房）；

② 法律准许开处方、管理药品、使用医疗器械的执业者和那些生产、加工化合药物或生产、加工医疗器械且仅仅在他们执业活动的过程中使用这些药物或医疗器械的执业者；

③ 那些生产、加工化合药物或医疗器械且仅仅在教学、研究、化学分析中使用（不用于销售）的人员等。

（8）完成检查后，在离开之前，FDA官员或职员应当给检查单位留下书面检查报告，报告要求公布检查人员观察到的任何情况，即：

该单位的药品、食品、医疗器械或化妆品

① 全部或部分由不清洁的、腐败的或腐烂分解的物质构成；

② 在不卫生的环境下制备、包装或存放，从而被污染或变得对有害于健康。

检查报告的复印件应当及时上交HHS部长。

（9）如果FDA官员或职员在检查过程中需要获取相关物品的样品，那么他们在完成检查后，在离开之前应当留给检查单位取样证明。

（10）为了查明食品是否全部或部分由不清洁的、腐败的或腐烂分解的物质构成且已经不适合使用，检查人员需要在生产、加工、包装食品的地点取样并对样品进行分析。分析结果的复印件应当及时交给检查单位的负责人。

（11）负责管理记录的任何人都应当允许FDA的检查人员在合适的时间检查、复制或评判这些记录。

12. 公告

（1）FDA（HHS部长）应当不时地向公众报道经过概括和总结的违法案件（包括法院的判决、违法的性质、最终的处理等）。

（2）FDA（HHS部长）也应当向公众公布以下信息：

① 涉及食品、药品、化妆品或医疗器械对人体健康构成严重危害的案件；

② 涉及严重欺骗消费者的案件。

第二节　日本药事法规

一、日本《关于确保医药品、医疗器械等质量、有效性及安全性的法律》

（一）《关于确保医药品、医疗器械等质量、有效性及安全性的法律》的发展

日本《关于确保医药品、医疗器械等质量、有效性及安全性的法律》的目的是保障药品、类药品、化妆品和医疗器械的质量、有效性和安全性，以及通过促进卫生保健所必需的药品和医疗器械研究与发展来改善公众健康。

日本现代药事立法起源于1889年制定的《药品营业及药品取缔规则》。1943年，日本制定了《药事法》，其后经过了几次修订。当前的《关于确保医药品、医疗器械等质量、有效性及安全性的法律》是经过1948年和1960年全面修订（第145号法律）后的产物。随后的修订包括：1979年修订的新药再审查、药物再评价、临床研究方案通知相关方面及申办临床研究所需事项；1983年修订的国外药品生产商直接生产申请相关方面及生产转移或进口审批所需事项；1993年修订的促进孤儿药研究与开发及孤儿药优先审评相关方面事项。

2002年，日本又对《药事法》进行了修订（第96号法律，2002年7月31日），主要是基于随着生物技术和基因组学的发展而增强安全保障的需要，强化上市后监督政策，修订审批与发证系统（澄清公司对安全保障的责任，根据国际协调会议修订了生产审批系统），对医疗器械的安全政策进行根本性修订。经过修订的《药事法》中，强化生物制品安全措施、研究者发起的临床试验、医疗机构安全性报告相关条款于2003年7月30日生效（内阁法令第212号，2003年4月23日）；2004年4月1日制定建立PMDA法，建立新的审评系统；而生产/销售审批系统、生产/销售企业和产生企业相关条例以及医疗器械相关条例于2005年4月1日生效。

其后，日本于2006年6月14日发布了《药事法》部分修正法案（第69号法律），修订了OTC药物销售系统，并加强了非法药物管理。该法律中，OTC药物相关风险分类的规定将在2007年4月1日或之前实施；经营者注册所需的检验和其他规章将分别在2008

年和2009年前实施。2013年11月27日，日本《药事法》更名为《关于确保医药品、医疗器械等质量、有效性及安全性的法律》（第84号法律），并扩大医疗器械注册认证机构的认证范围，明确再生医疗等产品的条件，建立期限审批制度等。此次修正于2014年11月25日实施。目前最新版《关于确保医药品、医疗器械等质量、有效性及安全性的法律》（第63号法律）于2023年5月26日公布，将于2024年4月1日实施。

（二）日本《关于确保医药品、医疗器械等质量、有效性及安全性的法律》的框架与内容

《关于确保医药品、医疗器械等质量、有效性及安全性的法律》包括如下18章91条。

第1章：总则（第1、2条）（目的，国家、都道府县/政令市、药品等关联从业者、医药工作者、国民的责任，以及药品、类药品、化妆品、医疗器械、特别控制的医疗器械、控制性医疗器械、常规医疗器械、需要维护的特定的医疗器械、生物制品、特定生物制品、药房、生产与销售、体外诊断试剂、孤儿药、孤儿医疗器械和临床试验的定义）。

第2章：地方药事审议会（第3条）（地方药事审议会的建立）。

第3章：药房（第4条—第11条）（许可标准、药房设立的限制条件、药房监管、监督员职责、经营者要求等）。

第4章：药品、类药品及化妆品生产销售业和生产业（第12条—第23条）（生产销售业的许可标准、生产业的许可标准、PMDA调查、外国生产企业认证、生产销售审批、PMDA进行的审评、限制性审批、再审查、再评价、转让、生产销售备案、PMDA对生产销售备案的受理、药品等生产销售总责任者的设置、需要药品生产销售业遵从的条款、暂停或中止备案、国外生产药品的生产销售审批、国外指定的生产销售企业变更备案、国外生产药品的限制性审批、经过都道府县知事的事项、政令委任的事项）。

第5章：医疗器械及体外诊断用药品的生产销售业和生产业等。

第1节：医疗器械及体外诊断用药品的生产销售业和生产业（第23-2条—第23-2-22条）（生产销售业的许可标准、生产业的登记、医疗器械等国外生产业的登记、医疗器械及体外诊断用药品的生产销售审批、标准合格证书的提供、PMDA进行的医疗器械等审查、限制性审批、使用效果评估、转让、生产销售备案、机构对生产销售备案的受理、医疗器械等生产销售总责任者的设置、医疗器械及体外诊断用药品生产销售业需要遵从的条款、暂停或中止备案、国外生产医疗器械的生产销售审批、国外指定的生产销售企业变更备案、国外生产医疗器械的限制性审批、经过都道府县知事的事项、政令委任的事项）。

第2节：注册机构认证（第23-2-23条—第23-19条）（指定的先进管理医疗器械的生产销售认证、标准合格证书的提供、国外指定的先进医疗器械的生产企业委派的生产销售企业、转让、认证的注销、报告的提交、注册、注册标准、注册的公开、标准合格认证审评的职责、操作标准手册等）。

第6章：再生医疗产品的生产销售业及生产业（第23-20条—第23-42条）。

第7章：药品、医疗器械及再生医疗产品的销售业。

第1节：药品销售业（第24条—第38条）（药品销售的一级许可与二级许可、指定药物的销售禁律、配售药品销售许可、配售药品销售的限制、药品销售的三级许可、由三级销售商销售药品的限制等）。

第 2 节：医疗器械销售业、租赁业和维修业（第 39 条—第 40-4 条）（特殊控制医疗器械销售和出租的许可、管理人员的任命、控制性医疗器械销售与出租业备案的提交、医疗器械维修业的许可等）。

第 3 节：再生医疗产品的销售业（第 40-5 条—第 40-7 条）（再生医疗产品销售业的许可、管理人员的任命）。

第 8 章：药品标准与官方证明文件（第 41 条—第 43 条）[日本药局方（JP）与其他标准等]。

第 9 章：药品管理

第 1 节：毒剧药管理（第 44 条—第 48 条）（标签、未密封产品销售的限制、转运程序、供应限制、贮存与展示）。

第 2 节：药品管理（第 49 条—第 58 条）（处方药销售，直接容器和包装说明书所包含的内容，禁止的条目，药品生产、赠予与销售的禁律等）。

第 3 节：类药品管理（第 59 条—第 60 条）（直接容器所包含的内容等）。

第 4 节：化妆品管理（第 61 条—第 62 条）（直接容器所包含的内容等）。

第 5 节：医疗器械管理（第 63 条—第 65 条）（直接容器和说明书所包含的内容等，销售与生产的禁律）。

第 6 节：再生医疗产品管理（第 65-2 条—第 65-5 条）（直接容器所包含的内容、包装说明书所包含的内容、销售与生产的禁律）。

第 10 章：药品广告（第 66 条—第 68 条）（虚假广告、用于特定疾病和再生医疗产品药品广告的限制、药品批准前进行广告宣传的禁律等）。

第 11 章：药品安全对策（第 68-2 条—第 68-15 条）（信息的提供，关于正确使用药品、医疗设备、再生医疗产品等的传播意识，处理再生医学的医疗人员对再生医学等产品的说明，特定医疗设备的记录和存储，特定医疗器械的指导和建议，再生医疗等产品的记录和保管，再生医学等产品的指导和建议，预防伤害，副作用报告等报告）。

第 12 章：生物制品的免责条款（第 68-16 条—第 68-25 条）（生产监督员，直接容器和包装说明书等所包含的内容，销售与生产的禁律，指定的专业人员对特定生物制品进行解释说明，与生物制品相关的感染症定期报告，生物制品记录的准备与保存，指导与建议，PMDA 对感染症定期报告信息的综合分析与检查）。

第 13 章：监督（第 69 条—第 76-3-3 条）（现场检查、PMDA 进行的现场检查、紧急指令、处置、检查指令、改善指令、违规广告管理、损害赔偿责任、销售责任者更换指令、配售业务监督、审批与许可证的注销、国外生产药品销售的审批、国外生产企业的限制性审批与认证、许可证更新拒绝程序、听证的免责条款、药事监督员）。

第 14 章：药品行政评价与监督委员会（第 76-3-4 条—第 76-3-12 条）（委员会的设置、职责、权利、组成，委员的任命、任期、主席）。

第 15 章：指定药物管理（第 76-4 条—第 77 条）（禁止事项、广告限制、对涉嫌指定药品等物品的检验和制造等的限制、对损害赔偿责任的限制、现场检查、指定程序的特别规定）。

第 16 章：孤儿药、孤儿医疗器械及孤儿再生医疗产品的认定（第 77-2 条—第 77-7 条）（认定、保障基金、税收减除措施、研究与开发暂停通知、认定的注销）。

第 17 章：杂项规定（第 78 条—第 83-5 条）（委员会、许可条件、豁免申请、试验的处理、临床试验调查、原料药登记、紧急情况下的厚生劳动大臣的行政执行、文书工作的分类、兽药等）。

第 18 章：罚则（第 83-6 条—第 91 条）。

（三）日本《关于确保医药品、医疗器械等质量、有效性及安全性的法律》对药品的监管

1. 药品的定义

《关于确保医药品、医疗器械等质量、有效性及安全性的法律》第 2 条第 1 段中对药品进行了定义。术语"药品"指以下物质：

（1）日本处方集中列出的物质；

（2）用于诊断、治疗或预防人类或动物疾病的非仪器或器械的物质（类药品除外），包括牙科材料、卫材、卫生用品；

（3）用于影响人类或动物身体结构或功能的非仪器或器械的物质（类药品或化妆品除外）。

2. 药品分类

根据《关于确保医药品、医疗器械等质量、有效性及安全性的法律》等管理条款，药品可被分为以下类别：

（1）根据应用和供给形式分类

A. 处方药：由医师或牙科医师使用的或凭处方使用的或在医师或牙科医师指导下使用的药品。

B. 非处方药（OTC）：除处方药外，由一般消费者根据其判断使用的直接可在药房或药店购买的药品。2006 年 6 月 14 日发布的《药事法》部分修正案法（第 69 号法律，2009 年开始执行）定义的非处方药（OTC）为：对人体没有强烈的预期作用（适应证）的药物，以及根据药剂师或其他医务人员提供的信息由使用者选择的药品。根据风险程度将这些药品分为 3 类：1 类（高风险），2 类（中度风险），3 类（相对低风险）。

（2）根据与安全性相关的管理法规分类

包括具有严重不良反应的和能成瘾或形成习惯的毒性高的药物。根据《关于确保医药品、医疗器械等质量、有效性及安全性的法律》或《兴奋剂控制法》等相关法律，这些药品被分为以下类别：

- 毒药（《关于确保医药品、医疗器械等质量、有效性及安全性的法律》第 44 条）；
- 剧药（《关于确保医药品、医疗器械等质量、有效性及安全性的法律》第 44 条）；
- 需要处方的药品（《关于确保医药品、医疗器械等质量、有效性及安全性的法律》第 49 条）；
- 特定药品（《关于确保医药品、医疗器械等质量、有效性及安全性的法律》第 2 条）；
- 广告限制的药品（《关于确保医药品、医疗器械等质量、有效性及安全性的法律》第 67 条）；
- 药房生产的药品（《关于确保医药品、医疗器械等质量、有效性及安全性的法律》第 21 条）；
- 麻醉品（《麻醉药品、精神药品控制法》）；

- 精神药品（《麻醉药品、精神药品控制法》）；
- 阿片及粉末状阿片（《阿片法》）；
- 大麻（《大麻控制法》）；
- 兴奋剂（《兴奋剂控制法》）；
- 临床试验药品（研究用产品）(GCP)；
- 上市后临床试验研究用产品（GCP）；
- 生物制品（《关于确保医药品、医疗器械等质量、有效性及安全性的法律》第2-10条）；
- 特殊生物制品（《关于确保医药品、医疗器械等质量、有效性及安全性的法律》第2-11条）。

（3）生物制品与特殊生物制品

根据2002年7月31日劳动厚生省（MHLW）下的药品与食品安全局（PFSB）（现更名为医药·生活卫生局）发布的第0731011号通告中详细说明的定义和感染风险，从适应科学技术（包括生物技术和基因组学）发展并强化安全性措施的角度，生物制品可分为以下类别：

① 生物制品：使用人体或其他生物（不包括植物）材料作为原料或包装材料的药品、类药品、化妆品或医疗器械，且从公众健康和公共卫生角度需要特别警惕。

② 特殊生物制品：在销售、出租或赠予后，需要采取措施阻止潜在公众健康或公共卫生风险发生或播散的生物制品。

生物制品与特殊生物制品，由MHLW第2092003号通告进行了规定，这些规定于2003年7月30日生效（2003年5月20日MHLW PFSB发布的第0520001号通告）。MHLW规定的生物制品（《药事法》第2-10条）是指将人或其他生物（植物除外）来源的物质作为原料或材料生产的药品、医药部外品、化妆品或医疗器械中，在卫生保健上需特别注意的制品；特殊生物制品（《药事法》第2-11条）是指经销售、转让或授予之后，需要采取措施防止其对卫生保健产生危害的制品。

根据《药事法》中有关生物制品与特殊生物制品的条款，在2003年5月15日发布的PFSB第0515017号通告及2003年5月20日发布的第0520004号通告等中规定了"生物制品生产监督员和进口与销售监督员""直接接触容器与包装上的标签""包装说明书内容（2003年5月15日PFSB发布的第0515005号通告）""定期感染报告系统（2003年5月15日PFSB发布的第0515008号通告）""记录及保存""外部记录及保存""信息发布"与"生产控制和质量控制"。

（4）再生医疗产品

① 用于以下医学或兽医学目的的物质，培养的或以其他方式处理的人或动物的细胞：重建、恢复或形成人体或动物体的结构或功能、治疗或预防人或动物的疾病；

② 用于治疗人和动物疾病的物质，包括引入人体或动物细胞的物质以及含有在这些生物体内表达的基因的物质。

3. 生产销售业与生产业许可

（1）生产销售业许可

所谓生产许可是指对通过生产（包括委托他方进行生产）而得到的，或者通过进口而得到的药品进行销售或转让等业务所需要获取的许可。根据《关于确保医药品、医疗器械等质量、有效性及安全性的法律》第12条及第23-2条规定，企业拟在日本上市药品和医疗器械等，需要获取相应的生产销售业许可。许可每3年需要进行更新，否则就会失去法律效力。拥有生产销售许可的企业需要对产品全生命周期负责。许可有以下8种类型。

① 1类药品生产销售企业许可证：生产销售处方药；
② 2类药品生产销售企业许可证：生产销售除处方药之外的药品；
③ 类药品生产销售企业许可证：生产销售类药品；
④ 化妆品生产销售企业许可证：生产销售化妆品；
⑤ 1类医疗器械生产销售企业许可证：生产销售特殊控制的医疗器械；
⑥ 2类医疗器械生产销售企业许可证：生产销售受控制的医疗器械；
⑦ 3类医疗器械生产销售企业许可证：生产销售常规医疗器械；
⑧ 体外诊断用药品生产销售企业许可证：生产销售体外诊断用药品。

申请药品生产销售企业许可需要任命生产销售总责任者，以及符合药品质量管理规范（Good Quality Practice, GQP）与良好药物警戒规范（Good Vigilance Practice, GVP）。

生产销售总责任者、负责GQP的质量保证部门的质量管理责任者、负责GVP的总体安全性管理部门的安全管理责任者即所谓的"生产销售三人管理"，是生产销售系统的核心。

（2）生产业许可

要开办药品、类药品、化妆品或医疗器械生产企业的个人，必须根据生产类别获得生产业许可，生产业许可类别由MHLW相关法令规定。许可需要每3年进行更新，否则就会失去法律效力。

4. 上市许可

药品上市许可指政府允许安全有效、质量可控的药品，或者是根据适当的质量与安全性管理系统并且按照符合生产控制和质量控制标准的方法生产的药品在日本销售、广泛流通和用于医疗保健。申请的药品是否适合于人体的医疗保健，是根据当前医学和药学技术水平客观确定的。具体来说，由具有生产销售业许可的个人提交申请的产品，将由PMDA或都道府县/政令市/特别区评审其名称、成分、组成、剂量和给药方法、适应证和不良反应等。同时进行GMP合规性评价，以保证产品的生产厂商符合生产控制和质量控制标准。对于符合这些标准的产品，将授予上市许可。该审批系统是保证药品及其相关产品具有良好质量、有效性和安全性的必要基础，是《关于确保医药品、医疗器械等质量、有效性及安全性的法律》的主要目的所在。

在日本上市药品需要正式批准和许可证，必须首先从厚生劳动省大臣或都道府县知事/政令市市长/特别区区长获得正式批准和/或许可证。在《药事法》修正法中日本对审批和许可证系统进行了修订，从2005年4月起生产（进口）批件变更为销售批件。废止了产品许可证，作为批准的一个条件，每个产品需要符合GMP。

先前由OPSR/KIKO进行的调查与临床试验咨询服务和由审评中心承担的评审工作，目前由2004年4月1日建立的独立行政法人·医药品医疗器械综合机构（PMDA）承担。因此，PMDA涵盖了自临床试验咨询到评审的所有工作。药品上市的申请表通常提交至PMDA。当PMDA收到新药的申请表后，PMDA的评审组将进行申请数据的合规性评价、

GCP 现场检查以及详细的评审,并撰写评审报告。

PMDA 遵照的审评程序如下(参考 PMDA 网站):

(1)约见(报告、质询与回答);
(2)评审组评审;
(3)质询与答复;
(4)评审报告(1);
(5)专家会议(审评人员+外部专家);
(6)总结主要问题;
(7)面谈评审会议(申请者+申请方专家+审评人员+外部专家,需要时召开);
(8)后续专家会议(审评人员+外部专家,需要时召开);
(9)评审报告(2);
(10)出具评审结果书;
(11)向医药·生活卫生局医药安全对策课报告。

5. 良好生产质量管理规范(GMP)

GMP 规定了每一生产类别药品的生产工厂中结构和设备的标准,此标准与所生产的产品无关,是获得生产企业许可证的要求之一。符合 GMP 所规定的相关产品所需的结构和设备标准,以及符合所生产的每一产品的生产控制和质量控制标准,是相关产品获得批准的条件之一。目前最新版 GMP 于 2021 年 8 月 1 日更新并执行。

6. 药物主控文档(MF)

药物主控文档体系的目的是在对药品中使用的原料药进行审评的时候,允许一个 MF 注册登记人(主控文档注册登记人)而非上市许可申请人单独提交有关质量和生产方法的信息,从而保护相关信息的知识产权,从而有利于审评工作的开展(2005 年 2 月 10 日 PFSB 审评与许可核发处发布的第 0210004 号公告)。

当 MF 的注册内容发生改变时,注册登记人必须提交 MF 改变申请或细微修改告知,并且必须告知销售许可持有人或生产许可持有人。但是,当注册内容的改变将改变已注册内容的基本性质时,需要进行新的注册申请。

当提交了 MF 变更申请后,根据变更的内容,销售许可持有人必须提交 MF 部分变更申请或细微修改告知。但如果提交的是 MF 细微修改告知,销售许可持有人则无须提交批准表部分变更申请或细微修改告知。

7. 药品零售商许可证

进行药品销售必须从都道府县/政令市知事获得许可证。药品零售业许可证分为以下 3 类:

(1)零售店药品销售商;
(2)配售药品销售商;
(3)药品批发商。

8. 标签与包装说明书

药品的直接接触容器上必须包含一些特定的条目。包装说明书必须含有适应证、剂量与给药方法、注意事项和运输注意事项信息。

处方药与非处方药的包装说明书中必须含有所有辅料成分。生物制品包装说明书中的条目由 2003 年 5 月 15 日 PFSB 发布的第 0515005 号公告进行了规定，生物制品直接接触容器或包装标签的内容由 2003 年 5 月 15 日 PFSB 发布的第 0515017 号公告进行了规定。这些规定于 2003 年 7 月 30 日生效。

根据 2005 年 4 月 1 日修订的《药事法》，处方药说明书中加入新的管理类目"注意：仅凭医师处方使用"，并以生产商 / 销售企业条目代替了生产商或进口商条目。

当前执行的《关于确保医药品、医疗器械等质量、有效性及安全性的法律》中规定，由 MHLW 法令规定的标签与说明书的内容应根据风险分类进行描述。

9. 广告的限制与禁止

实施了以下广告限制以保障药品的正确使用：禁止投放针对普通消费者的处方药广告，禁止在药品批准前对药品的名称、生产方法和 / 或适应证投放广告，禁止虚假或夸大宣传。

近期，随着公众对健康相关问题的关注不断增加以及互联网的普及，出现了以进口商为名义的个人对未批准药物进行广告宣传的事例。因此，日本发布一项对个体进口商进行相关指导和管理的通告，包括与药物广告相关的事项（2002 年 8 月 28 日 PFSB 发布的第 0828014 号公告）。

10. 非临床研究质量管理规范（GLP）

在设施的结构 / 设备以及操作 / 管理方面，GLP 对药品非临床安全性试验的试验设施必须符合的标准进行了规定。首个 GLP 指导原则是 1982 年以 PAB 通告的形式发布的，但在 1997 年转变为一项 MHW 条例（1997 年 3 月 26 日发布的第 21 号条例：GLP），于 1997 年 4 月 1 日实施，以保证申报数据具有更高的可靠性。在此基础上经过多次修订，目前最新版 GLP 于 2022 年 5 月 20 日更新并执行。

11. 临床试验质量管理规范（GCP）

先前，任何拟申请临床试验许可的人，需遵从《药事法》第 67 条旧的管理规定中的标准以及"进行药品临床试验的标准"［1989 年 10 月 2 日发布的 PAB 第 874 号公告（旧 GCP）］的要求。这些标准是为伦理上正确、科学上准确所进行的临床试验而建立的，适用于按 1990 年 10 月后制定的试验方案进行的临床试验。

但是，从 1997 年 4 月 1 日开始，日本发布了一项 MHW 条例（1997 年 3 月 27 日发布的第 28 号条例 GCP），规定了进行临床试验的标准，同时涵盖了常规临床试验和上市后临床试验。发布该条例的目的是保护受试者的人权，保证受试者的安全性，并保证临床试验数据的可靠性。

1999 年 6 月，高效开展临床试验研究小组提出了改善积极鼓励志愿作为人体受试者加入临床研究体系的建议，以及在医院中建立临床研究设施的建议。这些建议概述如下：

（1）向公众积极宣传临床试验的重要性；

（2）促进计划中的或已确定的临床试验的公开，以有效招纳可能的受试者；

（3）在试验过程中，充分准备以便为受试者提供适当的治疗；

（4）减少受试者的负担；

（5）培训临床研究协调员（CRC）并落实其职责。

根据这些建议，采取了改善临床试验开展的几项措施，包括建立改善临床研究的设施和仪器；制定教育和培训 CRC 的指导原则，以及为有效招纳受试者而适当发布信息的指导原则；制定减少研究中心（包括国立医院和国立大学）经济负担的方式。

新的 GCP 于 1998 年 10 月 4 日制定。但是，高效开展临床试验研究小组提出了正确进行临床研究需要标准操作规程（SOP），其中的一个工作小组已开始研究 SOP。临床实践中出现问题的医疗机构应接受监察和稽核。由于在医疗机构进行的临床试验中采用试验中心管理组织（site management organization, SMO）的案例不断增多，日本于 2002 年 11 月发表了 SOP 研究小组对 SMO 使用的报告。

2002 年 7 月对《药事法》修订的一部分，包括建立用于将来由医生和医疗机构申请的临床研究（所谓的研究者发起的临床试验）的体系，在 2003 年生效。这样，医生和医疗机构对获得的未批准药物进行临床研究以及对已经批准的药物进行标签外用药的临床研究成为可能（2003 年 6 月 12 日发布的第 106 号 MHLW 条例，修订后的 GCP）。2004 年 7 月 22 日发布的 PFSB 审评与许可核发处第 0722014 号公告中，对修订后 GCP 的申请进行了规定。2005 年 3 月，临床试验有效实施委员会成立，以评价和发现高效开展临床试验的途径，保障临床试验开展的可靠性和受试者的安全性，并讨论了正确进行研究者发起的临床试验所需的程序，以及改善机构审查委员会工作所需的程序。在 1997 年首部 GCP 的基础上，经过多次修订，目前最新版 GCP 于 2022 年 5 月 20 日更新并执行。

12. 上市后研究质量管理规范（GPMSP）

GPMSP 规定了由公司实施上市后监管的系统和范围，以保障上市后监督的顺利执行和所获得数据的可靠性。最初，GPMSP 于 1991 年 6 月以 PAB 通告的形式发布，2003 年 4 月开始实施。随后，其于 1997 年以 MHW 条例的形式发布（1997 年 3 月 10 日发布的第 10 号条例：新 GPMSP），1997 年 4 月 1 日实施，进一步强化了药品的上市后监督。

随着修订后《药事法》的发布，GPMSP 被分解为优良药物警戒规范（Good Vigilance Practice, GVP）和上市后研究质量管理规范（Good Post-Marketing Study Practice, GPSP）。GPSP 条例于 2005 年 4 月 1 日起执行。目前最新版 GVP 与 GPSP 分别于 2021 年 8 月 1 日、2022 年 5 月 20 日执行。

13. 再审查与再评价

销售商必须对新药进行上市后调查，以便 MHLW 在新药上市批准一定时间后进行再审查，从而确证新药的有效性和安全性。所有的药物，包括那些已经完成再审查的药物，必须进行再评价，根据医学和药学科学的发展，对其有效性、安全性和质量进行再检查。

为申请再审查和再评价而提交的资料，必须根据 GPSP 收集与编辑监测数据。

从 1997 年 4 月 1 日开始，由 MHLW 指定进行再审查的药物必须向 MHLW 提交定期安全性报告，直至再审查期结束。

14. 药物不良反应与感染报告

一旦药品销售商被告知其试验药品或上市药品出现任何 MHLW 条例规定的不良反应和感染等，销售商必须在规定的时间中报告至 MHLW（2005 年 3 月 17 日发布的第 0317006 号通告）。

1999 年 12 月 28 日，日语版本的 ICH MedDRA（MedDRA/J）被授权用于报告药物不良反应和感染性疾病，2004 年 4 月 1 日开始执行（2004 年 3 月 25 日 PMSB 安全处发布的第 0325001 号通告，审评与许可核发处发布的第 0325032 号通告）。

2003 年 10 月 27 日开始接受电子药物不良反应报告（2003 年 8 月 28 日安全处发布的

第 0828010 号通告)。2006 年 4 月 1 日，要求将报告发送至 PMDA（2004 年 3 月 25 日发布的根据特殊团体优化改组计划部分修订后的《药事法》）。

15. 药物滥用管理

包括麻醉品、兴奋剂和大麻在内的药物滥用问题已经在世界范围内蔓延，是影响人类的最严重的社会问题之一，不仅影响人类的生存，而且还对人们的安全、社会与国家稳定造成威胁。目前，日本面临兴奋剂滥用的严重境况，在年轻人中，如中学生和高中生中，出现了反抗情绪和药物滥用警告欠缺的情况。

在此背景下，日本签署了《1961 年麻醉品单一公约》《1971 年精神药品公约》与 1988 年的《联合国禁止非法贩运麻醉品和精神药品公约》等三个国际公约，并已批准了上述公约。此外，日本还制定了 5 部国内法律：麻醉品与精神药品管理法、阿片法、大麻管理法、兴奋剂管理法、麻醉品与精神药品管理法等相关特别条款法。并阻止非法经营或通过国际合作涉及受控药物的其他相关事务。

1987 年 6 月 26 日是举行国际麻醉品大会的最后一天，被指定为"国际禁毒日"。在 1998 年举行的一次联合国特别麻醉品会议上，正式通过了"防止药物滥用指南宣言"。

2006 年 6 月 14 日，日本发布的《药事法》部分修正法案（第 69 号法律）的其中一个目的就是加强对非法药品的管理，防止这样的药物通过伪装的形式进行销售，控制这些药品的滥用和其他非法药品如麻醉剂和兴奋剂的使用，以防对国民健康造成损害。

对指定药品（很可能导致中枢神经系统兴奋的、给公共健康和卫生保健带来风险的药物）的管理措施作为反非法药品的措施写入了《药事法》中。基本上，对用于医疗保健之外的特定药品是禁止生产、进口和广告宣传的。

16. 上市许可的优先评审系统和对优先评审药物的认定

（1）优先评审系统

通常情况下，审评是在收到药物申请表后开始的，但对于被认定为罕见病用药的药物，或其他从医学角度被认为特别重要的药物，如治疗严重疾病的药物，必须对目标疾病的严重程度进行评估，并且依据临床用途的指定评价体系进行药品相关的评估。根据该系统，特定药物的申请将优先进行评审。

优先评审的标准：

① 适用疾病的严重程度

a. 对患者生存具有重要影响的疾病（致命性疾病）。

b. 进行性、不可逆性疾病，对日常生活有显著影响。

c. 其他。

② 对治疗用途的总体评估

a. 无现有治疗方法。

b. 与现有治疗比较有更好的治疗效果。

• 有效性的角度；

• 安全性的角度；

• 减少患者身体和精神负担。

③ 临床试验难以开展，或因患者较少，即使能够开展也需要相当长的时间。

④ 非验证性临床试验显示药物具有一定的有效性、安全性。

（2）优先评审药物的认定

如果药品被认定可以进行优先评审，在申请后PMDA会立即收集专家对该优先评审的意见，并报告给MHLW。根据该报告，审评与许可核发处决定是否给予优先评审。审评与许可核发处将该决定通知申请人和PMDA，并且将该申请报告给PAFSC相关评审委员会的下次会议，并获得其批准。进行优先评审的药物，在评审的每一阶段尽可能给予优先权。如果进行优先评审的药物被批准为新药，则需将该事实予以公开。

（3）指定优先进行面对面交流产品的评审

如果在开发阶段，产品被指定了面对面交流的优先权，则可能获得就适应证和该产品相关的其他方面的问题进行面对面交流的优先权。采用适当评审选择标准，根据对适用疾病的严重程度和临床用途的总体评估，指定产品的优先权。通常要求申请人提交至晚Ⅱ期临床研究的结果，需要根据这些数据估测药物的临床用途。如果需要，将为申请人举行听证和质询，在获得相关领域专家的意见后决定是否给予优先权。最后，以书面形式将包括原因的结果通知申请人。孤儿药均按优先进行面对面交流产品处理，不需要申请。

17. 孤儿药

日本在1993年正式通过了促进孤儿药研究与开发的政策，MHLW发布了孤儿药认定标准和促进孤儿药研究措施的相关通告。孤儿药认定标准包括药物适用患者人群小于50 000人，且从医学的角度看药物具有良好的有效性。PAFSC将对此认定提供意见。

被认定为孤儿药的药物，将有资格获得适当的优先措施，如经济资助、降低研究经费税金、指导与建议、优先评审、再审查期延长（药品由常规的6年延长至最长10年，医疗器械由4年延长至最长7年）。

二、其他与药品相关的法规

1.《药物不良反应救济，研究开发推广及产品审评机构法》(The Law of the Organization for Drug ADR Relief, R&D Promotion and Product Review)

日本国内药品的安全性现在几乎完全在《药事法》及相关法律的严厉控制之下，但要有效地避免药品不良反应的发生还是十分困难的。因此，为了给受害者以快速救济，日本制定了《药品不良反应受害基金法》；为了促进对药品、医疗器械等的研究，颁布了该法的修订案《药品不良反应受害救济、研究促进基金法》。随后该法被进一步修订，把它的要求范围扩大到药品评审的基本监测，相应法律的名称也修订为《药物不良反应解除，研究开发推广及产品审评机构法》。

2.《毒物及有害物质控制法》(Poisonous and Deleterious Substances Control Law)

该法主要控制药品、半成品之外的物质对人体造成的伤害。

3.《药师法》(Pharmacists Law)

药师在药事工作中起着十分重要的作用，所以需从《药事法》中分离出来，单独制定《药师法》，把重点放在药剂师的资格和服务上。《药师法》包含了药剂师考试、执照、职责等条款。

此外，《失血、供血控制法案》(Bleeding and Blood Donor Supply Service Control Law)、《麻醉药品、精神药品控制法》(Narcotic and Psychotropic Control Law)、《大麻控

制法》(Cannabis Control Law)、《鸦片法》(Opium Law)以及《兴奋剂控制法》(Stimulants Control Law)都是日本主要的与药品相关的法规。

三、日本都道府县/政令市/特别区对药品的管理

都道府县是日本广域地方公共团体"都""道""府""县"的总称,其分别指东京都、北海道、京都府、大阪府和43个县。都道府县下再设市(包括政令市)/特别区、町、村。都道府县均设有负责药品管理的部门,由厚生劳动省授权或与厚生劳动省合作开展工作。

都道府县负责:① 非处方药中的标准品种(例如感冒药、解热镇痛药、药房制剂)、类药品中的标准品种的审批,以及显示所有成分的化妆品的备案管理;② 药房、药房制剂的生产销售许可;③ 药品零售商销售许可;④ 医疗器械销售许可和备案管理;⑤ 对生产商、进口商、批发商、配送商、药房和其他药物零售部门进行常规检查和指导,包括GMP检查、药房及其设施检查、药品样品质量的核实、包装标签检查、药品广告监控以及药店内的促销宣传监控等。此外,日本政令市和特别区承担了市内或区内的药品安全监管工作。

第三节 欧盟药事法规

一、欧盟的药品管理立法体系

欧洲法律和政策体系主要由五种文件构成,尽管并不都具有法律约束力,但它们都公布在每日一期的《欧共体官方期刊》上。期刊分为不同的几个部分,其中一部分是关于法律法规的,另外还有包含指导方针和信息文档的增刊。该期刊是设在卢森堡的欧共体办公室出版的,是欧共体的官方出版物,并被英国大英图书馆所收录。五种文件如下:

(一)有法律约束力的文件

1. 条例(regulations)

条例是直接可执行的法律,对所有成员国都有约束力,而无须各国立法通过。

2. 指令(directives)

指令是欧盟发给各成员国的文件,这些文件规定了各国立法所要达到的结果。各成员国在特定的期限内必须采纳、通过这些指令。同时应指出的是,指令一经颁布,即使某国尚未通过,指令在该国也是有效的。因此如要同欧盟国家做贸易,不仅要注意各成员国的法律,还要注意欧盟的指令,因为这些指令最终会融入各国的法律。

3. 决议(decisions)

通常在与竞争相关的情况下使用。决议由有关机构寄给各成员国以及各法律实体如公司、个人等。决议将对收件人有约束力而不需要依附任何其他法律文件。

(二)没有法律约束力的文件

1. 建议(recommendations)

各机构通过建议文件发表意见并提出行动方针,但不对建议对象施加任何法律义务。

2. 主张（opinions）

主张是由各机构从其特定地区或经济和社会的角度提出的不具约束力的声明文书，可由欧盟主要机构（委员会、理事会、议会）、欧洲地区委员会，以及欧洲经济和社会委员会发布。

二、欧盟的药事法规

（一）欧洲药品管理起源

欧洲的第一部药典是在16世纪颁布的，到了21世纪初，我们看到许多加强药品管理的条例。如英国1925年的《治疗物品法案》(The Therapeutic Substance Act, 1925)就包括了对一些单纯用化学方法不足以检测出其纯度与效价的药品采用生物测定方法的要求。该法规定的药品包括疫苗、血清、毒素、胰岛素及垂体激素。然而直到20世纪50年代，英国政府才意识到要加强对上市新药的系统性控制，以保证药品的安全、有效，为此还设立了管理药品的官方机构，颁布法律以及规定要求药品在上市前进行检测等。引起英国政府重视药品管制的主要是"反应停"（thalidomide）事件。

在"反应停"事件发生的同时，欧盟诞生了。在1958年的《罗马条约》生效后，欧共体（The European Economic Community, EEC）成立了。在EEC的早期，它就涉及了药事管理事务，并意识到对药品进行足够控制的必要性，因为这样可以保障其成员国居民的身体健康。

1965年1月26日，部长理事会正式通过了第一个有关药事管理的欧共体指令。在此之后又通过了一系列这方面的指令。指令是联系其成员国的法律手段，但它必须经过本国的立法才能生效，这个指令被称为65/65/EEC，到目前为止它还是之后药事立法的起源。在这个指令中，明确规定了该指令的宗旨是保障公众的身体健康；同时也规定要努力达成这一宗旨，但不能妨碍欧共体内制药工业的发展与药品的贸易。

（二）欧盟颁布的药品相关指令（EEC Directives）

1. 65/65/EEC指令

该指令之所以在欧盟的药事立法中十分重要，是因为它在制定时经过了广泛的讨论，制定者把已知的情况都包括其中，下面是它的相关条款：

第一条款：药品的定义。

第三条款：欧盟成员国颁发药品执照的规定。

第四条款：申请上市许可需提供相关的文件及材料的规定。

第五条款：规定在以下几种情况下，执法机构应拒绝许可申请，即在正常条件下使用时产品是有害的，缺乏治疗作用，没有足够的治疗作用，没有清楚说明产品的质量和数量。

第七条款：允许有关机构在120天的时间内处理申请。在某些特殊条件下，可增加90天。

第十条款：上市许可的有效期为5年，但到期时可重新注册。

第十一条款：要求执法机构在发现某产品在正常条件下使用时出现有害、缺乏疗效、成分不明的情况时，吊销其上市许可。

第十三到二十条款：有关标签及外包装中信息的规定。

2. 2001/83/EC 指令

自 65/65/EEC 颁布后，随着监管的需要，欧盟还陆续颁布了一系列药事监督方面的指令。但这些指令不系统，有些甚至还存在着冲突。为此，欧盟在 2001 年对这些指令进行了梳理、整合，最终于 2001 年 11 月 6 日由欧盟议会和理事会通过了 2001/83/EC 指令，该指令为目前欧盟最全面、系统的药事法律。

3. 2001/20/EC 指令

该指令要求欧盟各成员国在人用药品的临床试验中执行 GCP（good clinical practice），以此来协调简化各国关于临床试验的法规，建立一个透明的有公信度的程序。

该指令对不允许进行临床试验的情况进行规定，也对如何保护参与临床试验的未成年人及无行为能力不能给出知情同意的成年人进行了规定，同时规定了伦理委员会在临床试验中作用，对试验用样品（investigational medicinal product, IMP）的生产和进口进行了规范，并且详细规定了实施临床试验的条件及程序，以及加强临床试验中的不良事件和不良反应的报告等内容。

4. 2002/98/EC 指令

该指令是对 2001/83/EC 进行的修订。它要求欧盟及各成员国对人类血液以及血液成分的收集、检验、加工、储存以及销售进行规范，特别是对血库运作以及献血程序和献血者提出了严格的要求，要求实施血液警戒，保证血液及血液制品安全和有效。

5. 2003/63/EC 指令

该指令产生的背景是，之前的 2001/83/EC 指令对人用药品上市的申报资料做了详细的要求，但是随着科学的发展，发现某些申报资料可以用于多种不同药品的申报，也就是说虽然药品不同，但是有些申报资料是相同的。在 2000 年的 ICH 框架下，美、欧、日三方同意对人用药品的申报资料建立一套统一的格式和术语，即通用技术文件（common technical document, CTD），2003/63/EC 指令主要就是要求欧盟内的人用药品申报需采用 CTD 格式。同时，此指令还要求实施生物药品（如血源性药品）起始物料的通用技术文件（plasma master file, PMF）以及疫苗制品抗原的通用技术文件（vaccine antigen master file, VAMF）。另外，该指令还涉及了草药药品申报资料的要求，鉴于草药药品与普通药品的区别，所以有必要对草药药品制定一些特别的规范。

6. 2003/94/EC 指令

这项指令规定了人类医药用品生产的 GMP 原则与指南，而且要求政府依据 2001/83/EC 指令的第 40 章以及 2001/20/EC 指令的第 13 章有关规定对这些用品的制造和研究实行监管。

该指令对 GMP 中的人员、生产场所和设备、文档、生产操作过程、质量控制、合同、投诉与召回以及标签等都做了详细的规定。

7. 2004/24/EC 指令

该指令于 2004 年 3 月 31 日由欧盟议会和理事会通过，即《欧盟传统植物药注册程序指令》，它是在传统草药制品方面对 2001/83/EC 进行的修订。在该指令中，欧盟不仅确认了草药的药品地位，而且结合传统药品的特殊情况制定了相对宽松的管理政策，尤其在注册管理上制定了相应的简化措施。由于中药主要是由植物药组成的，因此，中国企业可据此向欧盟国家申请传统植物药注册。

它的主要内容是：

（1）对传统草药产品、草药物质以及草药制剂做了界定。草药制剂活性成分的组成必须是草药物质，处方中不得含有动物或重金属来源的药物，但处方中允许含有维生素和/或营养素类矿物质。

（2）进行注册的传统植物药，必须符合以下要求：

A. 符合传统的草药产品定义，并具有独特适应证，产品的组成和用途不需在从业医师的诊断、处方或监督等干预下就能安全使用。

B. 有与特定强度和剂量相符的服用方法，如口服、外用或吸入制剂。

C. 已过规定的传统应用期。简化注册只适用于在欧共体内有长期临床应用的草药产品，共同体之外应用的产品，只有在共同体内已应用一段时间后才能考虑简化注册。在申请日之前已有至少 30 年的药用历史，包括在共同体内至少 15 年的使用历史。

D. 具有充分的药品传统应用资料，特别是产品被证明在指定条件下使用是无害的。

（3）草药简化申请资料的豁免情况：《欧盟传统植物药注册程序指令》对传统植物药注册的技术要求主要有以下几方面：一是根据 2001/83/EC 指令，若申请者能利用发表的科学文献，阐述药品的单一成分或多个成分具有确切的医疗用途，且确认其疗效具有可接受的安全性，可以不必提供临床前或临床研究结果。二是具有悠久应用史的药品，可以免做临床试验。然而，即便是悠久的传统应用史也不能排除对产品安全性的担心，因此主管当局有权要求申请人提供所有必要的资料以评价其安全性。三是药品质量方面的要求与传统应用无关，因此有关药品必要的理化、生物学和微生物学的试验不可缺少。四是药品应符合欧洲药典专论或成员国的药典要求。

（4）草药专论和目录：草药专论和目录一般是由药品管理部门正式颁布的官方文件。草药一旦进入该官方文件，那么申报程序会更加简化。申报资料可以不必提供该产品在其他国家被批准上市的证书或证明文件、在欧盟境内具有 15 年销售记录的证明文件，以及安全性文献综述和专家报告。

8. 2004/27/EC 指令

该指令主要对 2001/83 指令进行修订，主要内容包括对专利药品的简化注册（即仿制药品注册）程序和上市许可规则、顺势疗法药品的简化注册程序及要求、药品上市许可的相互认可程序和分散体系、罕见病用药、试验伦理要求、生物药品仿制要求、对环境的影响以及药品不良反应监测等多个方面的补充和修订。

9. 2005/28/EC 指令

该指令主要对人用药品临床试验的 GCP 进行指导和规范，特别是对试验样品（IMP）的规定，如对样品生产和进口的许可要求等。同时，还有一个重要的变更就是临床研究需要同时获得药政管理部门和伦理委员会的批准方可进行。

10. 89/105/EEC 指令

该指令的主要内容是如何规范人用药品价格的透明管理，如向制药公司保证药品价格、利润和报销程序的透明度，以及国家健康保险系统中所涵盖的药品的范围及可报销的比例等。

11. 2008/29/EC 指令

该指令主要对 2001/83/EC 指令进行修订，涉及与人类使用的医药产品有关的共同体守则,以及赋予委员会的执行权力。

12. 2009/53/EC 指令

该指令主要修订 2001/82/EC 指令和 2001/83/EC 指令,关于药品销售授权条款的变更(EEA 相关文本)。

13. 2009/120/EC 指令

该指令主要修订 2001/83/EC 指令中有关人用药品的内容中与先进疗法相关的内容。

14. 2010/84/EU 指令

该指令主要修订 2001/83/EC 指令,其中涉及药物警戒的相关内容。

15. 2011/62/EC 指令

修订 2001/83/EC 指令,该指令涉及人类使用的药品的社区代码,以防止伪造药品进入合法的供应链。

16. 2012/26/EC 指令

修订 2001/83/EC 指令,涉及 EEA 药物警戒的相关内容。

17. 2022/642/EC 指令

修订 2001/83/EC 指令和 2001/20/EC 指令的相关内容,免除了英国、北爱尔兰等在人用药品上的相关义务。

(三)欧盟重要的药品条例(regulations)

1. EEC/2309/93

该条例对人用药品的上市及监管做了详细的规定,并决定成立欧洲药品评价机构,即 EMEA。

2. EC/726/2004

该条例和 2004/27/EC 指令在有关于人用药品的上市以及监管方面对以前的法规和 2001/83/EC 指令进行全面的修改,修改的内容如下:

(1)扩大了集中审批程序的范围:从 2005 年开始,所有含治疗艾滋病、癌症、神经退行性疾病和糖尿病的新活性物质的药品以及罕见病药品都必须采用集中审批程序。从 2008 年 5 月 20 日起用于治疗自身免疫性疾病和其他免疫功能障碍的产品以及病毒性疾病用药也要求采用集中批准程序。

有些产品可以选择性采用集中批准程序:有重大治疗、科学或技术创新的医药产品;为了整个欧盟患者或动物的健康利益而获批准的产品;含未获准在欧盟上市的新活性物质的医药产品;按照欧盟疾病预防的有关规定,用于治疗动物疾病的免疫性兽药。

(2)加速医药产品的获取:为了加速对公众和动物健康有较大益处的药品以及创新药品的获取,该法规提供了"加速申请程序",如果 EMA 审评委员会同意以此程序接受申请,那么委员会提出意见的期限将从自收到有效申请 210 日内缩短到 150 日内。该法规允许一些医药产品在批准上市之前可以"同情使用",就是指那些患有严重威胁生命疾病,且没有满意的已获批准的治疗药品的人,可以申请获得还未提交上市申请,但至少已经在临床试验阶段的药品。

(3)管理性数据的保护:对于新药申报资料中的药理、毒理和临床数据,新法规要求无论是在共同体还是在各成员国注册的新药都将延长数据的保护期限。新药上市都会获得

8年的数据保护期，外加2年的市场保护期（共10年）。而仿制药厂商可以在新药上市8年后提出申请，但是仿制药要在2年的市场保护期后才能上市。如果在前8年之内其上市的新药又获得了一个新的适应证，使得该药品与原来相比有更显著的临床效益，该10年的保护期可以再延长1年。

仿制药申请注册时，在不违背工业产权和商业产权保护法的情况下，如果申请者能证明其非专利药品是仿制一个在任何成员国内已许可上市至少8年的参照药品（一般为新药），那么申请者不用提供临床前试验和临床试验结果。

（4）上市许可的有效期：新的法规没有改变上市许可的有效期，该有效期仍然为5年。但是5年期满再次更新后，上市许可证就没有期限。更新许可证的申请必须包含可以证明其质量可控性、安全性、有效性的数据，并且需在原始上市许可期满前6个月之内提交给管理当局。

如果在颁发上市许可证书后3年内，产品没有实际上市，则该许可证书将视为无效。此规定也适用于产品过去获准在成员国上市，但目前已连续3年没有在市场上出现的情形。

（5）其他：将欧洲药品评价局（European Agency for the Evaluation of Medicinal Products, EMEA）改为欧洲药品局（European Medicines Agency, EMA）。

3. EC/297/95

该条例主要对药品上市申请时须缴付的费用做了详细地规定。而此后的EC/2743/98、EC/494/2003以及EC/1905/2005都是就有关药品上市缴付的费用问题对EC/297/95所进行的修订。

4. EC/540/95

该条例主要是对在欧盟或第三国家内人用药品和兽药的较为轻微的不良反应的报告进行了规定。

5. EC/1662/95

该条例主要是对欧盟当局的决策程序（decision-making procedures）做了详细的规定。

6. EC/2141/96

该条例对药品上市许可证的转让做了详细的规定，要求原许可证持有人向EMA提交转让申请并缴纳相应的费用，而且每次只能提交单个的药品上市许可证转让申请，EMA在接到申请的30天内给予申请人答复。

7. EC/141/2000

该条例对罕见病药品指定生产的授权程序进行规定，并为鼓励罕见病药品的研发、生产、销售而制定了相应的优惠措施，如拥有市场独占期等。

8. EC/847/2000

该条例罗列了指定生产罕见病药品的要求和准则，如规定罕见病药品生产申请人提交的资料所必须包含的内容等。同时，对"类似的医药产品"（similar medicinal product）以及"临床优势"（clinically superior）进行了定义。

9. EC/1084/2003

该条例对人用药品和兽药上市许可条款进行变更这一情形进行了规范和约束。该法规按变更的程度和类型要求采用不同的变更申请程序。同时也规定了人类流感疫苗的变更程序以及对采取紧急安全限制（urgent safety restrictions）的要求和条件。

10. EC/2049/2005

该条例主要是为了扶持微型、小型和中型制药企业（SMEs），而对此类企业采取的一系列鼓励措施。它要求 EMA 对欧盟内中小型企业药品上市的费用进行削减并允许延期缴付，并对 SMEs 进行行政协助以及成立一个 SME 办公室来对 SMEs 进行实际的帮助。

11. EC/507/2006

该条例对特殊条件下的上市申请（conditional marketing authorizations）进行规定。

这些特殊情况的药品包括：预防、治疗严重衰退性疾病以及威胁生命疾病的药品，用于公众健康受到威胁的紧急状况下的药品，罕见病药品。这几类药品上市的申请资料可以不充分、不完整，但仅限于临床部分。只有用于公众健康受到威胁的紧急状况下的药品临床前和药学类数据可以不完整。该法还对批准进行特殊上市申请的条件做了规定，如对风险收益平衡的考虑，并对此类上市申请的更新进行了规定等。

12. EC/1901/2006

该条例赋予儿科药品上市申请全新的法律框架，旨在提高儿童用药的安全性。它要求儿科药品上市需要递交对儿童进行临床试验所获得的资料等。EC/1902/2006 是该法规的修订案。

13. EC/658/2007

该条例对上市牌照持有者违反规定、未完全履行义务的行为进行经济上的处分等内容。

14. EC/536/2014

2014 年 4 月 16 日，欧盟委员会采用了新的临床试验法规（EU）No.536/2014，以代替指令 2001/20/EC。（EU）No.536/2014 旨在建立一个有利的欧盟临床研究环境，维持受试者安全最高标准，并且增加临床试验信息的透明度。

三、英国药事法规

（一）英国药事法规文件体系

英国药品和健康产品的主要监管机构是药品管制局（The Medicines Control Agency）和医疗器械局（The Medical Devices Agency）于 2003 年合并形成的药品和健康产品管理局（The Medicines and Healthcare products Regulatory Agency, MHRA），其职责是确保英国市场上的所有药品都符合安全、质量和疗效的规范标准。英国的药品管理法律体系分两层。

第一层级是英国基本（一级）立法：1968 年《药品法》（Medicines Act 1968）及其修订法案是第一个综合的药品许可系统，目前有关立法让位于欧盟有关人用药品的指令 2001/83/EC 及修订法。但是《药品法》中也有条款是特殊适用于英国的，管理部分药品的生产、流通和进口，系统地提供了核发药品产品执照、生产执照、供应或进口执照、临床试验的证书或豁免材料执照的程序、要求，以及规定了药品再评价的内容。

第二层级是英国二级立法（英国法令文件）：包括管理条例和指南。

此外，英国同样有管理特殊药品的立法，如《危险药物法》（1920 年）、《药物滥用法》（1971 年）、《有毒药品法》（1972 年）等，以及由皇家药师协会颁布的管理药品使用的《药房法》。

（二）英国的《药品法》

1.《药品法》概述

《药品法》系统地规定了核发执照的程序、要求，该法规定在英国有关于药品的生产、销售、供应或进口都必须具有相关的执照、临床试验的证书或豁免材料，否则为非法。《药品法》管理所有的药品以及各种在该法核发执照范围内的物质或物品。在适用该法的与任何药品的相关业务往来中（包括进口），都需要有产品执照。负责药品生产的人必须具有这个执照。从事生产、包装的每个人必须具有生产商的执照，批发业务需要批发商的执照。零售商除了从事以上有关的业务之外一般不需要持有执照。

《药品法》制定发照系统的目的可以概括为三个词：安全、质量和疗效。该法给药品下的定义是：主要或完全为医学目的应用于人体或动物的任何物质或物品（药品不包括医疗器械），而医学目的包括下列任何一种：

（1）治疗或预防疾病；

（2）诊断疾病或确定某种生理状况的存在、程度、范围；

（3）避孕；

（4）诱导麻醉；

（5）其他预防或干预某种生理功能的正常运作。

以上定义包括了通常被医学界认为是药品的所有化学物质。应该指出：某个化合物对人体或动物所产生毒性或不良反应的能力并不是药品定义中必不可少的。

根据法令，其他一些物质或物品可能在发证的范围内，下面就是由相关法令所包括的物质或物品的种类：

（1）在药品生产过程中，作为成分使用的某些生物物质；

（2）可吸收的外科材料，以及动物来源的绷带、缝线；

（3）牙齿填充物质；

（4）隐形眼镜、制造隐形眼镜的空白物质、隐形眼镜液、子宫内避孕器。

除了上述（1）中所提到的"某些生物物质"以外，用发给执照这一措施来控制药品的生产过程并不适用于药品的组分、以原料药生产的化合物和其他物质。通常一种物质或物品需发给执照是因为以它生产和包装出来的产品是作为药品来销售、供货、出口的。

尽管大多数人用药品很明显是药品，应受执照管理，但仍有许多不明确的情况，在这些情况下，应听取MHRA职员的建议，下面几点是有帮助的：

（1）仅作为清洁剂、食品、饮料、消毒剂使用的物质不在《药品法》的管制范围内；

（2）以医学用途销售、供应的食品、化妆品可免发执照；

（3）绷带和外科敷料通常不受《药品法》管制，但如果敷料是含药的并且有治疗功能的，则受《药品法》管制。

2. 执照的种类和适用范围

由执照局颁发的主要执照类型有：产品执照、生产商执照、批发商执照、临床试验许可证（或者动物实验许可证）。

（1）产品执照：产品执照授权该执照持有人：

A. 销售、供应、出口任何该药品；

B. 为销售、供应、出口而持有该药品；
C. 为销售、供应、出口而生产、包装该药品；
D. 进口药品。

以上最常见的是 A，其余 B、C、D 适用于执照持有人对在他地生产的药品供应所做的安排。产品执照就包括了与药品销售有关的所有活动。产品执照可以颁发给负责产品（当它成为药品后）生产、进口、首次销售或供应的人。负责产品生产的人可以是按产品执照持有人的指令生产产品的人，在任何其他情况下是指产品生产商。

产品执照的申请应送交执照局。申请的同时还应附有一份对预期适应证的说明，以及与该药品质量、安全、疗效相关的支持数据。药品质量、非临床研究、临床试验要求方面的详细指南由 DHSS 发布。执照局在颁发执照之前，首先必须对药品的质量、安全、疗效感到满意。该药品的需求状况，以及同已有药品相比其价格、疗效等因素通常不作为是否颁发执照的依据。如果执照局准备拒绝一个产品执照申请，它必须要与相关的顾问委员会磋商，对于大多数药品，这个委员会是 CHM。当然如果执照局打算拒绝申请，申请人有权以书面或口头形式向委员会申诉。如果申辩以后，颁发执照的申请还是被拒绝，这时申请人还有权向药品委员会申诉，在很少的情况下，申请人可以向由执照局指定的人申诉。尽管各顾问委员会的建议几乎总是被采纳，它们还是只能提供建议，只有执照局才有权力最终决定是否颁发执照。

实际上，是先由 MHRA 的专职人员对申请进行评价，在合适的情况下听取顾问委员会的意见。当涉及新化学实体的执照申请时，除了必须由顾问委员会审理的情况，常规也由顾问委员会来处理。上级委员会在提出建议之前，一般由下级委员会先提出详细的建议。

（2）生产商执照：生产包括制造药品的整个过程。稀释某一药品或把该药与他药混合（除了仅供某一特定病人使用之外）的过程也包括在生产中。当然这里所讲的生产还包括药品的灌装及贴标签。

生产商执照适用于许多药物种类的生产，而不仅针对单一药品。执照持有人必须具有合适的厂房、设备、职员及相关知识。通常在颁发生产商执照之前，执照局会申请对生产商进行考查。主要是考查厂房、设备、相关人员的资历，以及是否对药品的生产、包装记录采取了稳妥的维护工作。

生产最终产品（成品）的生产厂商必须具有生产执照。若生产、配制活动在注册药房、医院或医疗保健中心药师的监督下完成的，或由护士或助产士因工作需要完成时；生产、配制的药品仅用于临床试验时，则不需具有生产执照。

生产商执照通常授权给持有人，只有在他具有产品执照并且按产品执照持有人的指令进行生产时，才可以生产、包装这一药品。有一例外，就是把一些药品的生产归为"特殊调配服务"，比如根据零售药剂师、医院、批发商、某些其他人及组织的指令而配制的制剂。从事这一"特殊调配业务"的个人和公司可申请持有"特别生产商执照"，凭此在多种情况下可以按以上的特别指令生产药品而不需持有生产商执照。

（3）批发商执照：批发不仅包括把某一药品卖给他人（买这一药品的目的是卖出或供应给他人），还包括把某一药品卖给医疗诊所的从业人员（从业人员购买此药是为了开给患者使用）。批发商执照的颁发主要考虑销售者的身份、是否有合适的场所贮存药品以及是否有一定的营业额。

（4）临床试验证书：临床试验是指由一个或多个医生、牙医对试验者服用一种或多种药物后所致的有益或有害作用进行的研究。

有超过 95% 的临床试验是在 1981 年制定的豁免计划下实施的。否则进行临床试验必须持有临床试验证书或产品执照。在这种情形下，一种药品只有具有了临床试验证书或产品执照并且说明了是用于试验后，才能被允许进口以进行临床试验。生产或包装仅用于临床试验的药品则不需要生产商执照。

向执照局申请临床试验证书同申请产品执照一样，质量、安全的支持性数据是必需的，关于数据要求的详细指南由 MHRA 颁发。临床试验的审理也同产品执照一样，在决定是否颁发临床试验证书时，疗效如何不是主要因素。申请者也同样享有同产品执照申请人一样的向药品委员会申诉的法律权利。

3. 标准条文

法规中规定的标准条文，均已包括在执照局颁发的执照或证书中。然而，在申请人的要求下或可由执照局做出一些条文的例外或修改，可最终需作为其他条文加入法规中。在所在执照和证书中，最为重要的是执照，证书持有人必须向执照局报告有关药品安全性方面任何可疑的数据或信息。

4. 有效期

执照的有效期为 5 年，但可在期满前由申请人向执照局重新提出申请。临床试验证书的有效期只有 2 年，但它同样能重新申请。

在《药品法》中有一些条文规定，执照局可以改变、暂停、吊销执照，这些法律行动通常基于安全性的考虑。一般来说，在采取这些法律行动之前，执照持有人有权向有关顾问委员会申诉（以书面或口头方式）。对于产品执照或临床试验证书，如果执照局准备对执照采取上述行动，执照持有人有权向药品委员会申诉。至于生产商执照和批发商执照，执照持有人只能向执照局提出申诉，因为它们不涉及其他顾问委员会。

基于安全的考虑，如执照局认为必须立即中止某一执照，中止执照的决定会立即生效，中止时间首次不超过 3 个月（此时尚未允许执照持有人申诉）。只有在执照局判断认为如采用允许延误的正常程序，将对患者的安全产生不良影响时才采用这一条文。

5. 变更执照的项目

在执照持有人的要求之下，执照局可以同意变更执照或证书的项目。通常由执照持有人采取该程序。例如，执照持有人打算扩大执照上产品的适应证或改变其服用剂量，但如果执照局不同意改变，执照持有人不得向有关顾问委员会或执照局申诉。

6. 执照过户

产品执照和临床试验证书由在批准文件中署名的个人持有，不能转换给他人。如果某人希望从他人那儿接管执照，那他必须自己先申请新的执照或证书，再在申请书中附上前面所提及的支持性数据。当然提及数据将要求得到原执照、证书持有人的同意，这个过程还是比较快的。执照过户也是当前欧共体复查的问题之一。

7. 药物的法律地位

一般来说，根据药品法及一些其他法令，根据零售、供应的类型可以将人用药品分成以下三类：普通销售目录药（general sales list, GSL）、药房药（pharmacy）、处方药（prescription only medicines, POM）。收录在 GSL、POM 中的药物是根据委员会的建议由药品委员会确定的。这些目录公众随处都能得到,它们都会被定期修订。

(1)普通销售目录药:制定这一目录的目的是说明这些药是相当安全的,可以不在药剂师的监督下销售。

(2)药房药:药房药可以在注册药房由药剂师或在药剂师的监督下销售。尽管没有药房药目录,但所有药物除了 GSL 和 POM 以外,都自动归为药房药。

(3)处方药:这些药只能在注册药房凭医生或牙医的处方调配。对这些药进行严格限制,必须要在开业者的监督下使用,是因为这些药物可能产生毒性反应或生理、心理上的依赖性,或对人们的健康造成危害。

8. 执照中的豁免

《药品法》包含了执照中某些重要的豁免内容,《药品法》还制定了根据法律规定能涵盖更多豁免内容的条款。其中重要的豁免内容如下所述:

(1)健康志愿者:"健康志愿者"这一术语在《药品法》中没有被定义,也没有被提及。根据《药品法》第 130 条,在健康志愿者身上进行的研究一般被排除在外。为了厂商或某些人的利益,给人服用一些物质,而他也并不知道这些物质对人体是否有益,试验的目的是测试这些物质的疗效,这些物质在《药品法》中不能称为药品。这种性质的研究不被认为是临床研究,也就不需要临床试验证书来决定是否允许开展这种研究。

(2)执业者:在特殊病人的治疗方面,医生或牙医对某一特殊病人所开处方中含有某药品时,并不需要持有该药品的产品执照或临床试验证书,同样也不需要生产商执照。医生或牙医若要将上述药品给病人使用,在没有产品执照的条件下可获得生产、包装液体制剂 2 L、固体制剂 2.5 kg 的权利。

这个豁免反映了英国立法的一个重要原则就是不干涉医生对病人的治疗活动。欧洲法律已经为医生的这种治疗自由确立了很高的地位,当然这种豁免不适用于其他从业者。如同种疗法、自然疗法,对于这些活动,有其他各种各样的特别执照来规范。

(3)临床试验:医生或牙医可拥有一些没有执照或证书的药品(以临床试验为目的),这种情形主要要求临床试验是由医生或牙医所发起的,而且没有生产商或第三方的鼓动,同时医生或牙医必须完全对病人的身体健康负责。这时就不需要向执照局提供药品质量、安全的数据,但执照局有权出于安全的考虑反对进行这样的临床试验。

(4)护士和助产士:注册护士和合格助产士在他们的工作过程中包装药品并不需要生产商执照。

(5)药剂师:在某种情况下,药品可以在不具有生产商执照的情况下被生产。这个豁免适用于药剂师按执业者所开的处方进行的调配业务,同时也适用于任何人在注册药剂师的监督下(如果此药不被宣传并在药房中销售)进行的包装药品业务。

药剂师还被豁免可以在不持执照的情况下,在一个注册药房内,按当时药房内患者的治疗需要,根据药剂师的个人判断,从事"柜台开药"的调配业务。

9. 临床试验的豁免计划

在本计划条例下,从 1981 年起制药商和供应商可以在没有持有临床试验证书或产品执照的情况下生产、供应用于临床试验的药品。现在,临床试验豁免计划(CTX)是在英国进行药品临床试验的主要程序。它已经被证实十分成功,并且正被其他国家采纳。CTX的主要规定是供应商通告执照局其准备供应药品给临床试验的计划以及提供支持这一打算的有关药学、非临床试验数据。数据要求与申请临床试验证书相同，但只要求数据的概要。执照局有35天的时间决定是否同意该通告，如果有必要的话，审核期可以另外延长28天。如果执照局拒绝临床试验豁免，那么申请人没有权利申诉，只能按正常方式申请临床试验证书。

与这个豁免计划相关的其他条件是：

（1）由一名医生证实摘要数据是正确的；

（2）供应商同意通告执照局由伦理委员会做出的任何允许或拒绝临床试验的结论；

（3）供应商同意通告执照局任何影响药品安全的数据、报告。

在这个豁免计划下，如仅简单通告执照局准备进行临床试验，将有可能需要额外的临床试验。在任何时间，执照局都保留随时终止豁免的权利。实际上，这个特别的豁免计划已经很快取代了先前的临床试验证书。

10. 药品的再评价

《药品法》(1968年)在1971年9月1日生效时对于已在英国市场销售的药品制定了有权利获得产品执照和临床试验证书的条文。当时授予这些执照并没有考虑药品的质量、安全性、疗效，但这些执照的法律效力与一般的产品执照相同。

在有效期期满时，将按普通执照的要求（相同的质量、安全检查、疗效标准）仔细地检查、评价所有药品。实际上，所有专利药品的产品执照最迟在1990年必须符合欧共体指令75/318，从1976年11月起执照局颁发的新执照事实上已经符合这个指令了。

从1975年开始对在《药品法》颁布之前已经上市的药品进行再评价。此时执照局听取同CSM有相同法律地位的CRM的建议。在执照重新申请之时，原先对每组治疗药品进行的系统评价被旨在对每个执照进行评价的较为简短的方法所取代。当然，许多老药品现在已经没有什么商业价值了，在这种情形下，生产商更愿意放弃这些执照，而不是为了使它们的质量、安全性和疗效符合现代标准而去做很多必需的工作。

11. 不良反应通告

通告不良反应的主要方法是：

（1）通过《现行问题》发布。《现行问题》大约每年出版四次，通告给医生有关药品的问题；

（2）CSM或CDSM主任向所有医生、牙医、药剂师发出紧急信；

（3）医生或牙医通告药品不良反应，会收到一份不良反应注册相关的复印件；

（4）调查结果的文章也需要在专业期刊上发表。

12. 缺陷药品

很幸运，有关缺陷药品的报道很少，通常只是个别批次或几批有问题。发现缺陷药品以后，有必要撤回该药品。药品撤回的情况包括药品标签严重有误、已受生物污染或成分不对（若服用将对健康造成严重的后果）。药品撤回行动可由生产厂商、批发商等采取，同时还要与MCA磋商。还需要通知该药已经出口的目的国家。

第四节 澳大利亚的药事法规

一、澳大利亚药事管理的主要法律

(一)《1989年治疗用品法》

澳大利亚主要通过《1989年治疗用品法》(Therapeutic Goods Act 1989)对药物进行规管。《治疗用品法》由《治疗用品条例》(Therapeutic Goods Regulation)以及其他多项命令及裁决辅助推行。《治疗用品法令》确立并管理一套全国性的制度,对澳大利亚的治疗用品的品质、安全、疗效进行管制,并确保消费者及时获得产品。对在澳大利亚制造、供应及宣传药物,以及对药物附加标签都做了明确的规定。另外,该法详细阐明了将产品列入澳大利亚治疗用品登记册成为表列药物或注册药物的规定。此法适用于向澳大利亚供应药物或制造药物以供在澳大利亚销售的各个机构,此外,亦适用于从澳大利亚进口或向澳大利亚出口药物的各个机构。

(二)《澳大利亚治疗用品广告监管指南》

《澳大利亚治疗用品广告监管指南》(Australian Regulatory Guidelines for Advertising Therapeutic Goods, ARGATG)旨在确保药物的推广和广告符合有关规定,向消费者推广如何有效地使用药物,并承担社会责任,不会误导或欺骗消费者。

(三)《澳大利亚治疗用品生产作业守则》

《澳大利亚优良生产作业守则》(Manufacturing Principles for Medicinal Products)是一套药品生产企业须遵循的原则和作业守则,也就是所说的GMP,它确保每种药物均安全且达到规定的品质标准。该守则对场所、设备、人事提供各类证明文件并在品质控制等方面做出规定。

二、澳大利亚药品的规管

(一)药品的分类

澳大利亚治疗用品登记册(Australian Register of Therapeutic Goods)将药物分为两类,即注册药物(registered medicines)和表列药物(listed medicines)。

1. 表列药物及其注册

只包含列于澳大利亚治疗用品登记册内的成分,而且这些成分通常已被采用了很长一段时间。表列药物并不包含《药物及毒药统一列表的标准》中所载列的物质。在澳大利亚制造的只供出口的药物均会被视作表列药物而列入《澳大利亚治疗用品登记册》内,不论这些药物的成分及声称功效为何,均无须成为注册药物。

(1)一般表列药物(listed medicine):这些表列药物风险较低,其安全性及品质须经治疗用品管理局评估,但药物的疗效则无须通过评估。为加快检定程序,经办人可参照治疗用品管理局的既定准则自行评估产品,之后将评估资料提交给治疗用品管理局,进行一项简单的"合规格复检",确定产品的安全及品质是否符合基本规范。如产品的评估通过

"合规格复检",治疗用品管理局便会向经办人发出确认通知书,该药物便可列入登记册作为表列药物。

(2)经评估表列药物(assessed listed medicine):经评估表列药物的风险略高于一般表列药物,但低于注册药物,在上市前要进行疗效评估。与一般表列药物一样,经评估表列药物也可在经办人对药品的安全性和质量进行自我认证后纳入 ARTG;不同点在于经评估表列药物可以用于一般表列药品所不允许的适应证。因此,经评估表列药物需要由 TGA 进行上市前评估。

2. 注册药物及其注册

注册药物可以是高风险产品,也可以是附有疗效声称的低风险产品。注册药物可分为非处方(低风险)药物及处方(高风险)药物两类。评估产品的"风险"水平时,管理局须考虑产品的药效、副作用、长期服用可能造成的损害、毒性以及产品所针对的病况的严重程度等多项因素。注册药物的安全、品质及疗效均须通过治疗用品管理局的评估。注册药物通常含有《药物及毒药统一列表的标准》中的表列物质,但这并非必然。

(1)非处方(低风险)注册药物:购买非处方(低风险)注册药物无须出示医生处方。举例而言,药房药物如止痛药、咳嗽/感冒制剂等,均属于非处方(低风险)注册药物。

(2)处方(高风险)注册药物:处方(高风险)注册药物须出示医生处方才可购买。所有处方药物,以及所有注射剂,例如糖尿病人的胰岛素,均属于处方(高风险)注册药物。

3. 辅助药物

辅助药物属于低风险药物,包括草药、传统药物、维生素、特定功用食物、营养补充品、顺势疗法产品及自然疗法产品。辅助药物按其所含的成分及所声称的功效,列为注册或表列药物。

(二)药品上市评估

所有药物必须在澳大利亚治疗用品登记册列为表列或注册药物,才可在澳大利亚供应发售。但是必须进行上市前评估。注册药物和表列药物的上市评估程序不同,但也有相同点:

1. 经办人须向治疗用品管理局(TGA)提交申请,要求将药物作为表列或注册药物列入澳大利亚治疗用品登记册中。经办人可参照《1990年治疗用品规例》附表4及附表5,以决定药物是否予以表列或注册。申请一旦获通过并进行检定,经办人须缴纳费用。

2. 治疗用品管理局负责检定申请,或将申请转交给外界委员会进行检定。

3. 如申请获通过,有关药物会获得一个以"AUST""AUSTL(A)"或"AUSTR"为字首的编号,同时可在澳大利亚治疗用品登记册内表列或注册。

4. 申请如遭拒绝,经办人可以提出上诉。

5. 上诉个案由治疗用品管理局处理。上诉期间,经办人可以向治疗用品管理局提交额外资料,以便进行检定。如申请再遭拒绝,经办人可进一步向卫生与老年护理部提出上诉,最终可上诉至行政上诉审裁处。

在检定申请期间,治疗用品管理局或会要求经办人提供进一步的资料。然而,经办人提供进一步资料所需的时间并没有计算在处理申请的时间内。因此,处理及检定申请实际所需的时间,较上文所述的目标时间长。

（三）药品生产的规定

《1989年治疗用品法令》规定，澳大利亚药物制造商必须持有许可，而且药物的制造过程必须符合澳大利亚GMP所规定的要求。推行许可发放制度旨在保障公众健康，确保药物符合指定的品质保证水平，并在清洁及不受污染的环境下制造。

药品制造商申请生产许可的程序：制造商如欲申请许可，其制造药物的处所必须通过检查，即审核。治疗用品管理局的审核员会审核药物制造处所，制造商须符合各项许可发放条件，才能获签发许可。审核员会在签发许可前进行审核，许可发放后亦会定期进行审核，通常每隔15至24个月审核一次，这根据制造过程的复杂程度以及过往审核时发现的问题是否已纠正而定。

（四）药品上市后监督

TGA通过药物咨询委员（Advisory Committee on Medicines, ACM）处理药品的安全、质量和功效问题，以及药品的上市前和上市后监管。

TGA于2017年9月开始实施药物警戒检查计划（PVIP），帮助药物的生产商持续履行其药物警戒义务。

TGA将治疗产品警戒工具定义为旨在促进收集和评估与使用治疗产品相关的益处和风险的信息的工具。PSAB使用的主要产品警戒工具是不良事件报告、制冷剂管理计划和定期安全更新报告（PSUR）。

如果TGA确定了与药物或疫苗相关的安全问题，TGA将采取监管措施，包括：① 通过安全警报、早期预警系统监测通信和药品安全更新，向卫生专业人员和消费者提供信息，提供有关治疗产品的信息和建议；② 更新产品信息、消费者医药信息和/或产品标签，增添新的不良反应、预防措施或警告；③ 上市后研究；④ 对其使用施加限制；⑤ 调查生产基地；⑥ 召回市场上的产品；⑦ 暂停或撤销产品；⑧ 撤销产品后，详情将在TGA网站上公布。

1. 药物不良事件举报

药物不良事件报告是与使用药物相关的任何与用药目的无关的，有时甚至有害的事件报告。重要的是，与使用治疗产品相关的不良事件并不总是由治疗产品本身引起的。TGA监测与药物相关的不良事件（如副作用），以保护和增强澳大利亚的公共健康。TGA收到的每个不良事件报告都被输入不良事件通知数据库（Database of Adverse Event Notifications, DAEN），TGA工作人员不断对其进行分析，以确定潜在的新问题，以便进行详细调查。

2. 黑三角计划（Black Triangle Scheme）

黑三角计划于2018年1月开始实施。黑色三角形符号和随附文本将显示在计划中包含的产品信息（product information, PI）和消费者药品信息（consumer medicines information, CMI）中。这将鼓励卫生专业人员和消费者报告可疑的不良事件。黑色三角形也将出现在与TGA相关的材料中，例如澳大利亚处方药公共评估报告（Australian Public Assessment Reports for Prescription Medicines, AusPARs）。目前正在开展工作，将黑色三角形纳入其他医学信息来源。

黑三角并不表示存在已知的安全问题，只是TGA正在鼓励不良事件报告，以帮助

TGA 全面了解药物的安全性。

黑三角计划的目的是为从业者和患者提供一种简单的方法，以识别某些类型的新处方药，或以明显不同的方式使用的处方药。该计划鼓励报告与使用这些类型的药物有关的不良事件。

3. 制冷剂管理计划

制冷剂管理计划提供有关治疗产品的已知重要安全信息的摘要，计划识别和报告已知或潜在的安全问题和计划，以最大限度地减少任何已识别或潜在的安全风险。

4. 药品安全性更新

药品安全更新于2010年取代了澳大利亚药品不良反应公告。PSUR 每年对产品的安全性进行概述，包括不良事件、全球注册状态摘要、出于安全原因采取的措施、产品的全球使用以及安全要求分析。赞助商必须在注册产品后至少三年向 TGA 提交 PSUR。

5. 药品的召回

召回药物是把有问题的药物从市场上永久撤出。

自2018年1月15日起，澳大利亚实施了新的治疗用品统一召回程序（uniform recall procedure for therapeutic goods, URPTG），为澳大利亚生产、进口或出口的治疗用品进行召回和不召回行为提供了一致的方法。URPTG 的目的是协助治疗用品的制药企业使用标准化的系统程序进行召回和非召回行动，它使企业能够有效地应对具有公众健康和安全风险或可能对公众健康和安全构成风险的治疗性问题。当 TGA 命令适当的负责实体进行强制召回时，如果某实体不遵守强制性召回，则适用民事和刑事处罚。

（五）标签的管理

澳大利亚药物的标签受《1989年治疗用品法令》48号法令以及各州/领地的其他相关法例规管。药物制造商、包装商或分销商须负责确保产品附有正确及适当的标签。药物的标签须包括以下资料：① 所有有效成分的名称及含量。② 产品名称。③ 产品数量（包装量）。④ 剂型。⑤ 批号、有效日期及贮存情况。⑥ 如属注册药物，须附有"AUSTR"编号；如属一般表列药物，须附有"AUSTL"编号；如属经评估表列药物，则须附有"AUSTL（A）"编号。⑦ 防腐剂的名称及含量。⑧ 经办人的名称及地址。⑨ 有关的警告声明。⑩ 药物用途的声明。

（六）进口的管制

凡在海外制造的药物，经办人在将这些药物进口至澳大利亚前，须先向治疗用品管理局证明药物制造商的作业环境符合澳大利亚的 GMP 及其他相应的标准。

经办人可循两种途径，确立该进口药品符合澳大利亚的 GMP：

（1）提供合理的证据，证明海外厂商所制造的货品符合澳大利亚 GMP 的规定标准；

（2）邀请治疗用品管理局到制药地点进行审核。

就第一种方法而言，治疗用品管理局只会接纳某些国家的 GMP 检查结果。这些国家的优良生产作业巡查水平获治疗用品管理局的认可，与澳大利亚的 GMP 巡查水平相同。获认可的国家包括欧盟成员国、英国、加拿大、新加坡、新西兰及美国。

就第二种方法而言，制造商必须同意让治疗用品管理局进行审核，而经办人亦须在审核前支付审核费用，包括相关的巡查费、交通费及住宿费。

对进口药品必须领许可证的规定：经办人欲从外地进口药物以供应澳大利亚市场，必须在货物运抵澳大利亚前申领适当的牌照/许可证。澳大利亚只会向注册医生或注册药剂师签发处方药物的进口牌照或许可证。制定这项规定的原因是澳大利亚须履行其所签署的数条国际公约的规定，对若干药物、化学物质及濒危物种等的供应进行管制。

任何人如没有申领适当牌照/许可证，除货物或会被销毁外，亦可被控刑事犯罪。

（七）专利药品的相关规定

在澳大利亚，新药的标准专利保护期（即免除竞争的期限）为20年。鉴于"核准药物程序需时颇长"，专利保护期最多可延长5年。

澳大利亚知识产权署是澳大利亚联邦政府批出专利权的部门，但不负责专利权的执行，有关工作由专利权持有人负责。如遇侵权行为，专利权持有人可要求法庭执行制止侵犯权利的法律程序。因此，在专利保护期内，专利权持有人须负责监测市场，找出潜在的侵权行为，执行专利权及向非法使用专利权者提出检控。

当专利权保护期届满后，其他公司才可申请制造及出售同类药物（即有效成分含量、药力及剂型与专利药物相同的药物）。这类产品须先经治疗用品管理局审核，才获批准进入市场进行售卖及分销。

（八）违法行为

1. 申请列入澳大利亚治疗用品登记册为表列或注册药物时，或申请进口牌照/许可证或优良生产作业牌照时，如做出虚假或误导性声明，即属违法。在澳大利亚无牌制造、进口或供应药物，亦属违法。任何人如被裁定上述犯罪行为，可被判处罚款和/或监禁。

2. 侵权行为包括：非法进口，非法供应，非法宣传/声称具有治疗功效，非法制造，非法出口等。

3. 对于制造伪药的规定：凡制造、供应、进口或出口伪药，均属违法。伪药是指这样一类药物：其标签或广告错误标示其成分、制造资料或来源。任何人如被裁定触犯有关规定，可被判处罚款和/或监禁。伪药亦损害药物的专利保护权，危害公众健康。专利权如被侵犯，专利权持有人或专用特许持有人可向澳大利亚联邦法庭或拥有适当司法权的州/领地法庭提出诉讼。

澳大利亚专利权法规定，专利持有人可通过以下3种方法，补救专利权被侵犯造成的损失：

（1）禁制令——禁止侵权者做出进一步侵权行动；
（2）赔偿损失——赔偿专利持有人因侵权行为而蒙受的损失；
（3）交出所得利润——侵权者必须向专利持有人交出任何因侵权取得的利润。

（九）对配药的规定

1. 配药地点

如属处方药物，须出示医生处方才可在药房配药，这类药物亦可由医生或医院提供。如属非处方药物，则无须出示医生处方，可从多处地点购买，例如药房、某些超级市场、诊所或医院。

2. 药剂制品津贴计划

在澳大利亚，政府除管制配药地点外，亦提供一些资助，协助公众购买重要的药物。例如，澳大利亚75%的非公立医院处方药物列入两大资助计划内："药剂制品津贴计划"（Pharmaceutical Benefits Scheme）及"军人及遗属药剂制品津贴计划"（Repatriation Pharmaceutical Benefits Scheme）。推行这两项计划，旨在使公众（"药剂制品优惠计划"）及合资格的退伍军人和战争中的鳏寡军人遗属（"军人及遗属药剂制品优惠计划"）取得所需的药品。药剂制品津贴顾问委员会（Pharmaceutical Benefits Advisory Committee）建议应把哪些药物列入药剂制品津贴计划内。如前文所述，药物推出市场前的检定工作评核药物的品质、安全及疗效，而药剂制品津贴顾问委员会则将某药物在效用及成本效益方面与其他产品做比较。政府一旦同意把某药物列入津贴计划，药剂制品津贴价格管理局（Pharmaceutical Benefits Pricing Authority）便会与代理公司商讨药物的售价。该管理局的成员包括政府、业界及消费者的代表。

（十）药房的管理

药房须受澳大利亚各州/领地的法例管制。州/领地可对药房的管制实施不同的法例。

1. 药房的拥有权

除两个领地外，澳大利亚6个州均对药房拥有权订立限制。在澳大利亚各个州内，药房的拥有权只能由药剂师持有。然而在北领地，《北领地药剂业法令》（The Northern Territory Pharmacy Act）只规定药房的业务须由药剂师管理，但没有规定药房的拥有权须由药剂师持有。澳大利亚首都领地的法例亦没有对药房的拥有权订立特别的限制。

各省均对药剂师可拥有或可持有权益的药房数目订立限制，但限制的数目则各有不同。在西澳大利亚州及塔斯马尼亚州，可拥有或持有权益的药房数目最多为2家；在新南威尔士州及维多利亚州，最多为3家；在昆士兰州及南澳大利亚州，最多为4家。两个领地则没有订立有关限制。

2. 药剂师的注册规定

各州及领地均有不同的药剂师注册规定。一般而言，符合注册规定的药剂师，均须完成被认可的大学的药剂课程，并在注册药剂师的监督下，在社区或医院药房内完成指定期限的临床药剂实习。有些州/领地或进一步规定药剂师需具备良好的品格及英语程度等。

药剂师须每年缴付指定的续牌费，即使他们没有执业，亦须办理有关手续。药剂师会因健康理由或专业操守失当而被吊销、暂停或限制牌照。各州/领地的药剂业委员会（pharmacy board）均有权调查投诉，以及处分违规者。

本章小结

美国药事法规是目前世界上最系统、最完整的药事法规之一。美国最主要的药品管理部门FDA以严格、科学的管理著称，成为世界各国药政机构效仿的对象。纵观美国历史，美国药事法规主要经历了以下3大里程碑：1906年颁布的《纯净食品和药品法案》（Prue Food and Drugs Act），它是第一部系统全面管理药品的法案，并第一次提出掺假药品与仿冒药品的概念；1938年颁布的《联邦食品、药品与化妆品法案》（Federal Food, Drug and Cosmetic Act）第一次提出在药品上市前要进行安全性审查；1962年颁布的《药品修正案》（Drug Amendments）第一次要求药品上市要进行有效性审查，还首次提出药品不良反应报告制度。FDA管理依据的法律主要是《联邦食品、药品与化妆品法案》（FDCA）及其修正案。此外，CFR和USC为美国的两大法律数据库，人们可以方便地查找法律原文，与药品有关的法律、规章分别位于USC和CFR中的第21部。

在日本，药品管理法律法规主要分为三类：由日本国会批准通过的称法律；由日本政府内阁批准通过的称政令或法令；由厚生省大臣批准通过的称告示或省令。日本国会批准颁布的关于药品管理的法律主要有《关于确保医药品、医疗器械等质量、有效性及安全性的法律》《药师法》《药物不良反应救济、研究开发推广及产品审评机构法》《有毒及有害物质控制法》《麻醉药品、精神药品控制法》《阿片法》《大麻控制法》《兴奋剂控制法》《采血、供血控制法案》等。在这些药事法规中，《关于确保医药品、医疗器械等质量、有效性及安全性的法律》是有关药品管理的最重要法律之一，其目的是管理药品、类药品、化妆品、医疗器械的有关事项，以保证它们的质量、疗效、安全性，以及促进对罕见疾病药物的研究。

欧盟的药事法规较为复杂，它主要分为有法律约束力的条例、指令、决定和没有法律约束力的通告、建议与意见。欧盟各成员国除了遵循欧盟的药品法律外，也会颁布本国的药事法规，这属于国家立法（national legislations）范畴。比如德国有《德国药品法》（German Drug Law）等。英国脱欧后，其药品法律体系由法律（《药品法》）、条例与指南两个层级构成。《药品法》（The Medicines Act）管理所有的药品以及各种在此法核发执照范围内的物品，它还系统地规定了核发执照的程序和要求等。

澳大利亚药品监管法律主要包括《1989年治疗用品法》（Therapeutic Goods Act 1989）、《治疗用品规例》（Therapeutic Goods Regulations）以及TGA颁布的一系列规定。根据药品风险级别对药品进行分类注册管理，分为表列药品和注册类药品两类。TGA对于药品生产、上市申请、上市后监督等环节进行严格管理，保障国内药品安全有效、质量可控。

思考题

1. 概述美国食品药品监管立法的发展历程。
2. 阐述FDCA的法律地位及主要内容。
3. 试述美国药品假劣药的分类及处罚措施。
4. 概述日本药品监管的主要法律法规。
5. 概述欧盟2001/83/EC指令的主要内容及法律地位。
6. 概述英国药事法律层级及适用情况。

第四章
国际药品注册

教学目标

本章主要涉及美国、欧洲药品注册的内容；还涉及人用药品注册技术要求的国际协调会议、国际原料药注册的主控文件的相关内容。通过学习旨在使读者对美国、欧盟药品注册途径及程序，国际原料药注册的文件要求以及ICH有系统的了解。

教学要求

1. 了解：人用药品注册技术要求的国际协调会议。
2. 熟悉：美国新药加速上市机制，EMA对新药的审批及快速上市机制。
3. 掌握：国际原料药注册的文件要求。
4. 重点掌握：美国药品注册程序，欧洲药品注册途径及程序。

第一节 美国的药品注册

一、美国新药评审导论

美国新药审评是在FDCA中规定的。尽管FDCA在许多人看来在该类法律中是最复杂的一部，但此法案中有关新药审评的最重要条款却相当简单。首先，FDCA规定：用于诊断、治愈、缓解、预防人或其他动物疾病的物品，用于影响人或其他动物身体的结构或功能的物品（食品除外）为药品。FDCA还规定，任何新药在上市之前一定要表明它是安全、有效的且必须经过审批。

由此可见，FDCA仅对新药的评审做出了框架性的规定，而现行较为系统、全面的新药审评过程还是FDA来规定的。FDA主要通过以下几个方面规定新药评审：

（一）美国新药的定义

新药的法律要求无论是从时间来说，还是从复杂程度、投资量来说都要较FDA所管辖的其他一些产品的要求要高、要严。尽管宣传一项产品可用于预防、诊断、治疗疾病会带来较为丰厚的商业回报，但同时也要求它按新药进行评审，因此，食品、化妆品及其他工业的生产厂商想尽办法使其产品不以新药进行审批。

判断某一化合物是不是新药的决定权在FDA。FDA所制定的新药分类标准对所有药品的影响都较大，如新药至少会面临临床研究以及非常耗时的IND（临床研究申请）、NDA（新药上市申请）评审，相对而言，仿制药或一些OTC药的评审面临的法律要求通常会小得多。

那么在FDA看来什么是新药？新化学实体（NCE）当然是熟知的新药，除此之外，一些非 NEC 的化合物也可作为新药评审。换言之，除了一个产品活性成分的创新度以外，还有其他一些因素决定着是否按新药来评审。如药品所建议的用途、剂型、给药途径、服药时间等。

根据 FDA 的规定，以下四种情况都将作为新药管理：

（1）药品含有新化学实体（NCE）作为该药的活性成分；

（2）药品含有已存在的活性成分，包括在国外上市的物质以及自然发现的物质，但这个成分在美国从未用作医学用途（也称为 NCE）；

（3）药品先前已被 FDA 批准上市，但现在建议新的用法、适应证；

（4）药品先前已被 FDA 批准上市，但现在建议的剂型、给药途径或其他重要条件不同于先前批准的药品，包括处方药转非处方药（Rx to OTC）。

在所有的新药中，无论是 FDA 还是以研发为导向的制药工业都对 NCE 十分重视。这是因为 NCE 同已经上市的药品相比，经常会表现出非常明显的、有竞争力的治疗作用，因此，制药公司愿意投入巨大的资金研究 NCE，FDA 也愿意投入大量的评审资源来鉴定新成分的临床效果。

前面已经说过，NCE 可以是（1）完全在实验室合成的一个全新的成分或（2）从未用作医学用途的已存在的化合物。其中一些 NCE，是从未在人体上使用过的，其临床效果是全然不知的。因此，FDA 对这些化合物的上市许可的要求是最为严格的。

在以下几种情形下，已上市的药品仍将作为新药来审批，需要提交一份 NDA 或补充 NDA。这包括该药：建议治疗、预防、诊断的疾病同以前的不一样；建议了新的使用方式、剂型、给药途径等，即上面的第（3）、（4）条。

当一个已上市的药品建议新的适应证，那么这个药品在法律意义上当作新药看待。但在大多数的情形下，研究、提交数据的要求较绝大多数 NCE 来说要低得多。

因为是 FDA 已批准的药品，安全性已不再是主要的问题，因此临床前研究的要求比较低。是否还需进行临床前研究取决于现存的动物试验数据以及新使用方式同以前的相似程度，如果是给药途径的改变，通常至少需要进行一些动物试验以表明该药的新给药途径也是安全的。

但是，尽管药品的安全性已不是主要关心的问题，但还是必须确立该药治疗、预防、诊断某新的适应证的有效性。因此，临床试验特别是Ⅲ期临床试验是必需的，以证明该药的有效性，但需做多少例临床试验则取决于现存的临床数据以及同以前剂型、给药途径方面的相似程度。

（二）美国新药申请的分类

FDA 的药品评价研究中心（CDER）根据药品的类型和药品预期的使用这两个标准将新药申请分为以下七类：

1. 新分子物质；
2. 已批准药品的新盐；
3. 已批准药品的新配方（不是新盐或者新分子物质）；
4. 两种以上药品组成的新制剂；
5. 已上市药品的仿制药品（例如新厂商的产品）；

6. 已上市药品增加新的适应证（包括从处方药改为非处方药）；

7. 以前新药申请未批准但在市场上已有销售的药品。

FDA 在确定新药申请分类的同时，还将确定每个新药申请的审批程序：如确定为 S（standard，标准审批程序）则代表与当前药品相似的药品可采取标准审批程序；如确定为 P（priority，优先审批程序）则是与当前治疗方法相比有重大进展的药品可采取的优先审批程序。

（三）FDA 影响新药评审的几个方面

第一，FDA 可对 FDCA 的主要条款进行解释。例如，FDCA 规定一个新药在批准上市之前，必须提交"实质性的证据"（substantial evidence）来证明该药对预期用途是安全、有效的。但究竟什么是"实质性的证据"，则完全由 FDA 来解释。这样 FDA 就可对新药的临床前、临床研究以及数据提交方面进行相关规定。

第二，FDA 可颁布、执行一系列联邦条例，所有这些条例都收载在 CFR 中。通过这些条例，FDA 规定了申报者为符合 FDA 的要求必须要采取的做法，当然这些常规条例还包括了对 FDA 及申报者都有约束力的程序。

第三，FDA 还颁布了许多新药注册指南。同条例不同，指南是没有法律约束力的，它只是指导申报者该采用何种方法才能达到 FDA 的要求。

此外，FDA 还可通过各种形式同申报者保持积极的交流，如 FDA 官员讲话、新闻发布会、职员手册等，所有这些都是为了进一步解释 FDA 的要求、政策、内部事务等。

二、美国新药研制的步骤

美国每年上市许多新药，品种不同，FDA 对它们的评审要求也各不相同，但评审框架还是一致的，大体可分为以下六步：

1. 临床前研究

新药安全、有效性的研究最终将在人体内进行，但在 FDA 允许试验药物试用于人体之前，必须证明该药的研究对人体是安全的。如果药品申报者不能根据现有的研究数据、本国及他国的使用数据等证明该药是安全的，那么就必须进行临床前研究。

需要指出的是，当临床前研究结束，动物试验并没有随之完成，许多时间更长、更专项的研究如慢性、抗癌试验将贯穿整个新药申请过程。

2. 提出新药临床试验申请（investigational new drug, IND）

当药品申报者认为已具有足够的数据证明该药安全时，就可准备向 FDA 提交新药临床试验申请（IND）。本质上 IND 只是一个建议，通过这个建议，药品申报者获得 FDA 的许可，开始在人身上进行试验。

3. FDA 对临床试验申请的评审

按照现行规定，FDA 有 30 天的时间来决定是否允许该药进行人体试验，同时 FDA 还将评价临床计划书。临床研究计划要保证临床受试者不应受到不必要的危险以及有希望证明该药用于人体是安全、有效的。如果在提交 IND 以后 30 天内，FDA 没有同药品申报者联系，那么临床试验就可以开始。然而，药品申报者在开始临床研究之前最好还是同 FDA 取得联系。

4. 临床试验

临床试验必须严格按 FDA 所批准的计划书进行。通常，临床试验开始是较慢的、进行也是十分小心的。随着有利结果的出现，试验药物将逐渐在更多的人群、更长的时间中以更大的剂量进行试验。

5. 准备提交新药上市申请（new drug application, NDA）

因为 FDA 根据 NDA 中的数据来决定是否批准药品上市，因此，NDA 在新药评审过程中就显得尤为重要。在 NDA 中，药品申报者建议该药应批准上市，以及使用研究的数据证明该药在预定的用途上是安全、有效的。

6. FDA 对新药上市申请（NDA）的评审

如果 NDA 通过了 FDA 对它的形式审查，它将被送达 FDA 六个审评组中的一个，这个组就是该药所在的治疗组。因为该组已经评审过该药的 IND 及可能指导过该药的临床研究，该组的成员对该药将会十分熟悉。在评审组内，三个最重要的部分——化学、药理、医学将分别评审。当评审决定做出以后，FDA 就通过"action letter"就是否允许药品上市同药品申报者联系。如果 FDA 表示批准该 NDA，在最终批准信发出之前通常要求药品申报者在申请的一些细节方面做修订，以及提交最后的印刷标签。在不批准的信中，FDA 将会指出相应的不足。

新药研究及评审过程如图 4-1，下面将详细介绍美国新药研制的各个步骤：

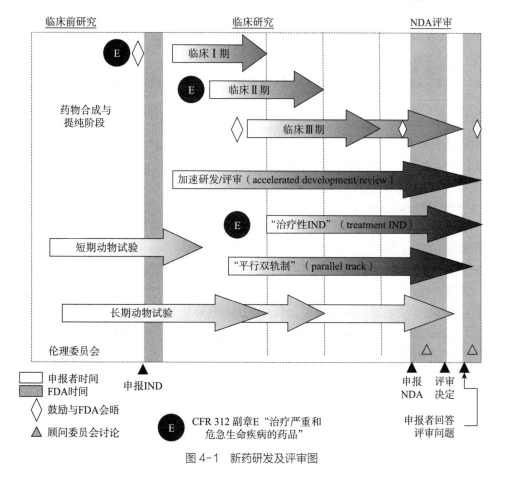

图 4-1 新药研发及评审图

第四章 国际药品注册

(一) 临床前研究

按 FDA 的估计,得到必要的新药研究数据及信息大约需要 4~8 年的时间。对大多数 NCE 及大多数临床安全性还没有建立的药物来说,产生这些数据的第一个重要步骤是在动物上进行临床前试验。

非临床试验在新药的研究方面有几个重要的作用:首先,非临床试验所产生的基础毒理、药理信息是 FDA 许可开始临床研究时所必需的。尽管 FDA 批准新药上市在很大程度上依赖于临床试验的结果(安全、有效),然而 FDA 是不允许一种安全性、有效性全然不知、性质不定的物质用于人体的。在临床试验开始之前,FDA 要求该药短期试用于动物,然后 FDA 根据这些研究的数据来决定该药的使用是否具有足够的安全性。

一旦临床试验开始,动物试验仍能够提供临床试验继续进行的重要信息,直到该药获批准。长期以及特定的动物试验在支持该药在人群中大量、长期使用的安全性时是必需的。

尽管临床前试验在预见该药在人体中的疗效方面不甚完美,但目前还是确定、测量该成分生物活性、临床疗效最实际的方法。通过研究该药物作用机制、程度、维持时间、量效关系、副作用等,药品申报者可以获得该药对人体可能发生的作用的宝贵信息。

临床前研究分药理学、毒理学研究,药理学和毒理学组成了药物作用的整体。

1. 药理学研究

药理学研究特别是有关副作用的研究,能够影响将来毒理研究的方向,因此一般来说首先进行药理研究。药理研究可分为两个阶段:第一阶段是药理作用的筛选,这个阶段涉及应用体内、体外方法测定成分的药理活性;第二个阶段则是全面的药理研究,包括主要药效学研究以及药动学研究。

(1) 药效学研究主要研究药物对机体的作用

① 量效关系。

② 药物作用时间。

③ 作用机制。

(2) 药动学研究主要研究机体对药物的作用

① 吸收 (absorption)。

② 分布 (distribution)。

③ 代谢 (metabolism)。

④ 排泄 (excretion)。

药动学研究又简称 ADME。在临床前研究阶段只研究动物药代动力学。

2. 毒理试验

(1) 急毒试验:观察一次给药后动物产生的毒性反应,并测定其半数致死量 LD_{50}。

(2) 长毒试验:观察动物因连续用药而产生的毒性反应。观察中毒时首先出现的症状及停药后组织和功能损害、发展和恢复的情况。

(3) 致癌试验

① 致癌试验的预备试验。

② 致癌试验。

（4）生殖毒性试验

① 一般生殖毒性反应：主要观察妊娠的确立、胎儿的呼吸和死亡及子宫内活胎的发展情况。

② 致畸胎试验。

③ 围产期毒性：妊娠后期及整个泌乳期。

（5）致突变试验

（二）GLP

制药企业在新药临床前筛选、测试阶段享有很大的自由。只要不违反美国《动物福利法》（Animal Welfare Act）及一些相关法律，制药公司、私营业者在筛选药品成分及检测其活性过程中，可自由选用动物。

但当申报者开始研究药物的安全性数据时，就必须符合药物非临床研究质量管理规范即 GLP，以保证临床前研究及数据的质量。也就是 FDA 规定所有研究机构只要是进行支持 IND、NDA 的研究，其获得的安全性数据必须符合 GLP。

FDA 在 1979 年 6 月 20 日第一次要求实行 GLP，做出这个决定是因为 FDA 发现，在 70 年代中期提交给 FDA 的一些支持药物安全性的临床前研究并没有按批准的标准进行，但 FDA 却要在这些数据的基础上做出一些重大的法律决定。经多年实践证明，GLP 确实是保证临床前研究质量的一个行之有效的规范。

GLP 检查是 FDA 推行 GLP 的一个非常实用的方法。为保证实验室的实验数据真实、准确，FDA 有两种检查方式：一种是事前通知的检查，另一种则是突击检查。

因为资金及其他原因，FDA 主要对本国的研究机构进行 GLP 检查，但同时每年大约有 10～12 次国外检查，当然所有这些检查都是事前通知的检查。

通常情况下，检查是在 FDA 对某研究机构是否符合 GLP 的状况有所怀疑时才进行的，在初次检查后，FDA 随后还会进行定期跟踪检查。

为了确定某机构符合 GLP 的要求，FDA 的地方检查员会对已经结束或正在进行的研究进行检查。绝大多数检查是随机的，只有一小部分的检查是有针对性的，主要是对 IND、NDA 中临床前研究是否符合 GLP 状况进行的检查。在检查后，FDA 会监督这些机构实行必要的改正措施。

FDA 并不对符合 GLP 的实验室发证，换言之，某实验室通过 GLP 检查并不是永久的。在美国不存在 GLP 认证。

对于经过检查不符合 GLP 的研究机构，FDA 可采取两种措施：宣布研究数据无效，取消临床前研究资格。当然第二种处罚仅适用于情况比较严重、研究的有效性受到严重影响的情形。

（三）临床试验申请（IND）

1. IND 应包含的内容

在开始临床试验之前，申报者必须向 FDA 提交 IND，以获得临床试验的准许。在这个申请中，申报者一般提交以下四个领域的资料：

（1）动物研究的结果，以阐明有理由证明该药用于人体是安全的。

（2）详细叙述该药的组成、来源、生产工艺。这一点主要是向 FDA 证明该药是否有已知存在毒性的结构以及药品申报者是否能够稳定（批与批之间质量相对稳定）地生产、供应该药品。

（3）详细的临床试验计划书。IND 中的计划书一般只涉及 I 期临床试验，因为 II 期临床研究所用的剂量只有在 I 期临床试验结束以后才会明确。所以可以先提交粗略的 II 期临床计划书，随 I 期临床的进行逐步修订。至于 III 期临床的计划书则一般在较晚的时候提交。

（4）其他相关资料。如临床研究者的资历、研究手册（investigational brochure）等。

在 FDA 审评 IND 时，FDA 判定是否有足够的证据证明该药以及所建议的临床研究是安全的。同其他申请不同，IND 不需要得到批准。FDA 只有在发现该药及所建议的临床研究不安全时才会采取行动，同药品申报者取得联系，延迟临床研究。而如果 FDA 在 30 天内不同药品申报者联系，则表明临床试验可以开始。

2. IND 的分类

FDA 将 IND 分成两大类：商业用临床研究申请以及研究用新药研究申请。前者为制药公司的申请，最终目的是药品上市销售获利，而后者则是医生为了学术目的提出的。这些药品可以是在他国批准使用的药品，或从未用作治疗用途的物质，或由研制者新合成的物质，或在医生的日常业务中治疗作用已经被初步发现的物质。

一般而言，FDA 对研究用新药临床研究申请的要求相对要低得多，主要是因为它涉及的人体受试者非常有限，往往只有几例。

3. IND 提交的预备会议

如药品申报者对临床前研究、临床研究计划准备的充足性不能肯定的话，FDA 可以提供一种预备会议（pre-IND meeting）。因为大多数 IND 是由大公司申请的，它们对 FDA 的要求十分熟悉，所以这种会议举行得很少。但 FDA 的确很少拒绝举行这种会议的申请。

如果要求举行此种会议，药品申报者必须提交一份书面的申请，再附上基础毒理研究结果、生产和质量控制措施以及其他背景资料。FDA 特别是其中的审评组必须决定是否真的需要举行此种会议，如确实需要，则必须准备此种会议。

通过这种方式除了能同 FDA 官员、审评员建立良好关系以外，药品申报者还能在其他方面获益，最主要的是通过提供给审评人员 IND 的概况，使他们能够帮忙解决一些在正式评审中会出现的问题，从而避免延误临床研究。

4. 对国外临床试验数据的认可

如果一种药品在国外已经进行过临床试验或已经上市，这类资料必须包括在 IND 中。在某些情形下，国外的临床数据可以直接用于支持该药的上市批准，条件是：

（1）该研究是由合格的、有经验的研究人员所进行的；

（2）研究人员有足够的设备；

（3）研究人员保留详细的病历记录及医院记录，并且 FDA 能够得到这些记录；

（4）执行《赫尔辛基宣言》（Declaration of Helsinki），最大程度上保证受试者的利益。

足够的可被接受的国外临床研究数据可使药品申报者直接从临床 III 期开始进行研究，但要有足够的证据证明该药用于人体是安全、有效的。然而，对于一个 NCE 来说，则必须按正常的途径来研究。

(四)新药评审机构以及 IND 评审

1. 美国的新药评审机构

在介绍 FDA 评审 IND 程序之前,有必要先介绍一下负责所有新药评审的机构,包括药品评价和研究中心(CDER)、生物制品评价和研究中心(CBER)。CDER 是新药的主要评审机构。

尽管 FDA 的这些评审组在许多方面有所不同,但在机构上却是非常相似的。每个评审组都有一个组长负责,这个组长通常是经过培训的医师。

在评审组中有多个不同的评审学科,其中最为重要的是三个独立的评审小组,分别对 IND、NDA 及其他申请进行评审。

(1)医学或临床学科评审小组:医学或临床学科评审小组大多由医生组成。他们负责药品申请临床方面的评审,如评估 IND 中建议的临床研究以及 NDA 中包括的临床研究的结果是否安全。此外,该小组还负责将药理、化学评审结果与他们的评审结果进行综合,并在此基础上做出是否批准该药品上市或还需进一步研究的决定。某些情况下,医学或临床学科评审小组还可分成若干个分组。

(2)化学学科小组:化学学科小组一般由 5~8 位化学家组成,很显然,这个小组的工作是评审新药申请中有关化学的部分,包括试验药物的组成、生产、规格、稳定性等。许多药品申报者发现他们同这个组的关系最紧密,因为药品申请过程中,化学部分的不足往往是延缓药品批准的常见问题。

(3)药理学科小组:这个小组主要由药理学家、毒理学家、生理学家组成,他们负责评审药品申请中的药理部分。同医学或临床学科小组不同,这个小组只是个单一的小组。

除了以上三个核心评审学科小组以外,不同的药品还有一些其他的评审学科小组。

2. 消费者安全官员

在整个评审过程中,药品申报者建立同 FDA 的联络渠道是非常重要的,对那些不熟悉 FDA 要求、政策的企业来说尤其如此。对此,大多数药品申报者发现 FDA 的消费者安全官员(consumer safety offices, CSO)对药品审评过程很有价值。FDA 对每个 IND 都指定安排一个 CSO,在 IND 及以后提交的各种申请的评审中,CSO 担负着药品申报者同 FDA 的联络工作。

因为大多 CSO 具有科学背景,所以他们能够提供在评审过程中出现的科学、技术问题方面的报告。然而,他们真正的专长在于药品法律、法规知识以及 FDA 新药评审的特点,因此,在 FDA 中他们比其他任何人都了解某新药评审的现状。

3. FDA 对 IND 的评审

(1)IND 的初步处理:FDA 在收到 IND 后,会在申请上盖上收讫的日期,这标志着评审的开始。

在中心档案室的申请评审人员会对 IND 进行一次非技术的行政性审查,以确保该 IND 没有明显的缺陷。通过这次审评以后,IND 就被送到相应的药品评审小组。

(2)具体学科评审小组评审:一旦 IND 送达某评审小组,该 IND 先被送到该小组的档案室进行建档。档案内容包括申请人的姓名、IND 收到的日期、编号及其他信息。然后,评审小组会向申报者发出一封收讫信(acknowledgment letter),告知申报者 IND 已经收到,当然在这封信中还会明确该申请的编号、寄出日期、CSO 的名字等。

而后，IND 将由三个独立小组分别进行评审。首份 IND 一般首先送交给医学或临床学科组组长，他的专长就在于药物治疗作用方面。在某些评审组中，医学学科组组长还要对药理、化学的结果进行分析，给出该 IND 是否已足够支持临床试验开始的推荐意见。

如有必要，在评审 IND 时还需咨询其他领域的专家如统计学家、生化药物专家。

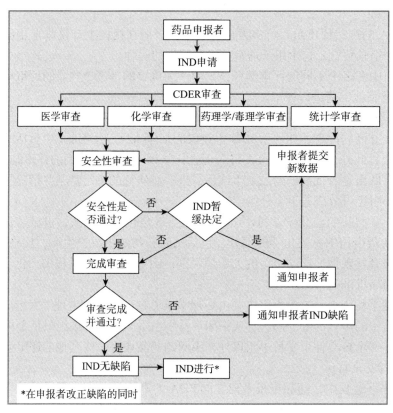

图 4-2　临床研究申请（IND）评审流程图

（3）将评审结果通知药品申报者：在通知申报者有关 IND 评审结果方面，FDA 并没有统一的程序。如果 IND 没有问题，大多数评审组会选择不与药品申报者联系，30 天后，药品申报者就可以自动开始临床研究。在这种情况下，FDA 并未正式批准 IND，而是被动批准。尽管如此，药品申报者却应一直保持同 FDA 的联系。

当评审发现 IND 不足时，FDA 可采取以下两种措施：如果缺陷很严重，如该药存在安全性问题或临床试验计划书存在安全性问题，则 FDA 会在 30 天内同药品申报者取得联系，延迟临床研究，首先是电话通知，然后 FDA 发出"临床试验暂停"通知；如果缺陷不是很严重，不足以延迟临床研究的话，评审组会给药品申报者发出"缺陷信"，在信中阐明：尽管临床研究可以开始，但需要向 FDA 提交额外的资料以补充、纠正 IND 的不足。

（4）撤销已开始的临床试验：一旦 30 天已过，未获得联系的临床研究就可以自动开始。即使这样，FDA 仍保留撤销豁免及延迟临床研究的权力。FDA 这样做基于以下一些理由：

A. IND 中包含的信息是不真实的；

B. 该药已被证实在人体上使用是不安全的；

C. 初步的临床研究数据证明该药在预期用途上是无效的；

D. 生产、加工、包装不足以保证该药的性质、质量、纯度；

E. 临床研究没有按照 IND 中的研究计划进行；

F. 一年以上没有向 FDA 提交研究进展报告；

G. 研究没有按 GLP、GCP 进行；

H. 没有向 FDA 提交在研究过程中出现的严重副反应。

一旦某个 IND 被拒绝或被撤销，FDA 将安排一次会议。在会上，药品申报者有机会做出申辩、解释。

（五）新药的临床试验

几乎所有的临床前研究（主要指药物的初始研究），临床前药理、毒理研究，IND 的准备、提交等都是为了获得 FDA 的临床试验许可，即许可该药在人身体上进行临床研究。临床试验是药品上市的最终试验，通过它来检测该药的安全性、有效性。临床试验的结果对批准或不批准该药上市的决定最为重要。

尽管临床试验的目的是获取该药安全性、有效性的数据，但在这些研究中所需考虑的首要问题是受试者的安全。因为临床研究涉及人体，因此，药品申报者必须确保所设计、开展的临床研究不会对受试者造成不必要的伤害。

1. 临床试验过程中涉及的多方人员

一个成功的临床试验需要药品申报者坚持不懈的努力，需要医生、护士及其他医学工作者的专长和投入，以及与数以千计的受试者进行密切合作。

一般来说，临床试验会涉及以下一些人员：

（1）药品申报者。

（2）FDA 的监督人员。

（3）临床研究机构的研究者：直接进行临床研究的医生，他们的职责包括给受试者服药、记录有关该药安全、有效性方面的重要数据，研究者对受试者的健康负直接责任。

（4）临床监察员（CRO）：药品申报者所雇用的负责监督临床研究进程的人员，他们的职责是监督临床研究，以保证研究是严格按研究计划书来开展且符合相关法规的。

（5）临床研究机构的伦理委员会（IRB）：IRB 会对临床研究计划书进行评审，其主要目的是保障受试者的权益。

（6）临床受试者：自愿参与临床研究的人，包括所有服用该药物的健康人和患者。

2. 临床试验

临床试验（clinical trial）是指以人体（正常人或患者）为研究对象，在受试者（或其监护人）知情同意、监管部门依法管理、科学家严格控制的条件下所开展的系统性、干预性科学研究，以探索或证实试验用药品、器械或新的治疗方案等对人体的作用、不良反应，目的是确认试验药品、器械、治疗方法等的效果及安全性。临床试验的设计同动物试验一样，不同药物间的差异很大。这主要是因为它必须考虑如下因素：该药的性质、所建议的用途、临床前研究的结果、某些临床研究结果以及任何国外或国内的上市经历等。

尽管如此,所有的临床试验在结构上一般仍分为四个阶段。

(1) Ⅰ期临床试验

Ⅰ期临床试验也被称为人类药理学(pharmacology),其目的是进行初步的临床药理学及人体安全性评价。受试者一般为20~100例的健康受试者,此阶段主要研究人体对药物的药代动力学和药效学,包括该药的药理作用、耐受剂量、毒性、ADME、药效学等。

Ⅰ期研究有以下特点:① 为确定安全性剂量范围;② 为记录药物在人体内的代谢途径(吸收、分布和排泄)和代谢过程;③ 通常选择少数健康志愿者或者有特定疾病的病人为受试者;④ 通常在药物临床试验中心完成,以全程监控受试者情况。

Ⅰ期临床试验包括Ⅰa期临床试验、Ⅰb期临床试验和食物影响(food effect)试验。

Ⅰa期临床试验(phase Ⅰa clinical trials):也称为单剂量递增试验(single ascending dose,SAD)。在单剂量递增试验中,少数受试者(通常是3~5人)被给予单次剂量的药物,同时采集他们的血液和其他体液进行一段时间的观察,如果药代动力学数据与预测的安全值一致,则在新的受试者组中增加剂量。这一过程持续到达到预先计算的药代动力学安全水平,或者出现不可忍受的副作用为止。此时药物被称为达到最大耐受剂量(maximal tolerable dose,MTD),即产生预期治疗效果和可接受副作用的最高剂量。例如:如果第一组接受了5 mg的药物但没有明显的效果,下一组的剂量增加到10 mg。依此类推,一直按照方案继续增加剂量,直到达到最大耐受剂量。

Ⅰb期临床试验(phase Ⅰb clinical trials):也称多剂量递增试验(multiple ascending dose,MAD),目的在于探索药物多个剂量的药效学和药代学,以观察药物的安全性和人体对药物的耐受程度。在多剂量递增试验中,根据SAD试验中对安全剂量/MTD的预测,选择剂量水平和剂量间隔时间,让一组患者接受多个低剂量的药物,同时在不同的时间点采集血液和其他液体样本,进行PK和PD分析。在多次给药的情况下,PK分析的一个关键是确定药物是否积聚。通过选择合适的剂量水平和给药频率让人体内药物水平维持在稳定的状态,即药物吸收率等于药物清除率,以便监测合适的安全参数。虽然SAD研究可以预测稳定的状态浓度,但MAD研究提供了经验确认。例如:第一周的第一组受试者接受20 mg药物,第二周接受40 mg,然后是60 mg、80 mg,依此类推。每增加一组受试者,药物的用量就会增加。

食物影响试验(food effect trials):食物可以影响、改变药物的吸收率和药代动力学。而PK数据对试验至关重要,为了预测食物将如何影响药物的药代动力学,有必要对此进行研究。食物影响试验是一项短期试验,目的是观察人体在给药前进食对药物吸收的影响。通常以两序列交叉研究的形式进行,受试者在禁食期间和进食后服用相同剂量的药物,试验至少纳入12名受试者。多数情况下,为了降低药物开发成本和缩短药物研发时间,会在单次剂量递增或多次剂量递增试验中增加额外的组,以获得食物对药物影响的初步评价。而目前临床试验通常采用的做法是将上述三类试验合并,即在同一研究设计中使用SAD和MAD,有时还包括对食物影响的评估。

一旦在Ⅰ期临床试验中确定了剂量或剂量范围,下一个目标是评估药物的有效性。

(2) Ⅱ期临床试验

Ⅱ期临床试验也被称为治疗作用探索(exploratory)阶段,其目的是初步评价药物的治疗作用和安全性,为Ⅲ期给药剂量的确定提供依据。其受试者一般为100~300例患者,此阶段用于探索药物的安全性和有效性。

Ⅱ期临床试验有以下特点：① 在相对少量的病人身上进行研究；② 通常纳入住院研究对象，以对其进行密切观察；③ 重点观察剂量反应关系、给药方案或与初步疗效和安全性有关的问题；④ 通过1~3年完成。

Ⅱ期临床试验包括Ⅱa期临床试验和Ⅱb期临床试验。

Ⅱa期临床试验也称为概念证明（proof of concept，POC）研究，目的是证明药物的临床疗效和生物活性。这个阶段通常用于少数患者，主要疗效终点在给药后早期，评估其有效性。在证明药物具有预期的临床疗效后，进行Ⅱb期试验，这时将选择较多患者进行评估。

Ⅱb期临床试验也称为剂量发现（dose finding，DF）研究，有时也被称为关键试验（pivotal trial）或者剂量范围试验（dose-ranging trials）。Ⅱb期临床试验的剂量研究结果会直接被应用到Ⅲ期临床试验中。此外，Ⅱb期临床试验还做给药方案的研究。通常采用多个剂量和安慰剂对照的平行组设计，交叉设计也会被使用。

（3）Ⅲ期临床试验

Ⅲ期临床试验也被称为治疗作用确证（confirmatory）阶段，也称为上市前研究（pre-marketing phase）。其目的是通过一个或多个试验，进一步验证药物对目标适应证受试者的治疗作用和安全性，评价利益与风险关系，最终为药物注册申请的审查提供充分的依据。Ⅲ期研究有以下特点：① 在大规模人群（300~3 000人，甚至更多）中试验；② 通常随机分组，包括新治疗组与标准治疗组和/或安慰剂组；③ 在特定受试人群身上采用统一的用药方案，类似于上市后的用法；④ 通常在2~5年内完成。

Ⅲ期临床试验是最昂贵、最耗时且最困难的，试验设计通常是随机、对照、多中心的。在监管机构确定需要进行Ⅲb期临床试验后，通常对Ⅲ期临床试验进行回顾性分类，可以分为Ⅲa期临床试验和Ⅲb期临床试验。

Ⅲa期临床试验（phase Ⅲa clinical trials），是指在药物的有效性被证明后、向监管机构提交注册申请之前进行的研究，研究的结果用于提交新药注册申请。

Ⅲb期临床试验（phase Ⅲb clinical trials）是指新药申请后、药物上市前的研究，目的在于获取的药物疗效和安全性结果，如生命质量或经济学方面的研究结果。当然，对于已经上市但是需要扩大治疗指征的药物，也可直接做Ⅲb期研究。

（4）Ⅳ期临床试验

Ⅳ期临床试验是指新药上市后由申请人进行的应用研究阶段，也被称为上市后研究（post-marketing study，PMS），或上市后监测（post marketing surveillance，PMS）。Ⅳ期临床试验的目的是考察药物在广泛使用条件下的疗效和不良反应，评价在普通人群或者特殊人群中使用药物的利益与风险关系以及改进给药剂量等。

Ⅳ期临床试验技术特点：Ⅳ期临床试验为上市后开放研究，不要求设对照组，但也不排除根据需要对某些适应证或某些研究对象进行小样本随机对照研究。Ⅳ期临床试验虽为开放研究，但有关病例入选标准、排除标准、退出标准、疗效评价标准、不良反应评价标准、判定疗效与不良反应的各项观察指标等都可参考Ⅱ期或Ⅲ期临床试验的设计要求。

3. 关键临床研究

Ⅲ期临床试验中所获得的数据包括在不同医院、诊所及临床计划书规定的其他地方进行的对照及非对照试验收集到的数据。但 FDA 最为关注并可以作为批准 NDA 依据的一些数据是在联邦法规中被称为"充分的对照研究"中所得出的数据，因此这些研究也称为关键临床研究。

一般来说，一项研究必须符合以下四个标准才能称为关键临床研究：

（1）对照研究。

（2）盲法设计。特别是双盲设计，可尽量保证治疗评价的公正性。

（3）随机。它可以避免研究者影响研究的结果。

（4）有足够的试验人群。研究必须提供有显著统计学意义的数据。

4. 临床试验的提前终止

一旦获得试验药物的安全性、有效性数据，便可立即提交 NDA，这既是药品申报者、受试者的愿望，在大多情况下也是公众的愿望。如果一个药品在研究中被发现是不安全的或无效的，那么继续研究只会使更多的受试者受到伤害，或拖延患者接受更好治疗方案的时间。另一方面，如果某药已被证明是安全的且与现存的药品相比有更好的疗效，那么继续研究只会获得不必要的数据，延迟 NDA 的申请，延迟新药的评审过程。

临床试验一般可因下述几个原因提前终止：

（1）发现严重的毒副反应；

（2）同现存的药品相比缺乏明显的疗效；

（3）尽管有明显的疗效，但危险性也很大，且疗效不足以超过危险；

（4）有明显的数据证明该药是安全、有效的。

尽管要求在一种药物缺乏足够的有效性和安全性数据时应终止其研究，但在实践中很难做出这样的决定。实际上在设计临床试验时，究竟要获得多少数据才算足够，这个标准是值得考虑的。因此在设计试验时，统计学家会制定某药临床试验的"终止规则"，在实际研究中，若达到了该"规则"的标准，那就发出了结束研究的信号。

5. 临床试验注册与结果公开制度

近年来，药物临床试验透明化已成为世界医药行业的热点话题。作为促进临床试验透明化的有效措施，临床试验注册制度受到世界上制药大国的推崇，不少国家正在积极探讨建立或者已经建立了适应本国国情的注册制度。其中，美国是实施临床试验注册制度最早的国家。美国以立法的形式，要求临床试验在实施之前进行基本信息的注册并及时公开，并在试验结束后公开试验结果信息，经过多年的摸索与实践已取得显著的成效，目前拥有全球最大的注册库和相对完善的注册体系。以下将全面讲述美国临床试验注册与结果公开制度的背景、详细政策及其实施效果。

（1）临床试验注册与结果公开的意义

临床试验注册指在一种新药或疾病干预措施的临床试验起始阶段，将试验基本信息在特定的临床试验注册机构进行登记，并将其在开放网站予以公开。临床试验结果公开指在临床试验结束后将临床试验结果向公众公开。临床试验注册与试验结果公开都是为了向公众、卫生工作者、研究者和赞助者提供可靠的药物临床试验信息，增加临床试验透明度。任何人都可以通过网络免费查看。

临床试验的信息公开，可以较好地避免研究者和申报者选择性发表阳性研究结果，防止其忽略或掩藏阴性研究结果，从而减少医师及医学研究者依据偏倚的试验论文而制定不科学的医疗决策。此外，通过分享研究成果可以促进国际医学研究的进展，减少不必要的重复研究，促进政府、企业资源的合理使用，有助于帮助企业及早地招募到符合条件的受试者，对于潜在受试者则有利于其选择性地参与合适的临床研究。

（2）临床试验注册与结果公开的立法

2007年9月，美国国会通过了《食品药品管理修正案》(Food and Drug Administration Amendments Act of 2007, FDAAA)，法案801条款对临床试验注册与结果公开做了详细规定。新修订的法案不但扩大了临床试验的注册范围，还要求公开临床试验结果，并且制定了监督保障措施。这是美国临床试验注册与结果公开制度的最新法案。

（3）美国临床试验注册与结果公开制度政策介绍

美国临床试验注册与结果公开制度，包括临床试验实施前的基本信息注册、试验结束后的结果公开及试验信息更新，以及保障上述行为有效实施的监督保障措施。

① 临床试验注册程序：FDAAA法案将负责临床试验注册的人定义为"试验负责人"(responsible party, RP)，一般为试验的申办者。在试验开始之前，RP需向ClinicalTrials.gov数据库提交注册信息，信息提交过程必须在招募到第一个受试者的21天内完成。注册信息通过"试验方案注册系统"(protocol registration system, PRS)网络平台提交，为防止重复注册，PRS会对每个首次注册的试验赋予一个唯一的临床试验识别码。NIH（国立研究所）在收到PR提交的注册信息后对其完整性、通俗性进行形式审核，不符合条件的可以要求RP进行改正。对于药品和生物制品的注册信息，NIH将在收到RP提交信息的30天内在ClinicalTrials.gov网站予以公开；而医疗器械临床试验注册信息将在产品上市后的30天内予以公开。

② 临床试验注册适用范围：需要注册的临床试验称为"applicable clinical trials"。同时满足以下四个条件的试验需要注册：

A. 该临床试验使用的是FDA管辖范围内的药品、生物制品或者医疗器械；

B. 该临床试验处于试验Ⅱ期、Ⅲ期或者Ⅳ期阶段；

C. 该临床试验有一组或者多组试验在美国本土进行，或者该临床试验是在通过美国IND、IDE（Investigational Device Exemption，研究用医疗器械豁免）之后才开始实施的；

D. 该临床试验在2007年9月27日之后才开始实施；或者虽在这之前已经开始，但到2007年12月26日仍未结束。

③ 临床试验注册内容：按照FDAAA法案的要求，RP应当及时准确地提交临床试验基本信息，主要包括四部分内容：第一，描述性信息，包括通俗易懂的标题、对试验的简单描述、试验目的、试验设计、临床研究类型、试验研究阶段、临床适应证、干预措施、试验开始时间、预计结束时间、预期受试者人数、主要疗效指标和次要疗效指标；第二，招募信息，如受试者入选标准、年龄、性别、是否接纳健康受试者、招募状态等；第三，地点和联系信息，包括申办者名称、试验负责人、研究机构联系信息；第四，为便于管理而产生的各种编号，如唯一的临床试验识别码、IND/IDE编号以及其他编号。

④ 临床试验结果公开：FDAAA法案要求注册的临床试验，其RP应当在试验结束后公开试验结果信息。依照信息在ClinicalTrials.gov数据库创建时间的先后，现阶段需要公开的信息分为三类：现存结果链接、基本结果信息和不良事件信息。

A. 现存结果链接：在2007年12月26日之后完成的临床试验，如果该产品已经批准上市，NIH 会在 ClinicalTrials.gov 数据库中创建已经存在的结果链接。它由 FDA 信息和 NIH 信息两部分组成，FDA 信息包括 FDA 各评审委员会审评所产生的文件、FDA 对该产品的使用建议等，NIH 信息主要是与该产品有关的医学文献链接。由于这些信息由 FDA 和 NIH 直接产生并公布在其各自网站上，所以无须 RP 主动提交，NIH 在 ClinicalTrials.gov 数据库网站创建这些信息的链接即可。链接应当在产品批准上市 30 天后创建，且不得晚于上述信息在原网站公开的第 30 天。

B. 基本结果信息：在 2008 年 9 月 27 日之后注册或更新注册信息的临床试验，RP 需要提交基本结果方面的信息，包括受试者人口统计学信息和基线信息、主要疗效结果和次要疗效结果、研究者与申报者之间签订的有关研究结果如何发表的协议、如何获取研究结果等几方面的内容。

RP 通常在临床试验结束后的一年内提交基本结果信息，但是，在以下几种情况下可以推迟提交：第一，临床试验结束一年后该产品仍未上市，可以申请推迟至产品上市后 30 天；第二，在试验结束一年内提出新的适应证申请，可以获得最多 2 年的延长期限；第三，申报者有充分的推迟理由并向 NIH 提交书面申请，NIH 可以酌情给予延后，但是最多不得超过 8 个月。NIH 收到 RP 提交的信息后进行形式审核，并于 30 天内在 ClinicalTrials.gov 网站予以公开。

C. 不良事件信息：在 2009 年 9 月 27 日之后注册或更新注册信息的临床试验，其 RP 需提交严重不良事件以及发生概率超过 5% 的其他不良事件信息，其信息提交时间、提交延迟条件以及信息公开程序与基本结果信息公开设置相同。

⑤ 临床试验信息更新：在实施临床试验的整个过程中，RP 应当及时更新发生变更的信息。如果"招募状态"或者"试验完成状态"信息发生了改变，RP 应当在信息发生改变的 30 天内进行更新，而对于其他信息的改变，则至少每 12 个月更新一次。NIH 在处理更新信息时，会以合适的方式保存原来的信息，以便于公众对其进行全程跟踪，了解临床试验的变化情况。

（六）GCP

FDA 不仅规定了要获得新药的上市许可需要进行什么样的临床研究，而且还规定了所进行的这些研究必须符合它所颁布的临床试验质量管理规范（good clinical practice, GCP）。

制定 GCP 的目的主要有两个：制定程序来保证临床试验的完整和确保临床试验数据的质量，尽可能保护受试者的权益。GCP 从本质上来说就是规定了临床试验各方应负的责任。

1. 伦理委员会（Institutional Review Board, IRB）

一般来说，药品申报者不直接同 IRB 联系，FDA 甚至公开反对药品申报者同 IRB 联系。临床机构的研究负责人通常充当药品申报者与 IRB 之间的联络人，把研究计划送交 IRB 审批。根据以往的经验，研究负责人通常非常熟悉 IRB 所关注的问题，因此他更容易同 IRB 的成员沟通联系。

除考虑安全性以外，IRB 还注重其他的一些因素。一个临床研究计划要获得 IRB 的批准就必须符合以下几个标准：

（1）受试人风险最小化；

（2）受试人的风险必须与预期的收益效果相当；
（3）受试人的筛选必须公平；
（4）知情同意书必须由受试人自己签署或合法授权委托人代签；
（5）知情同意书必须采用书面形式；
（6）为确保受试人的安全，试验方案必须包括对数据进行监测的规定；
（7）在必要的时候，试验方案应有保护受试人的隐私和保护数据机密性的规定。

与对药品的申报者、研究者、监视者的要求一样，对IRB也有记录要求，并要求保留这些记录到研究结束之后三年。在FDA检查时IRB应能提供这些记录，如果FDA的检查发现IRB并没有按GCP的要求履行其职责，那么FDA有权撤销该委员会。

2. 知情同意书

根据联邦条例，受试者参与临床研究，研究者必须获得受试者或其代理人在法律上予以认可的同意。这个要求是为了确保受试者在不违背自己的意愿且知情的情况下参与试验。

知情同意书就是将相关的信息告知受试者。GCP规定受试者在参与试验之前必须被告知以下信息：

（1）对所进行的研究的描述，包括研究目的、受试者参与时间以及必须遵守的程序；
（2）任何可合理预见的危险或不适；
（3）任何可合理预见的能获得的好处；
（4）受试者发生危险时，可选用的合适有效的程序；
（5）有关受试者记录的保密程度，并批准FDA能够检查这些记录；
（6）一旦伤害出现，是否有任何补偿以及替代医学治疗，以及相关联系方式；
（7）说明该研究为自愿的，拒绝、停止参与临床研究不会受到惩罚或失去本来应得的报酬。

（七）新药上市申请（NDA）

NDA是药品申报者正式向FDA提交申请，要求FDA批准该药在美国上市。数以万计的临床前研究数据、临床研究数据、药物化学数据、药品生产的数据都需提交给FDA评审，以判断该药在预期用途上是否有安全性和有效性。

在美国上市的所有的新药都必须经过新药评审的过程，为了获得批准，NDA中所包含的数据必须能够支持FDA评审员对以下几点做出决定：

1. 该药在预期用途上是不是安全、有效的，并且使用该药的效益是否超过了风险。
2. 所建议的标签是否适合。
3. 在生产中使用的方法、质控措施是否足以保证该药的性质、浓度、质量、纯度。
4. NDA内容的格式要求参阅CTD（common technical document，通用技术文件/常规技术文件）。

（八）FDA对NDA的评审

NDA评审是FDA所有工作中最为引人注目的一项。FDA的批评者称，NDA评审的时间太长，新药上市的速度太慢；但有经验的FDA观察家则认为，在评审NDA时有一个必须优先考虑的条件，即该药在上市之前必须是安全、有效的。对此，FDA一如既往地肩负着保护全美公民身体健康的职责，使他们免遭不安全、无效新药的危害。

在许多方面，NDA 的评审同 IND 的评审有点类似，如一般情况下它们会在同一个评审组进行评审，评审人员也是相同的，但它们至少有两点明显的区别：

首先，NDA 审评更为复杂，需审评的资料包括临床研究资料、新的动物研究资料、以及其他一些新药的资料。正是因为这些资料既多又复杂，所以 NDA 的评审非常耗时。

其次，NDA 的法律意义较 IND 的法律意义更加重要。在 IND 中，该药计划只在一定的受试者身上使用，并且对这些受试者进行严格的观察，但对于 NDA，所提出的使用建议将涉及无数的患者。

1. NDA 的初处理

NDA 的最初处理是在药品、生物制品中心的中心档案室进行。在 NDA 到达中心档案室以后，首先在 NDA 上盖上收到日期的章，这个日期就是 NDA 到达的日期。随后，中心档案室将 NDA 分配到其相应的评审组进行审评。

NDA 的收到日期十分重要，因为法律规定 FDA 在收到 NDA 后的 180 天内向药品申报者发出"action letter"信函，来表明 FDA 是否批准该申请。从本质上说，180 天评审时间只有在该申请需要进行重要的修订时才允许延长。此外，在收到 NDA 的 60 天内，FDA 必须决定该申请是否适合实质评审即"filing"。NDA 的"filing"意味着 FDA 认为该 NDA 能够完成评审。如果 FDA 认为该 NDA 不适宜"filing"，则会给药品申报者发出一封信，表明该 NDA 不适宜"filing"，并说明其理由。这时评审过程中止，直至这些缺陷被纠正才会再次开始评审。

2. NDA 在药品评审小组的评审

一旦 NDA 被分至相应的评审小组，会首先被送到相应评审组的档案控制室。相应的档案控制室人员会给药品申报者准备信函，通知药品申报者 NDA 的编号、收到日期、CSO 的姓名。大多数的情形下，所指定的 CSO 还是原来联络 IND 评审的那一位。在 NDA 正式开始之前，CSO 会对 NDA 进行行政上的、非技术的评审，以保证该 NDA 没有明显的缺陷。

3. NDA 批准决定的产生

评审组最终达成一致决定的方式有以下两种：

第一种是独立评审"independent review"。在这种方式下，化学、药理、医学评审员各自将他们的评审结果送交给 CSO。如果 CSO 发现他们的评审结果有分歧，将召开组内会议，在协商的基础上达成一致的建议，然后由 CSO 起草给药品申报者的信函，概述评审的结果及其理由，并且由三个评审组审查过后，共同签字。

另一种是审评组实行团队审评"review team"，这种方式不太常用。在这种方式下，评审组的建议主要是依据医学评审组的决定制定。药理、化学审评员在评审完 NDA 以后，将结果送交医学组，然后由医学评审组来权衡并给出最终建议，然后起草"action letter"，再送交药理、化学评审组审查签字。

一旦该 NDA 的评审组以及评审组监测人的建议达成一致，则这个决定将送交该评审小组所在的处主任（division director）由处主任对其进行批准。对于那些不是创新的以及没有多少治疗优势的药品，处主任的决定就是 FDA 的最终决定；但对于其他一些药物，则需要满足额外的一些要求才能做出最终的决定。

4. FDA 的 action letters

FDA 以 "action letter" 的形式正式向药品申报者通知 NDA 的评审结果。如前所述，FDA 必须在 180 天内发出这个 "action letter"。"action letter" 有三种：

（1）批准信：一般来说，当 FDA 发出批准信，表明该 NDA 已经获得批准，药品申报者可以开始上市销售该新药。

极少数情况下，NDA 不经修订就能直接获得 FDA 的批准，一般来说，在药品申办者收到批准信之前，会先收到可被批准信。

（2）可被批准信：当 FDA 认为药品申报者再补充提交一些特定的资料以后，该 NDA 就可以满足上市的要求，则 FDA 就会发出可被批准信。通常 FDA 所要求的新资料主要是一些最终印刷标签（FPL）。

A. 在 FDA 发出可被批准信后 10 天内，药品申报者可以选择修订或告知 FDA 准备修订 NDA，同时药品申报者都将自动同意 FDA 需要额外的 45 天来审评这些修订的资料。

B. 撤销 NDA。若药品申报者在 10 天之内不做出任何的回应，FDA 将视作撤销 NDA。

C. 对于不涉及抗生素的新药申请，如药品申报者提出有证据反驳 FDA 拒绝该申请的决定，FDA 应提供给申报者举行听证会的机会。当 FDA 发出可被批准信，但其中批准的新药上市条件申报者不能接受，如 NDA 中建议三种主要适应证，但 FDA 只批准了一个，则其可能会提出举行听证会的要求。一旦 FDA 拒绝批准 NDA 中的要求，FDA 就应向申报者提供举行听证的机会。

D. 通知 FDA，药品申报者同意将 NDA 的评审期延长一定的时间，以便申报者重新考虑该采取何种行动。

（3）拒绝信：当 FDA 发现 NDA 的缺陷太多，不能批准该申请时，将发给药品申报者拒绝信。当然在信中 FDA 要说明不予批准的理由。

图 4-3 为新药上市申请（NDA）的评审流程图：

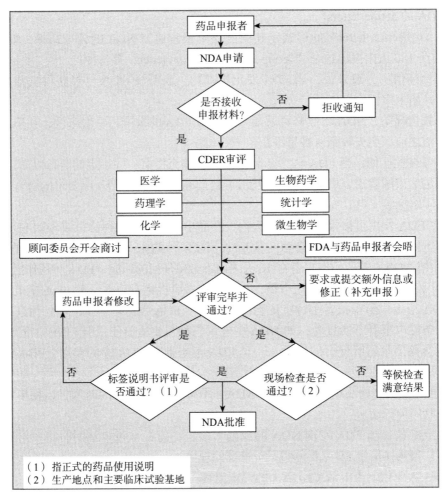

图 4-3 新药上市申请（NDA）评审流程图

三、FDA 对仿制药品的评审

药品申报者为获得 FDA 对仿制药品的上市批准可向 FDA 递交简明新药申请（缩写为 ANDA）。负责评审 ANDA 的是 FDA 药品评价研究中心（CDER）下设的仿制药品办公室。当申请递交到 FDA 仿制药品办公室的药品评价研究中心时，该申请资料所包含的数据将被用于该仿制药品的审查和最后批准。仿制药品可以在剂型、强度、给药途径、质量、起效特征和目的用途这些方面与创新药（也就是 FDA《经过治疗等效性评价的批准药品》清单中列出的基准药物）做比较。

图 4-4 为简明新药申请（ANDA）评审流程图：

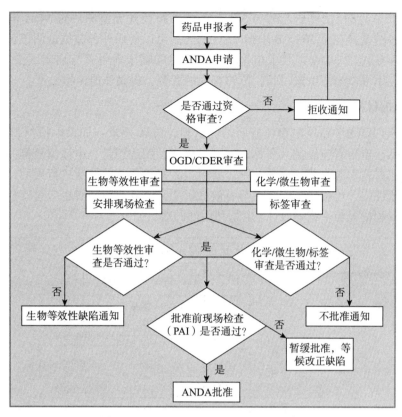

图 4-4　简明新药申请（ANDA）评审流程图

仿制药品申请被冠以"简明"是因为一般不要求提交证明安全性和有效性的临床前研究和临床试验的数据。ANDA 的评审重点是生物等效性审查、化学微生物审查和标签审查。

生物等效性审查是判断仿制药品中的活性成分的吸收速度和程度与被仿制药物的这些特性相比较是否一致，由此得出仿制药物与被仿制药品是否生物等效。

化学/微生物审评是为了确保在控制条件下仿制药品的生产具有重现性。审评内容包括申报者的生产工艺、原材料的规格和控制、灭菌过程、容器和密封系统等。此外，加速试验和房间温度稳定性数据也需通过审评，是为保证药品是以可接受的方式完成生产的。

标签审评是为了确保仿制药的标签（包装、插图、容器、包装标签和患者信息）与被仿制药品完全一致。但在下列信息可以允许有一定的不同：生产商、销售商的名称，仿制药品的大小、形状或颜色等。

四、FDA 对改良型新药的评审

（一）改良型新药的 505（b）(2) 注册路径

在美国，505（b）(1) 与 505（b）(2) 路径共同构成了新药申请，505（b）(2) 路径的注册流程与传统的 NDA 相同，都需要向 FDA 递交可以证明其安全性和有效性相关数据，但 505（b）(2) 路径所递交的材料中有部分数据并非来自申报者所开展的研究或申报者无权引用的研究，即该药可基于非申报者进行的研究数据获得批准，数据来源包括对已批准药物的安全性和有效性的调研结果和/或已发表文献的临床和临床前研究数据。

505（b）(2) 路径的注册流程与 505（b）(1) 路径并无差异，与 NDA 申请采用同一套流程，二者的差异在于 505（b）(2) 路径的药品可以使用外部数据证明该药品的安全性和有效性，而传统的 NDA 则要求申报者开展应有的临床前研究与临床试验以获得数据。外部数据的应用可以缩短申报时间，节约有限的资源，提高注册申报效率。

（二）申报材料

对于 505（b）(2) 路径申报注册所需的材料，FDA 要求：如果申报材料来源于 FDA 已上市的药品，申报者应提供其名称、剂型、规格、用法用量、申请编号等一系列必要信息。如果上述材料来源为研究文献，则需要申报者对该研究的情况进行说明，文献应与拟申报药物关联性强，可提供其安全性与有效性证明。此外，申报者也应递交材料以说明拟申报药物的专利情况与生物等效性 / 生物利用度的对比研究。

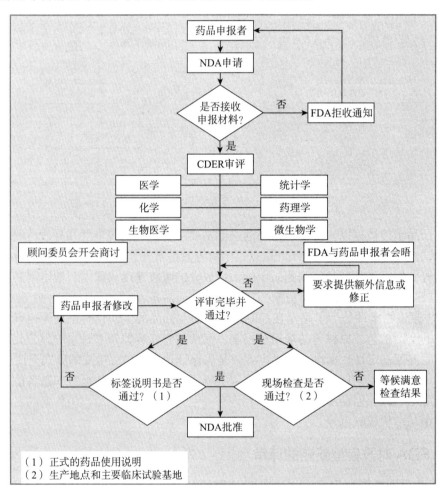

图 4-5 505（b）(2) NDA 的评审流程图

五、FDA 对非处方药的评审

（一）非处方药评审的历史沿革

19 世纪，美国民众可在药店、杂货店和药剂师处自由购买任何药品且无须处方。

从 1951 年开始，FDCA 在《达拉姆－汉弗莱修正案》（The Durham-Humphrey Amendment，又称《处方药修正案》）中对处方药做出了明确界定：任何具有成瘾性或潜在危害的、使用方法特殊、使用需要采取附带措施的人用药品即处方药，不在上述范围内的人用药品即非处方药。而当时对非处方药的上市前监管，范围仅限于非处方新药。

1966 年，根据《科夫沃－哈里斯修正案》的要求，FDA 同国家科学研究院和国家研究理事会共同开始对 1938—1962 年间 FDA 基于安全性批准的 3 400 余种新药的有效性进行回顾性审查，该审查被称为药效研究实施项目（Drug Efficacy Study Implementation，DESI）。

1972 年，美国 FDA 正式开展"非处方药审评项目"（OTC Drug Review Program），但美国 FDA 预计当时美国市场共有大约 10 万～50 万种非处方药，这些非处方药估计实际只包括几百种活性成分。有限的审评资源难以对如此巨量的非处方药逐个进行回顾性审查，为此美国 FDA 建立了公认为安全有效（Generally Recognized As Safe and Effective，GRASE）药品的评价标准，快速批量地将不符合标准的非处方药撤市，该标准成为后来的专论（monograph）。同时，在这次审查中，FDA 将一批处方药转换成非处方药，自此开辟了处方药转换为非处方药的路径。

自美国 1972 年建立非处方药专论以来，该途径已成为非处方药在美国上市的主要方式。然而，美国已经实施了将近 50 年的非处方药专论已无法适应现有非处方药市场的创新需求，存在规制滞后的弊端。多年来，FDA 和利益相关方一直试图改革非处方药的监管。2020 年 3 月 19 日，美国国会通过了《新冠病毒援助、救济与经济保障法案》（Coronavirus Aid, Relief, and Economic Security Act，简称《CARES 法案》），随后美国总统在 2020 年 3 月 27 日正式签署了该法案，标志着非处方药品监管改革的正式启动。该改革主要包括实施行政令程序以及《非处方药专论使用者付费法案》，旨在提高专论修订效率，缩短专论审评时间，促进创新，更快地响应紧急安全问题以及为处理非处方药专论活动提供资金等。

（二）非处方药申请途径

根据是否符合 OTC 专论的要求，OTC 药物在美国申请上市有两种途径：药物申请程序（drug application process）和 OTC 专论（OTC monograph）。

1. 药物申请程序

通常为不符合 OTC 专论的药品的申请途径，申报者需要向 FDA 提交 NDA 或 ANDA 申请，在通过审批前，药品不得上市销售。其中又包含两种方式：直接转为 OTC（direct-to-nonprescription）、处方药转换为非处方药（prescription-to-nonprescription switch）。

申请转换的处方药大都是已上市且安全有效使用多年的药品，在申请转换时不需要再开展新的药学、非临床或临床研究，但需要把处方药标签中的关键信息转换成消费者能够清晰解读的用语，并开展必要的消费者行为研究，以保证消费者在没有专业人士指导的情况下可以理解和遵循标签用药。

2. OTC 专论

FDA 采用按治疗类别分组的方式进行分类审评，发布 OTC 专论。OTC 专论内容包括活性成分、剂型、规格、说明书及对某些治疗类别的包装或检测要求。根据专论，通常认为 OTC 药物是安全有效的。

对符合 OTC 专论条件的非处方药仅需进行生产前登记，取得国家药品编码（national

drug code,NDC)后即可生产销售。在登记时申报者除了提供常规的药品信息与场地资料外,还需在药品信息中额外注明药品是人用非处方药,并提交 OTC 标签及所依据的 OTC 专论副本。

OTC 专论并非一成不变,申报者可以申请更新修订专论。自 2020 年起,美国的 OTC 专论制定程序为行政令程序。企业和 FDA 都可以发起行政令程序。若发起人是企业,则该请求被称作 OTC 专论命令申请(OTC monograph order request,OMOR)。修订过程包括企业提交 OMOR 申请,FDA 对 OMOR 进行归档,FDA 发布拟定行政令(proposed order),公众评议和 FDA 公布最终行政令(final order)五个步骤。

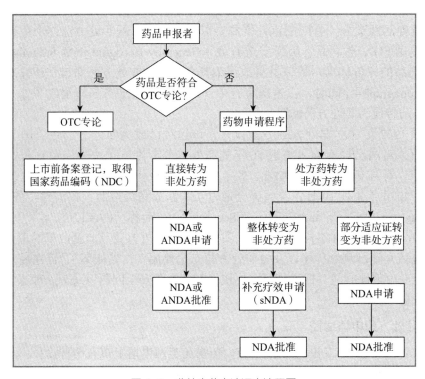

图 4-6　非处方药申请评审流程图

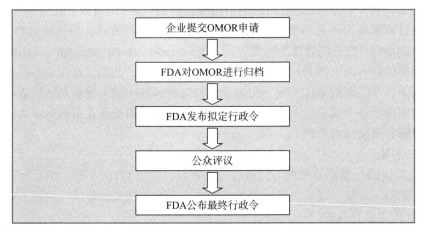

图 4-7　OTC 专论修订程序

六、新药的加速上市机制

新药尽快上市不仅是新药研制者的要求，也是所有患者和全社会的愿望。因此 FDCA 规定 FDA 要在 180 天内完成 NDA 的审评，但实际时间一般远远超过了这个期限，如 1985 年 FDA 平均需要 23.4 个月才能做出是否批准药品上市的最终决定。如此长的评审时间不仅远远超过了患者所期望的时间，而且也远远超过当时其他发达国家的药品上市审批时间，从而形成了药品上市滞后（drug lag）现象，引起了患者、消费者、制药工业界的强烈不满。为了改变这种状况，1988 年《联邦法规》第 21 篇 312 章 E 节（21 CFR Part 312，Subpart E）首次提出加快危重疾病药物审评。Subpart E 部分的目的是制定相关程序，针对危及生命和致严重衰弱疾病、特别是没有满意治疗方法的疾病，加速新治疗方案的研发、评估和上市进程。据此，FDA 出台了多项措施来保证严重疾病患者能及早得到有希望的新药进行治疗，其中包括优先审评、加速审批、快速通道和突破性疗法等。

（一）优先审评（priority review）

为解决药品审评积压，加快新药上市，国会于 1992 年颁布《处方药申报者付费法案》（PDUFA），授权 FDA 通过向企业收取费用为新药上市审评工作提供资金支持。为了实现在一定时期内完成审评工作的承诺，FDA 将新药上市许可的审查程序分为标准程序和优先审评程序。对能够治疗严重疾病的药物 FDA 将进行优先审评，自收到申请之日起 6 个月内完成审评；其他药物进行标准审评，审评时限为 10 个月。与标准审评相比，优先审评把全部的资源用于评估药物申请，这将显著改善预防、诊断或治疗严重疾病药物的安全性或有效性[①]。

FDA 不仅在新药申报者提交优先审评申请的情况下进行优先审评，还会对新药申请进行分类，决定其适用于标准审评还是优先审评。优先审评主要用于新药上市审评阶段，其并不改变新药的审评程序和临床试验时间，而是通过缩短关键节点的审评时间来加快审评速度。

2007 年 9 月，美国国会通过了针对美国《食品和药品管理局振兴法》（FDARA）的一项重要修正案，在该项修正案中制定了优先审评凭单（Priority Review Voucher）计划。PRV 计划指的是对于获得批准的治疗被忽略的热带疾病[②]的新的药物或疫苗的药品的申报者，FDA 将奖励其一张"优先审评凭单"，该药品申报者的其他药物可以凭借该凭单获得优先审评资格，并且该凭单可以转让或出售给其他制药公司[③]。2012 年 PRV 开始用于治疗罕见儿童疾病的药物，2015 年新增医疗对策（使用生物、化学或辐射性/核物质的恐怖袭击、自然发生的新兴疾病或自然灾难造成的公共卫生紧急事件）PRV。关于 PRV 的获得和使用详见表 4-1。

---

① FDA. Fast track, breakthrough therapy, accelerated approval, and priority review—Priority Review.[EB/OL].[2018-01-04]. https://www.fda.gov/ForPatients/Approvals/Fast/ucm405405.htm.
② 被忽略的热带疾病，包括结核病、疟疾、致盲性沙眼、布鲁里溃疡病、霍乱、登革热、麦地那龙线虫病、片形吸虫病、非洲人类锥虫病（非洲昏睡病）、利什曼病、麻风病、淋巴丝虫病、盘尾丝虫病、血吸虫病等。
③ Matheny J, Smith B, Courtney B, et al. Drug and vaccine development for infectious diseases: the value of priority review vouchers[J]. Clinical Pharmacology & Therapeutics, 2009: 85（6），571–572.

表 4-1 优先审评凭单获得条件和使用方法

获得 PRV 的条件	获得批准的药品是人用药品或生物制品，该药品是用来预防或治疗被忽略的热带疾病，该药品是 PRV 计划实施以后（2007 年 9 月 27 日后）获得批准的，该药品本身符合 FDA 优先审评的条件，批准的药品是新的化学或生物实体
如何使用 PRV	如果药品申报者希望在某个药品的注册审批时使用 PRV，则应该比提交该药品注册申请提前 365 天通知 FDA 其意图。在通知 FDA 的同时，使用 PRV 的药品申报者也必须向 FDA 缴纳额外的快速审评的费用，这笔费用称为 PRV 赎回费，并且该项收费标准每年都会进行调整。如上述条件都满足，FDA 则会授予该药品优先审评的资格

（二）加速审批（accelerated approval）

一种新药对患者的实际疗效往往需要很多年才能确认，因此为加快对新药临床疗效的确认，1988 年 FDA 制定了"加速审批"模式，允许根据"替代终点（surrogate endpoint）"[①] 批准治疗严重疾病的新药，纳入《联邦法规》第 21 篇 601 章 E 节（21 CFR Part 601, Subpart E），而后 2012 年通过的《FDA 安全与创新法案》修正了《联邦食品、药品和化妆品法案》(FD & C Act)，其 901 条款中同意 FDA 根据"替代终点（surrogate endpoint）"或"中期临床终点"（intermediate clinical endpoint）[②] 机制来批准填补现有临床用药需求空缺的新药。该模式适用于治疗长病程或者低发病率疾病的新药，例如肿瘤药物以及孤儿药。

"替代终点"和"中期临床终点"的引入为新药审评节省了很多时间。例如，FDA 可能会基于药物缩小肿瘤的证据批准一种药物，而不必等待了解药物是否真正延长了癌症患者的生存期，因为肿瘤缩小被认为可以合理地预测真正的临床疗效，为肿瘤的临床"替代终点"。在这个例子中，新药在Ⅱ期临床试验完成后即可申请上市，但是制药公司需要完成Ⅲ期临床试验和Ⅳ期临床试验，确认肿瘤缩小能延长患者的生命。其中Ⅲ期临床试验须在申请提交后审评通过前进行，Ⅳ期试验在新药上市后开展，一旦验证性实验证明临床疗效，FDA 会终止对制药公司的验证性实验要求[③]。

（三）快速通道（fast track）

在药品审评程序方面，FDA 始终受到程序过于烦冗的指责。最终，为获得加速药品审评和保护公众健康之间的平衡，国会于 1997 年 11 月 9 日通过了《食品药品现代化法案》(FDAMA)。这部法案对 1938 年《联邦食品、药品与化妆品法案》做出了重要修正，它强调 FDA 的任务不仅在于维护药品的安全性和有效性，还要以及时的方式对新药加以审评。为此，在这部法案中设计了"快速通道"模式。

快速通道模式旨在加快治疗严重疾病或填补现有临床用药需求空缺的新药的开发和审

---

① 替代终点实质是用于预测临床效果有效性的生物标记物，例如放射线图像、物理标记或其他被认为可预测临床益处的量度，但本身不是临床疗效的量度。
② 中间临床终点是临床疗效的量度，其被认为能合理地预测药物的临床效果，例如对不可逆发病率和死亡率（IMM）的影响。
③ FDA. Fast track, breakthrough therapy, accelerated approval, and priority review—accelerated approval. [EB/OL]. [2018-01-04]. https://www.fda.gov/ForPatients/Approvals/Fast/ucm405447.htm.

评过程，适用于治疗各种严重疾病，例如艾滋病、阿尔茨海默病、心力衰竭和癌症等的新药的开发。

一般在临床试验申请（IND）前，申请人会与FDA就研发药物是否符合快速通道认证标准、申请快速通道如何准备等问题进行协商交流。FDA收到制药公司的快速通道申请后，将进行资格审查并在60天内做出决定。获得FDA快速通道认定的研发新药，其研发公司能有更多的机会与FDA会面讨论药物的开发计划，并确保收集的数据能够有效支持药物审批。FDA会就临床试验的设计和生物标志物的使用等方面与制药公司进行书面交流，如果符合相关标准，新药会获得加速审批和优先审评的资格。在生物制品许可申请（BLA）或新药申请（NDA）阶段，获得快速通道认证的药物可以采取滚动审评（rolling review）机制，即可分阶段提交上市审评的材料，以此来提高审评的灵活性[①]。

（四）突破性疗法（breakthrough therapy）

突破性疗法是2012年由《FDA创新与安全法案》（FDASIA）第902条引入的一种新药上市加速机制。突破性疗法最主要的目的是在临床开发前期识别很有前景的药物，通过FDA的密集指导加快其开发和审评过程。被认定为突破性疗法的新药，其初步临床证据必须表明该药物对1个或多个"重要临床终点"（clinically significant endpoints）有实质性改善，例如在临床早期观察到的实质性治疗效果。突破性疗法认定请求一般在Ⅱ期临床试验之前，但药物若在开发后期未能达到早期期望值，FDA则可撤销其候选药资格[②]。

获得突破性疗法认定的新药，可以享受以下权利：

（1）快速通道药物所享有的所有特权；

（2）从Ⅰ期临床阶段便可得到FDA官员的悉心指导；

（3）高级管理者和资深评审人员对开发计划进行积极协作性的跨学科评审。

突破性疗法和快速通道在认证程序以及加速机制上基本一致。与快速通道相比，FDA对于突破性疗法药物的指导力度更大，疗效证明所必需的程度较低，只需要具有"初步的临床证据"即可。

美国的四项新药上市加速机制具有不同的特征。优先审评主要通过缩短新药审评的关键时间节点来加快新药上市；加速审批基于"替代终点"来缩短临床试验的时间；快速通道利用滚动审评方式，可提交上市审评材料的部分模块供FDA审评，减少了FDA对于整个上市审评材料的等待时间；突破性疗法在药物开发早期便可得到FDA的密集指导，享有快速通道模式下的所有权利。四种审评模式的异同见表4-2。

---

① FDA. Fast track, breakthrough therapy, accelerated approval, and priority review—fast track. [EB/OL]. [2018-01-04]. https://www.fda.gov/ForPatients/Approvals/Fast/ucm405399.htm.

② FDA. Fast track, breakthrough therapy, accelerated approval, and priority review—breakthrough therapy. [EB/OL]. [2018-01-04]. https://www.fda.gov/ForPatients/Approvals/Fast/ucm405399.htm.

表4-2 美国四种新药上市加速机制对比

项目	优先审评	加速审批	快速通道	突破性疗法
法律依据	《处方药审报者付费法案》(1992)	《联邦法规汇编》(21CFR)第314(H)条款以及601(E)条款，《联邦食品、药品与化妆品法案》506(c)条款（根据2012年《食品药品管理安全及创新法》第901条款修订）	《联邦食品、药品与化妆品法案》第506(b)条款，根据1997年《食品药品管理现代化法案》第112条款以及2012年《食品药品安全及创新法案》第901条款修订	《联邦食品、药品与化妆品法案》第506(a)条款，根据《食品药品管理安全及创新法》第902条款修订
认定标准	用于治疗严重疾病且一旦获得批准，对现有疗法的安全性或有效性具有显著改善的新药，可以是首次新药申请，也可以是已上市药品的疗效补充申请；或是根据《联邦食品、药品与化妆品法案》第505A条款规定，开展儿科用药研究而修订说明书的补充申请；或是被认定为抗感染的新药；或是治疗某些热带疾病的新药	用于治疗严重疾病且对现有疗法具有优势且显示具有改善替代终点表现的新药	用于治疗严重疾病且临床或非临床数据显示具有填补临床用药空缺的新药；或是被认定为抗感染的新药	用于治疗严重疾病且初步临床试验数据显示对现有疗法具有明显改善重要临床终点表现的新药
申请提交时间	在递交NDA或BLA申请时，或递交相关补充申请时	申请人应在新药研发过程中与FDA审评人员沟通，探讨可否应用替代终点指标，以及验证性临床试验（指在新药批准后的临床试验）等有关问题	可在递交临床试验申请（IND）同时递交或在之后递交，最好不晚于新药生产申请（NDA）递交前会议或生物制品生产申请（BLA）递交前会议	可在递交临床试验申请（IND）同时递交或在之后递交，最好不晚于Ⅱ期临床试验结束会议
FDA回应申请时限	在收到申请后的60个自然日内做出是否同意纳入优先审评的决定	无明确规定	在收到申请后的60个自然日内做出是否同意纳入快速通道的决定	在收到申请后的60个自然日内做出是否同意纳入突破性疗法的决定
特征	6个月内完成审评	基于替代终点或中期临床终点做出审评决定	加快审评，采用滚动评审机制，不要求一次性递交全部材料，允许边补充材料边审评	FDA加强研发指导，且不要求一次性递交全部材料，允许边补充材料边审评

这四种特殊审评模式通过不同的机制作用于新药研发上市全生命周期的不同阶段（见图4-8）。其中，快速通道模式及突破性疗法模式主要作用于临床试验阶段，填补了以往特殊审评模式作用区域的空白。四种模式之间既存在差异又有关联，在实践中存在联合使

用的情况。一个新药可以获得不止一种快速审评通道。例如：2018年，FDA共批准59个新药，其中，纳入优先审评的新药43个，占73%，包括瑞玛奈珠单抗、必妥维、杜韦利西布等；纳入加速审批的新药4个，占7%，包括杜韦利西布、米加司他、劳拉替尼和拉罗替尼；纳入快速通道的24个，占41%，包括利福霉素、杜韦利西布、布罗索尼单抗；纳入突破性疗法的新药14个，占24%，包括布罗索尤单抗、Elzonris注射剂、阿米法普利等（见图4-9）。在59个新药当中，43个新药获得一种及以上快速审评通道，比例高达73%[①]。

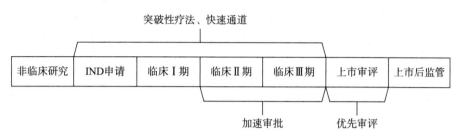

图4-8 各审评模式作用区间示意图

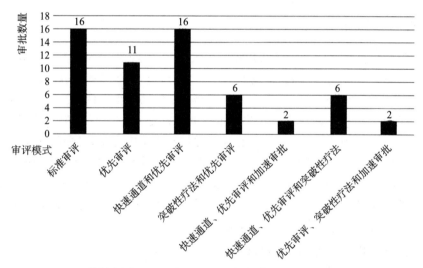

数据来源：FDA官网，2018年新药批准数量统计

图4-9 2018年FDA不同审评模式下新药审批数量

---

① FDA.2018 NEW DRUG THERAPY APPROVALS.［EB/OL］. https://www.fda.gov/downloads/Drugs/DevelopmentApprovalProcess/DrugInnovation/UCM629290.pdf.

第二节 欧洲药品注册

一、欧盟药品上市的变革

早期,欧共体有两种处理药品申请的体系。一种称为"多国药品审评程序",是从 1975 年成立的 CPMP(专利药品委员会)指令中描述的药品上市处理方法发展而来的。它的原则是药品一旦在一国获得批准,自然也获得其余成员国的认可。该程序的设立旨在减少欧共体成员国内部重复的药品审评工作,加快新药上市进程,统一药品质量标准。但实践表明,多国药品审评程序并未达到预期的效果,欧共体各成员国不愿意承认他国的新药审评结果。于是在 1987 年,欧共体设立了"协商药品审评程序",主要针对的是生物技术产品或其他高技术产品。在这个体系中,CPMP 主要起协调的作用,由药品申报者指定的一国对申请进行评审,并邀请所有其他成员国来参与评审,发表他们各自的意见,最后,由 CPMP 给出最终意见。

然而,无论是协商体系还是多国体系,都有其固有的优点和缺点。因此,在协商程序和多国程序的基础上欧盟分别形成了集中程序和分散程序,于 1995 年 1 月 1 日生效。

二、集中审批程序(CP)

药品的集中审批程序(centralized procedure, CP)是药品在欧盟各国都能获得批准上市的重要注册审批程序之一。其法律依据包括:欧盟理事会 2309/93/EC 法规、欧盟理事会 93/41/EC 指令和 2001/83/EC 指令。欧盟理事会 EEC/726/2004 指令和 2004/27/EC 指令对 2001/83/EC 指令进行了修订。负责集中审批的机构是 EMA。集中审批程序是药品迅速在欧洲上市销售的最有效率、最迅捷的途径。通过欧盟集中审批程序获得的药品上市许可在任何一个成员国的市场上自由流通、销售。但是如果药品经集中审批程序申请而不被批准,那么,该产品将很难通过其他审批程序获得上市许可,并且现有的已经获得批准的成员国上市许可或通过多国互认可程序获得的一系列上市许可都可能受到负面影响。目前,大多数创新药物通过集中审批程序获得上市许可。

(一)通过集中程序审批的药品的类别

1. 生物制品(biological medicinal products)

这类产品只能通过集中审批程序而不能够采用其他审批程序获得上市许可。包括:

A. DNA 重组产品。

B. 生物活性蛋白的基因表达产品。

C. 杂交和单克隆抗体产品。

2. 新药(innovative medicinal product)

这类新药根据申请者的意愿和要求,可以选择集中审批程序申请,也可以采用成员国申请程序,但一般不采用互认可程序。包括:

A. 已批准上市许可药品的同分异构体,或其同分异构体的混合物、复合物、衍生物,或批准上市药品的盐类化合物,因其安全性和有效性与已批准上市的"母体"化学物质有显著差异。

B. 已被欧盟批准为医药产品的生物制品物质，当其分子结构、来源物质的特性或制造过程发生明显改变时，这种变化了的生物制品属于新活性物质。

C. 一种放射性核素或配体作为放射性药用物质，过去没有被欧盟批准为药品，或连接分子与放射性核素的偶联方式未被欧盟批准过。

根据上述定义，以下几类药品也属于上面 B 类新药的范围：

a. 来源于其他生物技术的药品，且这种生物技术被欧洲药品局认为是具有重要创新的。

b. 药品给药途径是一种新的给药方法，该给药系统被欧洲药品局认为是具有重要创新的。

c. 给予药品全新的适应证，该适应证被 EMA 认为具有重要的治疗学意义。

d. 以放射性核素为基础的药品，同时被 EMA 认为具有重要治疗学意义。

e. 从人体血液或血浆中提取的新药。

f. 药品的制造工程（制备工艺）被认为是重大的技术改革。

g. 含有新活性物质，且尚未被欧盟各成员国批准上市的人用药品。

根据药品组成物质性质的不同，EMA 还将经集中审批程序的新药进行如下分类：

A. 化学活性物质药品。

B. 放射性药物。

C. 生物制品。

D. 植物制品。

此外，根据新药申请目的的不同，EMA 还将经集中审批程序的药品分为：

A. 含有新的活性成分的药品。

B. 药品中含有以前未使用过的辅料。

C. 由若干个已知活性成分组成的新的复方配伍制剂。

D. 新的适应证。

E. 新的规格。

F. 新的制药工艺。

G. 组分含量的改变。

H. 药品组方中增加或去除某一（些）已知活性物质的改变。

I. 不同的给药途径。

J. 不同的剂型。

K. 生物利用度的改变。

L. 药代动力学的改变。

欧盟实施集中审批程序的药品范围正逐步扩大。欧盟 EEC/726/2004 法规规定，2005 年 11 月 20 日以后，适应证为艾滋病、癌症、神经退行性疾病和糖尿病的药品必须按照集中审批程序申请；2008 年 5 月 20 日以后，适应证为病毒性疾病、自身免疫病以及免疫相关疾病的药品将必须按照集中审批程序申请。此外，按照欧盟法规（EC）No.141/2000 指定为罕见病药品的产品也将被强制要求采用集中审批程序。

（二）集中审批程序的过程

按集中审批程序申请上市的药品应直接向 EMA 提出申请。EMA 对药品进行审评后，向欧盟委员会提出倾向性意见，欧盟委员会依据此意见决定是否给予该产品欧盟范围内的上市许可证。集中审批的具体程序分两个阶段：

（1）申报资料的审评阶段，大约一年（210天）；

（2）审评结论形成阶段，90天左右。

经集中审批程序获得的上市许可有效期为5年，延长有效期的申请必须在有效期满前3个月递交到EMA，但有效期总时间不能超过10年。

（三）集中程序的特殊形式

集中程序的特殊形式也称欧共体裁决程序。欧共体裁决审批程序是指当一个药品通过互认可程序审批可能会给公众健康带来风险，换言之，即在成员国对某个药品上市许可的申请是否批准不能形成统一的审评结论时，可以将这个有争议的案例委托给欧共体进行裁决。简而言之，即当成员国之间的意见出现分歧或有必要站在欧共体立场上考虑时，通常要采用欧共体裁决审批程序。该审批程序由欧共体人用药委员会（CHMP）组织执行，对申请的药品重新进行科学审评后，形成一个对成员国有约束力的决议。

三、成员国审批程序（INP）

成员国审批程序（independent national procedure, INP）是非集中审批程序的一种。INP指欧盟成员国各自的药品管理机构根据特定成员国的药品管理法规和技术要求对药品进行审批的过程，其适用范围是除了必须通过集中审批程序药品之外的那些药品。INP通常包括药品上市许可、顺势疗法注册和传统草药制剂注册。

欧盟各成员国都有自己的药品注册管理法规，成员国的药品审批法规和技术要求不尽相同。因此，INP实际上需要按各国医药法规及最新的技术要求递交相应的申报资料。即在哪个成员国申请药品上市许可，就要依照相应成员国的药品管理法规和技术要求提供相应的申报资料。

经由INP批准或注册的药品只获得申请国家的上市许可。CP强调的是欧盟药品审批标准的协调性、统一性，INP则突出各成员国药品审批标准的独立性和差异性。

从互联网上（http://heads.medagencies.org/）可找到欧盟各成员国药审主管部门的网页。这些网页提供了各成员国药品审批的相关法规、申报程序以及技术要求。

四、非集中审批程序（DCP）和互认程序（MRP）

非集中审批程序（decentralized procedure, DCP）和互认程序（mutual recognition procedure, MRP）是欧盟目前除了在欧洲药品管理局集中审批（centralized procedure, CP）和在单一成员国单独审批（independent national procedure, INP）外，另外两种可实现药品上市审批程序。

由于欧洲药品管理局集中审批最为严格，且部分申请人没有在整个欧盟上市的需求，欧盟赋予了各国独立的药品的上市审批权限。而单一成员国审批这种独立的上市审批也局限在了单一国家内。DCP和MRP是现行的能使药品在若干欧盟国家上市的两种审批程序。2004年欧盟单独设立了人用药品互认程序与非集中审批协调小组（Co-ordination Group for Mutual Recognition and Decentralized Procedures-Human, CMDh）来及时更新两个审批程序，解决各国在实施过程中存在的问题，协调欧洲药品管理局人用药品委员会和各国监管机构。

（一）非集中审批程序（DCP）

非集中审批程序（DCP）2005年在欧盟正式生效。DCP是帮助申请人在尚未获得任何欧盟成员国上市资格的情况下，将药品在若干欧盟成员国上市的审批程序。申请人向有意获取上市许可的若干国家提交上市申请，由其中的一国作为参照成员国（reference member state, RMS）对申请材料进行审评，其他成员国则作为相关成员国（concerned member state, CMS）暂时搁置该申请。申请人有权自由指定一国作为RMS。RMS的选择取决于许多因素，包括该国审评机构所能承担的工作量、以前的审评工作经验、对该申请材料的接受程度以及申请内容是否符合该RMS当前的偏好等。RMS会对药品做出详细的审评报告。最后再由CMS审核和承认RMS的审评报告，并颁发对该药品的上市许可。当各成员国监管部门之间出现争议时，由欧洲药品管理局人用药品委员会进行仲裁。

具体的审批程序如图4-10所示，当RMS和所有CMS都确定收到申请人的上市申请后，RMS将启动DCP。RMS会在70天内向CMS和申请人提交一份关于药品的初步审评报告。CMS则被要求在35天内对这份审评报告提出意见，并知会RMS。在DCP程序开始后的105天之内，RMS将所有申请报告及审评意见发送给申请人，并在申请人对存在的问题做出反馈期间暂停计算此次DCP所用的时间。RMS在DCP开始后的120天内向CMS提交最终审评报告的草案，如果CMS和RMS达成一致，则可以结束审批。否则，CMS还有90天的时间来重新评估审评报告草案等文件。RMS和CMS的主管部门在确认同意审评报告后的30天内必须允许申请人所申请的药品在该国上市。

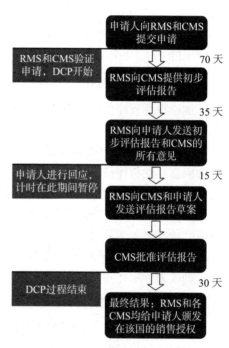

图4-10 非集中审批（DCP）

（二）互认程序（MRP）

互认程序（MRP）自1995年起在欧盟实施。MRP是药品在已获得欧盟一个国家上市许可的情况下，在另外的欧盟相关成员国（CMS）也获得上市资格的审批程序。申请人在获得一个成员国的上市审批后，将其作为参照成员国（RMS），以该RMS的审批结果为基础，请求其他CMS承认RMS之前给予其上市审批，并在这些国家上市。欧盟有关文件规定，对于已通过某成员国审批上市的品种，除非有充分理由，即怀疑该产品的安全性、有效性和质量存在严重问题，欧盟其他成员国应批准该药品在本国上市和销售。当出现争议时，由欧洲药品管理局人用药品委员会进行仲裁。

具体的审评程序如图4-11所示，如果已通过RMS上市审批的材料基于旧的格式，申请人则有义务在启动MRP之前，更新现有材料的格式。之后，申请人应向RMS及各

CMS 提出 MRP 申请。RMS 在收到申请后 90 天内向 CMS 提供已更新过的审评报告，并与其他文件一起发送给 CMS 和申请人。每个 CMS 在收到审评报告的 90 天内，需要认可 RMS 的决定。最后在申请程序结束后 30 天内，每个 CMS 主管部门要批准申请人所申请的药品在该国上市。

五、快速上市机制

目前，欧盟的药品快速上市机制主要有四种：加速审评程序（Accelerated Assessment，2004 年修订）、附条件上市许可（Conditional Marketing Authorization，2016 年修订）、适应性审评（Adaptive Pathway，2014 年启动）和重点药物审批制度（PRIME，2016 年启动）四个程序。

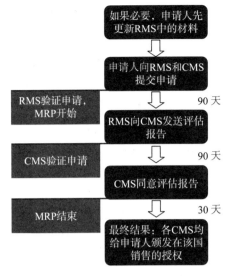

图 4-11 互认程序（MRP）

（一）加速审评程序

加速审评程序的目的在于使一些对公众或动物健康有较大益处的人用和兽用医药产品能在最短时间内获准上市；主要针对预期具有重大公共卫生效益，尤其是从治疗创新角度而言具有重大公共卫生效益的医药产品，如甲型 H_1N_1 流感疫苗等。如果 EMA 的审评委员会同意以此程序接受申请，委员会提出意见的期限将从自收到有效申请起的 210 天减少到 150 天。在申报流程上，申请人必须在申报上市许可前 4~6 个月提交，其间有机会与欧盟 EMA 官员会面，就与申报相关的程序和法规方面的问题进行讨论，而批准加速评审申请必须在开始评审上市许可申请之前决定。一旦该医药产品获准进入加速评审程序后，须进入集中审批程序，按加速审评程序的 150 天时限处理；如果审评中认为不再符合条件，则改为标准评审程序的 210 天。

（二）附条件上市许可

附条件上市许可适用于正常按照技术指南要求开展临床试验的，用于治疗、预防或诊断严重损害身体状况的疾病的药品、预期用于紧急情况的药品和罕见病用药。监管部门认为该产品上市对公共卫生带来的益处大于由于缺少详细数据带来的风险，符合未满足的医疗需求，且申请人很可能能够进一步提供全面的数据，因此允许授予有效期一年的附条件上市许可。此类附条件上市许可要求申请人在一定期限内补充全面的数据，从而在履行该义务后通过再注册程序将附条件上市许可转化为无义务限制的上市许可。

（三）适应性审评

适应性审评是一种关于药物研发和数据生成的科学概念，主要适用于医疗需求较大，但很难通过传统方式收集数据的疾病治疗手段。该路径基于迭代研发、真实世界证据和患者及卫生技术评估机构提前介入三个原则，从受限患者人群开始分阶段审批，逐步扩大到更广泛的患者人群，从而根据被认为预测出重要临床结果的早期数据来确认产品的风险收益平衡。

（四）重点药物审批制度

重点药物审批制度的主要目的是促进治疗医疗需求尚未满足的疾病的药物、治疗细菌耐药的药物、防控重大疫情的药物的研发。在药物开发初期，审评人员就与进入该程序的申请人进行及时和频繁的沟通，帮助申请人拟定恰当的临床试验方案，招募合适的受试者，最终提高临床试验的成功率。为了进入该程序，申请人需要提交该产品能为患者带来重大治疗优势的证据说明，而欧洲药品管理局将指定专人与申请人沟通一切技术问题，并组建多学科专家小组为产品的总体研发方案和注册策略提供指导。

第三节 人用药品注册技术要求的国际协调会议

一、ICH 成立背景

人用药品注册技术要求的国际协调会议（The International Council on Harmonization of Technical Requirements for Registration of Pharmaceuticals for Human Use, ICH）成立于 1990 年，它将欧盟、日本、美国注册部门的人员和制药行业的专家组织起来，共同讨论产品注册时的科学和技术要求，并对产品注册的要求提出建议，从而更好地进行协调，以达到减少和避免新药研发期间进行重复试验的目的。所有协调的内容都是为了更经济地利用人力资源、动物资源和原材料资源，并减少新药在全球上市过程中发生的不必要的延迟，并采取措施来保证新药的质量、安全性和有效性以担负起保护公共安全的法律责任。ICH 制定对生产企业和消费者都有利的统一标准，以使新药在这些国家能够有效、快速地上市。

2017 年 5 月 31 日至 6 月 1 日，国际人用药品注册技术协调会（ICH）2017 年第一次会议在加拿大蒙特利尔召开。会议通过了我国原国家食品药品监督管理总局的申请，中国成为国际人用药品注册技术协调会正式成员。

二、ICH 成员

（一）ICH 成员

（1）欧洲

A. 欧盟委员会（实际是 EMA）

B. 欧洲制药工业协会（EFPIA）

（2）日本

A. 厚生劳动省（MHLW）

B. 日本制药商协会（JPMA）

（3）美国

A. 美国食品药品监督管理局（FDA）

B. 美国药品研究生产商协会（PHRMA）

（4）中国国家药品监督管理局（NMPA）

（5）巴西卫生监督局（ANVISA, Brazil）

（6）加拿大卫生部（Health Canada）

（7）新加坡卫生科学局（HSA）

（8）仿制药和生物类似物国际协会（IGBA）

（9）韩国食品药品安全部（MFDS）

（10）瑞士医药管理局（Swissmedic，Switzerland）

（11）中国台湾地区"福利部食品药物管理署"（TFDA）

（12）全球自我保健联盟（Global Self-Care Federation）

（13）生物技术工业组织（BIO）

（14）墨西哥卫生部（COFEPRIS）

（15）埃及牙科协会（EDA）

（16）英国医药和健康产品管理局（MHRA）

（17）沙特阿拉伯食品药品监督管理局（SFDA）

（18）土耳其药品与医疗器械管理局（TITCK）

（二）观察员

（1）世界卫生组织（WHO）

（2）南部非洲发展共同体（SADC）

（3）南非健康产品监管局（SAHPRA, South Africa）

（4）国际药品制造商协会联合会（IFPMA）

（5）亚太经合组织（APEC）

（6）欧洲化学工业委员会（APIC）

（7）东南亚国家联盟（ASEAN）

（8）美国药典委员会（USP）

（9）亚美尼亚药物和医疗技术专业知识科学中心（SCDMTE, Armenia）

（10）澳大利亚药物管理局（TGA）

（11）比尔和梅琳达·盖茨基金会（Bill & Melinda Gates Foundation）

（12）印度标准控制组织（CDSCO, India）

（13）古巴国家药品、医疗器械和装备控制中心（CECMED, Cuba）

（14）人体生物医学研究国际伦理指南（CIOMS）

（15）俄罗斯海关联盟认证（EAC）

（16）欧洲药品质量管理局（EDQM）

（17）全球健康委员会（GHC）

（18）哥伦比亚食品药品监督署（INVIMA, Colombia）

（19）国际药用辅料协会（IPEC）

（20）摩尔多瓦药品和医疗器械局（MMDA, Moldova）

（21）哈萨克斯坦国家生物技术中心（National Center, Kazakhstan）

（22）马来西亚国家药品监管机构（NPRA, Malaysia）

（23）泛美药物监管协调网络（PANDRH）

（24）国际药品认证合作组织（PIC/S）

（25）俄罗斯联邦医疗保健监视服务局（Roszdravnadzor, Russia）
（26）阿根廷国家药品、食品和医疗器械管理局（ANMAT）
（27）阿塞拜疆共和国分析专家中心（AEC, Azerbaijan）
（28）阿尔及利亚国家药品管理局（ANPP, Algeria）
（29）以色列卫生部门（CPED）
（30）突尼斯药房与药物办公室（DPM）
（31）印度尼西亚食品药品监督管理局（Indonesian FDA）
（32）约旦食品药品监督管理局（JFDA）
（33）黎巴嫩公共卫生部（MOPH）
（34）尼日利亚国家食品药品检验管理局（NAFDAC）
（35）伊朗食品和药物管理局（NRA）
（36）乌克兰国家卫生部专家中心（SECMOH）

三、ICH 组织架构

（一）管理委员会（The Management Committee，MC）

ICH 管理委员会（MC）是代表所有会员监督 ICH 运营的机构，包括对行政和财务事宜以及对工作组（WG）的监督。MC 负责向大会提交建议或提案，以备大会讨论。

迄今为止，ICH MC 由 13 名监管和行业会员以及 2 名常设观察员组成。ICH MC 的代表来自 6 个创始成员（欧洲的 EC、EFPIA，美国的 FDA、PHRMA，日本的 JPMA、MHLW/PMDA），常务监管成员（加拿大的 Health Canada，瑞士的 Swissmedic）以及常设观察员（IFPMA、WHO）。此外，自 2018 年 6 月起，根据 ICH 章程，MC 当选代表被提名加入 MC，即 BIO、新加坡 HAS、IGBA、韩国 MFDS、中国 NMPA。

ICH MC 面对面会议的会议记录和会议之间召开的电话会议的总结报告发布在 ICH 网站上，总结了 ICH MC 的主要决策。

（二）工作组（Working Groups，WG）

为协调建立的技术主题工作组（WG）有以下几种不同类型：

1. 专家工作组（expert working group, EWG）：负责制定符合概念文件和业务计划目标的协调指南。

2. 推行工作组（implementation working group, IWG）：通过制定 Q&A，促进现有指南的实施。

3. 非正式工作组（informal working group）：在任何正式的 ICH 协调活动之前成立，制定/确定概念文件，以及制定业务计划。

4. 讨论组（discussion group）：讨论特定的具体科学关注点或观点，如基因治疗讨论组（GTDG）和 ICH & 女性讨论组。

ICH 成员和观察员根据"大会规则"和 EWG/IWG 标准操作规程中的适用程序任命专家参加工作组。大会从成员中指定一名报告员负责领导工作组的科学讨论。管理委员会持续监督工作组的工作，而大会在两年一次的面对面会议上收到关于工作组每个进展的报告。

（三）秘书处（The Secretariat）

负责 ICH 的日常管理，协调 ICH 活动以及为召开大会、ICH 管理委员会及其工作组提供支持。ICH 秘书处还为 ICH MedDRA 管理委员会提供支持。秘书处设在瑞士日内瓦。

（四）协调处（The Coordinators）

每个 ICH 成员指定一名 ICH 协调员作为 ICH 秘书处的主要联络员，这也是 ICH 能够顺利运行的基础。协调员应确保将 ICH 文件正确地分发给其组织中的相关人员，并负责在指定截止日期前在各自组织内采取相应的后续行动。同时协调处还根据需要协助 ICH 管理委员会与 ICH 工作组之间的沟通。

（五）医学术语标准化词典管理委员会（MedDRA Management Committee）

ICH MedDRA 管理委员会（MC）负责 MedDRA 的指导，MedDRA 是 ICH 医学术语的标准化词典。MedDRA MC 由欧洲的 EC/EFPIA、日本的 MHLW/PMDA/JPMA、美国的 FDA/PhRMA、英国的 MHRA、加拿大的 Health Canada 和 WHO（观察员）组成。

（六）审计机构（Auditors）

根据 ICH 章程第 55 条和第 56 条，大会已任命一家审计公司为审计机构。审计机构的任期为两年，可以连任。审计机构的职责是在每个财务年度结束时审计协会的财务报表，并应确保协会的会计核算符合瑞士法律和公认的瑞士会计原则。

（七）大会（Assembly）

大会作为 ICH 的最高管理机构，汇集了所有的成员与观察员。它专门就组织章程、接纳新成员和观察员以及通过 ICH 指南等事项做出决定。大会每两年举行一次，其议程和报告可在 ICH 网站上查阅，总结每次会议的主要决议。

四、ICH 的工作机制

随着 ICH 组织改革完成，协会通过提供更为稳定的运营架构，吸纳了越来越多的监管机构、行业组织广泛参与到全球药品监管对话中，更大程度上实现了技术指导原则的国际协调。与此同时，ICH 构建的全球统一对话平台为监管能力与技术能力相当的成员进行密切合作、共享资源提供了强有力的基础，有效提升了协调活动的整体绩效水平。其次，ICH 制定了明确且兼顾效率与科学的协调程序，使得具备充分专业知识的专家组可在以科学为基础、达成共识为驱动力的前提下有序推动指导原则协调工作。此外，对于转化实施协调指导原则的承诺、较为完备的修订程序与精简有效的组织架构都为 ICH 协调工作的开展提供了有力的保障。

ICH 作为国际非营利性组织，旨在促进各国监管机构与行业专家在达成科学共识的基础上制定 ICH 技术指导原则，并交由各成员监管机构予以有效转化和实施，进而实现各国人用药品注册技术要求的有效协调。

ICH 协调活动包括图 4-12 所示的六个类别，不同工作组负责的协调活动各不相同。其中核心协调活动主要是 ICH 正式协调程序、修订程序、维护程序、Q&A 程序。每项协调活动均由概念文件启动，概述文件是该提案的简短摘要。根据协调活动的类别，可能还需要业务计划。业务计划概述了协调概念文件提出的主题的成本和收益。

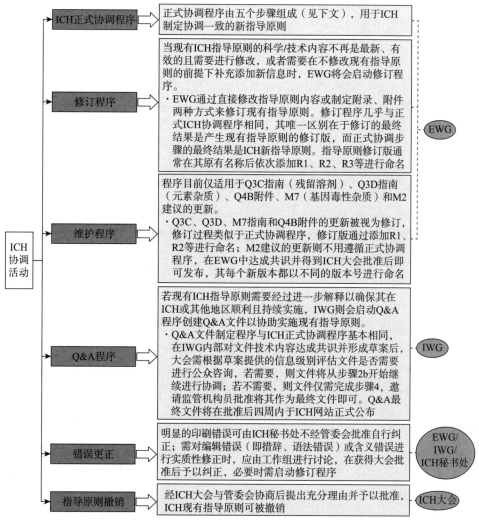

图 4-12　ICH 的协调活动类型

（一）协调程序前准备工作

1. 提出指导原则新议题

任何 ICH 成员和观察员都可以向 ICH 秘书处提出新议题，由管委会对所有提案进行初步审查评议后，根据 ICH 工作重点和优先事项确定重点提案并向 ICH 大会提供相关建议。会议随后将就指导原则新主题的批准或现有指南的采用、修订、撤回进行审议，在达成共识或召集监管机构成员进行投票后做出最终决定。

2. 组建非正式工作组并起草概念书与业务计划

指导原则新主题经 ICH 大会批准后，将由 ICH 秘书处和管委会组建相应的非正式工作组（informal working group）负责起草与指导原则工作相关的概念书和业务计划。非正式工作组的规模一般不超过 30 名专家，由提出新主题的成员或管委会指定的成员领导该组工作。起草的概念书需进一步完善提案的背景材料并指出协调项目应解决的问题，且应在大会批准新主题提案后两个月（60天）内提交管委会进行审议。业务计划则需兼顾协调工作的成本、效益及监管可行性，并在概念书经批准后30天内提交管委会，管委会将通过电话/网络会议、面对面会议或电子邮件对概念书或业务计划进行审查处理并做出决定。

3. 组建EWG/IWG并制定工作计划

管委会将批准业务计划的决定报告给ICH大会后，便可组建相应专家工作组（EWG）或实施工作组（IWG）继续推进指导原则协调工作。若组建非正式工作组和组建EWG/IWG之间的时间相隔较短（不到一年），非正式工作组将自动转换为EWG/IWG，并由成员和观察员根据需要调整其选派的专家，否则ICH秘书处和管委会将按既定流程重新组建EWG/IWG。EWG/IWG一经组建，将由报告员领导工作组制定详细的工作计划（work plan），包括执行协调工作所需遵循的流程步骤及其规定时限。工作计划应根据需要及时更新并在大会会议上进行分享。此外，为提高ICH透明度，所有参与工作组的成员、派出的专家代表名单及更新后的工作计划都将在ICH网站予以公布。

（二）正式协调程序

ICH正式协调程序是基于ICH大会审议批准概念书和业务计划的情况启动的，由五个步骤组成，用于ICH协调并制定能够在每个成员区域内有效实施的指导原则。正式协调程序中，EWG根据工作文件在正式协调程序中逐步推进开发指导原则草案，最终在步骤5实现其在ICH各地区/国家的转化实施。如图4-13所示。

步骤1：建立共识——技术文件

EWG各专家通过电子邮件或电话会议等方式进行协商讨论后，根据概念书中提出的目标共同编写技术文件草案，并定期向ICH大会汇报技术文件草案的进展。当EWG就技术文件达成共识时，由ICH秘书处通过EWG领导者组织各专家签署步骤1专家签名表（Step 1 experts sign-off sheet），随后将附有专家签名的步骤1技术文件提交给大会以求批准。

步骤2a：确认技术文件的共识

管委会将根据EWG的报告（表明EWG各专家对技术文件包含的技术问题已充分达成科学共识）向大会提出批准技术文件并继续进行协调工作的下一阶段建议，ICH大会将通过ICH秘书处组织的面对面会议或书面批准程序做出是否批准该文件为步骤2a最终技术文件的最终决定。

测试步骤（可选步骤）：ICH成员可根据ICH要求（例如业务、技术、系统和功能要求）在本区域内对提议实施的指导原则、标准或规范进行测试。此步骤为可选步骤，力图在指导原则制订初期阶段评估文件的技术可行性。

步骤2b：采纳指导原则草案

ICH监管机构成员将在步骤2a最终技术文件的基础上制订指导原则草案，随后通过ICH秘书处组织的面对面会议或书面批准程序做出是否批准该指导原则草案作为步骤2b指导原则草案的最终决定，并在ICH网站上公布该草案。

步骤3：监管机构征求意见与讨论

此步骤分为三个阶段，包括区域监管磋商、地区意见讨论以及形成专家指南原则草案。

（1）区域监管磋商：ICH 各地区/国家的监管机构通过各种形式将指导原则草案公开征求意见，例如：在欧盟，该草案将作为 CHMP 指南草案出版；在日本，该草案将由 MHLW/PMDA 予以翻译、发布；在美国，该草案将作为联邦登记册中的指南草案发布等。另外，其他地区的监管机构和行业协会也可向 ICH 秘书处反馈其对于草案的意见。意见咨询期大多在 1 个月（30 天）至 6 个月内不等，当所有地区意见征询期结束后，监管机构成员将审查并交换各地区的公众意见，以对步骤 2b 指导原则草案进行更深层次的统一协调。

（2）地区意见讨论：获得各地区咨询意见以后，EWG 将致力于组织协商讨论并达成共识。咨询意见具体处理程序类似于步骤 1。

（3）形成步骤 3 专家指导原则草案：当 ICH 监管机构成员委派的专家在综合考虑咨询意见后就步骤 2b 指导原则草案的修订版达成共识时，ICH 秘书处将组织专家进行步骤 3 签字，并将附有监管机构专家签名的专家指导原则草案提交给大会以求批准。

步骤 4：采纳 ICH 指导原则

大会监管机构成员对指导原则草案达成最终一致后通过 ICH 指导原则。

步骤 5：实施指导原则

ICH 各地区/国家监管机构通过各自行政程序实施指导原则，各监管机构实施指导原则的具体措施及实施日期等信息都需报告给大会，并由 ICH 秘书处在 ICH 网站上公布。

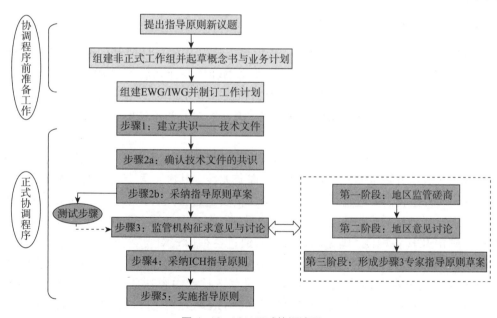

图 4-13　ICH 正式协调流程

（三）修订程序

该程序是在 ICH 大会批准概念文件的情况下启动的，对于修订，不需要业务计划。修订程序几乎与正式 ICH 程序相同，即 5 个 ICH 步骤，唯一的区别是最终结果是产生现有指南的修订版，而不是新指南。

如果现有 ICH 指南的科学/技术内容不再是最新的或有效的，或者在需要添加新信息而不修改现有 ICH 指南的情况下，专家工作组（EWG）则遵循修订程序进行修订。就后者而言，新信息可以以附录或相关准则的附件的形式添加。指南的修订版在指南的通常名称之后添加字母 R1 命名。当指南不止一次修订时，该文件新版本将依次命名为 R2、R3、R4 等。如果已制定附录或附件，则通常在步骤 4 中将附录或附件添加到现有指南中，从而产生修订的指南。

（四）维护程序

维护程序目前仅适用于 Q3C 和 Q3D 指南以及 M2 建议。当指南需要添加新信息或科学/技术内容已过期或不再有效时，将启动该过程。

A. Q3C 指南杂质的维护程序：残留溶剂和 Q3D 元素杂质指南。

当有关于新溶剂/元素杂质的"允许每日暴露"(PDE)或已经分类的溶剂/元素杂质的修订 PDE 的建议时，遵循 Q3C/Q3D 的维护程序。该程序类似于正式 ICH 程序，遵循 5 个 ICH 步骤。

B. M2 建议书的维护程序。

EWG 提出的关于监管信息传输电子标准（ESTRI）的信息技术（IT）的建议书，不经过正式的 ICH 步骤流程，以便随着科学和技术的发展而实现灵活变革。它们在 EWG 中达成一致，由 EWG 的所有成员签署，并得到 ICH 大会的批准。M2 建议书的每个新版本都有不同的版本号。

（五）Q&A 程序

若现行 ICH 指导原则需要经过进一步解释以确保其在 ICH 或其他地区顺利且持续实施，管委会同样将会在 ICH 大会审议批准概念书和业务计划后组建 IWG 制定工作文件，进而启动 Q&A 程序创建 Q&A 文件以协助实施现有指导原则。IWG 通过收集、分析以及重新确定各界针对指导原则提出的问题，最终基于需进一步澄清的领域确定相关问题与标准答案，并于 ICH 网页上发布。

Q&A 文件制定程序与 ICH 正式协调程序基本相同，首先，由 IWG 内部专家对文件技术内容达成共识并形成 Q&A 文件草案，提交大会。其次，大会将根据答案中提供的信息级别评估文件是否需要进行公众咨询。对于需要通过公众咨询的文件，在大会成员对技术问题共识进行确认后，由大会监管机构成员审议是否批准采纳该 Q&A 文件草案，若通过批准，则由 ICH 各地区/国家的监管机构通过各种形式对草案公开征求意见。IWG 也将根据反馈的意见进行讨论，修改文件草案并交由监管机构成员，以求审议通过与发布；对于不需要经过公众咨询的文件，在 IWG 对草案技术内容达成一致并提交大会获得批准后，直接交由监管机构成员审议批准后发布。Q&A 最终文件通常于批准后四周内通过 ICH 网页正式发布。

五、ICH 的会议机制

现在，在 ICH 地区组织更小范围、更频繁和更有针对性的 ICH 公开会议，以代替以前组织的国际会议。这些公开会议既可以作为 ICH 品牌的区域会议，也可以与其他非营利组织合作举办。与此同时还有每隔一季度或者半年召开的联合公众咨询会议。会议主要在美国、日本、加拿大三个国家集中召开,其中名为"ICH 信息日"的公开会议由药物信息协会(DIA)与欧盟委员会(EC)和欧洲药品管理局(EMA)合作举办。它为 ICH 成员提供了一个机会,可以让利益相关者了解有关活动主题和潜在新主题的协调情况,以及 ICH 在治理、新成员和资金方面的一些关键改革。该会议向行业和药品监管机构的监管事务、药物警戒、毒理学和质量保证/质量控制方面的专业人员开放。

六、ICH 的工作指南

ICH 的论题主要分为四类,因此 ICH 根据论题的类别对其进行相应的编码分类:

1. "Q"类论题:"Q"代表 quality,指那些与化工和医药、质量保证方面相关的指南。Q1、Q2,…,Q10 都属于这类。

2. "S"类论题:"S"代表 safety,指那些与实验室和动物实验、临床前研究方面相关的相关指南。

3. "E"类论题:"E"代表 efficacy,指那些与人类临床研究相关的指南。

4. "M"类论题:"M"代表 multidisciplinary,指那些不可单独划入以上三个分类的交叉涉及的指南。同时"M"又细分为五个小类:

M1:常用医学名词(Med DRA)。

M2:药政信息传递之电子标准。

M3:与临床试验相关的临床前研究时间的安排。

M4:常规技术文件(CTD)。

M5:药物词典的数据要素和标准。

七、常规技术文件(CTD)

随着 ICH 的进展,成员国在对人用药注册申请的技术要求方面已经取得了很大程度上的协调统一。为进一步解决各国对于注册申请文件没有一个统一格式的问题,ICH 决定采用统一的格式来规范各个国家或地区的注册申请,这就产生了常规技术文件(common technical document, CTD)。自 2003 年 7 月起,CTD 格式首先在欧洲和日本强制实行,2003 年 7 月 1 日后在欧盟申请注册的药品主文件(EDMF)必须使用 CTD 格式,此外美国和加拿大强烈建议实行 CTD。

CTD 文件是国际公认的文件编写格式,用来制作一个向药品注册机构递交的、结构完善的注册申请文件,该文件共由五个模块组成,模块 1 具有地区特异性,模块 2、3、4 和 5 在各个地区是统一的。

模块 1:行政信息和法规信息

本部分包括模块 1 附录中的内容表格和各地区的特殊文件,例如申请表或在各地区建议使用的标签,其内容和格式可以由每个地区的相关注册机构来指定。这部分内容在 CTD 的标准以外。

模块 2:CTD 文件概述

本模块是对药物质量、非临床和临床试验方面内容的高度总结概括,必须由合格的、有经验的专家来担任文件的编写工作。

（1）模块2的CTD内容表格；

（2）CTD介绍；

（3）质量整体概述：

药品物质（名称、生产商）：含总说明、生产商、产品特性、药品物质控制、参考标准及资料、容器密封方法、稳定性。

药物产品（名称、剂型）：含药物产品的描述和成分介绍、制药学上的进展、生产、赋形剂的控制、药物产品控制、参考标准及资料、容器密封方法、稳定性。

附录：含设备和仪器、其他机构的安全性评价、创新的赋形剂、赋形剂。

（4）非临床回顾；

（5）临床回顾；

（6）非临床文字和表格概述：包括药理学、药代动力学、毒理学小结；

（7）临床概述：生物制药研究和相关方法分析、临床药理学研究、临床有效性研究、临床安全性研究、参考文献、个体研究概要。

模块3：质量部分

文件提供药物在化学、制剂和生物学方面的内容。

（1）模块3的CTD内容表格。

（2）数据主体部分

药品物质：含总说明（命名法、结构、常规性质），生产说明（生产商、生产工艺描述和流程控制、原材料控制、关键步骤和中间体控制、工艺验证程序和/或分析评价、生产工艺过程开发），产品特性（结构和其他特性说明、杂质），药品物质控制（规范、分析程序、验证分析程序、材料分析、规范论证），参考标准及资料，容器密封方法，稳定性（稳定性概述和结论、批准后的稳定性议定书和承诺的义务、稳定性数据）。

药物产品：含药物产品的描述和成分介绍，制药学上的进展（药物产品成分、药物产品、生产工艺过程开发、容器密封系统、微生物特性、兼容性），生产（生产商、料方、生产工艺描述和流程控制、关键步骤和中间体控制、工艺验证程序和/或分析评价），赋形剂的控制（规范、分析程序、验证分析程序、规范论证、来源于人类或动物的赋形剂、新的赋形剂），药物产品控制（规范、分析程序、验证分析程序、材料分析、规范论证），参考标准及资料，容器密封方法，稳定性（稳定性概述和结论、批准后的稳定性议定书和承诺的义务、稳定性数据）。

附录：含设备和仪器、其他机构的安全性评价、创新的赋形剂。

地区性信息。

（3）参考文献。

模块4：非临床研究报告

文件提供原料药和制剂在毒理学和药理学试验方面的内容。

（1）模块4的CTD内容表格；

（2）研究报告；

（3）参考文献。

模块5：临床研究报告

文件提供制剂在临床试验方面的内容：

（1）模块 5 的 CTD 内容表格；
（2）所有临床研究的表格化清单；
（3）临床研究报告；
（4）参考文献。

在提交 CTD 文件时，为了保护原料药生产厂家的技术机密而需要由申请人配合原料药生产厂家的负责人单独提交一份符合欧洲 CTD 格式的保密文件，以确保所有注册申请要求的相关资料直接提供给有关当局，这个保密文件包括模块 3 中关于生产工艺的详细描述、生产过程的质量控制、工艺验证和数据评价的内容。此外，还需要单独提供一个整体质量概述，其内容不包含在药品上市许可申请的各部分内。整个保密文件必须符合 CTD 的格式要求。

第四节　国际原料药注册

一、美国药物主控文件（DMF）

药物主控文件（Drug Master File, DMF）是提交给 FDA 的包含有关一种或多种人用药物的生产设备、工艺、制造用物品、流程、包装及存储的文件材料。该文件材料的提交并不是由法律或 FDA 规则强制规定的，而完全基于所有人自愿的行为。DMF 中所包含的信息可能被用于支持新药研究申请（Investigational New Drug Application, IND）、新药申请（New Drug Application, NDA）、简明新药申请（Abbreviated New Drug Application, ANDA）、其他药物主控文件（Drug Master File, DMF）、出口申请或者以上材料的修订和补充材料。DMF 的产生使得 DMF 所有人之外的第三方可以参考其中的资料，而不对合作方泄露其中的内容。

DMF 不能代替 IND、NDA、ANDA 或出口申请，也不需要批准。DMF 中所包含的技术内容只在审评 IND、NDA、ANDA 或出口申请时受检查。

（一）DMF 提交

每个 DMF 应包含传输信件、关于该文件的管理信息和符合以下的特别要求：
（1）DMF 必须是英文版的，如果有其他语言的资料包含在其中，则必须另有准确权威的英文翻译；
（2）DMF 的每一份的每一页必须用连续序号标注，且提交时应附有一份最新的目录。

1. 递交信件材料
（1）原始提交文件
A. 提交文件证明。
B. 申请确认（如果确定该 DMF 用以支持的药物申请）包括发起人名称和地址、申请人或持有人以及有关文件的编号。
C. 申请人或其全权代理人的签名。
D. 打印的签名人姓名和职务。

（2）提交修订、变更

A. 提交文件证明（包括附件、DMF 编号、DMF 类型和附件主题）。

B. 关于该提交目的的描述，如：为了更新、工艺调整。

C. 申请人或其全权代理人的签名。

D. 签名人姓名和职务（打印版）。

2. 管理信息

（1）原始提交文件

A. 以下项目的姓名和地址：

DMF 所有人、企业总部、生产设备、与 FDA 联络的人、代理商（如果有的情况下）。

B. 每部分分类标注的各组织/人员的特殊职责。

C. 承担义务声明。

所有人签署一个声明保证该 DMF 是现行的且将遵守该声明中的内容。

（2）提交修订、变更

A. DMF 所有人的姓名。

B. DMF 编号。

C. 通信人名称和地址。

D. DMF 中更改的部分或/和页码。

E. 该修订或变更支持的 IND、NDA、ANDA、DMF 或出口申请的发起人姓名和地址。

F. 该修订或变更支持的 IND、NDA、ANDA、DMF 或出口申请的号码（在知道的情况下）。

G. 受影响的 IND、NDA、ANDA、DMF 或出口申请的详细条目（在知道的情况下）。

（二）DMF 的内容

1. DMF 的分类

在 21 CFR 314、21 CFR 420 中，DMF 按提交信息的不同分为五类。每个 DMF 都应只包含一类信息和其他的支持数据。

（1）第一类：生产地点、设备、操作流程和人员（目前已取消）

第一类 DMF 建议针对美国以外的人，帮助 FDA 对生产设备的实地检查。该文件应描述生产地点、设备能力和操作设计，通常不需要包含描述美国国内的设备，除非在特殊情况下，如人员没有登记也没有接受常规检查。关于生产地点的描述应包括面积、准确的地址和标注出位置的地图（图上有距离生产地点最近的城市）。如果有航拍的图片和图表则更好。

一份介绍主要生产和处理区域的图表，将有助于说明操作设计。关键设备应分别描述其生产能力、应用程序和安装位置。除非该设备是新的或独创的，否则通常不需要设备模型。

一份展示组织主要构成的图表，包括关键的生产、质量控制、和质量保证点。提供生产地点和企业总部对申请也会有帮助。

由于向 FDA 申报和不断更新 DMF 资料给企业带来了一定的负担，这类资料虽然对 FDA 进行药品批准前现场检察（PAI）和两年一度的例行 GMP 检查很有实际意义，检查员可以根据所报 DMF 资料进行有的放矢的现场核准，但这些资料对 FDA 的药品评审员并没有直接的帮助。因此，在 1993 年提议取消第一类 DMF 后，经过与企业的反复商讨，FDA 在 1995 年 7 月 3 日发布了通知，正式取消第一类 DMF。

（2）第二类：药物制备的原材料物质、药物中间体、制备用材料或药物产品

一般而言，第二类的 DMF 仅用于单一的药物中间体、药品原材料、药物产品或某类制备用材料。

总结在药品物质或药物中间体生产和质量控制中的所有关键步骤。对于成品药物制剂的生产流程和质量控制通常应在 IND、NDA、ANDA 或出口申请中提交。如果此类信息不存在于 IND、NDA、ANDA 或出口申请中，那么应当以 DMF 提交。

（3）第三类：包装材料

每一种包装材料都必须注明明确的用途、成分、合成物和其释放控制。在准备包装材料和验收规范时，需提供成分的供应商或制造商的名称。有关该材料的毒理学数据如果没有另外的文件作为交叉参考，则需包含在这类 DMF 中。

（4）第四类：赋形剂、着色剂、矫味剂、香精或其他制备用材料

各种添加剂都应根据其生产方法、使用说明和试验方法来进行确认和描述。有关这些材料的毒理学数据如果没有另外的文件作为交叉参考，则需包含在这类 DMF 中。

通常情况下，正式药品标准及 FDA 监管着色剂（21 CFR Parts 70-82）、直接食品添加剂（21 CFR Parts 170-173）、非直接食品添加剂（21 CFR Parts 174-178）和食品物质（21 CFR Parts 181-186）的规定可被用作判定检测、规格和安全是否合格的标准。

（5）第五类：FDA 接受的参考信息

FDA 不建议第五类 DMF 被用以提供过分冗杂、重复的，甚至是应当归于其他类别 DMF 的信息。一旦任何持有人希望以一份 DMF 提交信息和支持性数据，但其内容不符合第一类至第四类 DMF 所规定的内容范围，那么，该持有人必须首先将一封写明目的的信寄给药物主控文件的工作人员。然后，FDA 将与该持有人联系并商议提议的文件。

2. 总说明和建议

（1）环境评估：第二类、第三类和第四类 DMF 都应包含一项由工厂做出的承诺，以保证设备的运转符合环境保护法的规定。若需要完整的环境评估资料，参考 21 CFR Part 25。

（2）稳定性：稳定性试验的设计、数据、解释和其他资料都应在适当的时候提交。

3. 格式、汇编和递送

首先，所有的 DMF 文件都应提交一份原件和一份副本。DMF 的所有人和他们的代理人都应保留一份完整的参考副本，该副本与提交给 FDA 的文件一致，按次序编排。

其次，该原件和副本都应做比较，资料完整且分别装袋。通常情况下，每一卷 DMF 的厚度都在 2 英寸（合 5.08 cm）以内。提交多卷 DMF，需要将文件编号。例如，一个包含 3 卷的 DMF，文件编号应为：3-1、3-2、3-3。

建议使用美国标准纸张尺寸（8.5 英寸×11 英寸，合 21.59 cm×27.94 cm）。纸张长度应在 10～12 英寸（合 25.4～30.48 cm）之间。然而，偶尔可以使用独立的超标准尺寸纸张用以说明基础计划、综合图表、生产说明。这些纸张需折叠在卷中以便翻阅，且便于收藏在卷中。

4. 递送 FDA

DMF 提交及与 FDA 的通信应按以下格式标注地址：

药物主控文件的工作人员

美国食品药品监督管理局

122229 威尔金斯大街

罗克韦尔医学博士 20852

应当支付送货到以上地址的费用。

提交一份原始的 DMF 并接受检查以确定是否达到有关格式和内容的最低要求。如果合乎要求，FDA 将接收并指派一个 DMF 号码。

（三）授权对 DMF 的参考

1. 向 FDA 出具授权信

FDA 可以审查用以支持一份申请的 DMF 内的信息，该 DMF 的持有人必须递交一式两份授权信，授予 FDA 查阅该 DMF 的合法权利。如果该持有人参考资料涉及他所持有的另一份 DMF，那么在授权信中应附上下面提到的第 3、5、6、7、8 款中的有关信息。

授权信包含：

（1）日期；

（2）DMF 持有人姓名；

（3）DMF 号码；

（4）授权的有关 DMF 信息联系参考需要的人员姓名；

（5）DMF 涉及的特殊产品；

（6）提交 DMF 涉及的特殊产品的文件的日期；

（7）参考的章节序号和／或页码；

（8）义务声明，签署一个声明保证该 DMF 是现行的且将遵守该声明中的内容；

（9）批准官员的签名；

（10）打印授权查阅 DMF 官员的姓名和职位。

2. 向申请人、申报人或其他持有人提供副本

该持有人同时需要将授权信的副本递送给受影响的申请人、申报人或其他有权参考该 DMF 中特别信息的持有人。申请人、申报人或其他 DMF 参考权持有人在申请材料中都应包含有关 DMF 所有人的授权信副本。

二、欧洲药物主控文件（EDMF）

（一）EDMF 的简介

活性物质主控文件（Active Substance Master File, ASMF），也就是通常被称为欧洲药物主控文件（European Drug Master File, EDMF）的程序，是用以保护活性物质生产商（ASM）有价值的机密知识产权或技术信息的。同时，申请人或制剂生产商对药物产品承担相应责任，包括对活性物质的质量和质量控制负责。然后，EMA 或有关机构可以获得评估药物产品中的该活性物质的使用是否合适所必需的完整信息。

根据 ASMF 程序的要求，EDMF 只能在递交制剂药品上市许可证申请时递交，并且

只有欧洲的制剂生产厂家及其授权的代表（如进口商）才能递交 EDMF。

（二）EDMF 的内容

针对欧盟成员国内药品上市申请者通告中的规定，涉及人用药品的 EDMF 应当采用 CTD 格式。涉及兽药的 EDMF 格式也有相应规定，涉及兽药的 EDMF 在向 EMA 或者负责的当局咨询后同样可以使用 CTD 格式。

递交的 EDMF 应包括两个部分：EDMF 的申请人部分（application part，即公开部分）和原料药生产厂家（ASM）的限制部分（restriction part，即保密部分）。

两个部分要分开递交，公开部分包括 EDMF 的持有人认为对申请人/上市许可持有人而言无须保密的信息。应当强调的是，对没有获得 EDMF 持有人书面同意的第三人或第三方而言，公开部分也是一种保密文件。在所有的事件中，公开部分应当包含足够的信息，保证申请人/上市许可持有人可以充分负责对在特定药品生产中将使用的活性物质的质量和适合性做出评估。保密部分包括剩余信息，如生产工艺各独立步骤的详细信息（反应条件、温度、关键步骤的验证和评估数据）和关于活性物质生产工艺的质量控制。EMA/负责的当局可能会不接受还没有向申请人/上市许可持有人公开的特定信息。在这种情况下，EMA/负责的当局将要求提供一个公开部分的附件。

作为公开部分和保密部分的补充，EDMF 应当包括一个内容表、公开部分的摘要和保密部分的摘要。当 EDMF 以 CTD 格式提供时，这两个摘要表示为质量摘要（quality overall summary, QOS）。公开部分和保密部分都分别应有一个版本号。版本号的结构应是特殊并符合逻辑顺序的。以下格式可参考使用：

EDMF 所有人的姓名/活性物质的名称/公开部分或保密部分/版本号/年－月－日

（三）EDMF 程序的使用

EDMF 只能被用来支持药品上市许可申请或上市许可评估（Marketing Authorization Application, MAA；或 Marketing Authorization Valuation, MAV）。此活性物质的质量与它在药品中的用途之间的联系需要在该上市许可申请或上市许可评估中进行证明。尽管 EDMF 程序开发的目的是保护活性物质的知识产权，但它同时也允许在活性物质与申请人/上市许可持有人之间不存在机密事件关系时使用（如，当申请人/上市许可持有人自己合成活性物质时）。EDMF 的持有人被认为同时拥有该活性物质的知识产权。

EDMF 适用于以下三类原料药的申请：

1. 仍由专利保护的新的原料药，并且这种原料药没有包括在欧洲药典或任何一个成员国的药典之中。

2. 已过专利保护期的原料药，并且这种原料药没有包括在欧洲药典或任何一个成员国的药典之中。

3. 包括在欧洲药典或任何一个成员国的药典之中的原料药，但其制造方法易于产生杂质，并且此种杂质在药典专论中未记载，而且药典专论对于适当控制它们的质量也无能为力。

某一活性物质 EDMF 的持有人可能同时有 COS（即欧洲药典的适应性认证，又简称为 CEP），通常情况下，药管当局不接受申请人在其提交的申请中既参考 EDMF 又参考 COS。但当药管当局在审查上市申请时发现申请人所提交的 COS 包含的信息不够时，就会允许同时参考 EDMF 及 COS。

EDMF 的持有人应以授权信（letter of access）的形式向 EMA/ 负责的当局授权，使它们可以评估该 EDMF 中的数据与特定的药品上市许可申请或上市许可评估之间的关系。

EDMF 持有人需要向申请人 / 上市许可持有人提交的材料包括：

1. 公开部分的最新版本副本。
2. 公开部分的专家报告的质量摘要 / 文字和图表的最新版本副本。
3. 授权信，如果此前出于对产品的考虑没有提交过该信。

此外，EDMF 的持有人应提交给 EMA/ 负责的当局的资料包括：

1. EDMF 文件，附介绍信；
2. 开放信，如果此前尚未针对该产品提交过该信。

EDMF 的持有人可以为每个药品上市许可和上市许可评估或仅按国家要求，向 EMA/ 负责的当局提交 EDMF。提交的相关材料必须与药品的上市许可和上市许可评估大致同步递送给 EMA/ 负责的当局。

在采用 EDMF 程序时，如果申请人 / 上市许可持有人本人或者 EDMF 持有人此前尚未针对该产品提交过授权信，申请人 / 上市许可持有人应在向 EMA/ 负责的当局提交 EDMF 的同时，附加开放信。

当同一种活性物质在一个或多个欧盟成员国被一系列不同的产品申请使用时，该 EDMF 的所有人应将所有确认材料提交给 EMA/ 负责的当局。而 EMA/ 负责的当局也可能会要求，当涉及一份药品上市许可申请的 EDMF 更新时也应适用于适用该 EDMF 的全部产品。EDMF 的持有人对药品上市许可申请人和 EMA/ 负责的当局负有通报的责任，包括公开部分和 / 或保密部分的任何变动。这样，上市许可持有人可以据此更新有关的全部资料。

（四）上市许可档案内容中使用 EDMF 程序的部分

申请人 / 上市许可持有人有权获悉有关目前该活性物质生产的全部资料信息。

为了保证活性物质的质量，申请人 / 上市许可持有人采取的规范操作，应在上市许可档案中进行明确阐述。同时上市许可档案中要包含一份公开部分的副本，版本应是最新的且与提交给 EMA/ 负责的当局的作为 EDMF 的一部分的版本一致。上市许可档案中还应包括所有有关公开部分中质量摘要 / 文字和图表的细节，上市许可档案中的质量摘要 / 文字和图表要强调 EDMF 里与产品特别相关的文字。

如果只有一个供应商使用 EDMF 流程或 COS 流程，在上市许可档案里的规范文件申请人 / 上市许可持有人理应与 EDMF 或 COS 持有人一致。申请人 / 上市许可持有人并不需要接受多余的规范、不必要的限制性条例或过期的分析方法。如果申请人 / 上市许可持有人使用了在 EDMF 中所描述的分析方法以外的方法，两种方法都应做验证。与药品有关的技术规范如粒子的大小通常不作为 EDMF 中规范的一部分，但对申请人 / 上市许可持有人而言却是规范的一部分。

如果供应商不止一个，那么它们需要就规范问题达成一致。在规范中，可以接受参数经过验证的一种以上的标准和分析方法。

（五）EDMF 的变更

对于药品而言，EDMF 的持有人必须随着现实中合成方法、生产工艺的改进而变更 EDMF。质量控制方法必须与现行法规与科技要求相符合。EDMF 的持有人在通知每一个申请人/上市许可持有人和 EMA/负责的当局之前，不得做出与 EDMF 内容有关的修改，如，生产工艺和规范。有关 EDMF 的任何修改在被执行前，都要先由每一个上市许可持有人向 EMA/负责的当局做出相应的工艺变更的报告。如果其他工艺材料（如，由正在推行的材料供应计划导致）使得 EDMF 的内容变更在一段时期内无法进行，那么，EDMF 的持有人仍然需要提供前述数据给上市许可持有人和 EMA/负责的当局，就事件原因做出解释并要求延后执行。

EDMF 持有人向 EMA/负责的当局提交的介绍信（如有）内容可能包括以下信息：
1. 一个显示自第一次编辑 EDMF 以来的所有变更的列表。
2. 概述比较新的 EDMF 与旧的 EDMF 的内容。
3. 是否该变更已被另一欧盟成员国接受、否决或撤回的信息。
4. 相关的上市许可持有人姓名和上市许可文件名称。
5. 新版本号下的新公开部分和/或保密部分。
6. 更新的质量摘要/文字和图表（如果涉及）。

EDMF 持有人应对 EDMF 文件中现行的生产工艺、质量控制、技术发展法规和科研要求等内容方面保持更新。如果没有任何改变，在欧盟内使用此 EDMF 的第一个五年后，EDMF 持有人应正式声明 EDMF 文件的内容仍然是不变和适用的，并提交一份更新的申请人或制剂生产厂家的名单。同时申明，除了经 EMA/负责的当局批准同意的改动外，没有做任何与产品有关的修改。

上市许可持有人需要就活性物质的细节、以上公布是否合适与 EDMF 持有人核实。在变更没有通知到上市许可持有人和 EMA/负责的当局的情况下，必要的修订程序不必耽搁。

（六）EDMF 的评估

当 EDMF 文件被提交后，EMA/负责的当局会对 EDMF 的公开部分和保密部分进行评估并提问。对 EDMF 公开部分的提问会写进整个评估报告并转给上市许可申请人，对 EDMF 保密部分的提问则被包含在评估报告的保密附件内直接转给 EDMF 所有人，但主管当局或 EMA 会将上述情况连同所提问题的性质通知申请人。申请人负责向 EDMF 持有人及时解答这些问题。一旦因为这些针对保密部分的提问和解答使得公开部分内容发生变动，EDMF 持有人将有责任向申请人提供更新的公开部分的文件，并由申请人提供给评审机构。

三、欧洲药典的适应性认证（COS）

（一）COS 的简介

欧洲药典的适应性认证（Certificate of Suitability, COS；目前又称 Certificate of Suitability to the Monographs of the European Pharmacopoeia, CEP），是由 1964 年成立的欧洲药典委员

会即日前的 EDQM（欧洲药品质量与卫生保健管理局）颁发的用以证明原料药品的质量是按照欧洲药典有关专论描述的方法严格控制的，其产品质量符合欧洲药典标准的一种证书。它是随着欧洲市场的一体化进程的逐步发展而于 1992 年出现的，其目的就是减少生产厂家和有关评审机构的大量重复性工作，促进欧洲药品市场的一体化。

签署欧洲药典协定的欧洲国家、欧盟法令均认可由 EDQM 颁发的 COS 证书，同时还有一些国家自愿认可该证书。医药产品生产厂可在销售许可证申请文件中使用该证书，以证明其产品符合欧洲药典标准以及欧盟关于药品原料修正法令的规定。

（二）COS 适用范围

根据欧盟修订的决议 AP-CSP（07）1 号，指令 2001/83/EC、2001/82/EC 和 2003/63/EC 规定，活性物质或辅料（合成、提取或发酵获得的有机或无机物）、具有动物海绵状脑病风险产品的供应商或生产厂，可以申请以下证书：

① 化学和微生物纯度与微生物质量的欧洲药典适应性证书。
② 根据药典总论进行减少 TSE 风险的评估（1999 年新增）。
③ 上述两项均申请。
④ 草药或草药制剂的欧洲药典适应性证书（2002 年新增）。

（三）COS 证书的申请

COS 证书的申请步骤主要有：

1. 申请提交

生产商提交两份英文版（建议采用）或法文版的申请文件副本，这些文件须用 CTD 格式编写。原料药生产企业在 COS 认证的申请文件中必须附加两封承诺信，一封信承诺其申报的原料药是按照国际 GMP 规范（ICH Q7A）进行生产的，另一封信承诺同意欧洲 GMP 检查机构的官员进行现场检查。

欧盟 GMP 现场检查的依据是国际原料药 GMP 指导规范（ICH Q7A），此规范是 ICH 指导委员会推荐欧洲共同体、日本和美国的药政部门共同采取的原料药生产的 GMP 标准。因为 GMP 规范中并没有详细的关于处理具有传播动物海绵状脑病（TSE）风险的产品的规定，所以，必要的质量保证体系（如，ISO9000 和危害分析和关键点控制即 HACCP）也适用。

2. 确认收件

认证秘书处在确认申请文件完整之后，将在八天内发出收件确认函，内容包括对 COS 证书申请的官方记录。如果收到的申请文件是可接受的，在四个月内，认证秘书处将指定委员会报告起草人和联名起草人评审申请文件。一个月内，委员会将得出结论，在申请通过的情况下，发出 COS 证书。

3. 任命委员会报告起草人

每一份申请文件，认证秘书处都会指定一名委员会报告起草人和一名联名起草人，筛选的依据是他们的专业技术水平和周期性公布的名单上他们所主持通过的申请文件。一名委员会报告起草人和一名联名起草人在收到申请文件前，需签署一份保密协议和重要性声明。认证秘书处将协议与声明与申请文件的档案放在一起。

委员会报告起草人和联名起草人评审申请文件，并起草一份报告，包括以下三个部分：

（1）报告 A 部分：也称为保密报告。该部分包含评价在 COS 证书申请文件的保密部分中提供的数据，做出详尽彻底的鉴定评估。报告 A 部分也可根据以下要求提供信息：

A. 怀疑该物质的生产商；

B. 对该物质的生产商的怀疑被确认之后，怀疑使用了该物质的药品上市获准企业。

如果负责的当局出于药品监测的目的，对物质做出怀疑，那么 A 部分将立即被提供给使用了该物质的药品上市获准企业，同时告知原料药生产商。

（2）报告 B 部分：也称为建议修订部分。当被要求更新申请文件时，该部分包含欧洲药典委员会有关专家小组的关于未完善部分的修订建议。该部分应避免泄露文件中的保密部分。该部分将在传达给专家小组之前，先递交给原料药生产商。

（3）报告 C 部分：也称为检查员评论部分。该部分详细说明了这一申请中涉及的 GMP 规范，甚至包含对生产具有传播动物海绵状脑病（TSE）风险的产品而采取的必要质量保证体系的描述。在某些情况下，也包括了对接待检查员有用的信息和检查中的特殊要求说明。

4. 评估报告

该委员会报告起草人和联名起草人在评审结束后，在认证秘书处的协助下起草评估报告。

当需要毒理学评估时，将向一位毒理学委员人士征询意见。在需要的情况下，报告人或者相关技术顾问委员会会提议要求 EDQM 实验室对申请者提供的样品进行实验室检测评估。

（1）药典专论能够控制原料药的质量，授予适用性证书。

（2）药典专论不能充分控制原料药的质量，但材料提供的信息（包括已验证的检验方法、补充实验等）能控制原料药的质量，授予适用性证书。但证书中标明：只有根据附加的分析程序补充了下列检测之后，药典专论才能控制原料药的质量。证书中列出补充实验的全文、全部杂质目录以及杂质的限度。

（3）所提供的信息不完整，无法得出结论。认证秘书处会要求获得缺失的关于生产工艺、物料来源、起始物质、补充实验方法、验证研究等方面的信息。接收到的补充信息会在 12 个星期内被评估，然后重新得出结论。信息不完全则不能授予适用性证书。

（4）药典专论不能控制原料药质量，拒绝授予适用性证书的，同时给出拒绝的理由。在拒绝授予证书之前，相关技术咨询部会举办一个听证会，生产厂家可以在会上陈述自己的意见。从接收确认到得出审评结论，这个过程期限为 16 周。

5. 决定通告

认证秘书处将在 4 周内根据委员会报告起草人、联名起草人以及有关技术部门的决定，得出结论，决定是否给予颁发证书。如果通过评估，则颁发 COS 证书。

6. COS 证书取得之后

取得 COS 证书后，如果证书持有人或生产厂家未能达到以下要求，证书将会失效：

（1）当发生可能影响产品质量、安全性或有效性的明显改变时，必须向欧洲认证的官方机构报告，以便重新评估或更新 COS 证书；

（2）如果没有发生任何可能影响产品质量、安全性或有效性的变化，每五年也需要更新一次与 COS 证书相关的药物档案（从 2006 年起 COS 证书只需要更新一次）。

无论是否会影响到产品的质量，申请人对于任何行政管理方面的改变均需进行报告。如果欧洲药典委员会对某一 COS 证书参考的欧洲药典中的专论进行了修订，申请人要按照修订过的专论对药品档案进行更新。随着科技不断发展，具有有效的 COS 证书的产品必须符合最新的标准。

四、欧洲药品质量管理局（EDQM）

（一）EDQM 的简介

欧洲药品质量管理局（European Directorate for the Quality Control of Medicines，EDQM）前身是成立于 1964 年的欧洲药典委员会（European Pharmacopoeia Secretariat），并于 1996 年正式更名为 EDQM，总部位于法国斯特拉斯堡。目前，EDQM 已有 39 个成员国，我国于 1994 年成为 EDQM 观察员国。

（二）EDQM 的职责

EDQM 的职责包括：

① 在《欧洲药典拟订公约》及其后的所有签署国建立和提供药品生产和质量控制的官方标准。

② 颁发适用证书，以验证药用物质是否符合欧洲药典标准，并对这些物质的制造商进行检查。

③ 协调官方药物控制实验室（OMCL）网络，以合作、汇集专业知识，并有效利用有限的资源，实现欧洲及其他地区对药物公共质量的有效控制。

④ 为输血（血液成分的收集、制备、储存、分配和适当使用）以及器官、组织和细胞移植提出道德、安全和质量标准。

⑤ 与国家、欧洲和国际组织合作，努力打击伪造医疗产品和类似犯罪。

⑥ 提供安全使用药物的政策和示范方法，包括药物护理指南。

⑦ 建立化妆品和食品接触材料标准，协调化妆品公共质量控制。

可以看出，EDQM 最主要的职责就是欧洲药典的编写与发布、欧洲药典标准物质的验证和检查工作。

（三）EDQM 的组织架构

EDQM 的主要职能部门包括：

欧洲药典部（EPD）：与专家组共同为欧洲药典准备文本并对欧洲药典委员会秘书处负责。

实验室部（DLab）：支持欧洲药典专著的编制和修订，重点是进行分析研究，以建立相应的参考标准（RS），使制造商能够检查其产品是否符合欧洲药典的要求。此外，DLab 还参与制定世卫组织国际抗生素标准（ISA）和化学参考标准（ICRS）。

标准物质和物流部（DRSL）：负责欧洲药典标准品和 WHO 国际抗生素标准品和国际化学参考标准的生产、储存和分销。DRSL 也向世界各地的用户（包括药品或药物成分制造商以及参与药品质量控制的公共机构）分发参考标准。

生物标准化 – OMCL 网络和医疗保健部（DBO）：负责协调生物标准化计划（BSP），

其目的是建立生物制品的参考物质并开发和验证用于生物制品质量控制的新分析方法。其中包括开发替代方法，以替代药物质量控制中使用的动物。DBO 还协调官方药物管制实验室网络（即 OMCL 网络）的活动。由于药品的质量在其整个生命周期中都受到监测，因此有必要在欧洲一级制定独立的市场监督计划。OMCL 网络的目标是确保人用和兽用药品的质量始终如一，并促进 OMCL 间相互认可质量控制测试结果，以充分利用稀缺资源。

物质认证部（DCEP）：负责实施欧洲药典各论适用性认证程序。

本章小结

美国从 1906 年第一部医药管理法案《纯净食品和药品法案》颁布至今已逾百年。在这百年的过程中，FDA 不断补充、修订和完善其法规体系，丰富各项管理规定，逐步将药品注册管理从简单粗放的条款发展成为当今具备较高科学性、系统性、全面性和可操作性的管理体系，并兼顾了社会、政治、经济和文化因素。如今美国已经形成了严谨完善的新药和仿制药审评注册程序。此外，FDA 以临床应用为导向，主要针对有潜力治疗严重和危及生命疾病的新药、相对已上市药品有显著改进的药品，采取一系列的政策支持，其中优先审评、快速通道、加快审批等都是从快速上市的角度鼓励药品研发的措施。

欧盟由 27 个成员国组成，药品审批既要考虑欧洲经济一体化的统一性，又要顾及各成员国独立自主的个体性。欧盟现行的药品注册管理模式可概括为向 EMA 提出申请的集权程序，向国家药品主管当局提出申请的非集中程序，互认可程序以及国家许可程序，具体可根据不同的审批程序获得不同范围的上市许可。此外，欧盟 EMA 还有针对预计将具有重大公共卫生效益的医药产品，尤其是从治疗创新角度而言具有重大公共卫生效益的医药产品的加快评审程序。

此外，人用药品注册技术要求的国际协调会议（ICH）将欧盟、日本、美国注册部门的人员和制药行业的专家组织起来，共同讨论产品注册时的科学和技术要求，并对产品注册的要求提出建议，从而更好地进行协调，以达到减少和避免新药研发期间进行重复试验的目的。并减少新药在全球上市过程中发生的不必要的延迟，以使新药在这些国家能够有效、快速地上市。

最后，本章详细介绍了欧美国家的原料药注册制度，对于注册过程中的质量和材料要求等进行了简要的介绍。对于我国这样一个以原料药出口为主的国家具有很大的实用意义。

思考题

1. 概述新药在美国上市的申请程序。
2. 概述仿制药在美国上市的申请程序。
3. 概述药品在欧盟上市的途径及各途径的主要区别。
4. 概述 ICH 的由来及其成立的意义。
5. 概述 ICH 的指南分类。
6. 比较 DMF 与 EDMF/COS 的异同。

第五章

生物制品的监管

教学目标

本章主要涉及美国对生物制品的监管、欧美国家生物类似物的上市审批与监管。旨在使读者对发达国家生物制品及生物类似物的适用法律、审批过程、监管现状和重点等有系统的认识。

教学要求

1. 了解：欧盟生物制品监管的发展史。
2. 熟悉：生物制品的定义及特点，美国生物制品的监管部门和法律体系。
3. 掌握：美国生物类似物的审批与监管。
4. 重点掌握：美国对生物制品的监管，欧盟生物类似物的审批与监管。

生物制品是指运用 DNA 重组技术或其他创新生物技术利用生物来源材料提取、半合成或生产的治疗药物，如细胞生成素、胰岛素、单克隆抗体等。生物制品广泛应用于肿瘤、糖尿病、血液疾病等危重疾病或慢性疾病的治疗，是人类疾病治疗史上的重大突破。自 1982 年第一个生物药——重组人胰岛素诞生以来，全球生物医药产业发展迅速，市场规模不断扩大。2016 年，全球生物药销售额达 2 020 亿美元，全球销售排名前十大药品中有 8 个为生物药，销售额达 656 亿美元，其中"单抗之王"修美乐（阿达木单抗）的销售额达 160 亿美元，可见生物医药产业作为"钻石产业"的实力。

与化学药相对分子质量小、结构确定、化学合成及生产工艺明确、杂质等可通过理化方法检测控制等特点不同，生物制品是从生物体或细胞系统中制取的，其相对分子质量大、结构复杂、不易定性，生产过程依赖高度复杂的工艺，产品的生物活性、安全性和有效性与结构的复杂性及工艺相关，这些特点决定了对生物制品的监管需要与对化学药的监管区分开。因此，各国均对生物制品制定了相应的监管体系，以实现对生物制品安全性、有效性的有力控制。

另外，生物制品的特殊性还使其不可能被"仿制"出完全相同的分子结构，其仿制药只能在质量、安全性和有效性方面与原研生物制品具有相似性，这类生物制品也被称为"生物类似物"，其研究、开发与审批有着区别于传统化学仿制药的思维和角度。为了科学指导生物类似物的研发与注册审评，许多国家和组织颁布了与生物类似物相关的法律、法规、规章或指南，以充分保证生物类似物的质量、安全和有效性，并帮助生物类似物通过简化程序早日上市，以降低医疗保障财政负担。在良好的政策保障下，随着生物药专利悬崖高峰的到来，全球范围内生物类似物的大市场也即将来临。据预计，2020 年全球生物类似物市场空间可达 350 亿美元，"生物类似物"俨然成为各国制药企业竞相追逐的新蓝海。

本章第一节至第三节主要以美国为例，介绍美国对生物制品监管的概况。第四节对欧盟及美国生物类似物的注册审批政策进行介绍。

第一节　FDA 生物制品监管史简述

19 世纪后期，第二次工业革命带来了科技的进一步发展，细菌学和免疫学领域取得了巨大进步。人们开始使用疫苗和血源性抗毒素等来治疗天花、麻疹、白喉（百日咳）和霍乱等疾病，并取得了良好的效果，儿童的死亡率显著降低，但由于当时美国对药品上市并无监管措施，出现许多药品安全事件。1901 年在圣路易斯，有 13 名儿童由于接种了被破伤风毒素感染的马源白喉抗毒素而死亡。调查后发现这一事件起源于一匹名为"吉姆"的马，吉姆感染破伤风时被发现并进行了治疗，但从吉姆身上获得的血清在使用之前却没有进行检测，最终酿成悲剧。

这场悲剧促使美国国会于 1902 年通过了美国首个生物制品监管法案《生物制品管制法》（Biologics Control Act, BCA），赋予政府对生物制品生产过程及产品本身的监管权。根据该法案，公共卫生和海洋医院服务卫生实验室（The Hygienic Laboratory of the Public Health and Marine Hospital Service, CBER 前身）颁布法规，要求生产者每年申请生物制品的生产和销售许可，接受对生产设施的检查，保证标签清楚显示产品名称和有效期，并且需要一名有资质的专家监督生产。

1930 年，卫生实验室更名为美国国立卫生研究院（NIH），1937 年在 NIH 下设立生物制品管制部门（Division of Biologics Control）。1938 年，《联邦食品、药品与化妆品法案》将生物制品纳入药品的范围内。尽管 1938 年法案部分适用于生物制剂，但该法案并未修改或取代 1902 年《生物制品管制法》，生物制品受 1902 年《生物制品管制法》与 1938 年《联邦食品、药品与化妆品法案》共同监管。

1944 年，美国颁布《公共卫生服务法》（Public Health Service Act, PHSA），在第 351 条中将生物制品定义为"适用于预防、治疗或治愈人类疾病或病症……的病毒、治疗血清、毒素、抗毒素、疫苗、血液、血液成分或衍生物、变应原产品或类似产品"，增加生物制品须有产品许可证的要求，并明确生物制品不适用 NDA 程序。

1972 年，生物制品管制部门从 NIH 转移到 FDA，更名为生物制品局（Bureau of Biologics, BoB），专注于疫苗、过敏注射用血清和血液制品的管制。随着生物技术的发展，药物与生物制品之间的界限变得模糊，研究性新药（INDs）的申请量增加，1984 年 FDA 建立了新的药物统一审查中心——生物制品局与 FDA 的药物局合并组建的药物和生物制品中心（Center for Drugs and Biologics），以满足新的监管要求。为应对艾滋病流行以及新药申请数量的激增带来的挑战，其于 1988 年拆分成为生物制品评价与研究中心（CBER）以及药品评价与研究中心（CDER）。随着生物技术不断取得巨大进步，CBER 也逐渐发展壮大，多种生物制品新药（如赫赛汀）被批准使用，生物制品市场销售额也在 20 世纪 90 年代得以迅速增长，美国生物技术收入从 1992 年的 80 亿美元增加到 2001 年的 296 亿美元。考虑到生物制品已逐渐发展成熟并得到广泛应用，许多生物制品能够由相对标准化的分析技术来"充分表征"，可以在一定意义上被视为并用作一般药品。为提高监管效率，2003 年，FDA 将部分高度纯化的、具有良好/更好表征的生物制品治疗药物转移到 CDER 进行监管。

第二节　美国生物制品监管部门与法规体系

一、美国生物制品监管部门

FDA 将人用药品分为处方药、非处方药、植物药和生物制品四大类。生物制品是一类特殊的药品，根据 PHS Act 351 部分，美国各州销售生物制品（无论创新、仿制生物制品）都须持有生物制品许可执照（biological license），为获取该许可执照必须向 FDA 提交生物制品许可申请（biological license application, BLA）。

FDA 的组织结构中有多个权责分明的中心，其中有两大中心对生物制品进行监管，分别为生物制品评价与研究中心（CBER）以及药品评价与研究中心（CDER），生物制品归哪一中心监管取决于生物制品本身。

一般而言，生物制品的注册审评由生物制品评价与研究中心（Center for Biologics Evaluation and Research, CBER）单独负责，其他药品注册监管均由药品评价与研究中心（Center for Drug Evaluation and Research, CDER）负责。在 2003 年治疗产品注册监管职能转移后，部分生物制品无须向 CBER 提交 BLA，而是提交新药申请（new drug application, NDA）由 CDER 进行审核。

（一）归属 CBER 监管的生物制品

归属 CBER 监管的生物制品包括：
- 基因治疗产品。基因治疗是指将特定编码的外源基因插入合适的受体中进行表达从而治愈疾病的一种治疗方法。
- 疫苗。
- 用于过敏性疾病以及过敏原斑贴试验的诊断和治疗的过敏性提取物。
- 抗毒素、抗蛇毒血清或蛇毒。
- 血液或血液制品（如丙种球蛋白、白蛋白），重组类似物（如凝血因子），收集、检测、处理血液的设备。
- 人或动物细胞、组织或以细胞和组织为基础的产品。
- 异种移植物（来自非人动物的细胞、组织或器官，或者是在体外和动物细胞相融合的人类细胞、组织或器官）。

（二）归属 CDER 监管的生物制品

归属于 CDER 监管的生物制品包括：
- 体内单克隆抗体。
- 免疫调节剂（除去疫苗、变应原）。
- 大多数常用的治疗性蛋白（除去上述由 CBER 监管的特殊蛋白），包括来源于植物、动物或微生物的细胞因子、酶等蛋白及其重组形式。
- 用于调动、刺激、减少或以其他方式改变体内造血细胞生成的生长因子、细胞因子和单克隆抗体。

二、美国生物制品监管法规体系

FDA 的生物制品监管体系的层级自上至下由法案、法规、技术指导原则（指南）组成。自 1902 年美国第一部生物制品管理法案——《生物制品管制法》颁布至今的一百多年中，相关的法律法规文件进行了不断细化和完善，共同构成 FDA 对生物制品等产品进行监管的法律基础。

在法律层面，目前美国生物制品同时受《联邦食品、药品与化妆品法案》（FDCA）以及《公共卫生服务法》（PHSA）监管。由 CBER 监管的生物制品受《公共卫生服务法》调整，而由 CDER 监管的生物制品受《联邦食品、药品与化妆品法案》调整，FD&C 法案对生物制品监管提出了框架性的要求，其内容被编入《美国法典》（USC）第 21 卷"食品与药品"部分。PHSA 第 351 条对生物制品许可、标签和包装、效期、审批、上市后监测、专利、生物类似物等方面做出了规定和说明，其内容被编入《美国法典》（USC）第 42 卷"公众健康与福利"部分。

FDA 等行政部门颁布的具体法律实施条例和执行法规被收录于《联邦法规》（CFR）第 21 卷"食品与药品"部分，对法案要求的管理和执行程序进行细化，明确规定了生物制品从研发、临床试验、注册认证到审批上市以及上市后的监管。

FDA 还颁布了一系列指导性文件，向生产商、消费者以及监管人员传达监管的重点，虽然这些指南不具备强制执行的法律效力，但其经过严格充分的讨论与验证，具有较强的科学性和实际操作性，对企业具有较强的指导意义，目前 FDA 已经发布了大量相关的指南。

表 5-1 美国生物制品监管法律文件

法律层级	法律名称
法案	《联邦食品、药品与化妆品法案》（Federal Food Drug and Cosmetic Act, FD&C Act）（SEC 505）（21 USC 355） 《公共健康服务法》（Public Health Service Act, PHS Act）（SEC 351）（42 USC 262）
法规	21 CFR《联邦法规》（Code of Federal Regulations）Subchapter F-Biologics
指南	《含有纳米材料的药品和生物制品指南》（Drug Products, Including Biological Products, that Contain Nanomaterials: Guidance for Industry）（2022 年） 《已上市生物制品的化学、制造和控制变更指南》（Chemistry, Manufacturing, and Controls Changes to an Approved Application: Certain Biological Products）（2021 年） 《药物和生物制品的在复杂创新试验设计中与 FDA 沟通交流指南》（Interacting with the FDA on Complex Innovative Trial Designs for Drugs and Biological Products: Guidance for Industry）（2020 年） 《预防 COVID-19 疫苗的开发和许可指南》（Development and Licensure of Vaccines to Prevent COVID-19）（2020 年） 《根据加速审批监管途径批准的人用处方药和生物制品标签的指南》（Labeling for Human Prescription Drug and Biological Products Approved Under the Accelerated Approval Regulatory Pathway: Guidance for Industry）（2019 年） 《向疫苗研究和审查办公室提交疫苗研究数据集指南》（Submitting Study Datasets for Vaccines to the Office of Vaccines Research and Review: Guidance for Industry）（2018 年） 《生物制品的非专有命名（通用名）指南》（Nonproprietary Naming of Biological Products: Guidance for Industry）（2017） 《人用处方药和生物制品的临床药理学标签指南》（Clinical Pharmacology Labeling for Human Prescription Drug and Biological Products — Content and Format）（2016 年）

续表

法律层级	法律名称
指南	《批准非小细胞肺癌药物和生物制剂的临床试验终点》(Clinical Trial Endpoints for the Approval of Non-Small Cell Lung Cancer Drugs and Biologics)(2015 年) 《疫苗上市后安全报告电子格式提交指南》(Providing Submissions in Electronic Format — Postmarketing Safety Reports for Vaccines-Guidance for Industry)(2015 年) 《生物制品（除血液和血液成分以外）偏差报告指南》(Biological Product Deviation Reporting for Licensed Manufacturers of Biological Products Other than Blood and Blood Components: Guidance for Industry)(2006 年) 《人用处方药和生物制品不良反应标签——内容和格式指南》(Guidance for Industry: Adverse Reactions Section of Labeling for Human Prescription Drug and Biological Products — Content and Format)(2006 年)

第三节　FDA 对于生物制品研发、生产、上市的监管

一、生物制品监管的 CMC 要求

化学、制造和控制（CMC）中体现了在化学药品和生物制品监管中所存在着的显著差异。现以一种由人类基因编码、在哺乳动物中表达的蛋白治疗剂为例，生物制品的生产者需向 FDA 提交以下内容：

- 证明该基因是从哪一物种中克隆的（本案例：人类）。
- 描述鉴别和克隆该基因的方法。

如：这是从非人类物种中的基因序列中得到的人源抗体吗？

这个在计算机上合成的基因是从已知序列中得到的吗？

- 详细描述该基因插入的定向位点。还包括使用的质粒图谱；鉴别出的其他基因载体；其他活性序列（如启动子和增强子）；选择使用的标记，如抗生素耐药性基因。
- 描述将质粒导入宿主细胞的技术，质粒拷贝数扩增的方法以及选择这种方式进行克隆的依据。

二、生物制品的分析检测

生物制品的复杂性极大地增加了分析的复杂性。小分子纯度和效能的分析检测可使用一些简单的分析技术；而生物制品的分析检测需要使用较为复杂的分析技术，并且可能使用多种分析方法来分析某一特定产品的属性。如分子排阻色谱（SEC_HPLC）可以检测蛋白质相对分子质量，包括较相对分子质量高的物质（如聚合物）和相对分子质量较低的物质（如一些小片段）；反相高效液相色谱法和离子交换色谱法可暴露蛋白的疏水性和电荷，显示出产品中所存在的异构体和降解产物。到目前为止，还无法使用一种方法来分析出化合物的所有特性，表 5-2 中列出了对单克隆抗体治疗药物的不同特性进行检测的多种方法。研究者将获得的数据作为一个整体进行分析，最终将会得出一个整体的结论。研究者

需要向 FDA 提交选择这些方法的理由，包括运用这些方法获得了哪些信息以及与之相关的信息。

表 5-2　检测单克隆抗体的方法示例

检测项目	检测方法
外观	可见
浓度（mg/mL）	紫外 A280
纯度（%）	聚丙烯酰胺凝胶电泳
等电聚焦	等电聚焦电泳
相对分子质量	分子排阻色谱
比活（IU/mL）	蛋白特异性的方法（需要制造商提供）
重链、轻链	聚丙烯酰胺凝胶电泳和 Western blot
蛋白 A（用于单克隆抗体的纯化）	聚丙烯酰胺凝胶电泳和 Western blot
亚型	酶联免疫
pH	pH 检测仪
内毒素（EU/mL）	凝胶法、浊度法与显色法
生物负载（cfu/mL）	好氧微生物计数、霉菌与酵母菌计数
颗粒	光阻法和显微镜法
无菌	无菌检查法

三、非临床试验研究设计及监管

（一）非临床试验研究设计

对化学药品非临床研究评价的要求同样适用于生物制品，但是生物制品非临床研究的设计和实施存在着其特有的挑战，主要来自两个方面：一是生物制品分子的多样性（如基因治疗的非临床研究方案从本质上有别于多肽的非临床研究方案），二是不同物种体内生物反应的多样性。没有一项单独的毒理研究适用于所有药品，在生物制品中更是如此。

人用药品注册技术要求国际协调会议（ICH）的指南 S6 中提出了非临床研究设计中需要考虑的因素：
- 相关动物物种的选择；
- 年龄；
- 生理状态；
- 给药方法，包括剂量、给药途径、治疗方法；
- 使用中监测物质的稳定性。

生物反应的本质和相关模型系统的有效性或可用性是进行非临床研究时应当考虑的主要因素。对于许多病毒性疾病和某些恶性肿瘤，与治疗相关的唯一物种便是人类自身，该疾病的动物模型与人体模型相比可能不完整，或者说两者之间没有直接的可比性，比如某些细胞因子，运用于患有癌症的小鼠模型中有很好的效果，但运用于人体模型中就完全无效。另外，有些数据称为概念数据，它们是仅通过体外系统试验获得的，基本上没有或者没有完整的动物实验数据来预测人体模型的应答。有些分子，如细胞分子，会引发一系列复杂的生理反应，但这些反应可能会因为物种的不同而在细微之处有一定的差异；在单细胞水平上，细胞培养数据可以很好地解释这类分子发生的反应，但不能预测整个动物模型的应答。研究者可以克隆并生产重要蛋白的类似物，并将它们用于药理或机理研究中；但是，研究者必须考虑到蛋白质的同源性和生物效应在人体和在动物体内的相似性。或许研究者可以用筛选出的非临床试验物种的细胞系对蛋白质的生物活性进行检测，所得结果可以反映所选物种是否有效。另外，年龄对动物生理状态的影响也是影响动物模型选择的一个指标，因为某个特定分子与其他分子之间的药代动力学差异可能是由于给药后的动物仍在生长发育。

（二）非临床试验研究的监管

生物制品的非临床试验研究通常是培养一个特定抗体并证明它能在体外与其配体结合，之后再进行正式的毒理试验等研究。非临床研究中所用的检测物质是否稳定是非常重要的。因此，研究者应当通过研究证明该产品在使用过程中是稳定且具有活性的，同时，需要分析出合理的给药剂量从而确保动物受试的剂量适宜。在非临床研究的方案逐步完善以及生物制品的研发逐步改善的过程中，这些数据将会是评价该产品非临床研究结果的基础。

新生物制品的非临床试验研究结束后，申报者可向 FDA 递交 IND 申请，在这个阶段 FDA 将主要就 IND 申请者提交的非临床试验数据和动物试验数据进行审核，并决定新药是否能进入临床研究阶段。在美国进行 IND 申请必须填报 FDA1571 和 FDA1572 表格。表格主要包括申请者名称、联系方式、研究计划（包括研究原理、适应证、评价方法、预期临床试验方案）等内容。

四、临床试验监管

生物制品的临床指导原则指导着临床研究的设计，进行临床试验旨在证明该生物制品的安全性和有效性。将某些生物制品如某些有毒的肿瘤产品在正常人身上进行临床试验是不道德、不切合实际的。传统的Ⅰ期临床试验在健康志愿者身上进行，其目的是评价该药品的药代动力学和安全性，但这些数据的价值是有限的。因此，申请人需要进一步证明该生物制品的安全性和有效性，并向 FDA 提交临床试验方案，且方案应当考虑统计学意义。在设计临床试验方案时应当考虑到多方面因素，如产品的生物活性、检测方法的限制、评估的有效性以及对病人的适用性。

尽管在非临床研究中预测出某产品在某一剂量水平下运用于人体时不会发生不良反应，但人在使用生物制品后发生的反应具有不可预测性，因此，FDA 十分关注人们使用该类产品后发生的反应。例如，一种抗 CD28 的人源化单克隆抗体的研究曾被终止，其原因就是在Ⅰ期临床试验时在健康受试者身上出现了严重的不良反应，而其初始剂量大约为预测有效剂量的 1/500。由此可见，研究者需要密切关注在使用生物制品后所发生的不可预见的副反应；同时，在药物给药途径发生改变、给药剂量增加、筛选病人和志愿者时应当充分说明理由，并且在最初的 IND 申请和后续的补充申请中都需要提交做出这些选择的理论依据。

五、生物制品上市审批

FDA 根据现有法规将生物来源的产品定义为生物制品（如基因治疗剂、疫苗等），申请人在对这些产品进行申请时需要提交生物制品许可申请（BLA），表格的形式与新药上市申请（NDA）的表格一样，申请人只需在申请信息栏下的复选框里注明所提交的产品类型即可。如今，FDA 采用的是常规技术文件（CTD）格式，并规定将新的申请保存为电子格式（eCTD）。

忽略格式的不同，生物制品上市申请最终传达的信息与化学药品是一致的。FDA 的审查周期在《处方药申报者付费法案》(FDUFA) 中有明确规定，审查时间的长短与申请人提交的数据和材料的准确性和完整性密切相关。与 FDA 及早进行对话，并且精准地进行研发，便能确保生物制品及时上市，但前提条件是该生物制品已经被证实安全有效。

第四节　欧美国家生物类似物的注册审批程序

一、生物类似物发展的背景

在第一类重组 DNA 治疗性蛋白出现于 20 世纪 80 年代后，生物制品在医药市场中的份额越来越大，2017 年全球十大最畅销药物中有 7 种是生物制品。虽然生物制品为大量危重疾病的治疗提供了新的选择，但原研生物药固有的技术壁垒和研发风险导致其成本和售价过高，患者大多无力长期负担，也给政府的医保预算带来压力，相比之下，在质量、安全性和有效性上与原研药高度相似的生物类似物，销售利润虽无法与原研药相媲美，但研发难度和风险相对小得多，售价一般比原研药低 25%，更易被患者接受和广泛使用。

生物类似物的名称在各国并未统一。欧盟称之为"生物仿制药物"（biosimilars），在美国刚开始称为"第二代蛋白产品"（follow-on protein products）或"生物仿制药"（biogenerics）；加拿大称为"后续进入的生物制品"（subsequent entry biologics, SEB）。各组织和国家、地区对生物类似物的定义也各不相同，WHO 将其定义为"与已经批准的参比生物治疗产品在质量、安全性和效力方面均相似的生物治疗产品"；欧盟 EMA 将其定义为"与已存在的生物制品（即参比生物制品）类似的生物药。在批准时，该生物类似物自身的可变性以及与参比药的不同之处均应被证明不影响安全性和有效性"；美国将其定义为"与已批准参比生物产品高度相似，尽管非活性成分有微小差异；与参比生物产品相比在安全性、纯度与效力方面没有临床意义上的显著差异"。可见，定义虽不尽相同，但却大同小异，均强调生物类似物在质量、安全性和有效性方面与参比原研药具有相似性。

出于降低药价以提高药品可及性的压力，加之全球日趋严重的老龄化倾向加大了政府控制医药卫生费用快速增长以及慢性病治疗的需求，生物类似物俨然成为各国竞相追逐的新兴价格洼地。

随着一批"重磅炸弹"生物制品专利期陆续届满,生物类似物巨大的市场潜力亟待激发,全球生物类似物市场呈高速增长态势,将迎来发展的"黄金时代"。到2018年,目前年销售额超过680亿美元的原研生物制品将失去专利保护,预计到2026年全球生物仿制药市场规模将达到1 035亿美元。

表5-3 专利保护期即将到期的生物制药产品

即将过期的专利药			
专利过期时间	药品名称	药物成分	生产商
2018年	Humira	阿达木单抗	Abbvie
2018年	Xolair	奥马珠单抗	Roche/Novartis
2018年	Rituxan	利托昔单抗	Roche
2018年	Arzerra	奥法木单抗	GSK/Genmab
2018年	Levemir	胰岛素类似物	Novo Nordisk
2018年	Vectibix	帕尼单抗	Amgen
2019年	Herceptin	曲妥珠单抗	Roche
2019年	Avastin	贝伐珠单抗	Roche
2019年	Forteo	重组DNA	Eli Lilly
2020年	Lucentis	雷珠单抗	Roche/Novartis
2021年	Yervoy	伊匹单抗	Bristol-Myers Squibb

二、生物类似物与传统仿制药的区别

虽然生物类似物也有仿制的目的,但与传统的化学仿制药有着较大的区别。传统的仿制药有效成分单一,结构确定,其有效成分与原研药物的有效成分相同,只要药剂等效性和生物等效性通过验证,就能认为其具有等疗效,并不需要进行正式的临床有效性和安全性试验。而生物类似物的有效成分往往不是一种单一的分子,而是一类大分子蛋白异构体的集合,所以,原研生物药与生物类似物的有效成分基本不可能做到完全一致,目前也没有相应的分析技术能够验证其生物等效性,即生物类似物并不是对一个生物制药产品进行从分子到分子的复制,而只是对原研药的一种无限接近。

因此,生物类似物并非仿制药,其研发与审评必须有着区别于传统化学仿制药的思维和角度,需要更加关注安全性与有效性。相对于传统仿制药来说,生物类似物的市场准入规则更为复杂。相同程序生产的生物制品,甚至不同生产商生产的同一种蛋白产品都或多或少存在产品的异质性,此外,对于生物类似物,必须通过临床试验才能确定其等疗效性。生物类似物的安全性保证也很重要,由于其可能引起免疫反应,所以其安全性评价系统要比传统仿制药更复杂。

三、欧盟生物类似物的注册审批政策

欧盟是世界上第一个对生物类似物制定完备的立法和监管途径的地区。《欧盟生物类似物管理指南》的两大基石是需要临床数据并需要通过开展可比性试验以证实生物类似物的质量、疗效和安全性。作为这一领域的政策管理先锋，欧盟于 2004 年率先通过立法，为将生物类似物推向市场建立了全面的管理途径，并且，欧盟医药局（EMA）及其人用医药产品委员会（CHMP）随后出台了指导性的管理和审批文件。总体说来，为了获得市场销售的许可，必须证明生物类似物产品在质量、安全性和功效方面与专利药物产品是类似的。

2006 年，EMA 批准了第一个生物类似物 Omnitrope（重组人生长激素）的上市许可，截至 2018 年 7 月 26 日，根据 CHMP 的建议，已经有 46 个生物类似物获批上市。但迄今为止，并非所有的生物类似物的申请都是成功的。欧盟监管机构在 2006 年和 2015 年分别拒绝了丙肝用干扰素 Alpheon 及治疗糖尿病的胰岛素 Solumarv 的上市许可；另一个涉及三种不同人用胰岛素制剂的生物类似物也在 2008 年被 Marvel Lifesciences 公司撤回。

欧盟药品监管法律体系分为四个层级，从高到低依次为法规（regulation）、指令（directive）、通知（notice）和指南（guideline）。法规具有强制性，是药品注册审评的法律基础；指令是指导性法律框架，需要各成员国立法将其转化为国内法来执行；通知是一种法律解释的形式；指南一般不需强制遵守，但是药品注册审评过程中若有不符合指南要求的地方，必须向 EMA 做详细解释和说明。完备的法律规章及政策指南为欧盟生物类似物的发展起到了重大的推动作用，具体到欧盟生物类似物监管法律渊源见表 5-4：

表 5-4 欧盟生物类似物监管法律渊源

法律层级	法律名称
法规	（EC）No.726/2004
指令	2001/83/EC Article 10（4） 2003/63/EC 和 2004/27/EC
指南	《含有重组促红细胞生成素的生物类似物非临床和临床开发指南》（修订版 1）（Guideline on Non-clinical and Clinical Development of Similar Biological Medicinal Products Containing Recombinant Erythropoietins）（2018 年） 《以生物制蛋白为活性成分的生物类似物指南：非临床和临床部分》（修订版 1）（Guideline on Similar Biological Medicinal Products Containing Biotechnology-derived Proteins as Active Substance: Non-clinical and Clinical Issues）（2015 年） 《生物类似物指南》（Guideline on Similar Biological Medicinal Products）（2005 年） 《生物类似物指南》（修订版）（Guideline on Similar Biological Medicinal Products）（2014 年） 《含低分子量肝素的生物类似物指南》（Similar Biological Medicinal Products Containing Low-Molecular-Weight Heparins）（2016 年） 《含重组卵泡刺激激素的生物类似物指南》（Similar Biological Medicinal Products Containing Recombinant Follicle Stimulation Hormone）（2013 年） 《含有 β 干扰素的生物类似物指南》（Guideline on Similar Biological Medicinal Products Containing Interferon Beta）（2013 年） 《以生物制蛋白为活性成分的生物类似物指南：质量部分》（修订版 1）（Guideline on Similar Biological Medicinal Products Containing Biotechnology-Derived Proteins as Active Substance: Quality Issues）（2012 年）

法律层级	法律名称
指南	《含单克隆抗体的生物类似物指南》(Draft Guideline on Similar Biological Medicinal Products Containing Monoclonal Antibodies)(2012年) 《含有重组促红细胞生成素的类似物指南》(Guidance on Similar Medicinal Products Containing Recombinant Erythropoietins)(2010年) 《含有重组α干扰素的生物类似物非临床和临床发展指南》(Non-Clinical and Clinical Development of Similar Medicinal Products Containing Recombinant Interferon Alfa)(2009年) 《生物技术治疗性蛋白的免疫原性评价》(Immunogenicity Assessment of Biotechnology-Derived Therapeutic Proteins)(2008年) 《改变生产工艺的生物技术产品的比较：非临床和临床部分》(Comparability of Biotechnology-Derived Medicinal Products after a Change in the Manufacturing Process: Non-Clinical and Clinical Issues)(2007年) 《以生物制蛋白为活性成分的生物类似物指南：质量部分》(Guideline on Similar Biological Medicinal Products Containing Biotechnology-derived Proteins as Active Substance: Quality Issues)(2006年) 《含有重组粒细胞集落刺激因子的生物类似物指南》(Guidance on Biosimilar Medicinal Products Containing Recombinant Granulocyte-Colony Stimulating Factor)(2006年) 《含生长激素的类似物指南》(Guidance on Similar Medicinal Products Containing Somatropin)(2006年) 《含有重组人胰岛素的类似物指南》(Guidance on Similar Medicinal Products Containing Recombinant Human Insulin)(2006年) 《改变生产工艺的生物技术产品指导的通知》(ICH Topic Q5E Step 4, Note for Guidance on Biotechnological/Biological Products Subject to Changes in their Manufacturing Process)(2005年) 《以生物制蛋白为活性成分的医药产品的比较：质量部分》(Comparability of Medicinal Products Containing Biotechnology-Derived Proteins as Active Substance: Quality Issues, Rev.1)(2003年)

2001/83/EC指令是有关人用药品的共同体法典，该指令的颁布使得欧盟人用药法规达到了前所未有的统一，其中第10（4）条以及第Ⅱ部分附录Ⅰ定义了生物类似物及参比生物制品。2005年10月30日EMA颁布了第一部《生物类似物指南》，该指南阐明了生物类似物审评的总体要求，即必须通过可比性研究证明其与某个具备完整文档资料，且已在欧盟上市销售的参比生物制品在质量、安全性和有效性等方面高度相似。

四、美国生物类似物的审批与监管

（一）美国生物类似物法律监管体系

美国药品监管体系按照"法案"（acts）、"法规"（regulations）和"指南"（guidances）的层级自上而下共同构成，其内容涵盖了药品研发到审批上市的各个环节。其中，《联邦食品、药品与化妆品法案》（FDCA）和《公共健康服务法》（Public Health Service Act, PHS Act）为美国生物类似物的注册监管提供了法律依据。另外，2009年3月时任美国总统奥巴马签署了医疗改革法案（Patient Protection and Affordable Care Act），对PHS法案进行了修订并且制定了351（k），这些新的条款也可称为《生物制品价格竞争和创新法案》（Biologics Price Competition and Innovation Act of 2009，BPCIA），BPCIA首先定义"生物仿制产品"为与参照产品（如新药）"高度相似"的生物制品。生物仿制产品和参照产品即使在临床上非活性的组分中有微小差别，但只要安全性、产品的纯度和效力在临床上并无有意义的差异即可，并规定了更高要求的"可互换的生物制品"（interchangeable biological products），即预期会产生与任意服用原研药相同临床结果的生物制品。此外，更为重要的是351（k）条款制定了生物类似物进入市场的简化申请途径，又称"生物类似物路径"（biosimilars pathway），这无疑给生物类似物提供了新的机遇。生物类似物简化申请途径已编入法律，成为医疗保健立法的一部分，该法包含了在申请批准之前，确定生物类似物的专利申请和争端解决的详细程序。2012年通过的《生物类似物使用者付费法案》（Biosimilar User Fee Act of 2012, Bs UFA 2012）授权FDA对生物类似物生产企业进行收费，以扩充审评资源，提高审评效率。2017年修订为生物类似物使用者付费法案（Bs UFA Ⅱ）。

《联邦法规》（Code of Federal Regulations, CFR）等则依据法律要求提出了更为细化的注册管理规定和执行程序。指南虽然没有法律效力，但进一步阐述了法律法规的要求，为审评工作、企业药品研发和申请等实际操作提供了专业指导。具体到美国生物类似物的监管法律法规文件，详见表5-5：

表5-5 美国生物类似物监管法律法规体系

法律层级	法律名称
法案	《联邦食品、药品及化妆品管理法》（Federal Food Drug and Cosmetic Act, FD&C Act）505（b）（2） 《公共健康服务法》（Public Health Service Act, PHS Act）351（k） 《生物制品价格竞争及创新法》（The Biologics Price Competition and Innovation Act, BPCI Act）351（i）（2） 《生物类似物使用者付费法案》（Biosimilar User Fee Act of 2012，BsUFA2012）
法规	《联邦法规》（Code of Federal Regulations, CFR）Subchapter F
指南	《生物类似物标签指南》（Labeling for Biosimilar Products Guidance for Industry）（2018年） 《证明与参照药品可互换性的考量》（Considerations in Demonstrating Interchangeability With a Reference Product）（2019年） 《根据2017年的生物类似物患者费修正案评估患者费用的指南》（Assessing User Fees Under the Biosimilar User Fee Amendments of 2017: Guidance for Industry）（2020年） 《关于生物类似物开发和BPCI法案问答的指南》（Questions and Answers on Biosimilar Development and the BPCI Act: Guidance for Industry）（2021年） 《关于实施2009年生物制品价格竞争和创新法案的补充问题和答案指南草案》（Biosimilars: Additional Questions and Answers Regarding Implementation of the Biologics Price Competition and Innovation Act of 2009; Draft Guidance）（2015年） 《证明治疗性蛋白质产品与参考产品的生物相似性的质量考虑因素》（Quality Considerations in Demonstrating Biosimilarity of a Therapeutic Protein Product to a Reference Product, Guidance for Industry）（2015年） 《所提交生物制品的参考产品排他性指南》（Reference Product Exclusivity for Biological Products Filed Under, Draft Guidance）（2014年） 《临床药理学数据支持证明参考产品的生物相似性》（Clinical Pharmacology Data to Support a Demonstration of Biosimilarity to a Reference Product, Draft Guidance）（2014年）

美国生物类似物的审批取决于生物制品（这里指的是拟申请生物类似物的参比生物制品）是通过《联邦食品、药品与化妆品法案》（FDCA）还是《公共健康法案》审批的。通过《公共健康法案》上市的生物制品，就可以通过PHS修正法案中的351（k）途径审批

生物类似物，而对于一些早期通过《联邦食品、药品与化妆品法案》获得批准的生物药（例如，促生长激素和胰岛素等），申请为生物类似物时就要通过FD&C法案505（b）(2)部分的新药途径获得审批。

（二）生物类似物简化审批程序

药物从研发到上市的系列过程，以临床试验和上市审批所耗时间最长，如何提升药物上市审批效率一直是美国政府重点关注的问题。2010年BPCIA作为《医疗改革法案》（Patient Protection and Affordable Care Act, PPACA）的一部分正式生效，法案对PHS Act进行了修订并且制定了351（k），赋予FDA批准生物类似物的权力并设立了生物类似物简化审批途径，以此提升生物药的审评效率。

根据PHS Act 351（i）(2)，生物类似物为与已在美国境内上市的原研生物药"高度相似"的生物制品，二者在临床非活性成分上可能有细微差别，但在安全性、纯度及效价强度等方面不存在临床意义上的差异。因此，生物类似物的BLA可不提供完整的非临床试验与临床研究数据，只需提供证明其与参比生物制品具有生物相似性（或可互换性）的比较研究资料即可许可上市。生物类似物的简化审评程序可分为4个阶段，流程如图5-1所示。

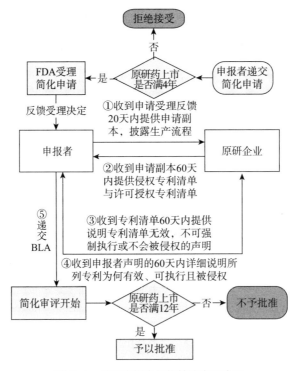

图5-1 美国生物类似物简化审评流程

1. 市场独占阶段

PPACA规定原研药获准上市销售的4年内，生物类似物申报者不得向FDA提交简化审评申请，FDA不可在原研药获准销售的12年内批准生物类似物的简化申请，从而保证原研药的市场独占期最少为 12 年。

此外，为了鼓励生物类似物的发展，《生物制品价格竞争和创新法案》授权首个被批准为"可互换"生物制品市场独占期 1 年。如该药企和原研药企业之间正在进行专利诉讼，则此独占期限可延长至 42 个月。

2. 专利识别阶段

原研药上市满 4 年后，申报者可向 FDA 提交生物类似物简化审评申请。FDA 将受理决定反馈给申报者后的 20 天内，申报者必须向原研生物药生产企业提供一份申请副本，并披露生物类似物的生产流程。收到副本后的 60 天内，原研药生产企业也必须向申报者提供一份列举所有被侵权的专利清单，并指出许可授权的专利。

3. 专利声明阶段

生物类似物申报者必须在收到专利清单的 60 天内提供一份声明，详细说明为何专利清单所列专利无效，不可强制执行或不会被侵权，否则申报者必须声明在专利期届满前不会销售该产品。针对此声明，原研企业必须在 60 天内详细说明所列专利为何有效、可执行且被侵权。

4. 简化审评阶段

原研药生产企业与生物类似物申报者就专利问题达成一致后，后续的 BLA 审批流程与新生物制品相同，此处不再赘述。二者不同之处在于，生物类似物简化审评侧重审查其与参比生物制品"高度相似"，而不是独立地证明生物类似物的质量、安全性和有效性。因此，生物类似物 BLA 中可不提供完整的非临床试验与临床研究数据，只需提供证明其与参比生物制品具有生物相似性的比较研究资料即可。根据 351（k），申报者提交的资料至少应包括：

（1）该生物制品是参比生物制品的类似物，并提交以下证明资料：① 证明该生物制品与参比生物制品是高度相似的，即使在临床非活性成分上有微小差异的分析研究；② 动物研究（包括毒性评价）；③ 临床试验或研究（包括免疫原性、PK、PD 研究）以证明在 1 个或多个合适条件下，该生物类似物的安全性、纯度和有效性。

（2）证明在规定/推荐的或标签建议的相同使用条件下，生物类似物与参比生物制品具有相同的作用机理，仅限于该参比产品已知的作用机制。

（3）证明生物类似物标签上标注的使用条件在参比生物制品中已获得批准。

（4）证明与参比生物制品具有相同的给药途径、剂量和强度。

（5）生物制品的制造、加工、包装或使用的设施，应符合设计标准以保证生物制品是安全、纯净和有效的。

总体来看，虽然全球生物类似物产业起步较晚，但由于欧盟、美国等国家为其提供了相对较为完善和成熟的政策环境，生物类似物很好地利用了原研生物制品专利到期的契机，得以迅速发展。具体来看，欧盟和美国均对"生物类似物"提出了官方定义，先后出台了多部法案、法规以及大量指南，相关法律文件完善，监管机构明确，生物类似物特殊的注册审评流程、专利处理等相关制度清晰，为生物制品与生物类似物的蓬勃发展提供了良好的整体产业环境。

本章小结

自从 2003 年以来，FDA 将一些品种生物制品的监督管理责任从生物制品评价与研究中心（CBER）转到药物评价与研究中心（CDER）。这种合并主要是为 CBER 和 CDER 的科学行为和管理行为进一步的发展和协调提供机会。FDA 认为，随着疾病种类的增多，相应治疗疾病的药物和生物制品也在增多，在这种情况下，机构之间的相互交流对于机构之间决策的有效性和一致性来说是很必要的。不同的生物制品按产品特性归属不同的监管部门，而且不同部门受不同法律的调控，例如，由 CBER 监管的生物制品受《公共健康服务法》调整，而由 CDER 监管的生物制品受《联邦食品、药品与化妆品法案》调整，这两大中心共同促进生物制品监管的发展。

目前，国际上的一些生物制药产品的专利已经或者即将过期，从而为仿制药的上市销售创造了可能性，为相应的生物类似物生产提供了很大的机会。欧盟已经立法规范生物类似物的市场准入，而美国也正在筹建相关的法律法规。在生物类似物的评审过程中，EMA 采取了公正严格的审评程序，管理机构不仅要满足医疗市场的要求，还要保证入市药物的安全性和有效性。美国的生物类似物简化申请途径已编入法律，成为医疗保健立法的一部分，该法包含了在申请批准之前确定生物类似物的专利申请和争端解决的详细程序。

思考题

1. 概述美国生物制品的监管部门、监管范围及适用法律。
2. 概述美国生物制品临床研究及监管的重点。
3. 概述生物类似物与传统仿制药的区别。
4. 概述生物类似物在欧盟上市应该注意的问题。
5. 概述美国《新生物制品法案》对生物类似物上市的影响。

第六章
部分发达国家植物药的注册与监管

教学目标

本章主要涉及美国植物药、欧盟植物药及澳大利亚草药的监管法律及注册机构、植物药或者草药上市途径和程序。旨在使读者通过对本章的学习，对美国、欧盟成员国、澳大利亚等国家的植物药或草药的注册程序以及监管体系有全面的了解。

教学要求

1. 了解：植物药在典型国家的发展历程。
2. 熟悉：欧美植物药、澳大利亚草药的监管部门及适用法律。
3. 掌握：欧盟植物药的注册要求，澳大利亚草药的注册途径及技术要求。
4. 重点掌握：美国植物药上市的途径及程序。

天然药物系指以源于大自然的原料（植物、动物、矿物）制成的药品及医疗保健品。目前国外的天然药产品主要来源于植物及其提取物，其产品形式包括植物药粉末和提取物制剂等，因此，也常称为"植物药"或"草药"。

第一节 美国植物药的监管

一、植物药在美国的发展历程

作为世界上最后认可植物药的国家，植物药在美国的发展经历了不被认可与接受，到作为饮食补充剂或食品添加剂的形式被接受，到目前允许满足要求的植物药以药品形式在美国申请上市的发展历程。

美国是一个尊崇西医，并以其为主流医学的国家。由于植物药不能像西药一样有明确的化学成分、清晰的药理毒理作用，所以很长一段时间内美国政府和医药界根本不接受植物药。FDA不承认植物药是药品，美国保险公司也不提供西医服务之外的保险与理赔。

受到回归大自然热潮、西医西药副作用大并且无法医治某些疾病，以及民众受教育水平的提高的影响，20世纪90年代以来，植物药作为饮食补充剂在美国迅猛发展。1994年10月美国国会通过的《饮食补充剂健康与教育法》为植物药的兴起提供了最有力的立法保障，为植物药的发展创造了良好的环境。

随着植物药研究的深入，其有效性受到关注，尤其在开发新化学实体药物的思路逐渐受到局限、研发成本越来越高的情况下，药物研发也开始尝试从植物药方面挖掘新资源。这样的背景引起了FDA对植物药的重视，FDA在2004年6月颁布的《植物药产品指南》

是关于植物药研发的专门指导文件,表明了植物药可以以药品的形式进入美国医药市场;同时,该指南承认了植物药的特殊性和与化学药品的差异,放宽了对植物药有效成分分析的要求等。该指南的颁发对植物药在美国市场乃至世界市场的发展起到了积极的促进作用。

总体来说,美国植物药起步晚,使用时间很短。近年来,其研发、生产和应用基本上仿效欧洲的做法。美国市场上最热销的十几个植物药,几乎都是先在欧洲流行,证明疗效与安全性确切后再引进美国。和欧洲相似,美国的植物药主要是单方药,采用提取物为原料,制成片剂或胶囊出售。由于缺乏临床使用经验,也不熟悉各种植物药复合以后产生的协同作用,美国开发的复方药品种不多,其植物药生产商最重要的创新就是将植物药提取物与各种维生素和矿物质等保健品相混合在一起,作为一种复方药剂出售。

二、美国植物药相关监管法规

美国与植物药产品监管相关的主要法律法规以及指导文件包括《联邦食品、药品与化妆品法案》(FDCA)、1990年《营养标签与教育法》(Nutrition Labeling and Education Act, NLEA)、1994年《饮食补充剂健康与教育法》(Dietary Supplement Health and Education Act of 1994, DSHEA)、《联邦法规》第21部分(Code of Federal Regulations,21CFR第10.20、10.30、300、310、312、314、321、324、330-358节)。另外,FDA于2004年颁布的指导文件《植物药产品指南》(Guidance for Industry: Botanical Drug Products)是美国植物药监管中值得关注的一份专门性指导性文件。下面主要介绍在美国植物药发展历程中具有重要意义的三部法律法规和指导性文件。

(一)1990年《营养标签与教育法》(NLEA)

1990年11月美国前总统布什签署了《营养标签与教育法》,对包括饮食补充剂在内的食品标签进行了大改革,要求营养信息贯彻到美国市场的所有包装食品。第一次将草药及类似的营养物质归入饮食补充剂一类中,同时FDA仍然要求坚持严格的上市前审批。NLEA允许饮食补充剂有保健声称,并建立了与保健声称相关的审批程序。

(二)1994年《饮食补充剂健康与教育法》(DSHEA)

《饮食补充剂健康与教育法》是于1994年10月26日由国会正式通过的。美国国会通过DSHEA后,又修订了FD&C Act中一些专门针对饮食补充剂及其成分的条款。自此之后,饮食补充剂的食物成分不再需要像其他新食物成分或食物成分的新功用一样进行上市前的安全性评价。

DSHEA包括十三部分的内容,分别为法令的名称、渊源、目录、裁决、定义,饮食补充剂的安全性及FDA法律证据,饮食补充剂的要求,营养证据的表述,饮食补充剂的成分标签及营养信息标签,新饮食成分,优质生产,相应修改,条例通知的撤销,饮食补充剂标签委员会,饮食补充剂办公室。总之,DSHEA确定了饮食补充剂和饮食成分的范畴,建立了确保其安全性的新框架,明确产品销售时所标示的文字要求,列举了集中有关功能和营养的声明,指出有关成分和营养标签的要求,委托FDA负责起草有关GMP的条例。同时,DSHEA还要求在国家卫生院(National Institutes of Health, NIH)建立一个饮食补充剂标签委员会和饮食补充剂办公室。

在 DSHEA 颁布实施前，饮食补充剂仅作为重要的营养品销售，其标签上不得有任何关于健康标示的内容。DSHEA 重新定义了饮食补充剂，将植物药包括在内，使植物药在美国的销售得以合法化，并且植物药在美国的研究、销售和使用也得到了快速发展。

（三）2016年《植物药开发行业指南》（Botanical Drug Development Guidance for Industry）

2000年8月美国 FDA 发布了《植物药产品指南》草案，后几易其稿，并于2004年6月在 FDA 网站上正式发布了该指南。该指南承认了植物药的药品地位，同时也承认了植物药的特殊性及与化学药品的差异，另外，放宽了对植物药有效成分在确认、临床试验等方面的要求。《植物药产品指南》的最终发布为植物药新药的研究提供了原则性指导，承认了植物药的药品地位，为植物药在美国上市销售提供了除饮食补充剂之外的另一种途径；同时，扩大了 FDA 在植物药监管方面的权力。

2015年8月，FDA 对2004年出台的《植物药产品指南》又做出修订，并将修订的草案在联邦公告中进行公示，广泛征求社会各界对指南文件的建议和意见后，于2016年12月将修订版后的《植物药开发行业指南》（Botanical Drug Development Guidance for Industry）正式发布，该版指南结合社会各界的建议，取代了2004版《植物药产品指南》。自2004年以来，随着对植物药认识的提高以及在新药上市申请（NDAs）和临床研究申请（INDs）审评中经验的积累，FDA 对具体的技术要求进行了修正、细化，并增加了新章节，以更好地服务于植物药的后期研究开发。

其中，2016年版《植物药开发行业指南》对植物药定义适用范围为：对于来源于传统培养或饲养技术（如：非基因修饰）的植物药材，或药材经发酵技术制得的由多种活性成分组成的天然混合物。新版指南特别提出：① 植物药中的活性成分（群）可能不清楚，但必须建立生物测定法以证实其活性，并与临床疗效有相关性；在 IND 阶段，对其化学成分可以不完全清楚，但到 NDA 阶段必须弄清楚其化学成分的特征。② 认识到有些植物药也可能缺乏广泛而长期的使用历史，也可能出现过毒副作用。

三、植物药在美国上市的形式及相关监管部门

在美国，植物药可以普通食品（如水果、蔬菜、茶、调味品或香料）、饮食补充剂、化妆品和药品的形式上市。本部分将主要介绍植物制品以饮食补充剂和药品的形式在美国上市的监管情况。饮食补充剂的上市并不需要经 FDA 批准，仅需在该饮食补充剂第一次上市后的30天内通知 FDA 备案；植物药审批与其他药物的审批一样，FDA 没有特殊审核方式；处方药须经 NDA 或 ANDA 途径申请审批上市，非处方药须经 OTC 专论或处方药转 OTC 专论上市。

植物药在美国的监管概况如图6-1。

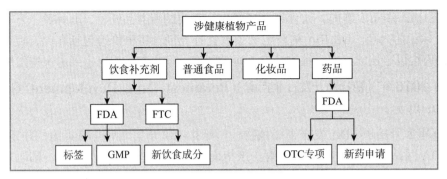

图 6-1 涉健康植物产品在美国的监管概况

涉健康植物产品在美国上市的途径及其程序详见图 6-2。

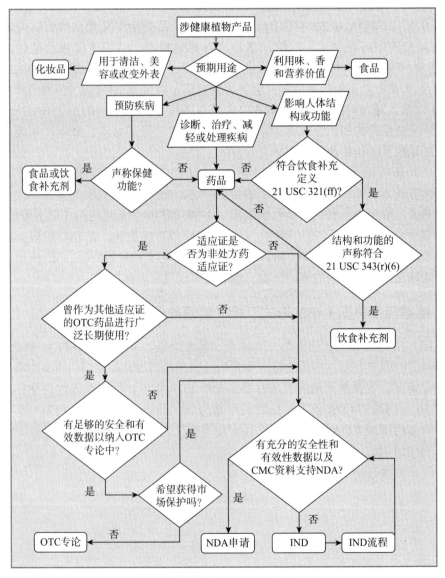

图 6-2 涉健康植物产品在美国上市的途径

(一)植物制品作为饮食补充剂在美国上市的监管

1. 饮食补充剂的定义

根据《饮食补充剂健康与教育法》,饮食补充剂不属于药品,也不属于食品添加剂。它是除烟草之外的一种补充饮食,但不是常规的食品或饮食正餐,而仅是饮食中的一部分,以弥补人体通常饮食中摄入的不足。饮食补充剂不能标明具体的适应证,但可以声称对人体结构和功能具有保健作用。

根据 DSHEA 的定义,对"饮食补充剂"做以下几点说明:① 一种旨在补充饮食的产品(非烟草),它可能含有一种或多种如下饮食成分:维生素、矿物质、草本(草药)或其他植物、氨基酸、用以增加每日总摄入量来补充饮食的食物成分,或以上成分的浓缩品、代谢物、成分、提取物或组合产品等;② 产品形式可为胶囊、片剂、粉末或液体状;③ 不能代替普通食物或作为饮食的唯一品种;④ 标识为"饮食补充剂";⑤ 得到批准的新药、得到许可的抗生素或得到许可的生物制剂,在其分别得到批准、发证、许可前已作为饮食补充剂或食品上市的(美国卫生与人类事务部 SHHS 豁免该条款的情况除外)。

2. 饮食补充剂的相关监管部门

在进行上市审批之前,相关监管部门必须先确定植物药是否为饮食补充剂。按照 DSHEA 法规,植物产品若不声称可以治疗、诊断、治愈或预防疫病,并符合饮食补充定义 21 USC 321(ff),同时结构和功能声称符合 21 USC 343(r)(6),便可以作为饮食补充剂上市。

与饮食补充剂相关的监管部门有:FDA、联邦贸易委员会(Federal Trade Commission, FTC)、饮食补充剂标签管理委员会(Commission on Dietary Supplement Labels, CDSL)和饮食补充剂办公室(Office of Dietary Supplements, ODS)。

因饮食补充剂的上市并不需要经 FDA 批准,仅需在该饮食补充剂第一次上市后的 30 天内通知 FDA 备案,所以 FDA 在饮食补充剂方面的监管权限相对较小,主要集中在饮食补充剂上市后对其标签、GMP 及新饮食成分的监管。传统食品与饮食补充剂如没有防治疾病的声明,具体的监管工作由 FDA 的食品安全与应用营养中心负责;饮食补充剂声明与防治疾病有关时被认为是药品,此时,饮食补充剂由 FDA 药品评审与研究中心(Center for Drug Evaluation and Research, CDER)监管。

FTC 主要负责监管饮食补充剂相关产品广告的健康声明。FTC 在饮食补充剂监管中的地位是不可取代的,法院几乎从不驳回 FTC 对饮食补充剂厂商的处罚,而且触犯 FTC 条款很可能会被处以高达数百万美元的罚款。除 DSHEA 外,FTC 公布的《饮食补充剂广告指南》是 FTC 监管饮食补充剂广告的重要法规。

1994 年,根据 DSHEA 的规定,美国成立了饮食补充剂标签管理委员会(CDSL)和饮食补充剂办公室(ODS)来加强对饮食补充剂的监管。CDSL 是一个不附属于 FDA 的独立机构,由总统指定其成员,主要负责研究饮食补充剂标签的表述和规定,并提供有关法规管理的建议,评估产品销售和标签声明,以确保向公众提供真实无误的产品信息。ODS 是由国会任命成立的一个纯学术性机构,隶属于美国国家卫生研究院,它不具有法规管理权威,主要用来提供研究和信息支持,是 FDA 在饮食补充剂方面的主要顾问。

（二）植物制品作为 OTC 药品在美国上市

根据联邦法令，要想获得 OTC 药物资格，产品必须具有公认的安全性和有效性。如果植物药属于 OTC 专论的范围，则被认为是具有安全性和有效性的，上市前无须经 FDA 批准。但是，被美国 OTC 专册收录的植物药品种很少，并且往往缺乏有效性和安全性的证据。

根据《植物药开发行业指南》，植物药要被列入 OTC 药物专论，必须在《美国药典》和国家处方集（USP-NF）药物专论中得到认可，该专论需阐述其特征、强度、质量和纯度的标准。若是没有被纳入 USP-NF，则要求有一篇被 USP-NF 认可的文章记载该植物药的各种标准，但考虑到植物药的复杂性，这一种方法还存在争议。OTC 专论中已经收录的品种，任何公司都可以直接登记"国家药品登记号"（NDC），并按照 OTC 药品上市销售，无须申报 NDA。生产商可以按照《联邦管理法》的规定，向 FDA 递交"公民请愿书"，请求 FDA 在 OTC 专论中增加某种植物药。

所申请的植物药在美国的使用历史不同，通过 OTC 专论上市也有所差异。OTC 上市的前提是植物药成分已经在美国以治疗某种适应证的药物（不是以饮食补充剂）上市，且在相当广泛的市场范围内销售了相当长的一段时间，符合该条件的但未收录于 OTC 专论中的药物，生产商可以递交请愿书以修改 OTC 专论。对于未曾在美国以药物销售，而在美国以外的市场有使用历史的药物，则可以通过"历史和覆盖范围申报"（time and extent application, TEA）的形式向 FDA 递交植物药在美国以外的药物使用资料。若这些资料通过 TEA 审查且符合 OTC 资格，生产商可以以 OTC 专论的途径申报。

作为 OTC 药品上市的首要条件就是该药品是否曾作为治疗其他 OTC 药品适应证的药物在市场上广泛长期销售；另一判断就是该药品是否有足够安全、有效的证据来证明可以纳入 OTC 系统中。纳入 OTC 专论系统的药品是没有任何市场保护的，其他厂家同样可以通过 OTC 专论系统申请上市。

（三）植物制品作为新药在美国上市

2003 年 2 月，FDA 的 CDER 组建了植物药审评组（Botanical Review Team, BRT）。该小组由一位领导、一位项目主管、若干医学官员和若干生药学家组成，主要负责协调和帮助各新药部/室评审人员对植物药进行审查。BRT 代表一个专业学科小组参与植物药审核和决策的每一个过程，向新药审评各科室提供专业意见、确保植物药指南与相关政策解释与执行的一致性、综合对植物药申请审评的经验、整理编纂植物药申请统计数据并将其递交给 FDA 管理层。除此之外，BRT 与 FDA 其他办公室及中心以及其他与公共卫生有关的政府部门共同分享生药学的专业意见和监管经验。除 BRT 外，CDER 还发行了一个关于植物药审核的"政策和程序手册"（Manual of Policies and Procedures）来指导 FDA 审批人员和生产商对植物药的 IND/NDA 评审和文件递交。

如果植物药产品在美国以及其他市场未曾有作为药物上市的历史，同时现有的安全性、有效性数据不足以证明其可以列入 OTC 专论，以及其所声称的适应证不适于非处方药，则须按照 NDA 途径申请。

NDA 的申报极其严格，申请资料包括经过严格的临床试验而得的药效数据、安全性数据和详细的化学、制造和控制（chemistry, manufacturing and controls, CMC）信息。

NDA 的申请必须经过 FDA 的批准方可上市，FDA 接到 NDA 申请后，FDA 的各科专家会仔细检查审阅药品的安全性和有效性数据，送交 FDA 的药物样品在 FDA 的下属实验室进行检查。相关评审人员审查药品的正式标签是否完整、科学、如实反映药品的本质，是否没有误导性。

自 2004 年 6 月《植物药产品指南》颁布以来，FDA 于 2006 年 10 月 30 日批准了第一个植物新处方药即 Veregen（茶多酚），其主要成分是绿茶树叶提取物，为治疗外生殖器和肛周疣的外用药。Veregen 作为美国 FDA 第一个审批上市的植物药，虽然是外用药，但是仍然是美国植物药发展史上的一个里程碑。

2012 年 12 月 31 日，FDA 批准了第 2 个植物药 Fulyzaq（巴豆提取物），一种用于缓解 HIV/AIDS 患者接受抗反转录病毒治疗（ART）时出现的非感染性腹泻症状的口服药物。至今为止 FDA 仅批准了这两种植物药上市。

第二节　欧盟植物药的监管

一、欧盟植物药监管与注册机构

传统草药产品的注册主管部门是各成员国的药品监督管理当局。传统草药产品不实行集中注册程序，即传统草药产品不可直接向欧盟药品注册审评部门申请注册。当某一成员国按照法令的规定批准某一产品时，欧盟其他成员国应该予以相互认可。但这种相互认可有一个前提条件，即注册产品必须符合欧共体草药质量标准或来自欧共体制定的药材、药材原料及混合物的目录，只有这类注册产品其他成员国才予以相互认可。对于其他类型的传统草药注册产品，其他成员国只是参考原注册成员国的意见。

欧盟药品注册审评局内部设立的草药产品委员会，在传统草药产品的注册方面具有举足轻重的影响。简单地说，该委员会主要职责包括：建立涵盖草药物质和制剂的既定和/或传统用途的治疗用途和安全条件的欧盟专著，起草用于传统草药产品的草药物质、制剂及其组合的欧盟清单。该委员会其他职责包括：制定科学指南和监管指南，就欧盟成员国向 EMA 提交的关于传统草药产品安全使用期限和证据的问题提供意见，与欧洲药品质量管理局就欧盟药典和 EMA 草药质量指南展开合作，与 EMA 其他科学委员会就草药监管和安全使用的事务进行协调，为研发草药的企业提供科学和监管支持，与相关方合作，为草药审评人员提供建议和培训，与国际合作伙伴合作，协调监管要求。从以上的分析可以看出，传统草药产品是否具有欧盟草药质量标准，是否列入欧盟药材、药材原料及混合物目录，对传统草药产品的注册至关重要，如具有质量标准或列入目录，则注册程序非常简单，且其他各成员国将予以相互认可。该委员会由一位主席、各欧盟成员国和各欧洲经济区联合委员会成员国选派的一名成员、候补成员以及另外聘请的不超过 5 名专家组成。

二、欧盟植物药监管与注册的法律适用

2001 年，欧盟对此前颁布的所有规范性文件进行了梳理与整合，通过了 2001/83/EC 指令，2001/83/EC 指令是目前欧盟监管的核心药事规范性文件，规定了欧盟普通药品上市的

标准。欧盟人用药品 No.2001/83/EC 指令由欧盟议会及理事会于 2001 年 11 月 6 日正式签署，该指令共 130 条，内容丰富、全面，对人用药品在欧盟药品注册审评局（EMEA）及各成员国的注册、生产、销售、说明书、广告及包装标签等均提出了系统的要求。

2004 年，欧盟通过了 2004/24/EC 指令，这是对 2001/83/EC 指令的进一步修订。该指令对依原 2001/83/EC 指令不能获得上市批准的药品，特别是那些由于缺少足够的科学文献来证实其疗效的确切性及其安全性达到可接受水平的药品制定了上市注册程序。由于历史上就存在且长期应用的大量传统药品是以草药物质为基础的，因此，首先进行简化注册的范围仅限于传统草药产品。对于含有维生素或矿物质的草药产品，如果有证据证明其安全性，而且如果维生素或矿物质对于植物活性成分具有特别重要的辅助作用，也可以进行简化注册。但指令同时规定符合食品法规的非药用植物产品依据共同体的食品法规进行管理。

三、传统草药的定义与简化注册程序的适应范围

2004/24/EC 法令对传统草药产品做出了明确的规定，只有符合下述全部条件的产品才可依照法令的要求实施简化注册程序。

1. 非处方药：有适合于传统草药产品的独特适应证，产品在不需从业医师的诊断、处方或监督等干预的情况下就能安全使用。这条规定限制了一些治疗危重疾病的传统草药产品实施简化注册程序。

2. 口服、外用或吸入制剂：这条规定限制了传统草药产品的给药途径，注射剂等不可实施简化注册程序。

3. 传统使用年限符合要求：产品必须具有 30 年以上的使用年限，包括至少 15 年在欧盟国家使用的年限。如果在欧盟国家使用的年限少于 15 年，但其他条件符合要求，可进一步与有关药品监督管理部门协商解决。值得注意的是，上述 30 年或 15 年的年限要求，其计算截止日期是实际申请简化注册的那一天，并非 2004 年 4 月 30 日法令生效那一天。举例说明，如果某一产品 1980 年在欧盟国家以外上市，1995 年在欧盟国家上市，2011 年 4 月 30 日申请简化注册，则在年限方面就符合要求。

4. 产品的原料符合要求：传统药品的原料多种多样，但法令规定，只有源于植物药的产品才可实施简化程序。法令还同时规定，如果植物药当中添加了维生素或矿物质，且维生素或矿物质在其中起到重要的辅助作用，也可按简化程序申请注册。法令第 16 i 条规定，2007 年 4 月 30 日以前，欧盟委员会将对该法令执行情况做一专题报告，并评估该简化注册程序是否适用于其他类型的传统药品。

四、《欧盟传统草药法令》的主要内容

（一）法令的主要框架

与欧盟制订的其他法令一样，该法令主要包括三大部分：制定依据、制定原因、具体内容。

第一部分是制定法令的依据。该法令的制定依据与 2001/83/EC 法令完全一致。

第二部分是制定法令的原因。主要阐述 2001/83/EC 法令在实际操作中存在的问题，

以及解决这些问题的一些基本思路和想法。

第三部分是法令的具体内容。该法令是一个对原法令的补充修订法令，原法令（2001/83/EC）并未废止，仍然有效，该法令只是针对传统草药产品的特点，增加了部分条款。该法令增加了四个条款。第一条款是重点条款：规定了传统草药产品的定义，申报资料要求，产品标签、说明书、广告要求，以及欧盟药品注册审评局（EMA）内设立的草药产品委员会的具体职责等内容；第二条款规定了各成员国制订本国具体规章的时间，以及传统草药产品的7年过渡期保护；第三条款规定了该法令的生效时间；第四条款规定了该法令的适用范围。

（二）法令对传统植物药注册的技术要求

根据2001/83/EC指令，若申请者能利用发表的科学文献详细地阐述药品的单一成分或多个成分具有确切的医疗用途，且确认其疗效以及具有可接受的安全水平，可以不必提供临床前或临床研究结果。

1. 临床前研究、临床研究

由于意识到基于长期应用和实践而得出药品的有效性这一说法似乎是有理的，所以在特定情况下可以使用药品的传统使用信息来证明它们不是有害的，也就不必对其进行临床前研究，同时该指令规定，具有悠久使用史的药品可以免做临床试验。然而，即便是有悠久的传统使用史也不能排除公众对产品安全性的担心，因此主管当局有权要求申请人提供所有必要的资料以评价其安全性。

根据2004/24/EC指令，传统草药申请注册上市可不必提供临床试验资料。根据传统草药使用情况证明特定情况下使用没有毒副作用，在非临床试验资料提交方面，可减免药理学、药效学和药代动力学研究资料。

此外根据EMA于2019年2月发布了《公认和传统草药产品申请上市许可或注册的非临床文件的指导原则》相关规定，传统草药产品如果有充分且有据可查的人用经验，可不必提供单次给药和重复给药毒性、毒代动力学研究、免疫毒性以及局部耐受性试验技术资料；而关于生殖毒性、遗传毒性和致癌性三部分资料，如果提供的已发表的文献不能用或不足，则在必要情况下附加非临床试验。

2. 药品质量

药品质量方面的要求与传统使用史无关，因此药品必要的理化、生物学和微生物学的试验是不能缺少的。产品应符合欧洲药典专论或各成员国药典的要求。

五、申请传统植物药注册需提交的资料

（一）详细资料和文件

1. 申请人和本指令适用的生产商的姓名或者合伙人姓名，申请人和本指令适用的生产商的永久住址。

2. 药品名称。

3. 药品所含成分的质量和数量的特性，包括涉及的WHO推荐的国际非专利名（如果有国际非专利名）或者涉及的相应化学名。

4. 生产方法的描述。

5. 治疗的适应证、禁忌证和不良反应的症状。

6. 剂型、给药途径及方法、不良反应。

7. 说明为药品的保存、使用、废弃物处理而采取的预防和安全性措施以及药品对环境的潜在风险。

8. 生产商使用的控制方法的描述。

9. 药理、毒理研究。

10. 相应的产品特性概要资料。

11. 对于草药复方,应提供对复方所要求提供的信息资料。如果该复方中单味药的活性成分尚不完全清楚,这些信息资料也需要与单味药的活性成分相关联。此外,信息资料中还需包括药品特性概要、符合规定的直接接触药品包装、包装说明书和外包装。若为进口药品,需表明生产商在他自己的国家被许可生产该药品的证明文件。

(二)是否被允许在他国上市的证明及材料

申请者为将药品投放市场在另一成员国或成员国以外的第三国获得的市场准入批准或注册批准(证件),以及有关被拒绝的市场准入批准或注册批准决定的详细资料(无论是成员国或成员国以外的第三国)和做出该决定的理由。

(三)反映功效的文献或专家证据

提供待批药品或同类相关药品功效的文献或专家证据。这些证据要足以表明它们在申请日之前已有至少30年的药用历史,包括在欧盟国家内至少15年的使用历史。成员国接到传统使用注册的申请后,在成员国的要求下,草药产品委员会应对于该产品或相关产品长期应用的证明是否充分提出意见。

(四)反映安全性的文献或专家证据

安全性数据的文献综述和专家报告,以及主管当局额外要求的用以评价药品安全性的必需材料。

六、欧盟不批准传统植物药注册的情形

定性和/或定量组成与声明中不符的;适应证不符合相应规定的;产品在正常条件下使用可能有害的;传统应用资料不充分,特别是根据长期应用和经验来判断,其药理作用或疗效不确切的;药品的质量没有获得令人满意的证明的。2004/24/EC指令首次承认传统植物药的"药品"身份,虽不是直接对中药的认可,但从长远来说,在国际上对提高中药的认识、扩大中药的影响有着深远的意义,况且欧盟的承认也会对药品管理最严的美国产生积极的影响。将来中药在世界上不仅在健康保健方面继续发挥着重要的作用,也将在防病治病方面做出突出的贡献。

第三节 澳大利亚草药的监管

一、澳大利亚草药的监管机构

澳大利亚联邦政府于1989年制定了《治疗产品法案》(The Therapeutic Goods Act, 1989)，并于1991年2月开始实施，草药也随之纳入了政府的统一管理，为了实施政府对草药的统一管理，澳大利亚政府成立了相应的行政管理机构和技术咨询组织，这些机构和组织分别是：

（1）澳大利亚治疗产品管理局（Therapeutic Goods Administration, TGA），是联邦卫生部所属的一个药物管理职能部门，负责执行联邦《治疗产品法案》。

（2）补充药品评价委员会（The Complementary Medicines Evaluation Committee, CMEC），由主流医学、传统医学领域的专家、药厂和消费者的代表等组成，是一个独立的评审委员会，负责评估药物和医疗器械的质量、安全性和有效性，并向TGA提出评审报告。传统草药作为OTC药品注册时由CMEC评估。

（3）补充药物办公室（The Office of Complementary Medicine, OCM），是TGA下属的一个分管传统医药的办公室，负责在草药管理中联络、协调生产企业、消费者和行业团体之间的关系，并负责为CMEC提供行政和技术支持。

（4）补充医疗保健咨询论坛（Complementary Healthcare Consultant Forum, CHCF），是澳大利亚在传统医药方面的高水平咨询论坛，该机构的主要任务是促进政府与专业人士和企业之间就传统医药的政策、贸易、研究等方面展开对话。

（5）草药成分名称委员会（Herbal Ingredient Names Committee, HINC），是TGA的下属部门，主要负责对草药的植物学名称（approved herbal name）进行评估。

二、澳大利亚草药监管的法律规章

澳大利亚对传统医药（草药）的分类管理方法与美国不同，美国把绝大部分的草药当作饮食补充剂，澳大利亚则将大多数草药纳入治疗性药品（therapeutic goods）的范畴。

1989年澳大利亚制定了《治疗产品法案》，并于1991年1月15日生效。该法案规定，所有用作治疗用途的产品（包括进口药品），在澳大利亚销售或出口到其他国家之前，均需向TGA申请登记或注册，并列入《澳大利亚治疗产品注册名录》（The Australian Register of Therapeutic Goods, ARTG）。在ARTG名录中，所有的药品（包括草药制剂），根据其应用的风险程度（risk）划分成高风险和低风险两大类。所谓治疗产品的风险程度，是根据药性强弱、副作用大小、长期应用的潜在危害、毒性以及疾病的严重程度而做出的综合性评估。草药制剂一般都归入低风险类中。但只要产品用作医疗用途，就必须申请登记号（listing number）以列入ARTG名录中才能生产和上市。这种做法使草药的流通和使用都纳入了政府卫生行政部门的监管之下，对健康事业和消费者无疑都是有利的，而且促进了草药合法发展。

目前，该法案的最新修订版为《治疗产品修订案2023》[Therapeutic Goods Amendment (2022 Measures No.1) Act 2023]。

1991年11月澳大利亚又制订了《治疗性和非治疗性草药分类标准》(Guidelines for the Classification of Dried Herbs as Therapeutic or Non-therapeutic Goods)。该标准将草药分为3类：① 不用于人体的草药，② 对人体有治疗用途的草药，③ 兼有治疗用途和非治疗用途的草药。

TGA 于1995年制定的《非处方药申请注册指南》中包括了草药的申请注册指南。澳大利亚自1991年在西方国家内首创将低风险草药列为登记类药品进行管理的方法以来，还为非处方草药的注册制定了相应的法规。如果一种草药制剂具有治疗和预防某种疾病的功效，就可以申请注册。也就是说，如果一种草药制剂用于治疗和预防某种疾病，并且在标签中标明了这种作用，就必须申请注册。根据澳大利亚1995年版《非处方药申请注册指南》的规定，草药制剂应首先应该归类为登记类药物或者是列表类药物，然后再引申出相应的评审要求。

2004年TGA发布了有关草药材料鉴定要求的指南《草药材料和提取物鉴定》(Identification of Herbal Materials and Extracts)。

三、草药作为登记类药物在澳大利亚上市

就草药产品而言，如果草药产品中含有一种有毒植物，或含有从动物中提取的活性成分，或被用以治疗要经执业者监控的较严重的疾病，或被用作消毒剂（如眼药水），那么也要经全面的评估注册。草药的评估由传统医药评估委员会（CMEC）执行，CMEC 接受将早已存在的传统医药的使用证据作为其有效性证明的做法。当草药经过长期的安全使用后，评估时只需要提交有限的毒理学数据即可。澳大利亚目前市售的草药制剂，主要是登记类药物（AUST L），注册的草药制剂仅为极少数。

草药作为一大类具有治疗作用的植物药材、传统医药的主要部分，品种繁多，作用各异，通常作为各种制剂的原料，因而单味药一般不包括在 ARTG 名录中，也就是说单味药一般不需要单独申请登记号或注册号，而是列入由 TGA 审议制定的《澳大利亚批准使用的药用物质名录》(Australian Approved Names for Pharmaceutical Substances, AANIList) 中。AANIList 不但包括在申请 ARTG 登记或进行注册时药物所必须使用的规范名称和术语，还对这些批准在澳大利亚使用的药用植物的安全性进行明确的分类。此外，对有剧毒的草药在制剂中的含量也有严格的规定。

一个草药制剂在申请登记或注册时，若其中某种草药或药用物质尚未列入 AANIList，则申请人必须向 TGA 提供详细资料，另行申请对该草药或成分的药用许可，若获得许可，即可列入 AANIList。申请登记号的草药制剂除不需要做有效性评估外，其他方面的要求与注册药物相同，即：必须符合药物生产和销售的有关条例，例如，必须保证其安全性，必须符合标签和广告法；在药物功用方面，只能标明暂时缓解症状，必须符合 GMP 生产标准。这就使有登记号的草药制剂具有与注册药品一样的安全和质量标准要求。

四、草药作为注册类药物在澳大利亚上市

澳大利亚自从1991年在西方国家首创将低风险草药列为登记类药品进行管理的方法以来，还为非处方草药的注册制定了相应的法规。如果一种草药制剂用于治疗和预防某

疾病，并且在标签中标明了这种作用，就必须申请注册。TGA 于 1995 年制定的《非处方药申请注册指南》中也包括了草药的申请注册指南。1998 年组建了新的"传统医药评审委员会"，该委员会隶属于联邦卫生部，负责向政府和 TGA 提供咨询和对药物登记或注册提出评审意见。根据澳大利亚 1995 年版《非处方药申请注册指南》的规定，草药制剂首先按下列方法分类，然后引申出相应的评审要求：

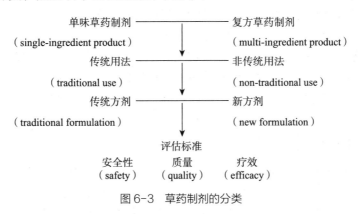

图 6-3　草药制剂的分类

1. "传统用法"是指符合下列情况之一的用法：
① 其用法早已确定并为人们所熟知，例如，来自许多代人的经验而积累起来的某种治疗方法或用法；② 其制剂、剂量、用法和使用范围均沿用已久；③ 所含草药均经植物学鉴定，种属清楚。

2. "非传统用法"是指该种草药的有效成分已被分离、纯化或人工合成，并作为化学药物的成分，用作治疗用途。这种治疗用途必须有文献报道的临床疗效证据或有直接的双盲对照临床试验作为依据。对于非传统用法的草药，需要提供已发表的或亲自执行的双盲、随机临床试验资料以证明其有效性。

3. "传统方剂"通常可以允许注册，除非新近发现有毒副作用。

4. "新方剂"则需要提供以下几个方面的证明文献或资料：① 每种草药和任何已知的有效成分均有助于预期的治疗目的；② 各种成分在化学、药理和治疗上都是可配伍的，是合适的有效剂量；③ 整个制剂的风险收益比（risk-benefit ratio）没有超出可接受的程度。

五、澳大利亚草药注册的技术要求

澳大利亚对草药的"三性"规定了评估标准，其要求大致如下。

（一）安全性评估要求

要求提供某种草药或方剂的长期安全使用记录；适应证、剂量、用法、疗程和使用对象；详细的毒性试验资料和传统应用时有关副作用的记载；有关草药及其有效成分的药理作用资料。长期和安全的治疗使用史可用于说明草药的安全性，但不能以传统用法代替安全性评估。

（二）质量评估要求

每种草药药材必须列入《澳大利亚批准使用的药用物质名录》（AANIList）。评价草药质量，大致包括以下内容：药用部位和产地；药物提取过程及参考文献；各种原生药药材的详细说明及其参考文献，并附上其使用前所有的加工过程。如适当，有必要附上草药出产的地区、国别及与质量有关的内容，如收割期和生长期。还需要提供原料说明或引用有关文献，如无文献参考，则应提供检测方法和相关方法的详细说明，并应符合《草药GMP指南》。检测内容包括品种鉴别、杂质和来自化学和微生物的污染及其标准的来源；有效成分的特性或化学方面的资料，包括药典的记载、经典的参考文献及自身的研究资料；生产过程的简要叙述，应提供提取和浓缩过程（可引用参考），要阐述是否有提取剂和辅加剂留于终产物；产品的说明，包括物理、化学和微生物方面的检查，详述质量检测分析方法；稳定性试验资料。稳定性实验包括：物理稳定性；对草药进行颜色、气味和沉淀物的检测；化学稳定性；检测TLC；微生物稳定性；测定有效期，并提供建立有效期的理由。

（三）有效性评估要求

传统用法可作为有效性的依据，包括引用合适的草药方面的参考书籍，以及采用更现代研究方法所无法替代的资料以说明其有效性。对传统用法的草药，一种新制剂与老制剂相比，如果可被认为具有医学上等效性，则新制剂可不必提供临床有效性的有关资料。两种制剂"医学上的等效性"是指任何已知的活性成分的范围和浓度相近，对人体有相似的治疗作用。而对于非传统用法的草药，则要求用已发表的或住院控制的临床研究结果来证实其临床有效性。对于多味药组成的复方，如果无副反应报告，传统的复方是可接受的，但新复方则必须提供以下资料：① 证明每种草药和活性成分均支持治疗目的的资料；② 说明每一味药在化学、药理和治疗上的相容性，并具有适当的有效的剂量的资料；③ 没有成分反过来影响产品的安全性的资料。委员会在审查复方的合理性时很谨慎，申报者应考虑复方的有效性和必要性，考虑活性成分在体内影响作用的持续时间。

本章小结

本章从介绍植物药监管机构、法律法规基本框架、上市途径、临床试验申请与审批要求、上市申请与审批要求等方面入手，系统、全面地介绍了美国、欧盟、澳大利亚关于植物药的监管模式与监管理念。

美国植物药起步很晚，缺乏人才和经验，使用历史短。近10年来，其研发、生产和应用基本上仿效欧洲的做法。美国国会1994年通过DSHEA法案，将植物药列入饮食补充剂范畴，给予十分宽松的监管政策。但该法同时规定，植物药必须用植物全株或其根、茎、叶、花、果等部分制药，不得掺加任何化学合成药物或任何违禁化学组分，否则属于违法，FDA可禁止其销售。2004年FDA制定了《植物药产品指南》，该指南承认了植物药的药品身份，同时也承认了植物药的特殊性及与化学药品的差异，另外，还放宽了对植物药有效成分在确认、临床试验等方面的要求。因此，植物制品在美国可以以食品、饮食补充剂、化妆品和药品四种形式上市及销售。

在2004年之前，欧盟没有针对植物用药的相关规定，各成员国实施各自不同的注册程序和管理办法。欧盟市场的中草药大多以食品、保健品、植物药原料或农副土特产品的形式流通。各成员国法规上的差别使药品的质量、安全性和有效性不能得到有效保证，阻碍欧共体内这些药品的贸易。在这种情形下，2004年3月31日，欧盟颁布了《传统植物药注册程序指令》(下称《指令》)。该《指令》规定在欧盟市场销售的所有植物药必须按照该法规注册，在获得上市许可后才能继续销售。同时，规定了7年过渡期，允许以食品等各种身份在欧盟国家销售的草药产品销售至2011年3月31日。7年的过渡期结束后，没有注册并获得销售许可的植物药品一律禁止销售。

澳大利亚是西方国家中首先为低风险草药设立登记类药品制度的国家，还为草药的注册制定了相应的法规。TGA于1995年制定了《非处方药申请注册指南》，其中包括草药申请注册指南，并于1998年组建了新的"传统医药评审委员会"，负责向政府和TGA提供咨询和对药物登记或注册的评审意见。草药在澳大利亚是可以同其他药物一样进行注册的，这一点不同于多数西方国家。只要一种草药制剂具有治疗和预防某种疾病的功效，就可以申请注册，或者说，如果一种草药制剂用于预防和治疗某种疾病，并且在标签中标明这种作用，就必须申请注册。对于许多有特殊疗效的中药制剂，如果要以其治病的功效进入澳大利亚市场，也必须申请注册。

思考题

1. 试述中药在美国上市可能的途径及其程序。
2. 概述植物药在欧盟注册的相关要求。
3. 试分析很少有中药通过《欧盟传统草药法令》要求在欧盟上市的原因及应对措施。
4. 试述草药在澳大利亚上市的途径及注册的技术要求。

第七章
孤儿药的认定与激励政策

教学目标

本章主要涉及美国、欧盟、日本等发达国家和地区的孤儿药监管制度。旨在使读者通过本章的学习,全面地了解美国、欧盟、日本等国家和地区的孤儿药监管适用法律、监管部门、孤儿药的确认、孤儿药研发的激励政策等的概况。

教学要求

1. 了解:国际上孤儿药上市批准现状。
2. 熟悉:典型国家孤儿药监管的部门和法律适用。
3. 掌握:典型国家孤儿药研发的激励政策。

罕见病(rare disease)是指患病率极低的一类疾病,根据世界卫生组织(WHO)的定义,罕见病为患病人数占总人口 0.065%~0.1% 的疾病或病变,具有发病率低、症状严重、治疗方法及药物不可替代等特点。用于治疗罕见病的药物被称作罕见病用药或孤儿药(orphan drug),这类药物研发难度较大、研发成本高昂,市场容量小、投资回报率低,在常规的市场条件下,企业通常不愿将其作为研发重点甚至放弃研发,因此又被称为"孤儿药",这导致罕见病患者陷入了缺医少药的痛苦境地。据美国组织 Global Genes 估计,全球有超过 3 亿患者忍受着 7 000 多种罕见病的折磨[1],然而仅 1% 的罕见病拥有有效的治疗药物。

为鼓励孤儿药研发,提高罕见病用药的可及性,许多发达国家都立法对孤儿药进行特殊管理,并出台了包含药品研制、生产、上市、定价、数据保护等在内的一系列激励政策,其激励政策极大地鼓励了孤儿药研发,使其得到了巨大的发展,取得了显著的工作成效。各国孤儿药法案未出台前,市场上仅有不到 10 种孤儿药。经过 30 多年的发展进步,截至 2022 年 1 月,FDA 受理的孤儿药达 5 953 个,批准上市的孤儿药达 1 035 个。同期,获 EMA 受理的孤儿药共有 3 929 个,经欧盟委员会批准上市的孤儿药达 711 个。日本在 1994 年之前仅有 40 个药品满足孤儿药标准,至 2022 年 1 月,共有 529 个孤儿药申请,通过审批的孤儿药有 401 个。可见,世界各国对于孤儿药越来越重视,对孤儿药的研发热情不断高涨。

---

[1] Global Genes. Rave List [DB/OL]. [2021-02-04]. https://globalgenes.org/rarelist/.

第一节　美国孤儿药的认定及激励政策

一、孤儿药监管的法律适用

1983年前的美国，由于罕见病的患病人数很少，市场小，治疗罕见病的药品也非常少，许多罕见病患者得不到及时有效的治疗。由杰克·克卢格曼主演的一部有关罕见病的电视剧《法医昆西》（*Quincy, M. E.*）以一集特别节目反映了罕见病患者的治疗用药需要，引起了观众的强烈反响，社会对于解决罕见病治疗用药问题的呼声渐高。在公共利益的驱使下，政府及社会各界都在积极寻找改善现状与鼓励孤儿药研发的措施与方法。

在美国国家罕见病组织主管人艾比·梅尔斯及一些关注罕见病的民间团体的提倡和建议下，国会于1982年12月末通过了《孤儿药法案》（The Orphan Drug Act, ODA），并于1983年1月4日，由总统罗纳德·里根签署了该部法案。

为鼓励孤儿药的发展，《孤儿药法案》修正案制定了财政和监管方面的激励措施，包括：① FDA将为以上市为目的而进行的非临床试验和临床试验提供书面意见；② 50%的临床试验费用可申请税收抵免；③ 政府拨款、合同资金等联邦资助金可用于支付临床试验费用；④ 药品批准上市后，创新药将得到7年的上市独占期。

申请人需向FDA申请孤儿药资格认定，该药被FDA认定为孤儿药后，才能享受上述优惠政策。《孤儿药法案》规定，必须符合以下条件，FDA才可受理孤儿药认定请求：① 该药所治疾病在美国的发病率很低，以致企业有理由认为药品在美国上市后的销售收入无法弥补药品的研发上市费用；② 为说明在不考虑药品目标患者人数多少的情况下，药品销售缺少盈利的可能，申请人须向FDA提交详细的财务信息。由于申请人不愿向FDA提交财务信息，量化研发费用及估算上市销售收入也存在困难，而且FDA缺乏评价财务信息所必需的基础知识，因此企业对该法案的出台并没有表现出应有的热情。

为了减轻FDA对孤儿药认定的负担，国会于1984年对《孤儿药法案》进行了修订，规定了另一种可受理孤儿药认定申请的情形，即药品所治疾病的美国患者人数不足20万人。若患病人数超过20万这个普遍的最低标准，只要申请人能够符合法案要求的财务标准，依然有资格申请孤儿药认定。

因某些孤儿药不能获得美国专利，所以起初法案只对无专利保护的孤儿药授予7年的上市独占权。1985年该法案的修正案规定，所有的孤儿药都有资格申请7年的上市独占权，而无论其是否有专利保护。此外，修订案阐明抗生素类药物也可申请适用于孤儿药的激励政策。

1988年，国会第三次对法案进行了修订，将孤儿药认定申请的提交时间由原来法案规定的FDA批准该药上市前的任意时间改为须在该药以罕见病为适应证的上市申请之前递交。

1992年第四次修订提出，如果申请的新药与已上市的治疗同一适应证的首个孤儿药在理论上相似的话，除非在同样的临床试验中以数据证明所申请新药的活性成分优于首个孤儿药，FDA才同意在第一个药物的垄断期内予以受理。

1993年，为保障《孤儿药法案》更好地实施，《孤儿药法规》（The Orphan Drug

Regulations）出台。2013 年,《孤儿药法案》与《孤儿药法规》得到进一步修订,旨在"厘清、简化和改进孤儿药资格认定的过程"。

美国参、众两院都十分鼓励与支持罕见病的研究,2002 年 11 月布什总统签署发布《罕见病法案》和《孤儿药研究资助法案》(The Rare Diseases Orphan Product Development Act）两部法案。《罕见病法案》明确并修订了罕见病的界定,修改了《公共健康服务法案》(Public Health Service Act),授权国家卫生研究所(National Institutes of Health, NIH)的罕见病办公室(Office of Rare Diseases, ORD)可参与合作性协议的签署以及罕见病临床研究基金的审批。

二、孤儿药的监管部门(OOPD)

目前美国主要的孤儿药监管部门是 FDA 于 1982 年在局长办公室下设的孤儿药开发办公室(Office of Orphan Products Development, OOPD)。目前,OOPD 负责管理孤儿药的认定、罕见病产品研发基金以及人道主义用器械的认定。若 FDA 评审部门在评审时涉及罕见病产品的评审,OOPD 也会为其提供咨询。OOPD 在解决孤儿药短缺问题中起到了重要的作用。此外,OOPD 还同医药研究机构、医药工业、其他政府机构、患者利益团体以及国际监管权力机构保持密切联系,以促进罕见病产品的发展。其次,ORD 除了参与罕见病临床研究基金的审批以外,还负责协调罕见病的研究和治疗,给患者、医生及研究人员提供政策及文献资源等,在协助解决孤儿药短缺问题上也起到了重要作用。

三、美国孤儿药资格认定

根据孤儿药的相关法规,在美国一个或多个申请人可申请并获得孤儿药认定,以用于诊断、治疗、预防罕见疾病。先前未被批准上市的药品、在研药物或已经批准上市的用于治疗常见疾病的药品,若其对罕见疾病有疗效,都可认定为孤儿药。每位申请人必须独立地向 OOPD 提出认定申请。若申请人有充分合理的理由认为自己的药品在临床效果上优于已被批准的相同药品,则申请人也可申请孤儿药认定。孤儿药认定申请可在药物研发过程中的任一时间提出,但应在该药以罕见病为适应证的上市申请递交之前提出。在有足够非临床及临床试验数据支持该药预期用途的情况下,越早提交认定申请,就越能最大限度地享受税收减免的优惠政策。

（一）孤儿药资格申请

1. 孤儿药资格认定申请材料

孤儿药认定申请一式两份,须注明日期并签字确认;也可提交电子版的孤儿药认定申请。认定申请材料须包括以下内容:

（1）标准的行政管理数据(如研发机构的名称、地址、主要联系人,药品生产企业的名称、地址,药品通用名和商品名)。

（2）目标疾病性质及详细说明,患病人群的规模、特点。

（3）药品性质说明及其适应证的科学依据(包括所有可获得的非临床体内及体外试验数据、相关临床研究试验结果,无论数据和结果是否发表,是积极的、消极的还是不确定的)。

（4）认定申请提交时，须同时提交目标疾病患者人数未超过 20 万人的权威文件。

（5）若超过 20 万人患有目标疾病，则还须提交药品上市后的风险 / 收益比和证实缺乏商业投资价值的数据：① 在认定申请提交前后以及药品上市 7 年内，已经发生和预计会发生的研发、生产、分销费用；② 该药以罕见病为适应证在美国境内上市销售后，第一个 7 年内的预计销售收入。

（6）其他材料：该药在美国及其他国家的监管历史的概述，包括研究地位、上市许可以及不良监管行动等；申请人是不是该药品研发、生产及销售的真实利益相关者的声明。

2. FDA/EMA 通用申请表

最近，FDA 和 EMA 已采用"罕见病医疗产品认定 FDA/EMA 通用申请表"，该标准化的表格为申请人在美国和欧盟同时申请罕见病产品认定减轻了负担。因为美国和欧盟的申请表格是相互独立、按不同组织结构编排的，只在美国申请罕见病产品认定的申请人也可以使用该表。

根据法规，申请表中只对药品的通用名和商品名做了要求，若某药无此两种名称，则应给出该药的化学名称、氨基酸序列或核苷酸序列，如果也没有这些信息，那么申请人应该详细描述药物的来源及研制方法。需提供该药国际认可的非专利名称、解剖治疗学及化学分类（ATC 代码）、建议的药物浓度、剂型和给药途径等信息，而不需要公司内部的代码名称。

3. 有关药物疗效的证明材料

与法案的目的一致，当药品有可论证的医学疗效和良好的发展前景时，将有可能被认定为孤儿药，并值得运用经济和监管的激励措施促进其发展。因为孤儿药认定常在药品研发的早期阶段进行，通常缺少可利用的该药的临床应用信息，所以，申请人应提交与该药活性有关的所有数据或详细信息，如在目标疾病的体内、体外临床前模型中药物活性的数据，以备审评之用。该药与模型中其他已知有活性的药物进行比较研究的结果通常能够提供大量信息并存在可借鉴之处。若能够得到该药用于目标疾病的临床研究数据，那么所有的数据即使是预试验数据也都必须包含在申请中。显然，通过对照研究或 META 分析（一种统计学分析方法，通过对多个研究资料的分析和概括，提供量化的平均结果来回答所研究的问题）比较该药与已批准上市药品的活性数据得到的结果要比非比较研究的描述性数据更有用。

4. 目标疾病患病人数少于 20 万的证明材料

为获得孤儿药认定，该药所治疾病的美国患者人数必须少于 20 万人。如果某疾病的持续时间平均不到一年（不包括慢性复发疾病），那么 FDA 通常认为，估算出的每年此病的患病人数是可接受的。对于疫苗、诊断药品或预防药品，每年使用该药的患者数量应少于 20 万人。

一般情况下，患病率的可接受数据来源通常包括同行评审期刊的流行病学数据、权威的教科书和专著。在某些情况下，也可从政府机构的数据库中获得患病信息，如从美国疾病控制和预防中心或国家卫生研究院，也可从维护良好的专利或非专利健康服务数据库、罕见疾病登记处、国民健康调查数据库或制药企业数据库获得。当某疾病的定义并不完善时，或患病率接近于法定阈值时，或当可用的患病率信息的可靠性有争议时，患病率应基于多个数据源进行确认。当患病率的确认使用了过时的信息时，申请人应解释这样做的合理性，并做必要的调整。如果整体患病率是从部分人口数据推算得到的，那么申请中应对这种推断的有效性进行说明。在美国没有足够的患病率资料的情况下，假设不受流行病学及人口统计学偏差的影响，可合理引进国外患病率的数据。如果这些方法都行不通，申请人应提交此领域中至少三位专家独立完成的证实信息。

不管患病率的信息来源，申请人应尽可能证明其使用的数据没有受到固有选择、编辑、报告错误或偏见的影响。若存在前述偏差，应说明减轻偏差应采取的措施。申请人应充分描述患病率的计算方法及过程。并提交所有原始数据，说明是否有专利、是否出版发表过，以及引用的参考文献，以备审查。

孤儿药的资格认定还可以寻找含有多种药物成分而被用作单一剂型的固定组合药物或复方产品，申请人应为每种药物的用途提供一个合理的说明，解释每种药物对于声称的疗效是如何起作用的，以及为什么需要联合用药。目前，若复合产品由一种药物和一种医疗器械构成，而药物是起首要作用的，那么该药物也可认定为孤儿药。

（二）孤儿药资格的授予、撤销及变更

OOPD 接收孤儿药认定申请后，首先审查以下内容：

（1）是否有足够的证据表明提交此认定申请时，该药适应证在美国为罕见疾病。

（2）如果该药所治疾病的患病人数在美国超过了 20 万人，那么是否有充足的理由可以说明在美国该药的销售收入不足以回收该药的研发费用。

（3）是否有充足的医学理论依据来证明该药对其适应证是有效的。

（4）若该药与此前已被批准的孤儿药有相同的适应证，那么该药在临床上优于已被批准的药物的假设是否合理。

如果认定申请符合基本要求，那么 OOPD 将书面通知申请人，认定该药为孤儿药。若申请不符合要求，那么 OOPD 可拒绝该申请，也可让申请人补充相关材料，继续审批。若申请人不能提供令 OOPD 满意的答复，那么 OOPD 将拒绝该申请。OOPD 会将所有认定为孤儿药的药品列入一份公开的"孤儿药列表"中。

被认定为孤儿药后，如果 FDA 发现认定申请中含有虚假信息，或缺乏必要的信息，或者该药在提交申请时不具备申请孤儿药的资格，将撤销孤儿药资格。撤销孤儿药资格后，该药仍具有上市独占权的，则撤销其上市独占权，但不撤销其上市许可。为保护申报者的真诚投资，消除不可预测的投资风险，孤儿药资格的确定依据是申请提交时的事实和实际情况，也就是说，当某药被认定为孤儿药后，其目标疾病的患病人数上升超过 20 万人，也不会撤销其孤儿药资格。

在孤儿药上市申请被批准前的任意时间内，申请人基于有关该药的新的、意外的发现、对疾病的治疗诊断不可预见的发展或 FDA 的修改建议，可申请修正其药品的适应证。

（三）相同或相似孤儿药的判定

ODA 规定授予第一个被认定为孤儿药并获得上市批准的药品 7 年市场独占期，在此期间，FDA 不会再批准以同一罕见病为适应证的相同或相似药品的上市申请。7 年的市场独占期可带来巨大的社会效益与经济效益，若不能清晰判定两种药品是否相同或相似，出现竞争对手"搭便车"、无偿享受已有创新成果的行为，将有可能削弱 ODA 对研发者的激励作用，基于此，1992 年 FDA 颁布《孤儿药管理条例》明确了两种药品是不是相同或

相似孤儿药的判定标准：

1. 具有相同活性成分的小分子化学药物

美国对活性成分定义为能显示药物生理、药理活性的分子（整体的共价键部分或离子，不包括使药物成盐、成酯的部分或分子的其他非共价衍生物如复合物、螯合物、包合物）。当两种药物含有相同的活性部分并具有相似的治疗作用时，不论其以何种方式成盐、成酯或成其他非共价衍生物，都被视为是相同药品。

2. 通过结构修饰但不显著影响药理活性的大分子药物

蛋白质、多糖、多核苷酸等大分子普遍存在一定程度的异质性，对这些分子结构做轻微修改，并不会显著提高其药理活性。因此，为防止同简单修饰大分子结构以规避市场独占权的行为，只要其与先种药物拥有以相同原理形成的分子结构并具有相似的治疗作用，即被视为相同药品。具体而言，当大分子间的差异仅限于以下几方面时被认定为相同：

（1）蛋白质类药物：若两种药物的结构差异是由氨基酸序列的微小变化、遗传转译事件或转录差异引起的，则被视为是相同的药物。例如，在蛋白质的单个氨基酸分子的不重要的位置上进行聚乙二醇化或糖基化，并不会使其变成不同的蛋白质；肽模仿蛋白质药物的活性成分在本质上也不能将其看成是不同的药物。

（2）单克隆抗体药物：如果两个单克隆抗体药物互补决定区氨基酸序列是相同的，或者只有轻微的差异，FDA将视其为相同的药物。

（3）多糖类药物：若两种药物的糖重复单元相同，仅单元数目不同，或结构上的差异是由后聚合改性引起的，则被视为相同药物。

（4）多核苷酸药物：含有多种不同的核苷酸，若两种药物相同的糖骨架上的嘌呤和嘧啶碱基序列相同，则被视为相同药物。

需要说明的是，若申报者能够证明所申报的药物仅通过上述改变（化学结构修饰、共价结合、成盐、成酯等），即可获得极其显著的临床优势，则不应被认定为相同药物，可以独立地享受市场独占制度下所有优惠激励政策。

（四）孤儿药临床治疗优势性的判定

ODA规定，对于与已被批准的市场独占期内的孤儿药，具有相同药物活性成分或主要分子结构特点的药物，若能够证明其在临床上更具治疗优势性，FDA也将接受其孤儿药认定申请。若申请人能够提供合理的说明该药具有临床优越性（优于已被批准的孤儿药）的假设，则此药也可被认定为孤儿药，享受上市前药品研发激励优惠政策。此后，申请人还必须提供明确的证据证明其临床优势才能获得上市许可，获得上市许可后该药物将独立享有市场独占权。

"临床治疗优越性"可理解为：

（1）临床上更有效：进行充分良好的临床对照研究后，对药品在有效的临床终点表现出来的效果进行评估，证明其有较好的临床效果。通常须通过直接的对照性临床试验以证明此药具有比较优势。

（2）临床上更安全：对目标人群而言，新药能消除现有药物所致的相对频繁发生的不良反应。在大部分目标患者中，通过消除有害的成分或污染物，降低不良反应的发生率，使其具有更高的安全性。某些情况下须做直接的对照性临床试验以证明。

（3）在极少数情况下，如果药物没有更优的安全性、有效性，但对患者护理有重大贡献，也可视为具有临床优势。如促进患者保健（常表现为使用更方便、患者依从性更好）、减少患者的用药间隔、使患者感到更舒适、治疗耐受程度更高、更利于患者用药的自我管理等。

（五）适用于常见病的孤儿药资格认定

通常将用于诊断、治疗或预防罕见疾病的药物认定为孤儿药。然而某些治疗常见病的药物也可能随着科技发展与技术进步而被发现具有罕见病适应证。为避免某种常见疾病用药为获得孤儿药资格认定而简单地将其目标患者按适应证划分为若干患者群。FDA规定申报者必须从医学角度科学合理地解释，为何患有同种罕见病的其余患者不适合使用此种药。

限制某些患者使用该药的依据，包括但不限于它的毒理学原理、药理性质、作用机制、生理特征或以往临床经验。以下是假设的几个合理的"医学合理性"的例子：如果某种药物有剧毒，以至于临床使用该药后，患者对其他毒性较低的治疗方法产生耐受性，那么这些病人则可视为一个医学合理的患者群，该药可申请孤儿药认定用于治疗该患者群；若涉及的药物需要与受体相互作用，以发挥它的治疗或诊断的作用，则具有肿瘤受体阳性的患者群可被视为是医学合理的患者群；若一种吸入剂药物在肺部表现出足够的药物浓度而在血液中的药物浓度却不足，那么该药物只能用于治疗具有肺部表现疾病的患者群。

随着药物基因组学研究领域的进展，有可能发现某些人对某些特定药物产生不同的反应是由于他们自身的药物代谢酶、药物转运体或受体的基因发生了变异。因此，可基于患者的基因组成确定其治疗反应，有选择地对不同患者群使用不同的药物，以优化患者利益和尽量减少伤害。如果药物的这些适应证符合罕见疾病的法定条件，那么该药物开发很可能得到孤儿药的激励优惠政策。

四、美国孤儿药激励政策

（一）市场独占权

《孤儿药法案》为确保孤儿药研发企业的利润，规定了几项激励措施，其中最为重要、最有效的激励措施是为期7年的市场独占权。市场独占权是指FDA批准孤儿药的上市申请后，在接下来的7年内，未经独占权权利人的同意，FDA不能批准针对同一罕见病适应证的相同或相似药品上市。但7年市场独占权只适用于该药批准针对的特定适应证。在独占期内，FDA可批准其他申请人的同种药物针对不同适应证的上市许可。

另外，如权利人不能保证提供充足的药物以满足患者的需求或孤儿药资格认定被撤销，则市场独占权也随之被撤销。此两种情况下独占权的撤销并不影响该药的上市。在批准药品上市后，若权利人不继续生产该药品，须至少提前1年通知FDA，以便FDA及时寻找另外的药品申请人来保证药品充足供应。

（二）加速审评政策

美国没有特定的孤儿药加速审评政策，对于孤儿药与非孤儿药快速审批一视同仁。可由于罕见病治疗手段的稀缺性，按照FDA对治疗潜能等级的划分，孤儿药上市申请大多符合加速审批程序的要求。据统计，2000—2008 年，美国共有 33 种孤儿药参加了加速审批项目，占该期间加速审批药品总数的 52.4%。

（三）税收抵免政策

在美国，孤儿药临床试验研究费用可享受 50% 税收抵免。向前延伸 3 年，向后延伸 15 年都有效，剩余的 50% 税费还可以减免，若申办者能够证明美国患者人数不足以开展临床试验，那么在美国外开展的临床试验也可申请税收抵免，总的税收减免可达临床研究总费用的 70%。税务具体事项由美国国内收入署管理。若申办者的研究费用来自政府补助金或合同资助等形式，则不可再申请税收抵免。

（四）孤儿药研发基金自主政策

《孤儿药法案》的第五条规定，FDA 的罕见病产品发展办公室（OOPD）负责对罕见病产品研发基金项目进行管理。起初，研发基金只用于资助孤儿药研发的临床试验研究，1988 年对该法条进行修订后，治疗罕见病的医疗器械、医疗食品研发也纳入研发基金的资助范围内。

该研发基金项目旨在资助美国用于诊断、治疗或预防罕见疾病的试验产品的安全性、有效性临床研究。同时也对国内外、公众或私人的、营利或非营利性实体，州和地方政府部门以及联邦机构（除美国人类健康服务部）开放。

OOPD 通过在《联邦公报》上发布"申请须知"来宣传此项研究基金，基金申请人也可直接到 OOPD 网站上查阅后申请。研发基金申请首先由 OOPD 进行形式审查，审查是否符合"申请须知"中规定的标准。然后 OOPD 组织疾病专家小组评审基金申请的科学及技术价值，为每份申请打分。评审专家来自 FDA 局外系统，FDA 审评人员协助局外专家处理法规方面的事项。接下来，美国国家癌症咨询委员会及美国国家癌症研究所对申请进行审查，就评审专家小组的审评意见达成一致。由 FDA 局长或其代理人决定是否授予研发基金。

研发基金依据基金申请审评分数的排名先后依次发放。目前，每年用于一个临床 I 期研究中的的研发基金可多达 20 万美元，对每个研究的资助最长可达 3 年。而 II 期、III 期临床研究可申请每年 40 万美元，资助期长达 4 年的研发基金。

2000—2009 年，OOPD 每年收到约 80 份研发基金申请，平均每年新批准 15～20 个申请。获得资助的申请单位大多数（81%）为学术研究机构和医疗中心，其余的（19%）为医药公司。大约 64% 的研发基金用于化学药物的临床研究，30% 用于生物制品研究，6% 用于医疗器械研究。从 1983 年开始此基金项目至 2009 年 6 月，共发放 480 多项罕见病产品研发基金，共计超过 2.46 亿美元。截至 2021 年 10 月，研发基金资助的 80 多种罕见病产品已获批上市。

（五）上市申请费用免除政策

药品快速审批制度要求申请人缴纳较高额的申请费用以弥补政府投入的大量人力资源，1992 年颁布实施的《处方药申报者付费法案》（PDUFA）授权 FDA 向提交新药或特定生物制品上市申请的企业征收三种申报费用（申请费、设施费以及产品费）以加速审批。为降低孤儿药申请费用，1997 年在《FDA 现代化法案》中规定免除孤儿药上市申请人缴纳申请费，但是设施费和产品费的免除将视具体申请情况而定。随后，2007年实施的《处方药申报者付费法案修正案》（PDUFA Ⅳ）中规定，如果孤儿药的申报者前一年的总收入不超过5 000万美元，那么FDA可以免除其设施费和产品费。

因为PDUFA中申报费用每年都会有大幅的增长，所以上市申请费用免除政策为申办者节省了大量的成本。例如在2017财政年度里，豁免的孤儿药上市申请费用为4 391万美元，其中豁免审评费用4 076万美元，产品费58.7万美元，设施费256.1万美元。

（六）书面建议政策

法案不仅提供了上述财政方面的激励措施，还要求FDA为企业对孤儿药的临床前及临床研究提供书面建议。申请人为获得FDA的书面建议，需向OOPD提交申请，一经审定符合相关规章的要求，则OOPD会将此申请送达FDA评审部门，进行正式审评并提供建议。若想获得帮助，并不需要该药品被认定为孤儿药，而只要申请人能够提供足够的信息证明该药是为美国的罕见病患者所服务的即可。在药品研发的任何阶段都可申请获得书面建议。然而当FDA认为申请中缺乏充足的药品信息、疾病情况，整个临床研究计划或其适应证缺乏科学依据，将会拒绝为其提供书面意见。

因为FDA广泛实施这种非正式的、多学科交叉的临床研究申请前协商项目，所以有关书面建议的法律条文很少被援引。申请人可以借助电话会议或现场会议获得FDA提供的对药品的临床前及临床研究书面建议。

第二节　欧盟孤儿药的认定与激励政策

一、欧盟孤儿药监管的法律适用

1995年欧盟议会（European Parliament）的1996—2002年度公共卫生项目专门设立1999—2003年度罕见病基金支持项目（Rare Disease Programme）。此项目包括：① 建立完善的欧洲罕见病数据网络；② 有组织地进行罕见病专业知识的教育，提高了人们认识、识别、干预、预防罕见病的能力；③ 加强罕见病研究的跨国合作和与相关组织（如罕见病病人组织）的联系；④ 建立罕见病的监测与监督管理系统，以迅速地传播、收集、分析罕见病数据，提高政府反应与预警能力。罕见病的数据库中常包括罕见病名称、一般情况、症状、病因、流行病学情况、预防措施、标准治疗、临床试验、诊断、研究计划、治疗中心、医疗专家等信息。

1999年12月16日，欧盟议会及其理事会出台有关孤儿药的法规（EC）No.141/2000，2000年4月28日施行。法规制定了欧盟孤儿药物资格登记程序、孤儿药研发和上市激励政策。

2000年4月，欧盟委员会公布《孤儿药相似性法规》（EC）No.847/2000，规定孤儿药上市后享有10年市场独占期，在此期间，主管部门不再接受或批准任何治疗同一适应证的相似药品。但若满足下列三种情形中的一种，则不再具有市场独占权：① 药品上市许可（MA）持有者同意第二家公司类似药品上市；② MA持有者不能足量供应药品；③ 申请药品虽然与原药品相似，但更安全有效或具备临床优越性。

2002年9月，欧盟议会2003—2008年度的公共卫生项目再次强调通过综合的途径来保护和促进公众健康。在三个方面采取行动：① 完善健康信息的发展以促进平行反应、资源共享；② 加强对健康威胁快速反应机制的完善；③ 通过发布健康决策促进健康。2002—2006年度，欧盟委员会（European Commission）《第六框架计划》（The Sixth Framework Program）确定的优先发展基金中包括预防和治疗严重疾病和罕见病的项目。

2004年3月31日，欧盟议会通过法规（EC）No.726/2004，为集中审批程序及人/兽用药的监管提供了法律框架，并成立欧洲药品管理局（EMA）。法规规定，所有在欧盟申请上市的孤儿药均需采用集中审评程序；人用药产品委员会（CHMP）可以发布关于同情用药项目的指南。同年9月，EMA出台《孤儿药登记需要提供的医学合理性和重要临床收益假设的支持性信息资料指南草案》，对医学合理性实验数据设计、重要临床收益假设提出要求，提高了《孤儿药相似性法规》的可操作性。

2005年12月，欧盟委员会通过关于中小企业向EMA支付费用或获取援助的法规（EC）No.2049/2005，确定了EMA向孤儿药中小企业免费提供科学建议与服务。

2006年3月，欧盟议会通过法规（EC）No.507/2006，规定了（EC）No.726/2004范围内药物可以进行"有条件的审批程序"（特殊审批），其中包括孤儿药。同年12月，欧盟出台儿童用药管理规范（EU Regulation on Medicinal Products for Pediatric Use）（EC）No.507/2006），对儿童类孤儿药增加2年的市场垄断期，即延长至12年。这是一项非常有效的新激励措施。

2007年3月欧盟制定孤儿药市场垄断期评价指南（Review of the Period of Market Exclusivity of Orphan Medicinal Products）出台市场独占期缩短为6年的孤儿药的评价原则与程序。

2008年9月，欧盟委员会就法规（EC）No.141/2000的适用发布了《孤儿药及其类似物的判定及市场独占例外指南》（Assessing Similarity of Medicinal Products Versus Authorised Orphan Medicinal Products Benefiting from Market Exclusivity and Applying Derogations from that Market Exclusivity），规定了判定孤儿药相似性的标准、程序，以及适用于市场独占例外的程序。

二、欧盟孤儿药的监管部门

1999年，欧盟药品局（EMA）专门成立了孤儿药委员会（European Committee for Orphan Medicinal Products, COMP）。COMP主要负责对新药申请进行孤儿药登记审查，建立孤儿药标准，促进孤儿药研究的协助性方案的发展和提供孤儿药研究的咨询服务。COMP专设罕见病研究专家库，这些专家对申请孤儿药资格的药品进行评审并提出科学的建议或协议帮助。EMA下属的人用药品审评委员会（Committee for Medicinal Products for Human Use, CPMP）负责采用集中审评程序对具孤儿药资格的药品上市进行技术审评工作。

三、欧盟孤儿药资格认定

由EMA负责审查孤儿药资格认定的申请。要获得孤儿药认定资格，必须符合以下标准：

① 必须用于治疗、预防或诊断危及生命或长期衰弱的疾病。

② 目标适应证在欧盟的患病率不超过 5/10 000，或证明该药品市场收益不足以覆盖其研发投资。

③ 目前尚无效果好的诊断、预防或治疗相关病症的产品，或药品相比已上市药品对该病症患者有显著临床益处。

1. 申请提交前会议

EMA 鼓励申请人在提交申请之前与其进行提交前会议。提交前会议通常通过电话会议进行，申请人也可以亲自前往 EMA。会议主要讨论申请材料是否缺少数据或存在遗漏其他内容的情况，从而提高申请的成功率。

2. 申请评估

申请人提交资格认定申请后，EMA 将为每份申请分配两名协调员：一名 COMP 成员，一名 EMA 秘书处的科学管理员。两位协调员根据申请准备一份摘要报告分发给所有 COMP 成员，并在 COMP 的全体会议上进行讨论。在此阶段，COMP 将采纳积极意见或提出问题清单，并在下次 COMP 全体会议上邀请申请人进行口头解释。

COMP 在 90 天内将最终意见提交给欧盟委员会以通过决定。如果 COMP 的意见是否定的，申请人可以上诉。

3. 欧盟委员会决定

欧盟委员会将在收到后 30 天内就 COMP 意见发布决定。做出决定后，EMA 公告该孤儿药的相关信息。

四、欧盟孤儿药鼓励政策

欧洲鼓励开发孤儿药的主要措施包括免费的科技咨询、欧盟直接评审新药、评审费用减半以及上市后 10 年的市场独占期等。其次申报者可获得协定帮助，其药物可以直接进入欧洲药品管理局的集中化许可程序，并获得申请费用减免；并提供资金以帮助中小企业的研发。此外，欧洲各国还根据本国实际情况制定了各自的孤儿药的资金筹措与援助或税收减免等政策。

欧盟鼓励开发孤儿药的主要措施包括经审批上市的孤儿药享有 10 年市场独占期、协议辅助咨询、集中审评等。此外，欧盟各成员国还根据本国实际情况，制定了各自的孤儿药资金筹措、援助以及税收减免等激励政策。

（一）市场独占政策

（EC）No.141/2000 第八款规定，经认定的孤儿药通过集中审评程序或成员国互认可程序取得上市许可，并且这种许可行为不与知识产权法及其他欧盟法律相矛盾，该药将享有 10 年的欧盟市场独占期。在 10 年的保护期内，EMEA 不予受理具有相同的治疗适应证的相似医药产品的上市许可申请，或授予其上市许可，或受理其扩展现有上市许可的申请。

然而，当成员国可证实该孤儿药不再符合孤儿药认定标准，尤其在有确切证据证明该孤儿药具有超额利润时，其持有人将不得申诉延续市场独占权，该孤儿药的市场独占期将被相应削减。

（二）集中审批政策

孤儿药的上市许可申请将直接进入集中审批程序，集中审批程序是指申请人向目标成员国提出售授权申请后，由EMEA主持、各成员国指定专家委员参与评价的快速药品审批程序。通过集中审批而取得上市许可的孤儿药将得到欧共体及其成员国的一致认可，并可在任一成员国的市场上自由流通、销售。集中审批程序是药品迅速在欧洲上市销售的最有效率、最迅捷的途径。在（EC）No.726/2004颁布生效后，孤儿药的集中审批变得更具强制性和执行力。

（三）协议辅助政策

在递交上市许可申请材料之前，申请人可向EMEA咨询关于用以证明医药产品质量、安全性和有效性的各种必要的检测和试验，以及相关费用减免咨询的指导建议。EMEA应草拟一套涵盖调节辅助的孤儿药研发规程以说明上市许可申请资料内容的格式和细节。通过协议辅助将很容易获得权威专家的科学建议，从而解除研发者在孤儿药研发过程中的许多困难。

（四）税收减免政策

欧盟向EMEA提供的年度专款，用于免除部分或全部依据（EC）No.2309/93规则下所有应付的药物研发费用，任何当年发生的盈余应当被转入下一年的专款以待扣除。欧盟还鼓励各成员国根据本国孤儿药开发状况提供经费补贴和基金资助等优惠政策。

第三节 日本孤儿药的认定与激励政策

一、日本孤儿药监管的法律适用

日本政府对孤儿药监管重视起于1973年实施的一项对于孤儿药研发的资金支持政策。1985年，厚生劳动省（MHLW）首次发布了关于孤儿药的通告对孤儿药开发给予扶持，该通告详细阐述了减少申请要求的数据和优先审评的程序。1993年，日本正式实施了《孤儿药管理制度》以鼓励孤儿药研发。同时，根据同年颁布的日本《药事法》修正案及其附属规章，增加了有关孤儿药管理的内容。2002年重新修正的《药事法》则引入了关于孤儿药研发及其认定的具体条款。

具体而言，日本《药事法》第77条第2款对孤儿药做了以下三项规定：① 针对患者人数少于5万的严重疾病，医疗上急需且开发成功可能性较大；② 必须是以目前在日本还没有其他治疗方法的疾病为适应证的药物，或是该药物的安全性和有效性优于已有的临床用药；③ 申请时需要提交清楚的产品开发计划和支持该药物在日本上市的科学依据。此外，一些被认为具有高度必要性的孤儿药在日本可被认定为"特殊孤儿药"，例如，抗艾滋病的孤儿药就可以得到与其他孤儿药不同的优待。日本规定：抗艾滋病孤儿药的申请者可以直接递交英文版的美国新药申请文件包，而对一般孤儿药而言，该申请文件必须以日语形式提交，此外，还给予特殊孤儿药绝对的"审批快速通道"，四个月内即可完成审批。

二、日本孤儿药监管部门

在日本，涉及孤儿药资格认定以及审批的监管机构有三个：厚生劳动省（The Ministry of Health, Labor, and Welfare, MHLW）、药品与医疗器械综合处（Pharmaceuticals and Medical Devices Agency, PMDA）以及日本生物医药创新研究院（National Institute of Biomedical Innovation, NIBIO）。厚生劳动省（MLHW）的药品和医疗器械审评中心（PMDEC）和药品安全研究组织（Organization for Pharmaceutical Safety and Research, OPSR）两个中心负责孤儿药或医疗器械资格认定审查、审评。MHLW 还负责认定前的咨询指导并支付 NIBIO 的运营费用，其下设机构——药品评价与许可署（Evaluation and Licensing Division, ELD）负责在孤儿药认定和上市批准过程中提供咨询服务。PMDA 负责临床试验以及上市许可材料的科学咨询。NIBIO 负责向申请人支付补贴、对申请人使用的研究费用进行认证以及提供咨询指导。

三、日本孤儿药资格认定

日本孤儿药资格认定大致经历如下 10 个步骤：

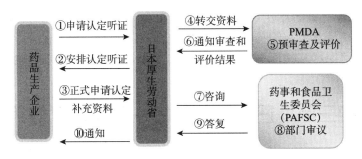

图 7-1　日本孤儿药资格认定程序

由图 7-1 可见，日本 MHLW 负责受理并最终决定一个药品是否能够被认定为孤儿药。在此，笔者将其概括划分为五个阶段：

（1）听证阶段：申请者需首先向 MHLW 提交认定前听证的申请（可以通过电话或者传真），MHLW 下设的药品评价与许可署（ELD）同意申请后，即安排听证，该认定听证会通常持续 30 分钟。

（2）正式申请阶段：听证过后，如无特别异议，申请者则需向 MHLW 递交一份正式的认定申请。

（3）审查评价阶段：MHLW 将材料转交给药品与医疗器械管理局（PMDA），由其对孤儿药进行审查并评价。

（4）咨询阶段：PMDA 审查评价合格后，MHLW 将征询药事和食品卫生委员会（PAFSC）的意见。评价及许可署（ELD）负责给予有关认定和申请的咨询指导，国家生物医疗医药创新协会（NIBIO）负责提供许可程序、税收许可程序以及认可后有关试验和研究的免费咨询，PMDA 负责提供免费专家咨询建议。

（5）告知阶段：如 PAFSC 亦认可该药符合孤儿药的认定标准，则 MHLW 将会指定该药品为孤儿药并同时通知其申请者。而药品评价和许可署署长也会通过政府公告告知公众该孤儿药认定的相关情况。

孤儿药资格认定并非一劳永逸。随着医学科技水平的进步以及对某些罕见病机制研究的深入，当某些罕见病在若干年后受累人群数增加，不再被视为罕见病，或是已经拥有了较为成熟完善的治疗手段，则以其为适应证的药物也随之失去了孤儿药资格，从而不再享受相应的优惠政策。此外，如若发现孤儿药认定过程中有不正当行为或孤儿药企业在再审查期内未按规定开展临床试验，其孤儿药资格也将被撤销。

四、日本孤儿药的优惠政策

（一）优先审评政策

根据日本《药事法》第 14 条第 7 项的规定，用于治疗严重疾病且安全性、有效性优于目前已有的治疗方法的药品或医疗器械可享有优先审评的优惠政策。PMDA 优先审评程序规定，优先审评申请须在提交药品注册申请（NDA）时一并提出，经 PMDA 组织专家就其是否符合准入条件进行审评后报送厚生劳动省，由医药食品安全局审查管理署最终审定是否适用优先审评，并将结果告知 PMDA 及申请者。一旦进入优先审评程序，该申请则可优先获得同 PMDA 直接交流的机会，审评效率将得到提高。

孤儿药因其治疗人群范围的狭窄性也享受该项特权。一般药物审评工作需耗时 16 个月，而孤儿药优先审评则仅耗时 10 个月，且减免评审费用。

（二）基金资助政策

孤儿药研究的全过程（从临床前试验到临床试验）均可享受来自 NIBIO 基金资助。基金用于支付试验和研究的直接成本，总额不超过研究总费用的 50%，时间不超过 3 年。此外，在对研发企业的资助方面，日本采取政府与企业事先协议制度，企业获利超过一定额度后，按一定比例返还政府，所返还的金额最高不超过所获得资助额。这样既减轻了政府的负担，也使政府有更多资金进行更多资助。具体来说，当孤儿药年销售额超过 1 亿日元时，制药商需要连续十年内向 NIBIO 返还销售额超额部分的 1% 作为对其的贡献和回馈，而 NIBIO 将把这笔钱用于资助更多的孤儿药生产企业。

（三）税收优惠政策

日本给予孤儿药的减税数额为扣除资助基金后罕见病用药开发全部费用部分的 6%，但减免额不得超过公司税的 10%。从 1999 年开始，政策更加优惠：如果当年总研究费用超过过去 5 年中 3 年的年总研究费用平均值，当年总研究费用的 15% 可从公司税中减免，减免额最高达公司税的 12%。

（四）数据保护政策

日本并未提出明确的数据保护制度概念，而是将其嵌套在《药事法》所规定的"再审查"制度中，借以平衡新药研发企业和仿制药制造商之间的利益。而日本数据保护制度的本质目的在于重新确认药品的安全性和有效性。日本《药事法》规定，已获得新药批准的一方在新药上市后必须进行再审查从而确定其安全性。此外，只有在再审查期限过后，才可批准仿制药上市申请。由此，仿制药上市时间则被法定滞后，而新药原研商则可以在此期间回收之前的研发成本。再审查期间原研药厂商享有数据独占保护权。

日本对首次被认定为孤儿药并获得上市批准的药品，再审查期延长至10年，医疗器材再审查期也延长至7年。在此期间，除非第二家申请者重复了所有的研究项目，且未参考第一家的资料，否则不批准第二家的上市申请。在日本孤儿药的数据保护制度中，如果该孤儿药是创新药，则保护的是该创新药的所有数据；如果该孤儿药是增加了罕见病适应证的已批准药品，则保护的是该药关于罕见病适应证的相关数据。

（五）医保定价政策

作为实行全民医保的国家，日本在药品价格管理方面采取了政府定价与医疗保险体系结合的方式，设有分类管理、价格管制、上市后再审核等机制，对创新药物、仿制药品实行不同的价格核算方法。在创新药物的定价核算过程中，定价部门根据创新程度的不同给予新药不同程度的加算率。

日本大多数新批准的孤儿药是通过成本计算方法定价的，但是如果已有类似药品上市，那么该新药的价格设定则要以类似药品价格为标准，并根据新药的疗效、创新性以及市场容量的大小加算定价。孤儿药则可以享受5%的有用性加算率，以及10%~20%的市场性加算率。在日本，除非该药有创新、更有效或市场价值有限，否则，新药价格一般不能高于已上市的同类药物价格。由此可见，孤儿药在医保定价环节亦享有特权，一定程度上调动了孤儿药研发企业的主观能动性，促进了孤儿药的面市进程。

本章小结

当前，世界上由政府来实施系统的孤儿药管理制度的国家和地区有美国、日本、澳大利亚、新加坡和欧盟。其中，美国和日本实施时间最长，也都取得了成功，既为罕见病患者提供了必需的药品，又促进了本国科学研究的发展和制药工业的繁荣，得到了社会各界的认可。具体对比情况见表7-1。

表7-1 各国孤儿药管理制度对比

项目	美国	日本	欧盟
孤儿药界定	目标疾病患者少于20万（0.075%）或超出20万时，此药无法在7年内收回其开发成本	目标疾病患者少于5万（0.04%），无合适的替代药物/医疗器械或者治疗手段，且医疗上急需，开发成功的可能性较大	目标疾病严重危及生命，或为慢性渐进性疾病；目标疾病患病率低于0.05%，该药难收回成本；目标疾病无满意诊疗方法或该药能给患者带来明显好处
适用范围	药品、生物制品、医用食品及器材	药品、生物制品和医用器材	药品和生物制品（包括疫苗和体内诊断试剂）
基金资助	临床研究	药物开发全过程	药物开发全过程

续表

项目	美国	日本	欧盟
税收减免	临床研究费用的50%。向前3年,向后15年内有效	扣除基金资助后孤儿药开发总费用的6%,不超过公司税的10%	各成员国自定税收优惠政策
优先评审	按治疗潜能,孤儿药大多符合优先评审要求	是,且加速审批	采用中央审批程序,给予优先审批
评审费减免	减免	减免	减免
咨询帮助	有,但很少使用	有	有
市场保护	7年的市场独占权	孤儿药再审查时间由6年延长至10年,医疗器械再审查时间为7年	10年市场独占期,儿童孤儿药市场独占期可延长至12年
价格管理	不限制	医保定价,但可享受5%的有用性加算率	各成员国自定

思考题

1. 试述美国孤儿药的资格认定、孤儿药监管的法律及部门。
2. 试述美国孤儿药研发的激励机制。
3. 概述欧盟罕见病用药监管的法律适用和监管部门。
4. 试述日本孤儿药研发的优惠政策。
5. 试比较美国、欧盟、日本孤儿药监管制度的异同。

第八章
欧美国家对于医疗器械的监管

教学目标

本章教学主要涉及欧美国家对于医疗器械的监管，内容包括：医疗器械的监管部门和法律适应、分类以及相应的上市途径、临床试验监管、生产质量监管和上市后的质量管理。旨在使读者通过本章的学习对欧美的医疗器械监管环境有系统的了解。

教学要求

1. 了解：欧美国家医疗器械的生产管理。
2. 熟悉：欧美国家对于医疗器械的临床试验监管和上市后监管。
3. 掌握：欧美国家医疗器械的监管部门和法律适用。
4. 重点掌握：欧美国家医疗器械的分类以及不同类别器械的上市途径。

第一节 美国医疗器械监管

美国是最早使医疗器械管理走上法制化管理道路的国家，制定了完善的相关法规，建立了全方位负责医疗器械监督管理的执法机构，包括由 FDA 派出的地方管理机构，设有自己的检测实验室，负责医疗器械上市前评价、审批和上市后监督。

一、美国医疗器械管理和监督机构

包括商务部（DC）、美国食品药品管理局（FDA）以及医疗卫生工业制造商协会（HIMA），它们在各自的职能范围内相互合作，但是根据 1938 年的《联邦食品、药品与化妆品法案》，对医疗器械进行监管的主要机构是 FDA。

FDA 主要由七个中心和两个办公室组成，其中涉及医疗器械的主要有两个部门：医疗器械和辐射健康中心（CDRH）及 FDA 监管事务办公室（ORA）。CDRH 和 ORA 在各自的职责范围内相互合作，确保美国国产和进口医疗器械的安全、有效和标签的真实性。

（一）医疗器械和辐射健康中心（CDRH）

CDRH 的主要职能为：制定和执行国家计划来确保医疗器械的安全性、有效性和标签的真实性；审查和评价医疗器械上市前批准（PMA）的申请、产品发展协议（PDP）、研究用医疗器械临床试验豁免（IDE）的豁免请求和上市前通知［510（k）］；制定、发布和强制执行医疗器械标准和质量体系规范及良好的制造规范（GMP）；参与促进美国与其他国家医疗器械贸易的有关法规、协议的制定。

CDRH 下设七个办公室，其中：

中心主任办公室主要负责为中心提供关于医疗器械和辐射产品监管的愿景、领导和战略方向，以及为中心层级的管理、规划和评估系统提供引领和指导，以确保人员、预算和财政资源得到充分利用。

交流和教育办公室主要负责内外部受众传播有关医疗设备和放射性产品的信息，受监管行业的教育，以及 CDRH 员工的沟通和培训。该办公室包括五个部门：通信部、雇员培训和发展部、工业和消费者教育部、信息公开部和数字通信媒体工作人员（FDA 电视演播室）。

管理办公室主要负责计划、制定和执行全中心的管理运管和行政服务、项目和政策，以推进中心的公共卫生任务。该办公室包括五个部门：采购服务部、财务管理部、管理事务部、劳动力管理部以及规划和计划分析人员。

政策办公室主要负责领导 CDRH 的所有与政策有关的活动。主要包括以下方面：领导 CDRH 立法活动，监督和领导有关医疗器械和放射性产品的法规、指南、政策和程序的制定，协调 CDRH 联邦注册出版物的研究、审查和提交工作，指导新法规和政策声明提案的规划和实施，协助政府巡查员（政府中处理民众诉愿的官员）解决纠纷、申诉和上诉。

产品评估和质量办公室专注于医疗器械产品全生命周期监管，以确保患者能够获得在整个产品生命周期中保持高质量、安全和有效的医疗器械。该办公室由原合规办公室、医疗器械评价办公室、体外诊断和放射健康办公室以及监督和生物统计办公室合并重组而成。这种重组将上市前和上市后的监督管理职能沿着不同产品线整合到一个办公室中，使得不同临床方向和领域的专家可以利用专业知识优化产品整个生命周期中的监管决策。

科学和工程实验室办公室由科学家和工程师组成，通过世界领先的监管科学加速患者获得创新、安全和有效的医疗设备。该办公室由四个部门组成：应用力学部，生物医学物理学部，生物、化学和材料科学部，影像、诊断和软件可靠性部。

战略合作和技术创新办公室主要负责为 CDRH 的所有科学合作和新兴技术相关活动提供领导。该办公室下设三个处，分别为：全方位危害应对、科学和战略合作伙伴关系处，数字健康处，技术和数据服务处。

（二）FDA 监管事务办公室（ORA）

FDA 监管事务办公室（ORA）是领导所有机构现场活动的办公室，拥有近 5 000 名雇员[①]。其主要负责对受管制的医疗器械和制造商进行检查，对受管制的医疗器械进行抽样分析，并审查进入美国的进口医疗器械。

二、美国医疗器械监管的法律体系

FDA 的法规是用于确保安全、有效和标签真实的医疗器械在美国境内销售，主要法规如下：

《联邦食品、药品与化妆品法案》（FDCA），1938 年美国国会通过的世界上第一部医疗器械监管法，该法首次增加了对医疗器械的管理，但是仅对医疗器械监管做了简单

---

① PowerPoint Presentation（fda.gov）

的规定。

《联邦食品、药品与化妆品法案》(FDCA) 1976年修正案，强化了对医疗器械进行监督管理的力度，并确立了对医疗器械实行分类管理。根据该法案，美国政府行政部门开始对医疗器械进行监督管理，以确保生产出安全有效、质量可控的医疗器械。

《医疗器械修正案》1976年国会通过，加强了对包括诊断产品在内的医疗器械的安全性和有效性的监管。该法案要求制造商向FDA注册并遵守质量控制程序，某些产品在上市前必须经过FDA的批准，其他产品在上市前必须符合性能标准。

《安全医疗器械法案》(Safe Medical Devices Act) 1990年国会通过，该法要求养老院、医院和其他使用医疗器械的机构向FDA报告医疗器械可能引起或促使患者死亡、重病或严重伤害的事件。同时要求制造商对其可能引起严重伤害或死亡的永久性植入器械进行上市后的跟踪，并建立对依赖该器械的患者的跟踪方法。该法还授权FDA采取对医疗器械产品的召回和其他行动。

《食品药品管理现代化法案》(FDAMA) 1997年美国国会通过，规定了包括加速医疗器械审评和对已批准的医疗器械用于未批准用途的广告的监管措施。

《医疗器械用户收费和现代化法案》(MDUFMA) 2002年美国国会通过，该法案修正了《联邦食品、药品和化妆品法》，赋予FDA新的重要职能。MDUFMA于2002年10月26日签署生效，含有三项独特的、重要的规定，主要是：上市前审评的用户收费，建立由公认的第三方组织检查的机制，一次性使用医疗器械再加工的新规范要求。

《FDA安全和创新法案》(FDASIA) 2012年美国国会通过，该法修改了《联邦食品、药品与化妆品法案》，要求建立医疗器械唯一编码系统。

《21世纪治愈法案》(21st Century Cures Act) 2016年美国国会通过，旨在帮助加快医疗产品的开发，更快、更有效地为患者带来新进展。并制定了突破性器械计划，旨在加快对某些创新医疗器械的审查。

《FDA重新授权法案》(FDARA) 2017年美国国会通过，该法案修订了《联邦食品、药品与化妆品法案》，以修订和扩展药品、医疗器械、仿制药和生物仿制药以及用于其他目的的用户付费计划。FDARA允许FDA基于风险灵活检查医疗器械设施，也为某些新型医疗器械配件的上市开辟了一条灵活而高效的路径。

三、美国医疗器械的分类

美国是国际上最早从法律上对"医疗器械"(medical device)做出定义的国家。为了确保医疗器械的安全性和有效性，美国第一个对医疗器械实行分类管理。现在世界各国在制定医疗器械管理法规时，一般都参考了美国的法规条文，包括FDCA中给出的分类原则。

（一）FDA医疗器械的分类原则

FDA根据管理需要把所有医疗器械分成3个监管类别和16个医学大类，从而保证医疗器械的安全性和有效性。FDA的产品分类目录采用的是穷举法，绝大多数器械的类别能在《联邦法规》(CFR)第21卷第862至892页分类规则中找到。在16个医学大类中有大约1 700种医疗器械的分类，其中45%属于第一类，47%属于第二类，8%属于第三类。每一大类的划分都由相关专家组成的分类委员会组织商议，并提出分类建议，FDA根据分类委员会的建议将在《联邦公报》(Federal Register)上公布最终的医疗器械分类（包括调整和新的产品）。

其中，三类医疗器械的分类原则如下：

第一类医疗器械——一般控制。一般控制包括：禁止出售伪劣和标记不当的医疗器械，医疗器械的制造要遵守质量体系规范和GMP，医疗器械标记要遵守标签规范，使用FDA2891表建立登记，以及医疗器械上市前通知[510(k)]。但大多数的第一类医疗器械都豁免上市前通知和/或质量体系规范。一般来说，填交FDA2891表后，医疗器械就可以上市了。

第二类医疗器械——特殊控制。该医疗器械是指那些仅一般控制不足以确保其安全性和有效性，同时对使用者具有某种潜在的危害且现有的方法可以提供足够保证的医疗器械，譬如心电图仪、电动轮椅和呼吸机等。除了遵守一般控制要求外，第二类医疗器械也要服从特殊控制以保证其安全性和有效性。特殊控制包括：特殊标签要求、强制的和自愿的性能标准、患者登记、指引、上市前数据监测，以及上市后的监督。FDA对这类医疗器械通常要求上市前通知[510(k)]，制造商必须在上市前90天提出申请，通过"510(k)"审查后，医疗器械才可以在市场上销售。

第三类医疗器械——上市前批准。该类医疗器械通常是指那些支持或维持人体生命，预防人类健康损害，或阻止疾病与伤害的，存在潜在、不合理风险的，但是仅靠一般或特殊控制不足以保证其安全性和有效性的医疗器械，例如心脏起搏器、人工心脏和人工血管等。上市前批准(PMA)是为确保第三类医疗器械安全性和有效性而进行科学审查的必备程序。制造商在上市前必须向FDA递交PMA申请书及其他相关资料，包括控制良好的临床研究、有关安全性和有效性的完整报告，以及与医疗器械制造相关的资料。FDA在收到PMA申请后45天内通知制造商是否受理审查，并在180天内做出是否批准的决定。

（二）美国医疗器械分类和重新分类的程序

美国法规中有"医疗器械分类程序"一节，规定了医疗器械分类和重新分类的程序。当制造商或进口商对申请的产品与已上市产品不存在实质性等同需要重新分类时，或因其他原因提出重新分类时，FDA的专员会指派分类小组，审查该产品的安全性和有效性数据，提出分类建议。专员将对安全性和有效性的证据进行评估，然后与有投票权的分类小组成员进行磋商。"医疗器械分类程序"还详细规定了类别上升或下降的审查规则，以及什么情况下需向公众公布。由此可见，美国对医疗器械产品的分类是很慎重的，有一套严格的分类审核程序，它是保证医疗器械安全性和有效性的一项基本措施，它也涉及产品的申报通道、审查的程序、上市后的跟踪。欧盟的法规中也专门有一条"关于分类的裁决"。

四、美国医疗器械的临床试验管理

（一）关于IDE

美国《联邦食品、药品与化妆品法案》第520(g)条和《医疗器械安全法》中均列有"器械临床研究豁免"(investigational device exemption, IDE)条款，这是为了促进发明和开发新的医疗器械。有近10%的器械在报送上市前通知[510(k)]以及绝大多数器械在申请上市前批准（PMA）时，都要求提交临床研究报告。所有支持510（k）和PMA 的临床研究必须在遵守 IDE 规范下进行。IDE 要求制造商在临床研究启动之前要获得 FDA 的批准，并且在试验过程中详尽征求每个患者的意见和在研究全过程进行适当监控。在临床研究期间，FDA 有权检查和审计临床研究单位及其计划实施情况，以确保符合 IDE 规范。

根据该条款，在医疗器械临床试验（clinical investigation 或 clinical trial）前须向 FDA 提出申请，向 FDA 提供足够的信息，以便 FDA 有充足的信息以判别是否同意进行临床试验。

IDE 申请的内容包括：① 主办人信息（姓名、地址）；② 器械信息；③ 先期研究报告；④ 研究计划；⑤ 对器械生产、处理、包装、储存等方法和控制的描述；⑥ 研究人员信息（例如与研究者的协议）；⑦ 审查委员会信息；⑧ 销售信息，如销售器械的价格等；⑨ 标签；⑩ 受试者信息；⑪ 环境影响评估等。

（二）医疗器械临床试验的三个层次

与药品不同，有关医疗器械临床研究的监管有三个层次。第一层指某些研究豁免于 IDE 法规的约束，第二层指某些研究只受 IDE 法规中部分条款的约束，第三层指其他类型的研究应完全遵守 IDE 法规的规定。有关风险确认的更多信息可登录 http://www.fda.gov/media/75459/download。

1. 可豁免 IDE 的研究

大多数豁免研究涉及已获批准的器械，或生物体内研究诊断器械。例如，如果某申请人想要通过做试验来比较自己已获批准的器械与竞争对手已获批准的器械的性能，只要两种器械都用于已被批准的适应证，那么该试验可以免受 IDE 法规的约束。该研究不用通过 FDA 的审批。

当然，出于保护隐私和管理的习惯，任何临床试验受试者都应该签署"知情同意书"，并且"知情同意书"由伦理委员会（IRB）审批。大多数体内诊断领域的试验也被豁免，只要该试验中不使用攻击性的方式采集样本，并且研究试验中得到的数据不用来支持治疗决策。但在另外一些情况下，当备案的未经认定的样品用于体内诊断领域的试验时，不需要知情同意书。动物研究和传统器械研究也豁免于 IDE 的管理。

2. 无显著风险研究（NSR）

许多研究不涉及高度侵入性器械；危险程序和/或虚弱的病人可依据 IDE 法规中的无显著风险条款进行试验。这些条款针对试验研究规定了中级控制措施，研究者无须准备或提交 IDE。当申请者确定其试验为 NSR 时，就不需要 FDA 介入该研究，但是许多研究者还是会向 FDA 进行咨询，来确认其试验确实属于 NSR，并且试验设计符合 FDA 的期望。评审 NSR 研究的伦理委员会成员必须给出三点结论：第一，他们同意研究者确认该研究为 NSR；第二，批准该试验研究计划；第三，批准知情同意书。即使只有一位伦理委员会委员认为该研究不是 NSR，研究者也必须向 ODE 报告此事。如果伦理委员会的所有委员都批准通过了该研究，那么该研究就可以进行了。在这种情况下，地方伦理委员会负责依据地方的标准操作规范（SOP）监管研究进程，FDA 不介入该过程。

3. 显著风险研究

显著风险研究需要通过 IDE 审批才可在美国治疗病人。典型的显著风险研究涉及可移植的器械或为人体注入大量能量的器械。维持或支持生命的器械研究几乎总被认为是具有显著风险的。如果研究者对风险状态不确定，可以考虑向 ODE 内地相关部门进行咨询。

IDE 对于显著风险医疗器械临床研究的作用如同药品临床研究中的 IND。提交的数据在许多方面都跟 IND 中的要求相同。当然由于对药品和医疗器械监管方面存在着一些差别，在 IDE 和 IND 之间也有着显著区别。第一，尽管两种文件中都要求含有临床前试验数据，但根据 FDA 的规定，IDE 中的数据要符合 ISO10993 生物稳定性试验标准，而不要求符合 ICH 指南的规定，FDA 的相关指南文件也列出了额外的数据要求。第二，IDE 要求有研究计划，但不要求研究者名单。ISO14155 医疗器械临床研究标准中不包括研究者名单。第三，有关 IDE 的法规还要求研究者在提交 IDE 的同时提交一份临床监管 SOP。第四，依据 IDE 成本回收的条款，研究者可以对医疗器械临床研究收费，但只允许收取医疗器械研究开发和生产的费用。研究者协议同药品研究中 FDA 的 1572 表格的作用相同。有关 IDE 的更多信息见 https://www.ecfr.gov/current/title-21/chapter-I/subchapter-H/part-812。

图 8-1 为美国医疗器械临床研究审批流程：

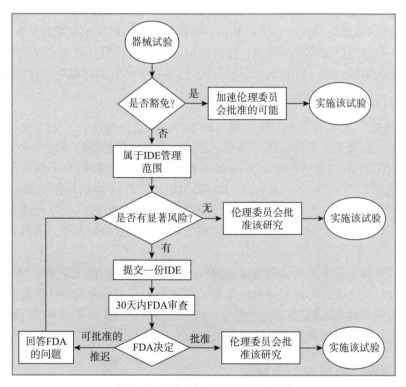

图 8-1 医疗器械临床研究审批流程

五、美国医疗器械的生产管理

（一）美国医疗器械质量体系规范（QSR）

FDA 在 1987 年颁布了《医疗器械生产质量规范》（GMP），随后多次进行了修改和完善。1997 年公布了新的 GMP 规范，并更名为《医疗器械质量体系规范》[Quality System

（QS）Regulation, QSR］，该规范与国际标准化组织 ISO9000 系列标准更加接近。但是，没有强调 ISO9000 中规定的质量手册、程序文件及作业指导书等层次的文件。2022 年 FDA 拟修订 QSR 的现行良好生产规范（CGMP）要求，以确保其与全球监管机构使用的医疗器械质量管理体系（QMS）国际通用标准 ISO 13485:2016 保持一致，修订后的法规将被称为 QMSR（Quality Management System Regulation）。

法规在"记录"方面单列一节，要求制造商建立医疗器械的主记录（DMR）、医疗器械的历史记录（DHR）和质量体系记录，并规定了记录的内容和要求。医疗器械主记录主要是有关医疗器械设计、生产过程、质量保证程序、包装和标签、安装、维护和维修等的说明，相当于我们的设计文件加上工艺文件。医疗器械历史记录是指生产过程的记录，以证明医疗器械符合规定的要求。FDA 检查生产企业时一直非常重视这部分内容。质量体系规范中嵌入了"记录"的具体信息要求，把实际生产质量管理最实质的内容与质量体系的要求融合在一起。

QSR 要求所有医疗器械厂商建立并且保持一个完整有效的质量管理体系。一个有效的质量体系需建立下列过程：① 识别和限定医疗器械和部件的要求（规格）；② 选择和验证试验方法以确保医疗器械性能得到准确测量；③ 检验和验证医疗器械的设计符合性能要求；④ 评估和降低与设计、生产和用户错误使用有关的风险和危害；⑤ 评估和审查与设计和生产有关的供应商（如原料、配件供应商）；⑥ 收集、审查和评估投诉，识别必要的纠正和预防措施；⑦ 评估和验证在设计、标签和生产方面对现有医疗器械的改变。

（二）医疗器械制造厂商和最初进口商的机构注册

FDA 法规规定从事用于人类医疗器械的生产、制造、制备、扩展、合成、装配或加工的公司业主或经营者，应当注册并递交正在进行商业销售的医疗器械清单信息，而且规定所有注册公司的业主或经营者每年 10 月 1 日至 12 月 31 日间提交更新的医疗器械清单信息。首次注册采用 FDA2891 表格向 FDA 提出申请，FDA 将给每个机构一个永久注册编号。如机构信息发生变化，应在变化发生后的 30 天内告知 FDA。生产或加工血液或药物制品的医疗器械机构的业主或经营者还应在生物制品评估和研究中心或药品评估和研究中心注册。

欧盟的医疗器械指令（Medical Device Directive, MDD）中也规定上市产品责任人须注册登记，以自己的名义将医疗器械投放市场的任何制造商，要将营业注册地的地址和有关医疗器械的说明告知所在国政府管辖部门。如果销售的是Ⅱb 和Ⅲ类医疗器械，所在成员国可要求其提供包括标签和使用说明书在内的所有资料。

六、美国医疗器械的上市管理

（一）美国医疗器械上市的三种途径

医疗器械进入美国市场的途径分为：豁免、上市前通知［510（k）］、上市前批准（premarket approval, PMA）申请三种途径。

1. 豁免

绝大多数的Ⅰ类产品和少量Ⅱ类产品属于豁免上市前通告的产品，这类产品上市无须经过 FDA 审批，只需生产企业确认其产品符合相关规定，如：产品说明书、标签和包装标识符合 21 CFR 801、809、812 要求，产品设计和生产符合 21 CFR 820 要求等，并由生产企业向 FDA 提交保证其产品符合 GMP 的备案表后，这类产品就能够上市销售。

2. 510（k）方式申请上市

"510（k）"是指向 FDA 递交的请求准予某种医疗器械进入美国市场的申请文件［premarket notification 510（K）］，因该文件相应于美国《联邦食品、药品与化妆品法案》（FDCA）第 510 章而得名。Ⅰ、Ⅱ类产品一般采用上报 510（k）文件的方式说明所申报产品"与已经合法上市的产品实质性等同"，这无疑有助于产品更新和升级。

Ⅰ类产品应符合"一般控制"要求，具体规定是：① 登记每一处生产场地；② 列出上市器械品种；③ 在销售新的医疗器械或经过重要改造的医疗器械之前提交 510（k）文件；④ 生产过程应符合 GMP 法规。

Ⅱ类产品应符合"特殊控制"规定。除具备"一般控制"的要求外，申报单位还应提供正式颁布的标准、上市后监控的文件、疗效反馈登记、上市前的临床研究报告（包括临床和非临床试验的研究）等。FDA 对Ⅱ类产品实行上市前注册，要求生产商在上市前 90 天内向 FDA 申请，FDA 审查该产品是否与已上市产品实质性等同。通过 510（k）审查后，产品才可以在市场上销售。

3. PMA 方式申请上市

PMA 方式是产品进入美国市场三种审批方式中要求最严格的审批程序，Ⅲ类产品必须通过 PMA 程序才能进入市场。Ⅲ类产品除应符合"一般控制"和"特殊控制"的要求外，还要提交针对预期医疗作用效果的证明文件，以及微生物、毒性、免疫、生物相容性、储存期限等动物实验、临床研究报告。生产企业在产品上市前必须向 FDA 提交 PMA 申请书及相关资料，证明产品质量符合要求，临床使用安全、有效。FDA 在收到 PMA 申请后 45 天内通知厂家是否立案审查，并在 180 天内对其做出是否批准的决定。

PMA 用于Ⅲ类医疗器械的上市前审批，有极详尽的申请规定和审查程序。值得一提的是，法规强调被批准的医疗器械不能违背 PMA 的批准条件生产、包装、储存、粘贴标签、销售或做广告。FDA 在其批准命令中可以附加批准条件，如要求申请人对医疗器械的设计用途的安全性、有效性和可靠性进行持续评估和定期报告，要求申请人向 FDA 递交随访病人时对一些必需信息做的记录；在文件中要求编入对医疗器械进行定期维护，对医疗器械进行批量测试等相关条款，以确保公众健康。对高风险产品上市后监管措施的执行是强制性的。

（二）美国医疗器械上市的产品责任人声明制度

在美国，无论是通过 510（k）方式还是 PMA 方式上市的医疗器械，申请人都必须向 FDA 递交单独一页有保证人签名的声明，声明的内容已格式化地列入法规。在 510（k）方式申报中，申请责任人必须声明所描述的医疗器械完全等同于另一医疗器械。PMA 申请中，申请人要保证对安全性和有效性问题进行了合理研究，FDA 在批准产品投放市场的通告中将列出保证人的名字。由此可以看出，从产品审查到上市，产品可能追究的法律责任者非常明确，"责任到人"体现在所有的文件中。

（三）美国医疗器械的标签管理

美国非常注重对上市医疗器械产品的标签管理，法规中专门有一章对医疗器械标签的要求进行了规定。标签包括商品的标注和使用说明、安全使用提示、使用方法说明。标签是制造商对使用者的质量承诺和其责任范围的告示。使用者按照标签上标示的要求使用医疗器械，当产生疑问或问题时，能够从显示的标注上找到经营者或制造商。如果一种器械在运输过程中或在其他形式下被加工或二次包装，法规要求在标签上按规定进行标注。

法规要求医疗器械包装上的标签应详细、醒目地标明生产厂商、包装商、分销商的名称和经营地址。法规还明确了标注的注意事项。特别值得注意的是，法规对直销医疗器械的标签规定得尤为详尽，明确了标签主显示面的定义、面积、尺寸及计量单位缩写等要求。还指明了对部分特殊医疗器械标签的特殊要求，如助听器、乳胶避孕套、天然橡胶等器械的标签，以及修补和/或修整牙齿使用的器械的商品标注等。

七、美国医疗器械的上市后管理

美国实行强制性的医疗器械上市后监测。

（1）质量体系检查：FDA 主要通过对企业进行质量体系检查来进行上市后监督，对 II、III 类产品每两年检查一次质量体系，I 类产品每四年检查一次质量体系。但若存在隐患或发现问题，FDA 随时可对企业进行检查。

（2）不良事件监测和再评价：根据 FDA 规定，对于由医疗器械引起、可能引起或促使死亡、严重伤害的事件，不论是医疗器械用户、经销商还是制造商，都必须尽快报告。

（3）对违规行为实施行政处罚，其手段包括：发警告信、对伪劣或假冒产品进行行政扣押、对违法公司提起诉讼、召回产品等。召回产品可由 FDA 律师向法院申请强制执行。

（一）强制性的不良反应监测制度

FDA 建立了严格的医疗器械报告制度（MDR），以监测上市后的医疗器械产品。法规确定了对制造商、进口商、使用机构等有关医疗器械报告的要求。

如果医疗器械发生故障、机能失常、设计不合理、存在制造失误、标签或用户使用错误等事件，使医疗器械造成了或间接导致了一起死亡或严重伤害事件，医疗机构应当在 10 个工作日内向 FDA 报告（通常递交 FDA3500A 表格），同时医疗机构有责任向制造商报告，并且还需要在每年的 1 月 1 日前向 FDA 递交年度报告。

制造商或进口商在得知发生死亡、严重伤害或机能失灵等应该报告的事件后，应在 30 个工作日内向 FDA 报告。制造商如果觉察出或通过趋势分析发现了或经分析觉得可能会出现一起或多起 MDR 事件，需要采取必要的补救措施以防止伤害公众健康时，必须在 5 个工作日内向 FDA 报告（通常称 5 日报告）。按照规定，制造商还需提交专门的随访和基础报告（baseline report）。

无论是制造商、进口商还是医疗机构，都必须建立不良事件档案，发生不良事件后，必须在规定的时间内通告每个雇员。医疗器械不良事件来自 4 个方面：① 受原有知识和工程手段的局限，没有能在上市前查出医疗器械存在某些缺陷，随着使用范围的扩大、使用时间的延长，一些缺陷开始暴露；② 产品在制造时没有达到注册时规定的产品标准；③ 使用说明书及标签等文件没有将使用范围、使用方法、禁忌证、使用注意事项等说清楚；④ 使用者没有按规定的使用范围和使用方法正确使用。

（二）医疗器械召回制度

医疗器械召回（recall）是指医疗器械生产企业在原地和异地选择警示、修理、修改、调整、重新标示、修改说明、销毁、检查、替换等方式消除其产品缺陷的过程。指公司对市场销售产品（即 FDA 认为该产品违反了现行法律，并妨碍了管理当局启动法律行动）的撤回（removal）或更正（correction），召回不包括市场撤出（market withdrawal）和库存收回（stock recovery）。

美国 FDA 按照启动医疗器械召回的主体，将召回分为自愿召回和强制召回。在大部分情况下，制造商（经销商或其他责任主体）在得知医疗器械存在缺陷或违反 FDA 法规后，将根据 21 CFR Part 7 自动启动医疗器械召回程序，通过采取"撤回"或"更正"措施对医疗器械进行召回，并根据 CFR 21 Part 803"医疗器械报告"的要求向 FDA 进行报告。在极少数情况下，当制造商拒绝或者不能自愿召回有严重健康/死亡威胁的医疗器械时，FDA 将根据 21 CFR Part 810 下令要求当事人立即停止该器械的销售，并会将命令通知卫生人员和器械的使用单位。如果停止销售的通告下达后，当事人在规定的时间范围内没有做出相应反应，FDA 将在停止销售通告下达的 15 个工作日后将其修改为"召回命令"。强制性的召回命令将发布给批发、零售部门或用户，并要求被召回医疗器械的主体机构定期向 FDA 提交状况报告。状况报告提交的信息包括：已通知的单位数量、类型，器械已使用的数量，对召回做出回应或没做出回应的情况，已进行有效检查的数量和结果等。当对召回的器械采取有效措施后，确认不会再造成严重损害病人健康或致人死亡的后果时，被召回器械的主体机构可以向 FDA 提交终止召回命令的申请，FDA 在收到书面请求后的 30 个工作日内对其进行答复。

美国的医疗器械召回制度是美国政府在医疗器械上市后监管中的一项有力措施。在召回制度中，执行召回的是企业，因器械问题引起的法律责任也由企业承担。

（三）医疗器械追踪的要求

为保护公众健康，减少医疗差错，促进医疗器械不良事件的快速鉴定以及所报告问题解决方案的快速推进，2012 年，FDA 建立了医疗器械唯一编码系统（Unique Device Identification, UDI），该系统用于追踪所有医疗设备。UDI 指能通过其分布和使用对器械进行识别的标识符，包括以下两种。① 器械标识（device identifier, DI）——UDI 中强制性的固定部分，标志识别器械的型号或模型以及贴标者。② 生产标识（production identifier, PI）——UDI 中有条件的可变部分，标志以下的一个或多个部分：批号，序列号，生产日期，有效期，对于按照医疗器械进行监管的 HCT/P 产品标识符代码的说明。此外，FDA 还设计开发了"全球医疗器械唯一标识数据库"（Global Unique Device Identification Database, GUDID）收集医疗器械信息。GUDID 是医疗器械识别关键信息的存储库，其包含了：DI 信息，器械标签上显示的 PI 类型（但不包含 PI 本身），特定的辅助管理数据。具体而言，GUDID 核心数据元素包括以下 17 个方面：贴标者名字；贴标者电话号码或电邮地址等；贴标者指派医疗器械唯一标识符的系统的每个发证机构的名字；指派给该型号的医疗器械唯一标识符的医疗器械标识符部分；对先前报告识别器更换新的器械识别进行报告时，以前指派给该型号的医疗器械标识符；当要求器械进行永久 UDI 标记时，则提交一份证实作为永久标记的医疗器械标识符与相关法规一致的声明，或者作为器械永久标记的医疗器械唯一标识符的器械识别部分；器械标签上显示的器械所有者、贸易商或商标名称；器械标签上的任何型号、模型号码或相关信息；如果器械被标记为无菌，对其效果的描述；如果器械标记显示含有与人体接触的天然乳胶或有含与人体接触的天然乳胶包装，对其影响进行描述；病人在使用该器械时，或在该器械植入病人体内时，是否可以安全地暴露于磁共振成像、核磁共振成像或磁共振断层扫描；如果器械有多个规格，则提供该型号器械标签上的规格和测量单位；器械标签上生产标识符的类型；被清除或认可器械的 FDA 入市前提交号码，或者 FDA 豁免器械入市前通告的声明；FDA 指定给器械的列表号码；全球医疗器械术语系统（GMDN）代码；器械包装中所含器械的数量。然而，任何器械使用者的个人信息不会显示在 UDI 中，也不会包含在 GUDID 中。作为 UDI 系统的一部分，GUDID 中的大部分数据可被公众获得，从而使器械使用者可以很容易地追溯产品信息。医疗器械进行跟踪后，能有效实施 FDA 的召回制度。对部分风险较高、直接支持人体生命的医疗器械和植入性的医疗器械进行追溯，是规避风险并将可能发生的危害降到最低限度的有效方法。

第二节　欧盟医疗器械监管

一、欧盟医疗器械管理机构和方式

（一）第三方通告机构的职责

与美国不同，欧共体委托经认定的第三方通告机构负责医疗器械的市场准入以及对所认证企业产品上市后的监督，这些机构称作"通告机构"（notified body, NB）。欧共体各成员国按照相关标准委任通告机构，并根据通告机构其认证的能力确定认证范围。

欧盟委员会会在欧共体公报上公布这些机构的名单、识别编号和通告机构的工作项目。欧共体已认定了四家通告机构，其中挪威的 DNV、德国的 TüV 和法国 BVQI 是知名度较高的通告机构。如果欧共体成员国发现某通告机构不再符合提出的标准，认可该机构的成员国可撤销其资格，并立即将此情况告知其他成员国和欧盟委员会。

（二）各成员国对医疗器械的监管职责

目前欧盟已制定了一套管理法规，主要用于产品上市前的审批管理，而临床试验和上市后监督管理仍然由欧盟各成员国自行负责。如果经成员国认定的具有 CE 标志的生产商的产品发生事故并造成严重后果，政府有权责令已获得 CE 标志的企业停止生产，也可通知第三方通告机构收回证书。欧盟各成员国也建有不良事件报告和反馈体系，各成员国要求医务人员或医疗机构将发生的所有事故通告管辖部门、制造商和欧共体内的授权代表。事故经评估后，事故发生地的所在国应当将所述事故、已经采取的或准备采取的措施等有关情况通告给欧盟委员会和其他成员国。

（三）欧盟监管医疗器械方式的评价

按欧盟法规，授权的第三方通告机构应按照法规的要求认证医疗器械企业和产品，对生产企业的质量体系定期监督检查，并且接受欧盟成员国的监督管理。欧盟各成员国通过医疗器械上市后的信息反馈网络，监督生产企业和通告机构；欧盟委员会负责立法和向欧共体各成员国告知通告机构、经认证的企业和产品、不良事件或事故的处置结果。欧盟职责分明的医疗器械管理体系构成了一个由生产、使用、通告机构、政府部门四方构成的闭环式运行模式，政府的职责很少，但最终的仲裁权具有权威性，大量的技术审查和监督由有资质的第三方机构操作。

显然，政府的行政资源和费用投入相对比较少，第三方通告机构的工作是按市场化模式运行的。这种管理方式有其优点，也有不平衡的方面，虽然通告机构有统一的认证标准和程序，但是，由于通告机构之间存在客户竞争等因素，通告机构之间不可避免地会出现认证上的差异。

二、欧盟医疗器械监管的法律体系

为了适应统一市场的需要，欧盟从1988年开始讨论统一欧盟医疗器械管理的问题，目前已制定了一套管理法规，主要用于产品上市前的审批管理，而临床试验和上市后的监督管理仍然由欧盟各成员国自行负责。迄今欧盟已发布的三个与医疗器械有关的重要指令是：

1.《有源植入医疗器械指令》（AIMD, Council Directive 90/385/EEC）

这一指令针对通过电源或其他能源起作用的，并在手术后全部或部分介入人体，留在体内的产品。该指令要求所有有源植入医疗器械，例如心脏起搏器、体内给药器械、除颤器等自1990年6月20日开始需认证，取得"CE"标志；在1994年12月31日以后没有"CE"标志的有源植入医疗器械不能在欧盟市场销售。

2.《医疗器械指令》（MDD, Council Directive 93/42/EEC）

除有源植入医疗器械和体外诊断器械外，几乎所有的医疗器械都属于该指令的管理范围，包括无源植入物、外科器械、电子器械等。这些器械自1993年开始进行"CE"认证，1998年6月13日以后没有"CE"标志的产品不得再在欧盟市场销售。

3.《体外诊断医疗器械指令》（IVDD, Council Directive 98/79/EEC）

这一指令针对的是试剂产品、校准物、质控物、仪器、设备和系统等体外诊断医疗器械。该指令要求体外诊断试剂和仪器自1998年开始"CE"认证。

1993年至2011年间，三个指令分别做了几次修正。2012年9月26日，欧盟公布了欧盟医疗器械新法规提案。2017年4月5日，欧盟议会和理事会正式签发了欧盟关于医疗器械的第2017/745号法规［MDR,（EU）No. 745/2017］和体外诊断医疗器械第2017/746号法规［IVDR,（EU）No. 746/2017］，并于2017年5月25日正式生效。其中，MDR替代了原医疗器械指令（MDD，93/42/EEC）和有源植入医疗器械指令（AIMD，90/385/EEC），IVDR替代了原体外诊断医疗器械指令（IVDD，98/79/EEC）。2023年3月20日，修订MDR和IVDR的（EU）No. 607/2023法规在《欧盟官方公报》（Official Journal of the European Union, OJEU）上公布，并立即生效。本次法规修订旨在化解当前的严峻形势，解决从原医疗器械指令向MDR和IVDR法规的过渡不如预期而导致的欧盟医疗器械短缺问题。由于欧盟由多个主权国家组成，为了在欧盟范围内统一审批方法、消除贸易壁垒，欧盟从各成员国的第三方质量认证机构中统一认定了一批通告机构（NB）负责审查。欧盟要求所在国主管部门对通告机构进行监督，定期检查其审批情况和财务状况，以确保其秉公执法。

三、欧盟医疗器械的分类

欧盟对医疗器械的定义与美国是相似的,但在分类上略有差异。

欧盟将医疗器械分成Ⅰ、Ⅱa、Ⅱb和Ⅲ类四个类别:Ⅰ类为不接触病人或直接接触完整无损的皮肤、用于运输或储存,以及与受伤皮肤接触的非侵入式器械,短暂使用(持续时间小于1h)侵入式器械,用于口腔、耳道或鼻腔的短期使用(持续时间1h~30d)侵入式器械,可重复使用的短期使用外科侵入器械,以及部分有源器械;Ⅱa类包括用于运输或储存血液和器官等、过滤/气体交换,以及控制伤口微环境的非侵入式器械,用于口腔和耳鼻的长期使用(持续时间大于30d)的侵入式器械,置于齿内的植入式器械和长期使用的外科侵入器械,用于管理或交换能量、诊断、管理或移除进出体内药物和体液的有源器械,用于连接Ⅱa类或者更高类别的有源医疗器械,特定用于医疗器械消毒或灭菌的器械,用于X射线诊断影像的器械,短暂和短期使用的外科侵入性器械;Ⅱb类为植入式器械,长期使用(持续时间超过30d)的外科侵入性器械,改变血液和体液等的生物或化学装置,用于治疗损伤真皮且只能通过二期愈合治愈的非侵入式器械,可提供能量/电离辐射或用于管理药物的短暂/短期使用外科侵入器械,具有生物效应或能被完全吸收或大部分被吸收的短暂使用的外科侵入器械,避孕用具,血袋,用于释放离子辐射、诊断和介入放射治疗的有源器械和专门用于侵入式器械消毒的医疗器械;Ⅲ类器械为与中枢神经系统、中枢循环系统和心脏直接接触的植入式器械和外科侵入器械,在体内降解的器械,植入体内的器械和药物释放器械,有源植入式装置或其配件,乳房植入器械或手术网状器械,关节置换器械,以及椎间盘置换植入器械或与脊柱接触的植入式器械(螺钉、楔子、板和仪器等辅助部件除外)。

四、欧盟医疗器械的临床试验监管

(一)临床试验申请

在欧共体,医疗器械厂商必须按医疗器械临床试验管理规定在有资质的医疗单位进行临床试验。对于Ⅰ类研究型器械或Ⅱa类和Ⅱb类非侵入式器械,若相关成员国伦理委员会未公布根据国家法律对整个成员国的有效的临床研究做出负面评价,申办者在临床试验申请验证日期到期后可立即执行临床研究。而对于其他研究型器械,只有相关成员国通知其授权的申办方,且成员国在确认日期后45天内向申办方发出授权通知,方可进行临床试验。如果管辖部门考虑到试验同公共健康或公共秩序不相符合而做出不同意临床试验的决定,只要伦理委员会提出赞同意见,成员国仍可以授权生产商进行临床试验。法规规定医疗器械的临床评价应有临床数据的支持,临床数据可以来自对已有的医学和非临床资料的评价,也可从临床试验中得到。

(二)医疗器械上市前的临床评价

法规规定Ⅲ类医疗器械和Ⅱa、Ⅱb类中植入式和长期侵入体的医疗器械应进行临床试验,不采用临床试验的医疗器械,应当达到能加贴CE标志的符合性评定要求,也就是质量体系评定要求。法规的附录引进了临床评价的概念,医疗器械上市前应当经过临床评价。而临床评价是基于临床数据的,临床数据依赖两种情况:其一,与医疗器械预期用途有关的科学文献、所用技术、关键性评价的技术汇编或书面报告；其二，临床试验。指令没有将临床试验作为临床评价的唯一途径。通告机构对生产企业进行质量体系评定的时候，包含了临床数据资料的审查。事实上，有很大一部分医疗器械产品是可以从文献和资料中获取充分的临床数据的。有一些产品的临床数据可以用工程的方法在实验室得到，用非临床试验的数据来证实临床的效果。能应用文献资料和相关资料以及实验室数据证实医疗器械有效性的，也就不一定必须进行临床试验。反之，不充分的临床试验并不能证明器械的有效性，那样应用统计学的方法汇总分析就没有意义了。

五、欧盟医疗器械的生产管理

（一）医疗器械质量体系管理

在质量体系方面，欧共体制定的质量体系标准（EN 46000系列）与ISO9000以及ISO13485（医疗器械质量体系专用要求）是基本一致的。通告机构（第三方质量通告机构）按EN 46000系列标准对生产厂家生产体系进行审查。通告机构在对企业进行质量认证的同时，还要在其实验室中对其高风险产品进行检测。质量体系认证的通过，表明生产者符合了指令的要求，产品贴上CE标志后便可以在欧共体范围内自由销售。

（二）医疗器械的安全性要求

考虑到医疗器械达到预期用途并在常规条件下使用时，不会危及患者的临床状况和安全，指令附录中非常详细地描述了制造商采用的器械设计和结构必须符合的安全原则，使医疗器械在预定的使用期内安全和有效。法规中规定了设计和制造时的化学、物理和生物特性要求。比如要求注意使用的材料与生物组织、细胞、体液等之间的相容性；规定了感染和微生物污染的限制条款，尽可能减少或降低患者、使用者及第三者受到感染的风险，特别是无菌医疗器械生产和灭菌必须经过验证；规定了辐射防护和有源医疗器械的要求。值得一提的是，对有测量功能的医疗器械，根据器械的预期用途，由制造商确定器械的精度范围。欧盟法规以"预期用途"为基点，明确器械设计和制造的安全原则，明确了产品设计、制造过程中的安全责任。产品生产者须遵循法令的要求，采纳对应的技术标准，进行必要的验证。

六、欧盟医疗器械的上市管理

在欧盟，生产Ⅰ类无菌医疗器械和具有测量功能的器械，以及Ⅱ、Ⅲ类医疗器械的企业可到通告机构提出上市申请，由通告机构负责审查；通过审查后，发给认证证明，贴上CE标志，就可以进入欧盟各成员国市场。

按欧盟法规规定，对不同类别的医疗器械采用不同的审查方式。Ⅰ类产品由生产企业自行负责质量、安全性和有效性审查，并在生产所在国主管部门备案；Ⅱa类产品由通告机构审查，其中产品设计由生产企业负责，通告机构主要检查其质量体系；Ⅱb类产品由通告机构审查，检查质量体系、抽检样品，同时生产企业应提交产品设计文件；Ⅲ类产品由通告机构审查，要检查质量体系、抽检样品，并审查产品设计文件，特别是审查产品风险分析报告。通告机构的审查结果需向所在国管辖部门和欧盟委员会报告。此外，对于

Ⅱb类中等风险较高产品和部分Ⅲ类高风险产品将加入"特殊符合程序",主管当局组织专家对临床数据、产品安全性和有效性等进行复核。

七、欧盟医疗器械的上市后管理

目前欧盟医疗器械上市后管理主要集中在以下几个方面:① 对生产企业进行质量体系检查:在生产企业取得 CE 标志后,通告机构至少每隔12个月对企业的质量体系开展一次适当的审核和评估,以确保生产企业持续生产出质量合格、安全有效的医疗器械。② 建立不良事件报告和反馈体系:各国主管部门要求医疗机构建立不良事件报告制度和植入器械随访记录。同时,各个生产企业也必须建立不良事件档案,并作为质量体系检查的一个重要内容。③ 建立唯一医疗器械标识——UID(unique device identification)。带有 UDI 的医疗器械产品具有可追溯性。新法规明确提出:除定制器械和临床试用器械外,一个 UDI 系统包括器械标识、生产标识,也包括器械或其包装上的标签以及 UDI 数据库等。④ 制造商建立上市后监管体系:具体而言,包括制定上市后监管计划,Ⅰ类器械制造商编制上市后监管报告,Ⅱa、Ⅱb 和Ⅲ类器械制造商则针对各器械或类别或器械组编制定期安全性更新报告(periodic safety update reports, PSUR)。

美国20世纪70年代中期就建立了较完善的医疗器械法规,后来又补充了一些法规,欧共体在20世纪80年代末90年代初也有了较完善的医疗器械法规。世界发达国家从90年代初就开始研讨和交流各国的医疗器械监督管理模式,由美国、欧盟、日本、加拿大和澳大利亚政府主管部门和产业界的代表组成的全球医疗器械协调组织(The Global Harmonization Task Force, GHTF)每年召开一次的会议及发表的文件,推动了全球医疗器械管理的趋同。

本章小结

美国最早使医疗器械管理走上法制化管理的道路,制定了相关法规,建立了全方位负责医疗器械监督管理的执法机构,包括由 FDA 派出的地方管理机构,以及自设的检测实验室,负责医疗器械上市前评价、审批和上市后监督。

美国对医疗器械的监管是以慎重的产品分类为基础的,有一套严格的分类审核程序,它是保证医疗器械安全性和有效性的一项基本措施。它也涉及产品申报通道、审查的程序、上市后的跟踪。美国对于Ⅰ、Ⅱ类产品上市审批速度比较快,对Ⅲ类产品的审核和上市后监管甚严。无论是通过510(k)方式还是 PMA 途径上市的产品,申请人都必须向 FDA 递交单独一页有保证人签名的声明,声明的内容已格式化地列入法规;美国非常注重上市后医疗器械产品的标签管理,法规专有一章规定了医疗器械标签的要求;FDA 建立有严格的医疗器械报告制度(MDR),监测上市后医疗器械产品;FDA 法规810部分规定了医疗器械召回的权限,是一个强制召回医疗器械的程序,美国的医疗器械召回制度是美国政府在医疗器械上市后监管方面的一项有力措施。在召回制度中,执行召回的是企业,因器械问题引起的法律责任也由企业承担。

欧共体理事会于1990、1993、1998年先后发布了三个指令,欧共体成员国参照这三个指令制定了各自的法律。欧共体对医疗器械的市场准入和上市后的监督是委托经认定的第三方通告机构(又称"通告机构")来实施的。欧共体各成员国按照相关标准委任通告机构,并根据通告机构认证的能力确定其认证的范围。

欧盟对医疗器械的定义与美国是相似的,但在分类上略有差异,欧盟将医疗器械分成Ⅰ,Ⅱa,Ⅱb和Ⅲ类四个类别。在欧共体,医疗器械厂商必须按医疗器械临床试验管理规定在有资质的医疗单位进行临床试验。欧盟各成员国负责对上市后医疗器械产品进行监督管理。如果成员国认定具有"CE"标志的生产商的产品发生了事故并造成了严重后果,政府有权责令已获得"CE"标志的企业停止生产,也可通知第三方通告机构收回证书。欧盟各成员国也建有不良事件报告和反馈体系,各成员国要求医务人员或医疗机构将发生的每一项事故报告给管辖部门、制造商和欧共体内的授权代表。

思考题

1. 试述欧美医疗器械的分类及其相应的上市途径。
2. 试述美国医疗器械临床试验的三个层次。
3. 概述欧美医疗器械上市后的质量管理措施。
4. 试述美国医疗器械生产质量管理规范(QSR)的要点内容。
5. 从专业角度出发,将欧美医疗器械的监管制度分别与我国进行对比。

第九章
饮食补充剂的监管

教学目标

本章教学主要是介绍美国的饮食补充剂监管，旨在使读者通过本章的学习对于饮食补充剂这个介于药品和食品之间的产品类别的监管有基本的认识与了解。

教学要求

1. 了解：美国饮食补充剂的促销的管理。
2. 熟悉：美国《饮食补充剂健康与教育法案》的主要内容；饮食补充剂 CGMP 的主要内容。
3. 掌握：饮食补充剂的标识要求以及上市途径。
4. 重点掌握：美国饮食补充剂的定义与分类。

第一节　美国《饮食补充剂健康与教育法案》简介

长期以来，美国 FDA 将饮食补充剂作为食品来管理，在大多情形下，要求它们安全、有益健康，并要求其标签真实、不产生误导作用。根据 1958 年的食品添加剂修订案，食品中的所有新成分（包括饮食补充剂的新成分）在上市之前都要经过 FDA 的批准以保证它们的安全性。1993 年 6 月 18 日，FDA 又在联邦公告上宣布将维生素、氨基酸、草药及其他保健食品全部纳入"食品添加剂"的范畴加以管理，但此举引起了全美 600 个左右的厂商以及全世界在美国从事植物药相关工作的人士的极大不满和反对，最终在 1994 年 12 月 6 日《饮食补充剂健康与教育法案》(Dietary Supplement Health and Education Act of 1994，DSHEA)通过后不久被撤销。由此可见，饮食补充剂在 1994 年之前仍作为食品来销售。但显然，这类产品也不能作为药品来销售，因 FDCA 规定任何药品在上市之前必须要证明它是安全、有效的，需在产品上标明药物的成分、含量、定性指标，还要大量的实验和临床数据等，而饮食补充剂是无法达到此要求的。

DSHEA 是 1994 年 10 月 25 日由国会通过、总统签字而生效的。该法以客观现实、灵活宽容的态度对待像草药这样在实际功用上是药品，而在此前的法律体系中却无法被批准为药品的产品。在食品与药品之间留下一块生存空间，并使人们看到了这类产品按一个特殊的评审标准而成为药品的一线曙光。

美国通过 DSHEA，是基于国会发现的下列一系列事实：美国半数以上的成人经常服用饮食补充剂，它们相信服用饮食补充剂会对他们的健康有益。据纽约的一家市场研究公司报道，1996 年饮食补充剂的销售额达 65 亿美元，由此可见，饮食补充剂的市场潜力是巨大的，消费者有这种需求，厂家也愿意生产以满足供应。其次有许多发现证明（尽管还需进一步的科学研究），饮食补充剂的服用与健康状况可能存在着正相关关系，还可以预防某些疾病、降低健康开支。

美国1994年的DSHEA的主要内容如下：

第一部分：法令的名称、渊源、目录；
第二部分：裁决；
第三部分：定义；
第四部分：饮食补充剂的安全性及FDA法律证据；
第五部分：饮食补充剂的要求；
第六部分：营养证据的表述；
第七部分：饮食补充剂的成分标签及营养信息标签；
第八部分：新饮食的成分；
第九部分：优质生产；
第十部分：相应修改；
第十一部分：条例通知的撤销；
第十二部分：饮食补充剂标签委员会；
第十三部分：饮食补充剂办公室。

第二节　饮食补充剂的定义与分类

过去，FDA认为饮食补充剂应只含有一些基本的营养素，如维生素、矿物质和蛋白质。1990年的《营养标识和教育法案》（The Nutrition Labeling and Education Act of 1990）将"草本物质或类似的营养物质"补充到饮食补充剂的定义中。在1994年通过的DSHEA中，国会将"饮食补充剂"的概念延伸到营养素以外的物质，包括人参、大蒜、鱼油、车前草、各种酶、具有腺体功能的物质及它们的混合物。

DSHEA根据以下标准确定了"饮食补充剂"的正式定义：

（1）旨在补充饮食的产品（烟草除外），并含有以下一种以上的营养成分：

　A. 一种维生素；
　B. 一种矿物质；
　C. 一种草药或其他植物性药材；
　D. 一种氨基酸；
　E. 一种用于增加人体每日摄食量的食物成分；
　F. 上述营养成分的浓缩物、代谢物、成分、提取物或组合产品。

（2）产品形式为丸剂、胶囊剂、片剂或液体制剂。

（3）不能代替普通食品或作为饮食的唯一品种。

（4）标示为"饮食补充剂"。

（5）得到批准的新药、获得证书的抗生素或许可的生物制品在得到批准、发证、许可前已作为"饮食补充剂"或"饮食补充食品"上市的（HHS豁免该条款的情况除外）。

此外，美国食品和药品管理法规第170.3部分规定，食品添加剂的定义为：直接或间接进入食品并成为食品一部分的任何物质，或影响食品特性的物质。直接食品添加剂，指为特定目的添加到食品中的添加剂，大多数直接食品添加剂都在食品的成分标签上标明。间接食品添加剂，指由于包装、储存或其他处理而成为食品微量成分的添加剂。"影响食物的特性"不包括以下物理效应，如保护包装内容物，保持其形状和防止水分流失。根据这个定义，食品配料也是食品添加剂的一种，这是美国对食品添加剂的定义与大多数国家不同之处。

一般来说，食品添加剂按其来源可分为天然的和化学合成的两大类。天然食品添加剂指利用动植物或微生物的代谢产物等为原料，经提取所获得的天然物质；化学合成的食品添加剂指采用化学手段，使元素或化合物通过氧化、还原、缩合、聚合、成盐等合成反应而得到的物质。目前使用的大多数食品添加剂属于化学合成食品添加剂。

按用途，各国对食品添加剂的分类大同小异，差异主要是类别数目的不同。美国将食品添加剂分成32大类，日本分成30大类，我国的《食品添加剂使用卫生标准》将其分为22类：① 酸度调节剂，② 抗结剂，③ 消泡剂，④ 抗氧化剂，⑤ 漂白剂，⑥ 膨松剂，⑦ 胶基糖果中的基础物质，⑧ 着色剂，⑨ 护色剂，⑩ 乳化剂，⑪ 酶制剂，⑫ 增味剂，⑬ 面粉处理剂，⑭ 被膜剂，⑮ 水分保持剂，⑯ 防腐剂，⑰ 稳定剂，⑱ 甜味剂，⑲ 增稠剂，⑳ 食用香料，㉑ 加工助剂，㉒ 其他。

第三节　饮食补充剂的管理

1. FDA负责对上市后的任何掺假或贴错标识的饮食补充剂产品进行监管。食品安全与应用营养中心（The Center for Food Safety and Applied Nutrition, CFSAN）负责执行FDA有关饮食补充剂的任务。

2. 饮食补充剂的生产商和分销商都不必在FDA注册或取得生产、销售的批准。

3. 饮食补充剂的标识中必须有足够的关于产品成分的信息提供给消费者以供选择。这些信息必须以FDA规定的特定格式标注。

4. 生产商必须确保标识的信息是真实可靠，不存在误导的。同时也对产品各组成成分的安全性负责。

5. 饮食补充剂的广告由联邦贸易委员会（The Federal Trade Commission, FTC）监管。

6. FDA在饮食补充剂上市销售前不对其进行检验。生产商应确保产品的成分安全且标识准确，所有的成分含量与标签所注一致。

美国之所以对饮食补充剂实行严格监管，是因为饮食补充剂如果使用不当，可能会因下述原因导致人体生命危险：可能鼓励消费者对严重的疾病不经医学诊断，就自行购买饮食补充剂用于治疗；可能引起消费者用可能无效的饮食补充剂替代药品治疗，因而可能导致患者放弃或延缓对严重疾病或威胁生命的疾病的诊断和治疗；其预防疾病的表述可能误导消费者相信它能有效地防治正在发作的疾病；饮食补充剂还可能与正在服用药物相互作用产生不良反应。

一、饮食补充剂的标识新要求

饮食补充剂上的标识要求包括：
1. 产品声明（饮食补充剂的名称）。
2. 净含量声明（如，60片）。
3. 营养标识。
4. 成分标识。
5. 生产商、包装商、分销商的名称和地址，以在需要更多产品信息时方便联系。

二、含有一种新成分的饮食补充剂的上市

对"新成分"的定义是：一种在1994年10月15日之前未投放美国市场的膳食成分，并不包括在1994年10月15日之前已上市的所有膳食成分。含有新成分的产品应至少应在上市前75天向FDA通报，提供信息给FDA：

1. 该饮食补充剂含有新成分——可保证其足够安全，除非那些成分曾经：
（1）作为饮食补充的一种，原物质的化学性质未发生改变；
（2）该成分有使用历史，或有其他证据证明存在安全性，当该产品在规定条件下使用时可以保证足够安全。

2. 向FDA申请，要求FDA提出要证明该新成分是安全的所需要的证明条件。

三、特殊声明标识

在《饮食补充剂健康与教育法案》和此前的食品标识法的规定下，饮食补充剂的生产商被允许在适当的时候使用以下三类声明：成分声明、健康声明和结构/功能声明。

1. 成分声明（nutrient-content claims）：描述饮食补充剂中的营养素水平。

例如，某饮食补充剂每份提供至少200 mg的钙就可以声明"高钙"。某饮食补充剂每份含至少12 mg的维生素C，就可以在标签上声明"极好的维生素C补充源"。

2. 健康声明（health claims）：包括《营养标识和教育法案》（NLEA）授权的健康声明、基于权威声明的健康声明和合格的健康声明三类。NLEA规定在食品标签中使用健康声明，以描述食品、食品成分或膳食成分与疾病风险之间的关系；基于权威声明的健康声明是通过向FDA提交权威声明的通知来获得授权，暂时不能用于饮食补充剂；当有新证据表明食品或物质与疾病或健康存在关系，但证据不足以满足FDA的重要科学共识标准时，可通过合格的健康声明途径获得授权。

此类声明需要科学协议，并且必须得到FDA的授权。声明可以是书面陈述、第三方参考、符号或小插图。譬如，国家科学院说明或解释一个已被完全确定的饮食与健康的关系，如：

（1）对于含足够量的维生素B的饮食补充剂：维生素B与降低怀孕时胎儿神经管感染的生理缺陷的风险的联系；

（2）对于含足够量的钙的饮食补充剂：钙与降低骨质疏松症风险的联系；

（3）对于含足够量的车前子皮的饮食补充剂：车前子皮（一种低胆固醇、低饱和脂肪

的食物）与冠心病风险的联系。

3. 结构/功能声明（structure/function claims）：描述旨在影响人体结构或功能的营养素或饮食成分的作用，或描述营养素或饮食成分维持这种结构或功能的方式。

如：钙能强壮骨骼，抗氧化剂维护细胞完整，纤维素保证肠道通畅。

生产商可以使用结构功能声明且无须 FDA 批准。结构功能声明基于对科学文献的评价和解释，同所有标识声明一样，它们必须真实且不存在误导。

结构功能声明可以简单易懂，因为在标识上，它们必须附有"本产品介绍未经 FDA 审核，该产品不用于预防、治疗、诊断任何疾病"。

生产商计划在某特殊产品上使用结构功能声明时，必须①证明该陈述是真实的而不是误导性的；②包括免责声明；③以此标识产品首次上市后 30 天内通报 FDA。生产商必须有能力证明该声明，但是它不需要将此证明与 FDA 共享或使其众所周知。如果提交的声明将该产品描述为药物而不是饮食补充剂，那么 FDA 有权建议生产商修改或删除该声明。

"健康声明"与"结构/功能声明"之间经常有混淆，健康声明描述了物质对降低疾病风险或预防疾病的影响，例如"钙可降低骨质疏松症的风险"。健康声明要求在使用前进行 FDA 评估和授权。结构/功能声明描述旨在维持身体结构或功能的物质的作用，不需要 FDA 批准。

四、产品促销参考文献

《饮食补充剂健康与教育法案》使得第三方资料可以通过转述帮助消费者知悉任何饮食补充剂的健康益处。

资料包括文章、节选、科学文摘及其他第三方出版物，但同时规定了：

（1）该信息必须没有错误或误导性。

（2）不可以针对某饮食补充剂的品牌进行宣传。

（3）必须和其他类似材料放置在一起，以展示科学平衡的观点。

（4）必须与饮食补充剂分开提供。

（5）没有附上其他资料（如，产品促销说明书）。

之前这些出版物都被 FDA 认为属于标识。

五、饮食补充剂 CGMP

《饮食补充剂健康与教育法案》授予 FDA 针对饮食补充剂制定 CGMP 以确保其安全的职责。2007 年 6 月 22 日，FDA 发布了最终版的饮食补充剂 CGMP，于 2007 年 8 月 24 日起生效。该 CGMP 确保饮食补充剂是以保证质量的方式生产的，并被正确标示和包装。为了顺利实施饮食补充剂 CGMP，FDA 规定了小型饮食补充剂生产企业必须遵守的过渡期：员工超过 500 人的饮食补充剂生产企业，必须在 2008 年 6 月开始执行；员工少于 500 人的饮食补充剂生产企业，必须在 2009 年 6 月开始执行；员工不足 20 人的饮食补充剂生产企业，可以延期至 2010 年 6 月开始执行。

本章小结

1994 年美国 DSHEA 的颁布实施，开创了美国饮食补充剂行业管理的新纪元。此后，饮食补充剂行业特别是植物制品行业得到了快速的发展。在此之前，依照其所标示的用途，这类产品不是按食品就是按药品管理。目前美国 FDA 没有批准的绝大多数植物药，在美国都是作为饮食补充剂来销售的。

DSHEA 要求成立饮食补充剂委员会来研究、审查和推荐标签标示内容和评价标示内容的步骤。1995 年 10 月 2 日白宫公布了由总统任命的由七人组成的美国饮食补充剂委员会。他们由营养学家、营养企业代表、药材学家和律师组成。它们具有饮食补充剂专业知识以及制造、管理、销售和使用的经验。此外，政府在美国国立卫生研究院（NIH）成立饮食补充剂办公室来开发补充剂的潜在保健作用，加速其预防慢性疾病的科学研究，收集和编辑各种科研资料，向 FDA 提出科学建议，建立补充剂和营养素的科研资料库。

在 DSHEA 的指导下，FDA 对饮食补充剂（DS）上市前的审查比其他产品（例如药品和日常食品添加剂）注册松一些。消费者和制造商有责任检查其安全性和标签说明的真实性。如果消费者按标签的指征或正常服用饮食补充剂或其中一种成分，出现明显或不合理的致病或损伤危险，这种饮食补充剂就是伪劣产品。此外，管理机构还可能会公布某种饮食补充剂或某种成分对公众健康或安全具有危害性。

DSHEA 规定，零售商可以提供有关文献资料，帮助消费者了解饮食补充剂的保健作用。这些文献资料必须不是伪造的或具有误导性的；不能对一个特定品牌进行宣传；必须同时提供其他类似材料；提供时必须与产品分开；不能附加其他信息。

此外，DSHEA 规定：标签不能标示此饮食补充剂用于预防、诊断、减轻、治疗或治愈某一特定疾病（除非是根据 FDCA 法规获得批准的新药），恰如其分的保健作用应由 FDA 授权。产品的结构/功能声明标识上市前不需要 FDA 批准，但在使用该结构/功能声明标识的产品首次上市后的 30 天内必须通知 FDA。关于饮食补充剂的生产质量，DSHEA 授权 FDA 对制造商的 GMP 进行管理，控制其制造、包装和储存过程，确保补充剂的安全性。

由此看来，美国饮食补充剂的监管是有法可依的。监管部门的严格执法为饮食补充剂的发展创造了良好的环境。

思考题

1. 阐述美国饮食补充剂的定义与分类。
2. 概述美国《饮食补充剂健康与教育法案》的主要内容。
3. 概述饮食补充剂 CGMP 的主要内容。
4. 阐述美国饮食补充剂的上市途径和程序。
5. 阐述美国对于含有一种新成分的饮食补充剂的上市要求。

第十章
部分发达国家 GxP 的介绍

教学目标

本章教学主要涉及典型国家的 GxP 系统介绍，包括药品临床前研究质量管理规范、药品临床试验质量管理规范、药品生产质量管理规范、药品分销（流通）管理规范在典型国家的发展史、实施现状与主要内容。旨在使读者通过本章的学习对这些规范的国际现状有系统的了解。

教学要求

1. 了解：典型国家药品 GxP 的实施概况与实施意义。
2. 熟悉：典型国家 GMP 对机构、人员、厂房设施、设备、物料、验证的基本要求，典型国家 GDP 实施的基本共同点，ICH-GCP 的主要内容，欧美的 GLP 相关内容等。
3. 掌握：美国对于 GxP 实施依从性的检查要点。
4. 重点掌握：GxP 的含义与 GxP 认证制度。

GxP（良好规范）是药品、医疗器械或生物行业用来描述在药品研发和商业化过程中运用在生产、非临床研究和临床研究各个方面的一系列规章、指南和行业标准，包括药物非临床研究质量管理规范、药品生产质量管理规范、药物临床试验质量管理规范以及药物分销质量管理规范。

GxPs 的唯一目标就是确保公众可获得的药物安全、有效。遗憾的是，这一目标并未一直得以实现，GxPs 的发展大致可以概括为对不当的科学操作、医疗事故和侵犯人权行为所做出的一系列的反应以及由此引起的媒体对这些事件的关注。由于这些事件的发生，人们拟定了很多道德准则和规章，这些准则和规章随着时间的推移不断变化着。这四大良好规范所描绘的内容是相似的，包括：独立监督、书面规程、变化控制以及规范的文件管理。

在美国，GxP 的一系列要求是由 FDA 通过一系列的规章和指南来进行管理的。一般情况下，规章和指南不会对一家公司要按照什么样的步骤来达到这些文件中的要求做出具体规定，而是会允许公司按照自己的方法、途径来达到规章和指南中的要求。然而，在某一行业中，为遵守相关要求，通常会有"行业标准"，即已被接受的标准或者惯用的操作规程。

第一节 部分发达国家 GLP 介绍

GLP（非临床研究质量管理规范）的发展始于20世纪70年代。最早颁布实施相关法规的国家是新西兰，于1972年颁布实施了《实验室登记法》(Testing Laboratory Registration Act)，该法涉及实验室工作人员登记、实验步骤和仪器设备，并且成立实验室登记委员会来专门负责在实验室中执行《实验室登记法》的内容。1973年3月丹麦颁布实施了《实验室条例》法律草案，力图保证对安全性评价的质量控制。但是世界上第一个真正实行 GLP 的国家是美国，1976年美国食品药品管理局（FDA）制定了药品 GLP 规范草案，并于1978年定稿，1979年正式实施。1979年经济合作与发展组织（OECD）成立了 GLP 专家组，1981年 OECD 颁布实施化学品 GLP，并于1995年由成立的新专家组进行修订，1996年完成修订，1997年理事会通过并实施。

一、美国 GLP 介绍

（一）美国 GLP 简介

药物 GLP 是用来管理非临床研究的规章和指南，这些非临床研究是用来支持新药临床研究申请（IND）/医疗器械临床研究豁免（IDE）申请以及最终的上市申请（NDA）的。

根据 FDA 的定义，非临床研究包括在实验室条件下对试验品（药品、医疗器械、生物制品）进行预期性体内试验和体外试验，以确保该试验品的安全性。这些非人体试验的结果可以提供一些推断性的证据来证明其用于人体试验的剂量是安全的，而 GLP 旨在确保数据结果是可靠的。药物 GLP 对优质过程和研究计划、实施、监督、记录、存档和报告的工作环境都做出了相应的界定。

必须注意的是，GLPs 只对规程进行控制，而没有提供设计科学、合理的具体研究步骤。由于 GLPs 是全球公认的标准，因此按照 GLPs 开展的研究使得申办人可以向世界各地的管理当局提交数据进行审批申请。

（二）美国 GLP 的发展史

和 GMPs、GCPs 一样，GLPs 的产生源于一系列的行业过失。20世纪70年代，一家大型的制药公司——Searle 公司在多项新药申请中提交的非临床安全性数据的有效性遭到了质疑。在对几家非临床研究机构（包括 Searle 和其他公司）的进一步检查中发现，这些公司在非临床研究中都缺乏监管，包括将已死动物换成新进动物而不提供适当的文件证据，以至于病理学家没有收到任何损伤标本以进行验尸检查；或者提交由与研究不相关的监管组织得出的血液学检测结果等。因此，国会召开了一系列的听证会（1975年的肯尼迪听证会）来解决这些问题。随后，FDA 在1976年制定了 GLP 规范草案，并于1978年定稿之后作为《联邦法规》第21主题第58条（21 CFR 58）颁布，1979年作为联邦法规正式生效，并由 FDA 执行。在法规的序言中，FDA 指出 GLP 规范是基于"当局调查发现一些用来确保其受辖产品安全性的研究并没有按照规定来开展，从而导致这些研究所得出的安全性数据的质量和完整性难以得到保证"而制定的。

随后，在1979年和1980年，由于化学制品非临床安全性数据的完整性存在同样的问题，环境保护局（EPA）也制定了其 GLP 规范草案，该草案和 FDA 的草案类似。实际上，美国最大的工业生物测试实验室（IBT）不但被FDA检查出没有采取足够的控制措施，且其大量的针对新杀虫剂开展的非临床安全性试验也没有得到有效的监控。这些法规于1983年作为联邦法规第40主题的第160条和792条颁布。1981年，OECD公布了该组织制定的GLPs，以促进化学制品非临床安全性数据的相互认可，从而消除化学制品进出口的非关税贸易壁垒。

1987年，FDA对GLP进行了修订，在确保公众安全的情况下，使得非临床研究的开展更具灵活性，并主要解释了之前版本的GLP中的一些措辞。其他的一些变化还包括改变了对药品的定义，排除了用饲料和水喂养的对照动物，允许质量保证部门来确定需检查的研究阶段，不再需要将研究开始日期和完成日期写入试验方案中等。

2016年8月24日，FDA发布GLP修订的征求意见稿，以对支持或打算支持FDA监管产品的申请或提交的安全性和毒性研究的非临床研究要求完整的质量体系（GLP quality system）。该征求意见稿征求意见的截止期为2016年11月22日，主要有以下几个方面的变化：① 扩大了GLP的适用范围，② 进一步明确参与非临床研究过程中人员的作用和职责，③ 强化质量体系的要求，④ 现场检查方面的变化。截至2023年7月1日，FDA未发布GLP的修订的正式版本。

（三）现行的GLP介绍

1. CFR 21 第58条的GLP结构

该教材中所涉及的GLPs内容主要体现在联邦法规第21主题中。第21主题对FDA所辖产品均适用，联邦法规第21主题第58条即"药品非临床研究质量管理规范（GLP）"（表10-1）。FDA的GLP法规适用于食品、着色剂、饲料添加剂、人用药品、兽药、人用医疗器械、生物制品和电子产品。"良好实验室规范（GLP）"这一通用术语也适用于美国环保局（EPA）颁布的用来管理杀虫剂产品及与健康效应、环境效应等相关的研究的法规。但是，环保局的GLPs不在本书的讨论范围之中。

表10-1 联邦法规第21主题第58条完整目录

A 分部　总则	58.49　实验室操作区
58.1　范畴	58.51　标本和数据储存机构
58.3　定义	
58.10　按合同准许开展的研究适用范围	D 分部　设备
58.15　对试验机构的检查	58.61　设备设计
	58.63　设备维护和校准
B 分部　组织和人员	
58.29　人员	E 分部　试验机构操作
58.31　试验机构管理	58.81　标准操作规程
58.33　专题负责人	58.83　试剂和溶液
58.35　质量保证部门	58.90　动物护理
C 分部　机构设施和设备	F 分部　受试品和对照品
58.41　概述	58.105　受试品和对照品鉴别
58.43　动物护理机构	58.107　受试品和对照品处理
58.45　动物提供机构	58.113　受试品与载体的混合
58.47　试验和对照物机构	

续表

G 分部 研究方案以及非临床实验室研究的开展 58.120 研究方案 58.130 非临床实验室研究的开展 H—I 分部（保留） J 分部 记录和报告 58.185 非临床实验室研究结果的报告 58.190 报告和数据的储存及检索 58.195 报告的保存	K 分部 取消试验机构资格 58.200 目的 58.202 取消资格的理由 58.204 对取消资格提议召开听证会的通知和机会 58.206 取消资格的最后命令 58.210 取消资格的行动 58.213 取消资格的公众信息公开 58.215 取消资格外的其他行动 58.217 申办者暂时或永久关闭试验机构 58.219 恢复被取消资格试验机构的资格

GLPs 适用于用以支持新药临床研究申请（IND）/医疗器械临床研究豁免（IDE）申请以及最终的上市申请（NDA）的非临床研究。申办人为开展支持新药申请（IND）/医疗器械临床研究豁免申请的非临床研究所做的准备工作（如剂量范围测定研究）不需要遵守 GLP。一旦这些探索性研究得出足够的数据可以提供一个可靠的科学假说，便可以开展非临床研究了。指南性文件对非临床研究的管理途径进行了描述（表 10-2）。

表 10-2 非临床研究的管理途径指南性文件

肿瘤学治疗性放射性药物：非临床研究和标签建议行业指南 见 https://www.fda.gov/regulatory-information/search-fda-guidance-documents/oncology-therapeutic-radiopharmaceuticals-nonclinical-studies-and-labeling-recommendations-guidance
人用药物注册技术要求国际协调会（ICH）M3（R2），开展药品人体临床试验的非临床安全性研究 见 https://www.ema.europa.eu/en/ich-m3-r2-non-clinical-safety-studies-conduct-human-clinical-trials-pharmaceuticals-scientific
ICHS6（R1），生物技术药品的临床前安全性评价 见 https://www.ema.europa.eu/en/ich-s6-r1-preclinical-safety-evaluation-biotechnology-derived-pharmaceuticals-scientific-guideline
ICH S7a，人用药药理学安全性研究 ICH S7a 见 https://www.ema.europa.eu/en/ich-s7a-safety-pharmacology-studies-human-pharmaceuticals-scientific-guideline
ICH S7b，人用药延迟心室复极（QT 间期延长）潜力的非临床评价 见 https://www.fda.gov/ucm/groups/fdagov-public/@fdagov-drugs-gen/documents/document/ucm074963.pdf.
ICH S9，抗癌药物的非临床评价 见 https://www.fda.gov/ucm/groups/fdagov-public/@fdagov-drugs-gen/documents/document/ucm085389.pdf.
FDA 工业指南，估计健康受检志愿者初始临床试验治疗最大安全起始剂量 见 http://www.fda.gov/cder/gudance/5541fnl.pdf.
FDA 工业指南，药物内分泌毒性非临床评价指导原则 见 https://www.fda.gov/ucm/groups/fdagov-public/@fdagov-drugs-gen/documents/document/ucm369043.pdf.
FDA 工业和审评人员指南，改变剂型和改变给药途径药物非临床安全性评价指导原则 https://www.fda.gov/ucm/groups/fdagov-public/@fdagov-drugs-gen/documents/document/ucm079245.pdf.
FDA 工业指南，微量放射性诊断药物：非临床研究建议 https://www.fda.gov/ucm/groups/fdagov-public/@fdagov-drugs-gen/documents/document/ucm575453.pdf.

2. GLPs 的指南性文件

关于 GLPs 的指南性文件是由 FDA、ICH 以及 OECD 颁布的。OECD 原本是二战之后成立的一个组织，用来帮助恢复地区经济的稳定；现在，该国际性的组织可以就经济、环境、社会等问题发布指南性文件。OECD 指南性文件在美国只被视作指南，但是，OECD 的良好实验室规范（GLP）却被一些欧盟成员国视为法规，在这些国家强制实行。OECD 共颁布了 24 份指导性文件，即"良好实验室规范准则及遵从性监督指南系列"。如表 10-3：

表 10-3 国际经济合作发展组织（OECD）颁布的 24 份指导性文件

1. OECD 良好实验室规范准则（GLP）（1997 年修订）
2. GLP 遵循监督管理程序指南（1995 年修订）
3. 试验机构检查与试验项目核查实施指南（1995 年修订）
4. 质量保证和 GLP（1999 年修订）①
5. 实验室供应商遵循 GLP 准则（1999 年修订）
6. GLP 准则在现场试验中的应用（1999 年修订）
7. GLP 准则在短期试验中的应用（1999 年修订）
8. GLP 试验中专题负责人的作用和职能（1999 年修订）
9. GLP 检查报告编制准则（1995）
10. GLP 准则在计算机系统中的应用（1995）②
11. 申办人在 GLP 准则实施中的任务和责任（1998）
12. 关于要求在其他国家实施 GLP 检查和试验项目核查的建议（2000）
13. OECD GLP 准则在多场所试验组织和管理中的应用（2002）
14. OECD GLP 准则在体外试验中的应用（2004）
15. 遵从 GLP 准则中档案室的建立和管理（2007）
16. 组织病理学同行评审的 GLP 要求指南（2014 年）
17. GLP 准则在计算机系统中的应用（2016 年）
18. 关于 OECD GLP 原则与 ISO/IEC 17025 之间关系的 OECD 地位文件（2016 年）
19. 测试项目的管理、描述和使用（2018 年）
20. 登记材料接收当局对非临床安全性研究 GLP 遵循情况的审查指南（2019）
21. OECD 关于委托方对 GLP 研究结论可能影响的立场文件（2020）
22. GLP 数据完整性（2021）
23. 质量保证和 GLP（2022）
24. 关于质量改进工具和 GLP 的地位文件（2022）

① 注：第 4 号指导性文件已被第 23 号文件取代。
② 注：第 10 号指导性文件已被第 17 号文件取代。

OECD 最重要的一份指导性文件是"OECD-GLP 准则在多场所试验组织和管理中的应用"。该文件对近十年来不断发展的多场所开展 GLP 研究的管理给出了定义。最简单的一个多场所试验的例子就是在一间实验室对受试品的一致性、集中性、稳定性进行确认并给动物服用受试品，然后再将动物血清样品送往另一实验室来进行生物分析。虽然这种研究工作可能在一家公司不同的实验室开展（地理上距离较大或者组织上不同的地点），或者在两家（或者更多）公司开展，这种试验都被看作是一个单个试验。由于多场所试验是构成一个试验的不同部分，因此交流就变得十分重要。

3. GLPs 重点内容介绍

联邦法规第 21 主题第 58 条的 A 至 K 分部和 OECD 指导性文件中关于 GLP 的一些概念是相似的，即要求独立监督、书面规程、变化控制以及规范的文件管理。在这里，我们不会讨论这些法规和指南的全部内容，我们仅对这些法规和指南中的重点部分进行总结。

（1）组织和人员

FDA 和 OECD 都要求非临床实验室机构责任人设置几个关键人员来开展 GLP 研究，包括：专题负责人、主要研究者和质量保证部门，其定义见表 10-4：

表 10-4 GLP 研究组织与人员

专题负责人：指负责组织实施非临床安全性研究工作的人
主要研究者：指在多场所研究中代表专题负责人的人，对被委任的研究阶段负有明确的责任。专题负责人全面开展研究的责任不能委派给主要研究者，这些责任包括审批研究计划及其修订版，审批最终报告以及确保研究遵守了 GLP
QA 程序/质量保证部门：质保部门是独立于研究之外的部门，负责执行该质量保证体系从而确保机构的管理遵守了 GLP 规范

和 GMPs 类似，GLPs 要求管理人员确保有足够的人员、设备、设施来按照 GLPs 的要求开展非临床试验，还要求对人员进行适当的培训以确保他们能够有效地履行自身的职责。

机构责任人最重要的职能就是指定专题负责人和研究者。专题负责人主要负责研究的开展，包括计划、文件管理、试验方案和报告的审批。专题负责人必须和质量管理部门及机构责任人进行合作以确保开展的研究遵守 GLP 规范。专题负责人负责对项目进行科学的、管理层面的评估，因此，专题负责人必须具备 GLP 准则和相关法规知识以及相关经验以顺利完成自身的任务。管理人员替换专题负责人的决定必须有文件记录。在多场所研究中，专题负责人对所有的研究都负有责任，一些研究还有可能是在其他公司开展的。专题负责人必须确保多场所研究中的所有实验室都是符合规范的，因此，专题负责人必须检查所有机构。但是在实际工作中，通常的做法是由专题负责人在每一个开展试验的机构指定一名主要研究者，专题负责人和该主要研究者直接交流，申办者必须允许他们之间直接交流。

质量保证部门在建立和维护 GLP 依从性方面十分关键。根据 GLPs 的定义，质量保证部门必须独立于研究之外，GxPs 中的其他质量组织同样也必须独立于研究之外。质量保证部门的一些关键的职责如表 10-5：

表10-5　质量保证部门关键职责

保存试验机构开展的GLP研究的主计划表
保存试验方案的副本
以适当的时间间隔检查每项非临床研究以确保研究的完整性
向机构负责人和专题负责人提交书面报告
评估并及时记录试验过程中出现的偏离试验方案和标准操作规程（SOP）的情况
审查最终报告以确保数据的准确性并签署质量保证声明，声明中应包含检查的日期、检查发现报告给机构负责人和专题负责人的日期等
保存对质保部门应尽责任进行详细说明的SOP

在多场所研究中，会有质量保证主管部门和试验场地质保部门。质量保证主管部门负责监督专题负责人，试验场地质保部门对主要研究者开展某阶段研究的机构进行质量监管。除了对主要研究者的活动不予监管外，质量保证主管部门承担质保部门所有的责任。在研究报告完成之前，试验场地质保部门必须向质量保证主管部门提交关于主要研究员开展研究的GLP依从性声明。

（2）机构设施和设备

GLP研究中所有的机构设施和设备都必须进行恰当的设计。机构设施的大小必须合适，设计上必须可以隔离新进的和患病的动物，隔离不同的试验标本和动物标本，并且还要设计恰当的流程和工作区域来为GLP研究的开展提供不同的职能区域，还必须注重环境控制，以防止污染。试验品和对照品贮存仓库也必须充足，以保持试验品和对照品及其混合物的浓度、纯度和稳定性。试验中所用到的设备或分析仪器均需按照要求进行检查、维护、清洗、校准和标准化。必须对机构设施及设备进行恰当的设计、维护，从而尽量减少试验品和对照品、试验系统或样品的混合和/或交叉污染的风险。这些原则同样也适用于GMP中的机构设施和设备。

（3）试验机构标准操作规程（SOP）

FDA GLPs下面的E部分以及OECD指南中最重要的方面就是必须就如下几个方面（不限于这几个方面）建立标准操作规程（SOP）（表10-6）：

表10-6　需建立标准操作规程的方面

FDA	OECD
动物室的准备 动物护理 受试品及对照物的接受、鉴定、保存、处置、混合及取样方法 试验系统的观察 实验室试验 对实验过程中将死或已死动物的处置 动物尸检 标本的收集和鉴定 数据处理、保存和检索 设备的维护和校准 动物的转移、安置和鉴别	试验品和参照物 仪器、物料和试剂 记录的保存、报告和检索 试验系统 质量保证程序

表 10-6 只列出了需要建立 SOP 的一些主题而不是 SOP 的所有标题。虽然目录的内容不多，但是这些主题却涵盖了大量的规程。非临床实验室有上百份的 SOPs 文件是很正常的，质保部门需对这些 SOPs 的执行情况进行监督。由于 SOPs 条目繁多，因此偏离 SOPs 的情况有可能发生，在这种情况下，根据 GLPs 的要求，专题负责人和多场所试验中的主要研究者必须在原始数据中注明这些偏离。

E 部分其他的要求还包括试剂/溶液的标签要求以及动物护理要求。动物护理的要求，概括说来就是将新进的动物与外界隔离直至其健康状态确定，动物的鉴定和隔离，保持动物笼子的干净并为动物提供未污染的饲料和水。

（4）受试品和对照物

试验品是指非临床评估中正在开发的药品、仪器或生物制品。GLP 研究中使用的所有受试品都必须有接收、使用、归还记录，包括日期和用量。受试品的合成和生产方法必须有文件记录，处于这一开发阶段的受试品不需要按照 GMPs 的规范来生产。受试品必须经过鉴定，即受试品的特性、浓度、纯度和成分必须确定并有文件记录。受试品及混合物中受试品的稳定性也必须在试验之前或试验时确定，并且，任何超过 4 周的研究都必须保存受试品和对照物的样品。试验品鉴别和稳定性确定可以由非临床实验室完成或者由申办者依据 GLPs 来完成。受试品的鉴定很关键，因为这样可以确保非临床研究的药品、仪器或生物制品可以代表将来用于临床研究的药品、仪器或生物制品，如果不进行鉴定则会导致临床试验中的毒理学覆盖面不全，且有可能需要重新进行非临床安全性研究。

（5）试验方案，记录和报告

每个 GLP 研究都必须按照一种经过审批的、书面的方案（或者按照 OECD 中称为研究计划）来开展。FDA 关于 GLP 试验方案的要求内容在 21CFR58.120 部分中，OECD 关于 GLP 研究计划的要求内容在 OECD 的 GLP 原则第 8 部分中。FDA 要求专题负责人和申办人在试验方案上签字。OECD 则要求专题负责人在所有的 GLP 试验方案上签字审批并要求申办人和机构负责人在国家法规要求审批的方案中签字。然而，根据 FDA 和 OECD 的要求，GLP 试验方案的偏离情况或试验方案的修正版则只需要由专题负责人签字审批。

所有由研究产生的原始试验机构的记录和文件都可以视为原始数据，包括手册（实验室笔记、工作表等），自动化数据（色层分离谱、遥测数据等）。联邦法规 21 章第 11 款适用于由自动计算机系统得出的原始数据，这些系统用来产生、测量或评估需提交给管理部门的数据。这些系统必须经过验证以确保原始数据的完整性和可靠性。OECD 还发布了一些将 GLP 规范应用于计算机系统的指南性文件。

联邦法规第 21 主题第 58 条第 185 款及 OECD 的 GLP 原则第 9 部分各自均对研究报告的内容做出了要求。FDA 和 OECD 的法规要求专题负责人在最终的报告中签名。质保部门还必须准备并签署声明，声明上需指出质保部门对研究进行检查的日期以及将检查发现报告给机构负责人、专题负责人和主要研究者（多场所研究）的日期。

为支持 IND 的审批，向 FDA 提交的研究报告不一定要是最终报告或审计报告。如果报告未经审计，则申办人可以在 FDA 收到报告的 120 天内提交更新的报告。即使审计报告和原来的报告没有发生任何变化，仍然需要提交更新情况表明没有发生变化。

(四)FDA 对 GLP 的依从性的检查

FDA 对非临床实验室的检查体系称作生物研究监测体系,通常简称为 BIMO。BIMO 成立于 1977 年,是由来自 FDA 药品、生物品、仪器、放射品、兽药和食品分支的代表们组成的。这个工作小组创建了一个监查体系,用来对非临床实验室、临床研究者、申请者、合同研究组织(CROs)、生物等效性实验室以及伦理委员会(IRBs)进行监查。

FDA 使用生物试验监查相关指南(CPGM)来指导其现场人员开展监查。CPGM 可用来确保提交给 FDA 的安全性数据的真实性,以最终保护受试人。FDA 颁布了以下一些执行 BIMO 检查时的 CPGMs(表 10-7):

表 10-7 FDA 相关 CPGM

CPGM	BIMO 实施的 FDA 法规(21CFR)
开展动物特定研究的非临床实验室监查 GLP 监查指南 GLP EPA 数据审查 临床研究者监查指南 申请人、检查员以及合同研究组织监查指南 IRBs 监查指南 体内生物利用度 - 生物等效性试验(临床)监查指南 体内生物利用度 - 生物等效性试验(分析)监查指南 放射性药物研究委员会指南 上市后不良药物试验(PADE)报告检查指南 风险评估和缓解策略(REMS)报告检查指南	第 58 部分——GLP 第 50 部分——对受试者的保护 第 312 部分——IND 申请 第 812 部分——IDE 申请 第 511 部分——研究用新动物用药申请 第 56 部分——IRBs 第 320 部分——生物利用度和生物等效性要求

BIMO 对非临床实验室监查的目标是(表 10-8):

表 10-8 BIMO 对非临床实验室监查的目标

核实临床研究申请或上市申请所提交的数据的质量和完整性
对开展用以支持 FDA 所辖产品的研究或上市申请的安全性研究的非临床实验室进行监查(约两年一次)
审计安全性研究并确定 GLP 依从性的程度

BIMO 在对商业非临床实验室的检查之前通常不会提前通知。检查分为两种:一般检查和有因检查(表 10-9)。

表 10-9 BIMO 对商业非临床实验室的检查

一般检查	定期的常规检查,主要是检查实验室是否按照 GLP 规范开展实验,包括机构检查和对正在进行的以及刚完成的研究的验证
有因检查	为了达到一个确定的目的而开展的检查,如即将进行申请时,验证支持申请的关键安全性研究的可靠性、完整性和 GLPs 的依从性: ① 对可能提交了不可靠的安全性数据以及有违规行为的实验室的检查; ② 对违规机构的重复检查; ③ 核实第三方或申办者提交给 FDA 的验证结果,以决定之前受到质疑的研究能否继续开展

对非临床实验室所开展的两年一次的一般检查和有因检查都是基于数据的检查，通常是根据被检查机构的性质以及有因检查的原因由一组 BIMO 调查员来开展。FDA 的调查员通常会采访质保部代表、专题负责人，还有可能采访机构负责人、档案管理员以及实验室和动物护理机构的技术人员。同时，调查员还将巡视整个机构来检查整体的环境、设计，以及雇员、试验系统、受试品和对照品以及样品的工作流程。调查员还会审查 SOPs 和原始数据以确保实验室遵守了其自身的 SOPs，并且这些 SOPs 确保了机构的 GLPs 依从性。检查通常包括一项完整的 GLP 研究。对整个研究的审计通常包括试验方案及其修正版、原始数据、其他的记录和标本与最终报告的比较，以确保研究满足了试验方案的要求，同时最终的报告也精确地反映了 GLP 研究的开展和发现。通常，审计会持续 3~4 天，有时会有所不同。

二、欧盟 GLP 介绍

（一）GLP 发展史

实行 GLP 的主要目的是严格控制各种可能影响试验结果的主客观因素，尽可能降低试验误差，确保真实反映药品毒性试验结果，在任何时候及任何地方、在相同条件下都可以重复并证明该结果的科学性和可靠性。

荷兰卫生部公共健康部 GLP 主任 W. H. Konemann 博士曾概括："GLP 建立在一个简单的哲学概念上，其基本思想是在化学实验和准备工作中必须有计划、操作和安全性研究报告，并且所有活动必须有记录，所有这些研究工作在将来任何时候都可以重复"。

GLP 在欧盟的发展大概经历了这样几个过程：1975 年 5 月，欧共体公布了关于药品药理毒理、临床及临床标准草案法规；1986 年 12 月 18 日，欧共体提出了 GLP 草案（87/18/EEC）；1988 年发布了 GLP 检查法令 88/320/EEC（1988 年 6 月 9 日）。1999 年 3 月 8 日，欧盟委员会颁布 1999/11/EC 号指令，使 OECD 的 GLP 原则作为 1986 年 12 月 18 日欧共体理事会 87/18/EEC 号指令的补充。

1988—2023 年，欧盟又对 GLP 法规进行了 7 次增补和修订，OECD 进行了 24 次增补和修订。由于欧盟大部分国家是 OECD 组织成员国，因此二者 GLP 的原则一致。欧盟最新关于 GLP 的法律法规为 2004/10/EC 指令和 2004/9/EC 指令。

（二）欧盟 GLP 实施背景和适用范围

最初实行 GLP 时，欧盟各国并没有对试验机构 GLP 的实施情况进行监督管理。1982 年日本颁布了其本国范围内的第一部 GLP 规范，该 GLP 规范的颁布引起了欧盟各成员国对 GLP 监督管理的普遍重视。直至 1988 年 6 月，欧共体统一要求成员国对本国试验机构 GLP 的实施情况进行强制性监督，使得拥有符合 GLP 的非临床研究资料成为新药在欧洲各国上市的先决条件。

欧盟 GLP 适用范围很广，涵盖了化学品、人用药品、兽药产品、化妆品、食品、饲料添加剂、农药、生物杀灭剂和清洁剂等方面。

（三）欧盟 GLP 的相关内容

2004/10/EC 指令规定所有化学物质（化妆品、工业化学品、药品、食品添加剂、动物饲料添加剂等）对人体、动物和环境影响的非临床试验研究的实验室必须取得官方的 GLP 认可，只有合格的实验室初级的数据才能被其他成员国实验室和国家机关接受；而 2004/9/EC 指令规定各成员国应指定主管部门负责其国内 GLP 实验室的监督检查和研究审核，每年成员国向欧盟委员会和法定委员会递交其检查的实验室列表、检查时间、检查结果，将检查结论告知其他成员国。

GLP 涉及实验室工作中可影响到结果和实验结果解释的所有方面，如选择和培训工作人员、实验材料管理、试验方法选择、标准操作规程 SOPs、仪器设备保养和校正、样本和资料管理等。本书从以下几个方面讨论欧盟 GLP 的相关内容：

第一，项目负责人和试验机构管理者的工作职责。GLP 规定试验机构负责人只是负责试验机构的中心运行管理，研究具体涉及的技术问题由项目负责人负责。由于每个人对于科学知识都有盲区，分工负责既保证了对研究涉及科学问题的专业把握，又保证了对试验及机构质量管理的顺利实施。

第二，留样问题。试验样品和对照物的质量是确保试验数据准确的首要条件，欧盟 GLP 规定每个批次的试验品都应该保留足够的用于分析的药品量，留样期限应与试验的原始数据和留样样本的保留期限相同，确保在研究数据出差错的情况下能够再次检验样品的重现性和可信性。

第三，严格执行 SOP 操作规程。质量保证部门的检查是不定期的，其检查地点、时间和项目都具有很大的不确定性，因此试验人员必须时时刻刻严格执行 SOP 标准操作规程，提高试验机构与人员的自律性。这样在检查过程中所暴露出来的问题都是最真实的，有利于尽快纠正。

第四，实验数据与档案的管理。在实验数据的电子采集系统和档案的管理及储存方面，欧盟与美国的 GLP 管理条款基本相同。欧盟电子数据采集系统确保了原始资料的真实性和可靠性，确保了产生的研究资料不易更改或删除，具有可追溯性和多重关联性。但是，在实验数据的保存年限上，美国 GLP 对实验数据保存年限有规定，而欧盟 GLP 对此无具体规定。

第二节　部分发达国家 GCP 介绍

一、美国 GCP 介绍

（一）美国 GCP 简介

组成 GCPs 的法规、指南和行业标准是为了保护受试者的权益并保障其安全，确保研究得出的数据科学、可靠。由于美国 GCPs 是全球公认的标准，因此依据美国 GCPs 来开展的临床试验使得申办者可以向世界上许多国家和地区的药品监管机构提交临床研究数据以获得上市许可。

GCPs 的描述性没有 GLPs 和 GMPs 强，因此，对 GCPs 解读有所不一。这篇 GCPs 概述中很多主题和 GLP 以及 GMP 中的是一样的，即独立监督、书面规程、变化控制以及规范的文件管理。

（二）美国 GCP 的发展史

人一直是人体生理学试验的最佳试验标准，但是直到最近，研究者才开始关注受试者的权利和对他们的保护问题，GCPs 也是近年才得到发展。

表 10-10 简要列出了二战之后的一些促使 GCPs 制定的事件：

表 10-10　二战之后促使 GCPs 制定的事件

1947 年	纽伦堡审判之后，制定了世界上第一部规范人体试验的《纽伦堡法典》。该法典的前 10 条原则规定"必须取得受试者知情且出于自愿的同意"；但是，该法典只使用于非治疗性的人体试验，不适用于所有人体试验
1962 年	美国国会通过了《科夫沃－哈里斯修正案》。除了要求 FDA 评价新药的效能之外还要求获得受试者的知情同意
1964 年	国际医学协会在芬兰首都赫尔辛基召开，首次通过《赫尔辛基宣言》。该宣言使得《纽伦堡法典》适用于临床（治疗性的）研究，因此也适用于药物开发研究。之后，该宣言几经修订，最近一次是在 2004 年东京召开的协会上修订的
1966 年	Henry K. Beecher 博士在《新英格兰医学杂志》上发表了一篇具有里程碑意义的文章《伦理学和临床研究》。在这篇文章中，Beecher 博士对在一本医学杂志上公布的 22 例研究进行了剖析，认为这些案例都是"不道德的或者道德上有问题的研究"
1972 年	《纽约时报》发表了一篇文章揭露了美国公共卫生部门开展的塔斯基吉梅毒研究。自 1932 年起，美国公共卫生部门在亚拉巴马州以免费治疗梅毒为名将数百名美国非洲裔黑人男子作为试验品，秘密研究梅毒对人体的危害，实际上当事人未得到任何治疗，这一研究项目直到 1972 年被媒体曝光才得以终止。研究人员隐瞒事实真相，有意对这些梅毒感染者提供任何治疗，即使是在 1947 年青霉素成为治疗梅毒的有效药物后，研究人员也没有对参与试验的黑人患者提供必需的治疗
1974 年	成立了生物医学和行为研究受试者保护国际委员会，建立了人体试验的基本道德原则和政策
1977 年	《联邦管理法典》首次提出 GCP 概念，不仅包括了研究的伦理方面的考虑，也提出了高质量数据的概念，以保证研究结果可靠
1979 年	生物医学和行为研究受试者保护国际委员会公布了《贝尔蒙报告》，提出人体试验的三项基本道德准则：尊重个人、善行、平等公正
1980 年	《联邦公报》公布了对人类受试者保护进行管理的法规（21CFR50）

人类受试者保护的法规改变了 20 世纪 80 年代美国临床试验的开展方式，并为之后 80、90 年代有关保护受试人群的其他法规的制定铺平了道路。

（三）美国现行 GCP 介绍

联邦法规中有关 GCPs 的内容包含在第 21 主题和第 45 主题中。和 GLP 以及 GMP 不同的是，美国联邦法规中没有标题为"药品临床试验质量管理规范（GCP）"的部分。

联邦法规第 21 主题适用于 FDA 所辖的产品。联邦法规第 21 主题下药品、医学仪器和生物试验都适用的法规见表 10-11：

表 10-11　21 CFR 下关于临床试验的条款分布

条款	21 CFR 11 （电子记录；电子签名）	21 CFR 50 （受试者保护）	21 CFR 54 （临床研究者有关经济信息公开）	21 CFR 56 （机构审查委员会）
适用范围	药品、医学仪器和生物品	药品、医学仪器和生物品	药品、医学仪器和生物品	药品、医学仪器和生物品
分部	分部主题			
A	总则	总则		总则
B	电子记录	受试者知情同意		组织和人员
C	电子签名			伦理委员会的职能和工作
D		临床研究对儿童的额外保护		记录和报告
E				对不遵守规范行为的监管措施

联邦法规第 21 主题适用于特定类型的产品（药品、生物制品或医学仪器）临床研究的 FDA 管理法规见表 10-12：

表 10-12　适用于 21 CFR 中特定类型的产品研究的 FDA 管理法规

条款	21 CFR 312 （IND）	21 CFR 314 （向FDA申请新药上市批准）	21 CFR 601 （向FDA申请生物制品许可证批准）	21 CFR 803 （医学仪器报告）	21 CFR 812 （IDE）	21 CFR 814 （医学仪器上市前申请）
适用范围	药品/生物制品	药品	生物制品	仪器	仪器	仪器
分部	分部主题					
A	总则	总则	总则	总则	总则	总则
B	IND	审批		个人副反应事件报告的要求	申请和行政措施	上市前许可申请书
C	行政措施	简化申请	生物制品许可	用户设施报告要求	申办者责任	FDA对上市前许可申请采取的行动
D	申办者和研究者的责任	FDA对申请和简化申请采取的行动	诊断性放射药品	进口商报告要求	伦理委员会审查和批准	行政审查
E	用于治疗威胁生命和导致严重衰弱的疾病的药品	新药听证	用于治疗威胁生命的生物制品的加速审批	生产商报告要求	研究者的责任	审批后的要求
F	杂项		信息的保密			

续表

条款	21 CFR 312（IND）	21 CFR 314（向FDA申请新药上市批准）	21 CFR 601（向FDA申请生物制品许可证批准）	21 CFR 803（医学仪器报告）	21 CFR 812（IDE）	21 CFR 814（医学仪器上市前申请）
适用范围	药品/生物制品	药品	生物制品	仪器	仪器	仪器
分部	分部主题					
G	在实验室动物身上或体外试验中使用的试验用药品	杂项	上市后研究		记录和报告	
H		治疗严重疾病或威胁生命的疾病的新药加速审批	当人体功效研究不道德或不可行时批准生物制品			基于人道主义所使用的仪器
I	增加获得用于治疗的研究药物的机会	当人体功效试验不道德或不可行时对新药的审批				

联邦法规第45主题适用于公共福利，适用于由美国卫生和社会福利部（HHS）或者任何美国政府机构开展或出资的采用这些标准的研究。具体包含在45CFR的副标题A——美国卫生与公共服务部、CFR46对受试人群的保护，这和21CFR第50条和第56条关于受试者保护的伦理委员会的法规是相似的。

联邦法规第45主题第46条通常被称为是"共同的规则"，因为美国17个政府机构都采用这一条款。必须指出的是，当研究的产品归FDA监管，但研究又是由FDA和/或HHS出资或开展的，那么HHS和FDA的法规都适用。FDA对受试者保护的法规和HHS对受试者保护的法规有所不同，详见 https://www.fda.gov/ScienceResearch/SpecialTopics/RunningClinicalTrials/EducationalMaterials/ucm112910.htm。另一个由HHS管理的GCP法规是45 CFR第160条和第164条的隐私规则，通常称为HIPAA，即1996年的《健康保险携带和责任法案》。HIPAA的制定是为了便于与健康相关的电子数据的高效传输，并为个人患者的健康数据提供保密和安全保护。HIPAA不是由FDA来管理的。根据HIPAA，研究者受该法案管理，但是申办者却不需要遵守该法案。但是，根据45 CFR 164.508，申办者最好确保研究者的知情同意书遵守了HIPAA的要求。

（四）GCP指南文件

关于GCPs的指导性文件有很多，可以通过登录FDA网站来查询，网址为 https://www.fda.gov/RegulatoryInformation/Guidances/default.htm。比较重要的一个指南是FDA于2013年1月颁布的《临床试验监督——基于风险的临床试验监查指南》（Oversight of Clinical Investigations-Risk-Based Approach to Monitoring），强调了集中化监查（Centralized Monitoring）的重要性。最全面的GCP指南是由ICH在1996年制定的ICH E6。这一指南后来由FDA于1997年5月7日在《联合公报》上公布，适用于药品、生物制品试验，但不适用于设备的试验；ICH E6 指南旨在界定"药品临床试验质量管理规范"并为涉及受试者的试验的设计、开展、记录和报告提供统一的标准。ICH 于 2016 年 11 月 9 日发布了新版 GCP E6（R2），该指导原则是自 1996 年 5 月制定以来的首次修订，修订目的是鼓励在临床试验的方案设计、组织实施、监查、记录和报告中采用更加先进和高效的方法，如计算机化系统、基于风险的质量管理体系和中心化监查等，以保证受试者的权益和临床试验数据的质量。

ICH 官网于 2023 年 5 月 19 日更新了 E6（R3）草案，更新后的草案由一份总体原则和目标文件、附件 1 和附件 2 组成，此次仅时隔 3 年的全面修订充分体现了 ICH 为适应临床试验的创新和支持提升研发效率提高了指南修订的频率，并已建立一套经得起未来试验设计和试验技术考验的可广泛适用的总体原则，应对未来更多未知的挑战。

根据已发布的 ICH E6（R3）草案，E6 原则如表 10-13：

表 10-13　ICH E6 原则

临床试验的开展应遵循《世界医学大会赫尔辛基宣言》原则及相关伦理要求，并符合 GCP 及相关法规要求。临床试验的设计和实施应当保障参与者的权益、安全和健康、知情同意是临床试验符合伦理的基本特征。临床试验的参与应该是自愿的，并基于确保参与者（或其法定代理人，如适用）充分知情的知情同意过程
临床试验应接受机构审评委员会（institutional review board,IRB）/独立伦理委员（independent ethics committee, IEC）的独立审查
临床试验的预期目的应具备科学依据，并基于目前可靠的科学知识和方法
临床试验应由有资质的人员设计和实施
质量应融入临床试验的科学和操作层面的设计中及实施过程之中
临床试验过程、措施和实施方法应与对参与者的风险和所收集数据的重要性相称
临床试验方案应清晰、简洁、可操作
临床试验应产生可靠的结果
临床试验各方的作用和职责应明确，并得到适当的文件记录
临床试验中使用的试验用药品的制备应符合药品生产质量管理（GMP）相关要求，并依照试验方案和药品说明进行贮存、运输和处置

ICH E6 指南明确了伦理委员会、研究者和申办者的职责，这些我们将在后续部分进行讨论。ICH E6 指南还明确了在临床试验方案中和研究者手册中至少应包括的信息，指南中还包括了一系列临床试验中需要遵守的关键性文件。无论管理人员还是临床专业人员，在开展临床试验时都必须备有一份 ICH E6 GCP 指南的副本。这一指南可以在网上找到：https://www.fda.gov/regulatory-information/search-fda-guidance-documents/e6r2-good-clinical-practice-integrated-addendum-ich-e6r1.

（五）伦理委员会（IRB）的职责

伦理委员会（IRB，或称 REB/EC/IEC）是由 FDA 按照 21 CFR 56 "伦理委员会"来管理的。IRB 的首要责任就是独立监督临床试验以确保受试者的权益、安全和健康。IRB

通常有两种：局部伦理委员会和中心伦理委员会，局部伦理委员会是基于机构的伦理委员会，负责保障在本机构开展的试验中受试者的权益、安全和健康；中心伦理委员会则是营利性的伦理委员会，同样负责保障病人的安全，但中心伦理委员会并不附属于研究机构。

21 CFR 56.107 以及 ICH E6 指南 3.2.1 部分都对 IRB 的成员做出了要求。IRB 负责审核和批准试验方案、知情同意书、招募广告、研究者手册、可获得的安全信息、受试者报酬支付和其他任何给受试者的书面信息。依据法规和指南的规定，IRB 必须有书面程序以确保其尽到这些职责，并且对其所开展的审查和批准工作要有适当的文件记录。通常是在 IRB 召开会议时审核并批准研究及其相关的文件，加速审批除外。加速审批是由 IRB 的主席或者主席指定的 IRB 成员进行审批，主席或指定的成员可以批准满足《联邦公报》中列出的相关标准的研究；或者之前已经通过批准的研究在批准年限内发生微小变化的时候，也可以不召开会议即批准该变化。《联邦公报》中列出的可以加速审批的研究有不需要进行 IND 申请/IDE 申请的研究，或者是风险很小的研究。加速审批按照 FDA 和 HHS 的法规 21 CFR 56.110 以及 45 CFR 46.110 管理。

由 IRB 进行的研究审查最少要求每年重新进行一次审批，但是，通常 IRB 会要求研究者多次提交周期性的书面进展以报告更新情况。目前 IRB 在开展周期性实地检查方面也变得越来越积极。

理论上，获得 IRB 批准是研究者的责任而不是申办者的责任，但是实际上，当涉及中心伦理委员会的时候，申办者会直接与伦理委员会进行交流。申办者可能会提交试验方案、知情同意书、招募广告和其他 IRB 要求提交的文件。申办者与中心伦理委员会交流的作用一直在发生变化，FDA 于 2006 年 3 月发布了一篇指南性文件"多中心临床试验中心伦理委员会审批过程"。申办者直接与 IRB 交流有利于清楚地了解到是否可以进行加速审批。

FDA 发布的信息表"申办者——研究者——IRB 关系"可以更好地解释这三者之间的关系。这一指南同样适用于医疗器械、药品和生物制品。

（六）研究者的职责

FDA 依照 21 CFR 312.60—21 CFR 312.70 对药品和生物制品试验中的研究者职责进行了规定，按照 21 CFR 812，E 分部对医疗器械试验中的研究者职责进行了规定。ICH 关于研究者责任的指南设在 ICH E6 GCP 第 4 部分中。开展 IND/IDE 所申请的临床试验时，申办者需向 FDA 提交由主研究者签字的 FDA1572 表格或者研究者医疗器械试验协议。申办者必须确保研究者遵守表格上的相关规定。

在 1572 表格上签字之后，研究者就必须承诺做到以下几点（1572 表格第 9 部分）：

1. 按照试验方案开展研究

研究者必须按照书面方案来开展研究以保护受试者的安全、权益和健康。非紧急情况下试验方案的变动必须制定一份修正方案并由申办者和 IRB 批准。一些微小的逻辑方面的或者行政方面的变化不需要提供修正方案，可以在勘误表中列出。ICH E6（4.5.3）指出"研究者或者由研究者指定的人员必须在批准方案变动时进行文件记录并对这些变动做出解释"，但是，ICH 和 FDA 都没有对方案偏离做出界定。

2. 亲自开展或监督研究

研究者对在其机构开展的试验和受试者护理工作负全责。研究者可以将任务分配给其他有资格的人来完成，但是研究者必须对其进行监督。ICH E6 要求对这些委派的任务进行文件记录。2007 年 5 月，FDA 公布了一份指南草案，名为"保护受试者的权益、安全和健康——研究者的监管责任"，该指南详细阐明了 FDA 对研究者的责任要求。

3. 告知病人并获得他们的同意，确保满足 IRB 的要求

知情同意的过程就是指受试者同意参加研究，IRB 负责审查并批准知情同意书以审核该文件中包含了所有要素。21 CFR 50.25 便描述了知情同意书的 8 大要素以及 6 个有可能用到的要素，ICH E6 在 4.8.10 部分列出了知情同意书要素。获得受试者知情同意的过程包括：研究者告知受试者该研究的相关信息、可能的风险和收益、受试者的作用、提问和回答的机会、做决定和与家人商量的时间期限。最后，受试者或其法定代表人签署知情同意书后，研究者还必须给受试者提供一份副本，获得知情同意的过程必须用文件记录下来以确保受试者在参加实验之前是知情的。

有些情况下不需要获得受试者的知情同意，这些例外的情况在 21 CFR 50.23 和 50.24 以及 45 CFR 46.116 中有详细描述。还有一些额外的规定要求在儿科试验时取得儿童的同意，21 CFR 50.55 即是关于得到家长或监护人允许或儿童同意的要求。

4. 报告所有的副作用

FDA 有关法规要求研究者及时向申办者报告有可能由药品导致的副作用。如果副作用很严重则研究者要立即报告。对副作用和严重副作用及相关术语的界定详见 ICH-E2A 指南"临床安全性数据管理：速报制度的定义和标准"，表 10-14 是 ICH 指南中对副作用和严重副作用的定义：

表 10-14　ICH 指南中对副作用和严重副作用的定义

副作用（AE）	指任何不利的，未预料到的症状或与用药有关的疾病
严重副作用（SAE）	任何剂量所导致的不良反应，该不良反应： 导致了死亡； 是威胁生命的； 需要病人住院或延长原先住院病人的住院时间； 导致了严重的残疾； 是该医疗产品的先天缺陷

FDA 规定研究者在 10 天之内向申办人和 IRB 报告未预料到的不良反应。

5. 阅读并理解研究者手册

研究者手册是与受试者参加的试验有关的研究用产品的临床和非临床数据的汇编。研究者必须理解这些数据才能有效地监管这些研究并保护受试者的安全和健康。

6. 确保所有的关联者都知道自身的责任

通常，研究者会将任务和责任指派给一个研究小组。该研究团队由护士、医师、药师、个人组成。FDA1572 表格第 6 部分就列出了这些人员组成，这些人员必须是在受试者治疗和/或评价中发挥关键作用的个人。研究者必须确保研究小组的所有成员都经过了培训。FDA 指南草案"保护受试者的权益、安全和健康——研究者的监管责任"中指出，研究者必须保证研究小组熟悉试验方案，了解研究用产品，理解并能够开展所分配到的任务，了解自身的监管责任，了解有关的变化并在试验开展过程中再次得到培训（如果需要

的话)。

7. 保管好完备、精确的记录(医疗器械/药品使用记录,受试者病史、记录的保存)以备检查

高质量数据的基本要素就是文件必须遵守 ALCOA 原则。

FDA 规定完备、精确的病历必须包括病历报告表格(CFR)和支持性数据(包括知情同意书、医学报告),21 CFR 312.62(b)同样指出受试者的病史中必须有文件证明在试验之前已取得受试者的知情同意,除非在知情同意书和研究者的进展笔记中已经有了同意的时间。以上记录应根据 21 CFR 312.68 进行检查。

文件的保存时间由研究者来决定,FDA 要求在上市申请批准之后或者在研究结束之后保留两年,ICH E6 的要求类似,一般是保存到药品在本国以及 ICH 各国全部上市后至少两年。不同国家的要求有所不一,通常,申办者和研究者会在临床试验协议中规定文件的保留时间。

FDA 要求研究者必须同意 FDA 审查其研究记录,而 ICH E6 则指出研究者应根据要求允许监察员、稽查员、IRB 和其他管理机构对记录进行审查。

8. 确保 IRB 按照 21 CFR 56 来审查并批准研究,研究中的变化以及任何未预期的问题

研究者必须负责确保 IRB 对研究进行监管,并为 IRB 提供所有审查所要求的报告和文件。

9. 其他应遵守的要求

研究员必须遵守国家、地方的其他法规或书面规程。

研究员不需要制定 SOP,但是 2007 年 5 月,FDA 公布的指南文件"临床研究使用的计算机系统"中提出了一系列的当使用计算机创建、修改、保管或传送电子记录(包括在临床试验现场收集数据)时所遵循的 SOP 的建议。当月,FDA 还公布了一份草拟指南"保护受试者的权益、安全和健康——研究者的监管责任",该指南中提到研究者在监管试验的时候需要有 SOP。该指南中,FDA 还要求研究者应合理地指派任务并对研究小组人员进行培训,并规定研究者对研究的开展和受试者权益、安全和健康的保护负全责。

(七)申办者的职责及对临床试验的监管

临床试验的申办者可能是个人,药品/医疗器械/生物制品公司,或者是临床研究合同研究组织(CRO)。申办者的首要责任就是确保临床试验的开展和数据的产生、录入和报告遵循 IRB 已批准的方案、GCP 和有关法规。

FDA 按照 21 CFR 312.50—21 CFR 312.59 对药品和生物制品试验的申办者职责进行管理,按照 21 CFR 812 C 部分对医疗器械试验的申办者职责进行管理。ICH 关于申办者职责的指南包含在 ICH E6 GCP 第 5 部分中。

在 ICH GCP 中,申办者的首要职责是实施以风险为基础的质量管理系统和 SOP 以保证试验的开展和数据的得出、录入和报告都遵守了试验方案、GCP 和其他管理要求。FDA 对医疗器械的管理要求其有书面监管规程作为研究型方案的一部分,而 FDA 有关药品、生物制品法规不要求申办者有书面规程;但是 FDA 的指南却要求申办者有 SOP。申办者的 SOP 的数目和类型根据临床试验外包形式的不同而有所不同。表 10-15 是达到 GCP 要求的一系列的 SOP:

表 10-15 GCP 要求的 SOP

研究者现场选择
管理文件的收集、审查和提交
数据公开
研究者现场启动
研究用产品的分发和跟踪
研究者现场临床监查
研究者关闭现场
不良反应报告
质量保证审核
研究主控文件要求的文件管理和文件保管
合同研究组织的资格鉴定和监管
研究方案的偏离
研究方案的修订
申办者机构的 FDA 监查

为了顺利开展临床试验，研究申办者必须确保研究者有相应的学历和充足的经验，并且在开展研究方案方面接受过相关的培训。

申办者在试验一开始就必须从研究者处收集公开的数据信息。FDA 要求申办者通过提交 FDA3455 表格来公布研究者的私有权和股权，如果没有财务利益方面的问题，则申办者需要向 FDA 提交 FDA3454 表格对这一情况进行说明。大多数的申办者都要求有财务公开的 SOP。除法规之外，FDA 还公布了有关的指南文件，即"临床研究者的财务公开指南"。

为了确保研究是按照既定的标准开展的，申办者必须时刻监督人体试验的进程。ICH E6 把监督定义为：监管临床试验的过程并确保其是按照试验方案、SOPs、GCPs 和适用法规的要求来开展、记录和报告的。监管的力度依据临床试验的规模、持续时间和复杂程度以及受试者的安全风险而定。最常见的临床试验监督方法就是在研究开始前对临床试验场所进行现场参观，并在试验结束前定期参观。申办者还会通过稽查这一手段来确保试验遵守 GCPs 的相关规定。

FDA 最开始在 1988 年发布了一份临床研究监管的指南。在该指南中，FDA 指出"研究前的参观"，即研究者的资格认定（现场选择）和启动。在该指南发布的时候，由于当时科学条件的限制申办者只有很限的几种方法可以与研究者进行沟通，其中最为有效的方式就是现场拜访。

研究者的资格认定可以在研究现场进行或者通过电话来进行。资格认定的目的在于获取信息来评价研究者是否适合开展临床试验。申办者还要确保研究者可以招募到合适的志愿者并评估研究者开展试验的兴趣。

试验启动需要专门对方案和 GCP 进行人员培训。启动的方式有两种：研究者会议，申办者对所有参加研究的研究者就试验方案和 GCPs 的内容进行培训；或者是现场参观启动，由临床研究监察员 CRA（或申办者代表小组）对临床试验的现场进行参观并对研究者及其研究小组成员进行试验方案和 GCPs 的培训。对研究员的培训必须在招募受试者之前以文件形式记录在研究员现场研究档案以及申办者相关档案中。

一旦试验开始了，申办者就必须在研究者现场负责监督研究的开展。监督的频率取决于研究规模的大小、试验方案的复杂性、受试者的安全风险和申办者 GCP 依从性的理念。临床研究协会将定期参观研究者现场，参观的频率由研究规模决定。FDA 的监督指南中指出定期监督旨在确保（表 10-16）：

表 10-16　FDA 有关定期监督的目的

研究者的现场设施适用于研究目的
研究者遵守了研究方案 / 研究计划
任何对试验方案的更改都上报给了申办者并由 IRB 批准
研究者对每一位受试者都保留有精确的、完整的和及时的记录
研究者向申办者和 IRB 进行精确、完整和及时的报告
研究者开展了之前协议上要求的试验且没有将责任委派给未特别指出的人员

在临时监督参观过程中，CRA 负责确保现场保存了所有要求保存的文件，并且试验是按照试验方案来开展的，以及受试者的权益、安全和健康都受到了保护。通过采访、审查支持性数据以验证原数据，CRA 可以确保试验遵守了试验方案和 GCPs 的要求。

1998 年，《行业指南：为药物和生物制品的有效性提供临床依据》发布了。尽管这个指南重点并不在于临床监查，但在讨论公开发表临床试验的数据标准时，对于很少甚至没有进行现场监查的临床试验可接受的监查情况有了很多灵活性的解释。

FDA 于 2023 年 4 月 12 日发布了最终版《基于风险的临床研究监测方法行业指南》，该指南指出：基于风险的监查是申办者在临床研究过程中识别、确定和解决问题的重要工具，强调通过采用不同的监查方法以提高监查的效率和有效性，同时根据需求调整监查的范围和性质，使得监查聚焦于对受试者权益和试验数据质量影响最大的方面。

ICH GCP 的 E6 对临床监查进行了阐述。其中对临床试验的监查要求比较灵活，建议申办者根据对临床试验的目标、宗旨、设计、复杂性、盲法、规模以及临床终点等因素，考虑来决定相应临床试验中监查活动的程度和性质。尽管特别提到了减少甚至不进行现场监查的可能性，但是它也明确指出这仅仅是在能完全依赖集中监查的特定情况下才适用。

ICH-GCP 指南第 8 部分"临床试验开展的关键性文件"，简要指明研究现场需要保存的文件。CRA 进行现场参观时可以将 ICH-GCP 指南第 8 部分作为参照。CRA 还需要审查受试者的医学报告、研究表和所有文件，以确保对受试者进行的试验是按照已批准方案来展开的。

CRA 必须审查研究用产品的发放记录并在现场计算研究用产品数量以确保研究者恰当地发放了研究用产品。

CRA必须确保研究者对受试者的权益、安全和健康进行了保护。在试验开始前应该审查知情同意书以确保同意书中包含了所有要求的要素,并不间断地对患者的记录进行审查以确保在参加研究之前患者是同意的并且得到了优质的照管。

FDA监督指南要求申办者"将受试者报告以及其他支持性文件和研究者报告进行比较"。为满足这一要求,CRA必须验证由研究员使用病例报告表(CRF)递交的研究数据与原始文件相比的精准度,这一过程称作:源文件/数据验证(SDV)。在一些情况下,CRF就是源数据;但是,依据ICH E6,需要在方案中对直接在CRF中记录的数据和源数据进行界定。和监督管理一样,试验申办者开展SDV时会使用不同的方案,有些申办者会对所有的源数据进行验证,而有些申办者则选择只对关键的安全性和有效性数据进行验证。

源数据验证可以保证受试者记录中的数据完整而精确地转到CRF中。CRF的数据最终可以成为向FDA提交上市申请时的依据。FDA的监督指南中指出SDV可以确保:

表10-17　FDA有关SDV的目的

1. 记录在研究者报告中的信息是完整的、精确的、符合逻辑的
2. 没有遗漏掉特定的数据,如对不良反应的药物疗法
3. 报告中记录了遗漏的对研究的观察
4. 在报告中指出了退出研究的或没能顺利完成实验的受试者,并且说明了理由
5. 根据联邦法规取得知情同意并有足够的文件记录

在原始数据核准时,还要特别注意有没有审计跟踪记录,GCP要求审计跟踪要有纸质版和电子版的文件记录系统。审计跟踪文件记录可以使人们能够重建试验发生的过程,使得审查的人能够知道什么数据发生了变化、变化之前的条目及其变化原因、时间,在ICH E6第4.9.3部分和第5.18.4(n)部分列出了这些要求。

对临床试验中对用来产生、修改、存档、检索、传递需要保存的或需要提交给FDA的临床数据的计算机系统的描述同样适用于IRBs、研究者和申办人使用的计算机系统。申办者多年以来依靠计算机系统来储存、控制试验数据;但是,研究者在计算机应用方面却落在了后头,虽然研究者越来越多地运用计算机系统来进行记录,但是对21 CFR 11法规的适用范围却不是很清楚。FDA现场调查员指南指出"创建、修改、保存、归档、检索、转移电子表格记录必须遵守21 CFR 11"。FDA随后发布的指南表明FDA计划缩小21 CFR 11的管辖范围并强制实施第11部分的某些要求。

IRB、研究者和申办者都有责任按照GCP的要求监督、开展有受试者参加的临床试验。申办人还需按规定确保研究者是按照要求来开展研究的,如果研究者违规的话,申办人应该按照21 CFR 312.56(b)和21 CFR 812.46(a)要求研究者退出研究。根据药品方面的法规,FDA要求申办者告知FDA这一情况,而对于医疗器械却没有这种要求。

GCPs还规定申办者必须进行安全性监督和临床数据管理。美国药品研究与制造商协会将安全性监督定义为"对所有的安全性问题进行跟踪和监管以了解所研究产品的安全特征。重要的新的安全性信息必须及时告知临床研究者及安全监督委员会,并按法律的要求报告给管理机构"。1995 年 5 月发布的 ICH-E2A 指南"临床安全性数据的管理：加速报告的界定和标准"对申办者报告药品和生物制品安全性数据的责任进行了描述。

FDA 对记录和报告进行管理，并在 ICH E6 指南中提到"临床数据管理规定要进行纸质的和电子版的病历报告表格的设计、临床数据库的设计和编程，可从临床试验数据库中获得数据并且进行数据审查、确认、编码和数据库中止。完成这些任务的个人必须遵守 GCP 规范"。并且，对这些数据进行处理的电子系统也要受到法规和指南的管理。但是，FDA 和 ICH 却没有公布相应的指南来为相关部门提供数据管理过程的指导，但临床数据管理协会——一个不隶属于监管机构的非专业组织发布了名为"良好临床数据管理规范"的指南供组织成员使用。

（八）FDA 对 GCPs 依从性的检查

FDA 通过生物研究监查体系（BIMO）检查临床试验现场，旨在通过评审来评价临床报告是否充分、精确地包含了提交给 FDA 以证明申请上市产品安全和有效性的数据，以确保受试者的权利和健康得到充分的保护，并验证试验是否遵守 FDA 的法规和指南。BIMO 对申办者和/或 CRO 的检查旨在评价申办者如何确保由研究者提交给他们的数据的有效性并验证他们是否遵照了相关的法规。

有三种类型的 BIMO 临床研究者监查：研究型调查、研究员调查、生物等效性研究调查。

研究调查由 FDA 的现场官员亲自开展，通常由 FDA 总部在申办者申请新药、医疗器械或生物制品上市前来安排检查。当 FDA 审查员在考虑是否批准上市申请或补充申请时，他们会选择对临床试验现场进行检查，并且通常根据临床试验现场提交的数据总量来确定检查哪个现场。

一旦选定了一个现场，FDA 现场官员就会和研究者联系来安排检查的日期。通常，FDA 会在与研究者联系后的 10 天内安排检查。FDA 现场调查员到达现场之后会出示 FDA482 表格以及他们的身份证明来展开检查。

FDA 调查员受过了相关培训，并按照临床调查员生物试验监查相关指南（CPGM）来开展调查，该指南中描述了检查的最小范围。调查员首先会对研究者、临床研究专员或责任方进行采访以了解（表 10-18）：

表 10-18　FDA 对 GPS 的检查内容

开展试验的主体
责任委派
实验的特定方面开展的地点
数据记录的方法和时间
试验品的计量方法
CRA 与临床研究者交流的方式
CRA 评价研究进展的方法

FDA 调查员将对研究数据进行审查，比较提交给 FDA 的数据和支持性数据。FDA 调查员还会要求对受试者的病历进行审查。

当某个研究者提供的数据对于产品的申请极为关键时，或当研究者参与了多项研究，或当研究者开展的研究不是自己专业领域的内容时，调查员将对研究者开展监查。如果申办者、病人或任何匿名的揭发者向 FDA 投诉研究者的行为时，调查员将开展对研究者的"有因"检查。当提交给 FDA 的数据中有任何异常发现时也会开展研究者调查。研究检查和研究者检查类似，但是 FDA 的调查员进行研究者调查时会调查得更为深入、全面。

当新药申请或简明新药申请十分急迫的时候 FDA 还会开展生物等效性研究调查。生物等效性研究调查与研究者调查不同，在进行生物等效性研究调查时，通常会有一位 FDA 的化学家来审核所使用的分析方法的有效性。

大部分的调查都是第一种研究型调查。FDA 调查员通常会花 2～4 天来开展研究调查。在检查结束时，调查员会采访临床研究者来讨论、阐明所有的检查结果。如果发现有违规现象，则 FDA 调查员会向临床研究者发出 483 表格"检查观察"。违反指南的操作不属于违规行为，只会在 FDA 调查员提交给 FDA 总部的报告中提到。

对以风险为基础的药物临床试验现场检查的选择（risk-based site selection），它是目前美国 FDA 选择检查机构时的主要考虑要点，将申请厂商提供的新药申请资料输入一个计算机软件系统中，该系统会列出"风险较高的试验机构"，OSI 与审查部门再进行讨论，最终选择检查的药物临床试验机构。

FDA 总部根据 FDA 现场检查人员的设备检查报告（establishment inspection reports, EIRs）向临床研究员发布的信函，有三种：无行动指示（NAI），表示在检查中没有发现不良情况，临床研究者不需回复；自愿行动指示（VAI），检查中发现了不良情况，但当局无须采取监管措施，临床研究者可以回复也可以不回复，如果需要回复的话，会在信中提及需要回复的内容；以及官方行动指示（OAI），检查中发现了不良情况，临床研究者需立即纠正。FDA 可能会实施进一步的监管措施，如发出警告信、开展申办者检查或者取消研究者的资格，甚至是刑事起诉。

BIMO 对申办者和/或 CROs 的检查没有对研究者的检查那么频繁，且对申办者的检查通常不会事先通知。

FDA 总部在评估了检查员的报告之后通常会制作机构检查报告。通过该报告，受检查的人员可以更好地了解 FDA 检查员的检查策略和期望，在下次开展试验的时候按照 FDA 要求的方式来开展。

（九）申办者稽查

ICH E6 对稽查的定义为：对与试验相关的活动及文件进行系统、独立的检查，以确保试验的开展和数据的记录、分析和报告是遵照试验方案、申办人的 SOPs、GCP 及其他法规进行的。依据法规，临床研究的申办者必须监督试验的开展，但没有特别提到稽查。虽然 FDA 的法规没有规定，但这已经成为行业标准且 ICH-GCP 也建议进行稽查。审计者必须是与试验开展无关的人。

稽查的原则即 FDA 的 BIMO 所遵守的原则。稽查的决定通常是基于研究开展的阶段、数据是否符合相关法规、研究的复杂性、受试者的风险制定的。在选择需稽查的研究者现场通常是基于受试者人数、CRAs 发现的问题、不良反应报告、研究者在申办者公司的财务利益等。

（十）美国临床试验注册与结果公开制度

近年来，药物临床试验透明化已成为世界医药行业的热点话题。作为促进临床试验透明化的有效措施，临床试验注册就备受世界主要制药国家的推崇，不少国家正在积极探讨建立或者已经建立了适应本国国情的注册制度。其中，美国是实施临床试验注册制度最早的国家，美国以立法的形式，要求临床试验在实施之前进行基本信息的注册并及时公开，在试验结束后公开试验结果信息，经过多年的摸索与实践已取得显著的成效，目前美国拥有全球最大的注册库和相对完善的注册体系。以下将全面讲述美国临床试验注册与结果公开制度的背景、详细政策及其实施效果。

1. 临床试验注册与结果公开的意义

临床试验注册是指在一种新药或干预措施的临床试验起始阶段，将试验基本信息在特定的临床试验注册机构进行登记，并将其在开放的网站予以公开。临床试验结果公开是指在临床试验结束后将临床试验结果向公众公开。临床试验注册与试验结果公开都是为了向公众、卫生工作者、研究者和申办者提供可靠的药物临床试验信息，增加临床试验透明度，任何人都可以通过网络免费查看。

临床试验的信息公开，可以较好地避免研究者和申办者选择性发表阳性研究结果，防止其忽略或掩藏阴性研究结果，从而减少医师及医学研究者依据存在发表偏倚的试验论文而制定不科学的医疗决策。此外，通过分享研究成果可以促进国际医学研究的进展；还可以减少不必要的重复研究，促进政府、企业资源的合理使用；有助于帮助企业及早地招募到符合条件的受试者，对于潜在受试者则有利于其选择性地参与合适的临床研究。

2. 美国临床试验注册与结果公开制度的发展历程

（1）临床试验注册的最初形成：1997 年，美国国会通过了《FDA 现代化法案》(The FDA Modernization Act of 1997, FDAMA)，该法案 113 款要求建立一个临床试验数据库，规定用以治疗严重威胁人类健康疾病的药品、生物制品所展开的临床试验，必须在试验开始前的 21 天内登记其试验目的、病人招募标准、试验地点以及联系方式四方面的信息。依照 FDAMA 的要求，美国食品药品监督管理局（FDA）与美国卫生研究院（NIH）下属的美国医学图书馆（NLM）共同创建了临床试验数据库（Clinicaltrials.gov 数据库），并于 2000 年 2 月 29 日正式对外开放。

然而，由于 FDAMA113 款并未制定任何监督保障措施，也未明确界定"严重威胁人类健康的疾病"所涵盖的范围，并且医药企业普遍认为过早地公开临床试验信息会泄露其商业秘密，因此，大多企业都极力逃避临床试验注册，该法案实施效果欠佳，Clinicaltrials.gov 数据库发展得十分缓慢。

（2）临床试验注册与结果公开的转折性事件：2004 年 6 月，纽约州检察长 Eliot Spitzer 控告葛兰素史克掩藏抗抑郁药帕罗西汀大多数临床试验的阴性结果，侵犯了数以百万计的患者的权利。这事件迅速成为社会关注的热点，人们逐渐意识到制药公司可能隐瞒了大量的阴性临床研究结果，医药企业在人们心目中的良好形象瞬间瓦解，其提供的药品的安全性和有效性数据也开始遭到人们的质疑。

公开临床试验信息的呼声越来越大,各大制药企业以及行业组织纷纷制定措施加大临床试验的透明度。葛兰素史克事件发生的当月,美国医学会(American Medical Association,AMA)便向美国人类健康服务部(HHS)提议建立综合的临床试验注册库,公开临床试验结果。美国药物研究与制造协会(The Pharmaceutical Research and Manufacturers of America, PhRMA)也在2004年6月对自己的临床试验指导原则进行修改,建议协会成员在公开的注册库中注册其临床试验信息并公开试验结果,并在10月向公众公开了协会新建的临床试验结果数据库。

2004年9月,世界医学期刊编辑委员会(International Committee of Medical Journal Editors, ICMJE)发表了一项临床试验信息公开声明:从2005年7月开始,临床试验申办者如果准备在ICMJE成员杂志上发表试验论文,申办者必须在招募受试者之前在符合ICMJE注册要求的临床试验注册库中进行注册。并呼吁其他杂志也采纳这一政策。

一系列的事件极大地促进了美国临床试验透明化的进程,并最终促使美国医药监管部门开始考虑临床试验注册立法的完善。

(3)临床试验注册与结果公开立法的完善:2007年9月,美国国会通过了《食品药品管理修正案》(Food and Drug Administration Amendments Act of 2007,FDAAA),该法案801条对临床试验注册与结果公开做了详细规定。新修订的法案不但扩大了临床试验的注册范围,还要求公开临床试验结果,并且制定了监督保障措施,是美国临床试验注册与结果公开制度的最新法案。

3. 美国临床试验注册与结果公开制度政策介绍

美国临床试验注册与结果公开制度,包括临床试验实施前的基本信息注册、试验结束后的结果公开以及试验信息更新,并通过制定监督保障措施保障上述行为的有效实施。

(1)临床试验注册程序:FDAAA法案将负责临床试验注册的人定义为"试验负责人"(responsible party, RP),一般为试验的申办者。在试验开始之前,RP需向ClinicalTrials.gov数据库提交注册信息,信息提交过程必须在招募到第一个受试者的21天内完成。注册信息通过"试验方案注册系统"(Protocol Registration System, PRS)网络平台提交。为防止重复注册,PRS会对每个首次注册的试验赋予一个唯一的临床试验识别码。NIH在收到RP提交的注册信息后对其完整性、通俗性进行形式审核,不符合条件的可以要求RP进行改正。对于药品和生物制品的注册信息,NIH将在收到RP提交的信息的30天内在ClinicalTrials.gov网站予以公开;而医疗器械临床试验注册信息将在产品上市后的30天内予以公开。

(2)临床试验注册适用范围:需要注册的临床试验称为"applicable clinicaltrials",同时满足以下四个条件的试验需要注册:

① 该临床试验使用的是FDA管辖范围内的药品、生物制品或者医疗器械;

② 该临床试验处于试验Ⅱ期、Ⅲ期或者Ⅳ期阶段;

③ 该临床试验有一组或者多组试验在美国本土进行,或者该临床试验是在通过美国新药临床申请(Investigational New Drug Application)、医疗器械临床申请(Investigational Device Exemption)之后才开始实施的;

④ 该临床试验在 2007 年 9 月 27 日之后才开始实施；或者虽在这之前已经开始，但到 2007 年 12 月 26 日仍未结束的。

（3）临床试验注册内容：按照 FDAAA 法案的要求，RP 应当及时准确地提交临床试验的基本信息，主要包括四部分的内容：第一，描述性信息，包括通俗易懂的标题、对试验的简单描述信息、试验目的、试验设计、临床研究类型、试验研究阶段、临床适应证、干预措施、试验开始时间、预计结束时间、预期受试者人数、主要疗效指标和次要疗效指标；第二，招募信息，如受试者入选标准、年龄、性别、是否接纳健康受试者、招募状态等；第三，地点和联系信息，包括申办者名称、试验负责人、研究机构联系信息；第四，为便于管理而产生的各种编号，如唯一的临床试验识别码、IND/IDE 编号以及其他的编号。

（4）临床试验结果公开：FDAAA 法案要求注册的临床试验，其 RP 应当在试验结束后公开试验结果信息。依照信息在 Clinicaltrials.gov 数据库创建时间的先后，现阶段需要公开的信息分为三类：现存结果链接、基本结果信息和不良事件信息。

① 现存结果链接：在 2007 年 12 月 26 日之后完成的临床试验，如果该产品已经批准上市，NIH 会在 ClinicalTrials.gov 数据库中创建已经存在的结果的链接。它由 FDA 信息和 NIH 信息两部分组成，FDA 信息包括 FDA 各评审委员会审评所产生的文件、FDA 对该产品的使用建议等；NIH 信息主要是与该产品有关的医学文献链接。由于这些信息由 FDA 和 NIH 直接产生并公布在其各自网站上，所以无须 RP 主动提交，NIH 在 ClinicalTrials.gov 数据库网站创建这些信息的链接即可。链接创建的时间应当在产品批准上市 30 天后，但不得晚于上述信息在原网站公开后 30 天。

② 基本结果信息：在 2008 年 9 月 27 日之后注册或更新注册信息的临床试验，RP 需要提交基本结果方面的信息，包括受试者人口统计学信息和基线信息、主要疗效结果和次要疗效结果、研究者与申办者之间签订的有关研究结果如何发表的协议、如何获取研究结果等几方面的内容。

RP 提交基本结果信息的时间通常是在临床试验结束后的一年内，但是，在以下几种情况下可以推迟提交：第一，临床试验结束一年后该产品仍未上市，可以申请推迟至产品上市后 30 天；第二，在试验结束一年内提出新的适应证申请，可以获得最多两年的延长期限；第三，申办者有充分的推迟理由并向 NIH 提交书面申请，NIH 可以酌情给予延后，但是最多不得超过 8 个月。NIH 收到 RP 提交的信息后进行形式审核，并于 30 天内在 Clinicaltrials.gov 网站予以公开。

③ 不良事件信息：在 2009 年 9 月 27 日之后注册或更新注册信息的临床试验，其 RP 需提交严重不良事件以及发生概率超过 5% 的其他不良事件信息，其信息提交时间、提交延迟条件以及信息公开程序与基本结果信息公开设置相同。

④ 临床试验信息更新：在实施临床试验的整个历程中，RP 应当及时更新发生变更的信息。如果"招募状态"或者"试验完成状态"信息发生了改变，RP 应当在信息发生改变的 30 天内进行更新；而对于其他信息的改变，则至少每 12 个月更新一次。NIH 在处理更新信息时，会以合适的方式保存原来的信息，以便公众对其进行全程跟踪，了解临床试验的变化情况。

二、ICH-GCP

(一) ICH-GCP 的形成与发展

世界各国或地区的 GCP 基本原则大体相似,但是在具体细节和标准上又各具特色。这就意味着在一个国家或地区按照注册相关要求和 GCP 完成的数据和收集的资料,在其他国家或地区很可能会不被接受。临床试验一般耗时较长,如到每个国家注册都要重新进行临床试验,对制药企业来说是一个沉重的负担。从全球范围来看,资源、人力、财力的重复耗费是个很大的问题。因此,在一定程度上,有必要统一新药申报资料与临床试验监管的技术标准。

从 1990 年开始,美国、欧盟和日本的药品管理当局和制药协会的代表与来自澳大利亚、加拿大和 WHO 的观察员召开了一系列会议。其中,1991 年美国、欧盟、日本三方在比利时布鲁塞尔召开的第一次国际协调会议(International Conference on Harmonization, ICH)中,最终共同协商制定了一套在全球范围内能够被接受的药物临床试验质量管理规范(good clinical practice, GCP),即 ICH-GCP。1996 年 5 月颁布的 ICH-GCP 指导原则(E6),代表了当时国际上最新的临床试验规范标准,得到了世界各国的广泛重视。

1997 年,美国在联邦注册法规中加入了 ICH-GCP, FDA 希望所有在美国之外进行的,用于支持药品上市许可申请的临床试验要按照 ICH-GCP 的原则进行。同年,日本修改了其《药事法》(Pharmaceutical Affairs Law, PAL),开始实施 ICH-GCP。欧洲药品注册机构(CPMP)要求,自 1997 年 1 月 1 日起,所有在欧洲以药品注册为目的进行的临床试验,都必须按照 ICH-GCP 指导原则进行,而且该原则已经替代了欧洲的 GCP 指导原则,同年 CPMP 还颁布法令确定了 ICH-GCP 的法定地位。随后,欧盟各成员国将该法令添加到国家法律中。2001 年欧盟颁布法令 2001/20/EC,对 GCP 在欧盟各成员国的实施做出了进一步规定。

WHO 会派人参加每次的 ICH 协调会议。ICH 成员国希望所有 WHO 的成员国都采用 ICH-GCP,以使其全球化,但 WHO 对此的态度十分慎重。实际上 ICH-GCP 已经逐渐成为国际认可(尤其是制药业发达的国家)的所有临床试验都应遵循的标准。目前,世界上大部分新药都是由 ICH 成员国研制开发的,它们均遵循 ICH 的指导原则。全球范围的多中心临床试验,尤其是多国多中心临床试验也基本以 ICH 指导原则为标准。

(二) ICH-GCP(E6) 的主要内容

建立 ICH-GCP 指导原则的目的是为欧盟、日本和美国提供统一的标准,以促进管理当局在其权限范围内可以相互接受临床数据。同时,该指导原则的形成也考虑了欧盟、日本、美国、澳大利亚、加拿大,以及北欧国家和世界卫生组织(WHO)的现行 GCP。

1996 年制定的 ICH-GCP 共有八部分内容,主要涉及:① 术语解释,为研究者、申办者和伦理委员会制定通用语言;② ICH-GCP 的基本原则;③ 对"机构评审委员会"或"独立伦理委员会"的职能、职责的界定及工作的相关要求;④ 临床试验研究者在临床试验中的责任;⑤ 临床试验申办者的责任;⑥ 临床试验方案及方案修订的要求;⑦ 申办者在制订研究者手册时的责任;⑧ ICH-GCP 的核心内容,即临床试验的必需文件。

ICH 于 2016 年 11 月 9 日发布了新版 GCP 指导原则——ICH E6（R2），这是制定以来的首次修订。新版 GCP 指导原则未对原版进行结构和文字的修改，而是采用了补充条款的形式，共增加条款 26 条。其修订目的是鼓励在临床试验的方案设计、组织实施、监查、记录和报告中采用更加先进和高效的方法，如计算机化系统、基于风险的质量管理体系和中心化监查等，以保证受试者的权益和临床试验数据的质量。

ICH 于 2023 年 5 月 19 日发布了新一版 E6（R3）草案，供各成员机构征求意见。不同于 ICH E6 到 ICH E6（R2）的变化（只有增补部分），ICH E6（R3）与 ICH E6（R2）相比，概述了现代化的良好临床实践考虑因素，以确保参与者安全和试验结果可靠性的方式指导深思熟虑的设计和负责任的临床试验进行，为开展临床试验提供灵活、现代和明确的良好临床实践。具体而言，E6（R3）草案由 11 条原则、附件 1、附录组成，其中附件 1 旨在提供有关如何将原则适当地应用于临床试验的信息，详述了机构审评委员会/独立伦理委员会（IRB/IEC）、研究者、申办者和数据治理等方面的要求与标准，应利益相关者的需求及为了应对试验设计和实施中不断出现的创新，后续可能会起草额外的附件。附录则对研究者手册、临床试验方案和方案修订案和实施临床试验的必备文件等方面进行了说明。

ICH-GCP 的内容总体来讲比较详细，代表了当前国际通用的药物临床试验质量管理规范，保证了药物临床试验评价的客观与公正，能比较实事求是地反映药物的安全性和有效性，并为各国临床试验数据的相互认可打下基础。ICH-GCP 特别注意对受试者权益的保护，并格外重视伦理委员会的公正。

（三）以 ICH-GCP 为基础的国际 GCP 规制

ICH-GCP 定义"监管部门"（regulatory authorities）为有权进行规制的机构。其指导原则中，规制部门包括评审所提交的临床数据以及实施检查的机构，有时指主管当局。所谓的"检查"（inspection）指管理部门对研究者、申办者和/或合同研究组织（CRO）或其他机构进行的与临床试验有关的文件、设备、记录和其他资源的官方审查活动。按照西方各国的经验，GCP 规制的关键在于对独立伦理委员会的管理。例如，美国机构审查委员会（相当于伦理委员会）最初主要由研究风险保护局管理，2000 年 6 月后，因该局解散，便由人类研究保护局代替进行管理，同时 FDA 对伦理委员会行使检查的行政权力。最后人类研究管理局脱离了美国国家卫生研究院（NIH）而归属 FDA 所在的人类健康福利部（HHS），这一转变成功解决了部门间的利益冲突，使 GCP 管理所需的资源得到了解决，并且提高了管理效率。

在 GCP 管理的过程中，各国的具体模式不尽相同，但其基本趋势大致为从自律管理模式向正式的法律或行政管理模式转变。下面介绍四种规制模式：

模式一：通过详细的法律或行政规定为伦理委员会提供清晰的管理框架。

模式二：仅规定伦理委员会的主要责任和义务，委员会的组织建设由研究机构来进行。这种模式在微观层面上实行自我管理，监管机构重在维护保护受试者权利与福利的公共责任体系。该模式的创立是受美国监管经验的启发，目前也是 ICH-GCP 所支持的模式。

模式三：医学研究基金会之类的组织采用能对临床试验进行伦理审查的指导准则。

模式四：交叉引用非本地区的 GCP（包括 ICH-GCP）整合成 GCP 管理的法律框架。欧盟主要采取这种模式。

第三节　部分发达国家 GMP 介绍

一、美国食品药品管理局药品 GMP（US-FDA-cGMP）

（一）US-cGMP 简介

1963 年世界第一部 GMP 在美国诞生。《美国联邦法规》共 9 卷，食品和药物归在第 21 大类，其中 200-299 章中包括药品的 cGMP，其基础法规（母法）则是《联邦食品、药品与化妆品法案》。

FDA 的各大区监督管理办公室负责对药品生产企业实行 GMP 检查，同时也负责 GLP、GCP 等的检查。FDA 实行药品注册的六个职能中心不负责所涉及药品的 GMP 现场检查。新药申请中的问题由注册部门的专家提出，与监督管理办公室的专家及时沟通，由监督管理办公室人员带着问题到现场进行检查，然后将信息反馈给注册部门，双方获得一致意见后，方可批准药品注册申请。

美国的 cGMP 属联邦法规，其修订需经过较复杂的法律程序。为了更好地体现法规的要求，使其条款相对稳定而不必随着工艺技术的改进而频繁修改，cGMP 的条款中不列入过细的操作要求和技术性内容。FDA 在制订 GMP 的过程中，遵循三项基本原则：

（1）普遍的适用性：基本上适用于所有药品。
（2）足够的灵活性：在根据 cGMP 做出完整判断的同时，鼓励创新。
（3）内容的明晰性：条款阐述清楚、明确，足以使人理解规范的要求。

FDA 制定了许多技术性和阐述其基本要求、基本原理的指南，作为 cGMP 法规配套文件和具体执行标准。FDA 每年公布一次包括药品评价与研发、生物药品评价与研发、兽药、法规、食品及应用营养等指南清单，像 2004 年就公布了 174 个指南。这从一定角度上也反映了 FDA 对药品 GMP 管理的系统性。

FDA 的 cGMP 管理体系的基本特点为：垂直领导、专职检查员、药品 GMP 检查与注册相结合、媒体监督等。

（二）cGMP 的发展史

cGMP 的产生源于医疗产品制造商的一系列不当操作。cGMP 的基础法规是《联邦食品、药品与化妆品法案》，该法案是于 1938 年在磺胺酏剂（含二甘醇）致死事件之后颁布的。国会很快就通过了该法，并要求所有的药品标签上都必须注明安全使用说明并且所有新药都必须通过预审批。该法案率先使用了"药品生产质量管理规范"（GMP）这一术语，还正式允许 FDA 对生产机构进行检查，以确保其均按照该法案来进行产品生产。

1962 年由"反应停"事件促成的《科夫沃 - 哈里斯修正案》推进了公众对 cGMP 的认知。该法案规定，如果"药品生产、加工、包装或储存的方法以及使用的设施和控制方法不符合 cGMP 的要求，不能确保药品的安全性，也不能确保生产出来的药品有预期的特性、浓度、质量和纯度"，则该药品为假药。法案还要求所有的药品在上市前都必须确定是安全有效的，并授权 FDA 对临床试验进行监管且允许 FDA 检查生产企业的产品记录。

由于 1976 年《医疗设备修正案》的颁布，1978 年美国颁布了有关医疗设备的 cGMP 法规。由于一起由 Dalkon Shield 公司生产的子宫内避孕器导致许多美国妇女出现骨盆腔感染等疾病，数十万妇女为此提起了诉讼，该诉讼是当时美国史上最大型的一次诉讼案件。为此，美国颁布了《医疗设备修正案》，要求 FDA 对不同类型的医学设备进行不同程度的上市前监管。之后，FDA 对医疗设备 cGMP 的要求与 ISO 的要求越来越接近。1996年，FDA 公布了最终的关于医疗设备生产质量监管的法规，将医疗设备 cGMP 的要求并入质量体系管理法规（QSR）中。该法规归于联邦政府法规第 21 章第 820 款。

此外，有关血液和血液制品的 cGMP 归于联邦政府法规第 21 章第 606 款。

（三）cGMP 介绍

在最近由 ICH 和 FDA 发布的法规中，cGMP 正朝着一套可以用于所有医疗产品的独立的法规体系发展。医疗设备 cGMP 的一些概念以及 ISO 中的一些概念正被融入药品 cGMP 法规中。药品 cGMP 越来越强调对工艺性能的理解，使用现代分析技术，不断地提高工艺。cGMP 适用于从药品开发到药品中止的整个过程，管理人员必须确保机构的 cGMP 依从性。

2002 年，FDA 采取了一项改革行动，即"21 世纪美国药品 cGMP：一项基于风险考虑的举措"，增加制定了一系列的指南，构建了新的 cGMP 理念。此项改革的主要目标是：

表 10-19　新 cGMP 改革目标

鼓励使用药品行业的最新科技
促进企业使用现代质量管理技术，包括在药品生产所有的方面和质量保证过程中质量系统的实施
鼓励实施风险管理
确保管理审查、依从性和检查方面的政策是基于最新的药学技术水平而制定的
加强 FDA 药品质量管理体系的一致性和协调性

为了达到"21 世纪药品 cGMP"中所提出的目标，FDA 发布了 2 份重要的指南性文件：《PAT——一个用于创新性药品生产和质量保证的框架》和《药品 cGMP 法规的质量系统举措》，认为可以用工艺过程中的分析技术（PAT）来提高生产效率。后者还强调了申办人应该在产品特性的基础上来设计质量控制与保证过程，这一理念最先是在医疗设备 cGMP 中提出的，除了"质量源于设计"，该指南还强调了工序的多方面发展和对工序的理解。对工序的理解包括鉴定关键的变异源、控制工序中的变异，并认识到对变异进行控制可以生产出优质的产品。运用在工序发展过程中获得的知识，并在工艺过程中运用分析工具可以使得在确定生产优质产品的参数时更具灵活性。"质量系统"这一概念也是来源于医疗设备的 cGMP，其指出一个成功的质量体系模型需包含四大关键的元素：高级管理部门的支持、足够的资源、生产操作合作伙伴及不断的自我评估。该指南提出了 FDA 的六大系统检查模式，其中将生产系统细分为五大系统：生产系统、仪器和设备系统、实验室控制系统、物料系统以及包装和标签系统，而质量系统是五个生产系统的基础。

ICH 也公布了一些 cGMP 指南，主要有"Q8 药物开发""Q9（R1）质量风险管理""Q10 制药质量体系"。这些指南呼应了 FDA "21 世纪药品 cGMP"中提出的一些概念，如质量源于设计、风险管理和质量系统。ICH 指南"Q8 药物开发"提倡根据产品的适应证、给药途径、生理特性来对质量进行设计，引入"产品生命周期管理和改善"概念，强调了对药品的早期开发。"Q9（R1）质量风险管理"将风险管理和药物开发融合在一起并为达到 ICH "Q8 药物开发"中所提出的目标提供了工具，风险识别、分析和评估使得制造商在工艺流程变化的控制上更具灵活性。"Q10 制药质量体系"是国际上使用的，和 FDA 的《药品 cGMP 法规的质量系统举措》工业指南等效的指南，Q10 提供了产品开发从开始到结束的不同阶段需遵守的 cGMP 的现代化的、高质的体系。根据 ISO 标准，这一指南要求一个成功的质量体系包括管理层的支持和持续的工艺和质量体系的改进。

cGMP 的基本前提就是"质量应该内化到产品中，而不能单纯依靠检测来保证产品的质量"。总体来讲，cGMP 要求：

表 10-20　cGMP 总体要求

建立质量体系以及监管质量体系的独立组织
建立监管工艺性能和产品质量的体系
对工艺性能和产品质量通过书面记录进行文件管理
建立变更管理体系以确保所有的变更都经过评估并有文件记录
建立纠错和预防体系，解决可能影响工艺性能和产品质量的问题

（四）GMP 法规和指南

药品、生物制品和医疗设备的 cGMP 法规的具体内容涉及影响工艺性能、产品质量的各个方面，包括人员、成分、步骤、设备、厂房和设施。人员必须是资质合格的、接受过培训的；工艺过程中用到的物料必须符合具体的质量标准，并需要防止物料的混合；产品的生产、试验、清洗及验证必须建立步骤程序并按步骤进行；设备必须经过验证、清洗、维护以防止交叉污染；厂房和设施必须能提供合适的照明装置、空气调节装置、水管装置和清洁装置。此外，生产前的设计控制这一概念也包含在 FDA 的工业指南《药品 cGMP 法规的质量系统举措》和 ICH 的"Q10 制药质量体系"指南中。

表 10-21　CFR 分部的主题

分部	21 CFR 211	21 CFR 600	21 CFR 820
A	总则	总则	总则
B	组织与人员	机构标准	质量体系要求
C	厂房和设施	机构检查	设计控制
D	设备	不良反应报告	文件控制
E	成分、药品容器和密封件的控制		采购控制
F	生产和加工控制		验证和溯源性
G	包装和标签控制		生产和加工控制
H	贮存和销售		接收措施
I	实验室控制		不合格品
J	记录和报告		纠正和预防措施
K	退回的药品和回收处理		贴标签和包装控制
L			处理、贮存、分配和安装
M			记录
N			售后服务
O			统计技术

cGMP 对原料药（APIs）的要求和对药品的要求是一样的。ICH 的工业指南"Q7 原料药质量管理规范"进一步阐明了 cGMP 在原料药及中间体生产过程中的应用。这一文件指出了原料药和药品之间的区别，关键的是指出了原料药的哪些生产过程需要遵守 cGMP。

适用于其他领域的 cGMP 指南还有"无菌工艺生产的无菌药品——优良制造规范""无菌制剂的生产质量管理规范"等，FDA 和 ICH 今后还将公布更多此类规范。

cGMP 适用于产品的整个生命周期，但是从最初的临床试验到最后的商业化生产，cGMP 的执行力度不断加大。早期的产品开发在遵守 cGMP 方面要求比较宽松，主要是由于在这一阶段对工艺的了解还比较少。因此，对达到生产优质的研究用产品的控制力度与对商业化产品的控制力度是不一样的，比如，药品 GMP 要求必须验证生产过程，但这对研究用产品来说是不可能的，因为研究用产品有可能只会生产一两批。研究用药品这一概念在很多 FDA 的指南文件中都有所涉及，包括："研究用新药Ⅰ期生产质量管理规范""研究用新药的配制指南 1991""研究用新药Ⅰ期研究的内容和设计""Ⅱ期和Ⅲ期研究用新药的生产、控制信息"等等。ICH 指南"Q7 原料药质量管理规范"中专门有一部分是关于原料药 cGMP 应用的内容。值得注意的是，在研究用产品应用 cGMP 时必须把握好需遵守的程度，如果 FDA 检查得出"质量控制步骤不够，不能确保研究用产品的安全性"的结论时，FDA 会终止研究用新药的生产。

随着行业的不断发展，cGMP 也在不断更新，例如 2017 年 1 月 11 日，FDA 发布了"组合产品的生产质量管理规范"指南。该指南对组合产品制造商如何能够符合该 cGMP 要求提供了建议。指南涉及对组合产品 cGMP 要求的一般考虑，以及对 21 CFR 第 4 部分中特定条款目的和内容的阐述。

由于现在越来越多的公司将医疗产品的生产、包装、贴标签外包给其他的公司，在这种情况下，这些公司如何遵守 GMP 就特别值得关注。ICH 工业指南"Q10 制药质量体系"特别指出对外包的生产等活动的监管同样也要建立药物质量体系，这一思想在 FDA 的工业指南《药品 cGMP 法规的质量系统举措》中也得到了重申。联邦法规 21 章 211 款的 cGMP 要求质控部门"接受 / 退回按合同在其他企业生产、包装的产品"。因此，即使某公司的产品是外包生产的，该公司也同样需要建立合适的质量体系。外包公司和承包公司之间通过签署书面的协议——质量协议来进行监管，该协议中明确了外包公司和承包公司的责任，此外，协议还明确了变更管理、质量审核行为和交流机制。

（五）FDA 对于企业 cGMP 依从性的检查

1. 依从性检查的内容

FDA 和其他的监管部门通过常规检查和批准前检查来确保 cGMP 的依从性。常规检查通常两年一次，审批前检查则只会在新药申请前进行。由于 FDA 资源有限，检查通常不会按照这一时间表进行，而是会根据公司以往遵守 cGMP 的情况来开展检查。但是，要注意的是，FDA 还有可能在任何时候开展检查。

FDA 内部有很多与检查有关的文件，包括 FDA 生物试验检查相关指南和 FDA 检查指导手册，FDA 的检查包括：

表 10-22 FDA 检查内容

药品生产检查
无菌药品加工检查
药品加工过程的计算机系统检查
高纯水系统检查
医疗设备生产商检查
医疗设备批准前和上市后检查
生物药品检查

两年一次的常规检查对企业的 GMP 依从性进行严格的审查，而批准前检查则还包括确保在申请时所提交的信息尤其是药品的化学、制造和控制信息（CMC）与公司的现场数据（稳定性、生产过程和试验方法）是一致的。任何偏差都会被视为违反了 cGMP，并有可能导致撤回已被批准的申请。

2. 不遵守 cGMP 的后果

FDA 在进行现场检查时会出示 FDA482 表格来展开检查，如果检查过程中发现有不符合 cGMP 的地方，则检查结束时 FDA 会发放 FDA 483 表格。FDA 会依据 FDA 483 表格来制作设备检查报告（EIR），一般有下列几种情况：无行动指示（NAI），属于在检查中没有发现不良情况；自愿行动指示（VAI），检查中发现了不良情况，但当局无须采取监管措施；以及官方行动指示（OAI），检查中发现了不良情况且必须实施进一步的监管措施，如发出警告信。

对不遵守 cGMP 的企业有多种处罚措施。行政措施包括发出警告信表明公司违反了相关法律或法规（即 21 CFR 211、21 CFR 600 或 21 CFR 820），如果公司没能纠正这些违规行为，则 FDA 会在不事先通知的情况下采取进一步的行动，通常公司将会有 15 天的时间来回复警告信。其他的行政措施还包括在申请方面采取行动（撤销 IND、IDE、NDA、BLA 或 PMA 申请）以及产品召回。申请诚信度处理政策（application integrity policy, AIP）和遵守政策指南（CPG）7150.09 中，明确"对于欺骗、对重要事实不真实陈述、贿赂和非法给予报酬"的行为，FDA 有权在检查出有虚假数据的情况下推迟对申请的实质性审查并要求公司采取一系列的纠正行动来恢复数据的完整性。如果 FDA 发出了警告，则公司的违规行为将交由 FDA 犯罪调查办公室来管理，该办公室可以采取司法行动，包括禁令、查封、起诉。

企业必须及时、全面地回复检查意见，必须提供将采取的纠正行动以及采取这些行动的时间安排，或者对 FDA 的检查意见提出异议并给出支持数据。在检查过程中恰当地解决 FDA 检查员关注的问题可以避免检查员在 FDA 483 表格中记录下该问题，恰当地解决 FDA 483 表格中提出的观察结果中的问题可以避免收到警告信，或者在已收到警告信的情况下，可以避免进一步的行政和司法措施。即使收到自愿行动指示（VAI），企业也应该回复，因为不回复的话 FDA 有可能会发出一封无标题的信件或召开监管会议来通知企业必须纠正检查员发现的问题。让 FDA 了解公司解决问题的进度十分重要，尤其是当发现有重大问题而需要长期纠正或解决问题的计划或时间表发生变化的时候。FDA还会在企业解决了警告信中提出的所有问题之后开展跟踪检查。

不回复FDA 483表格中的观察结果是很严重的过失,最终责任将由公司的总裁来承担。

FDA确保企业遵守cGMP规范的管理手段还有追缴政策。该处罚的基本思想是:企业不可以通过非法操作而获利,该政策授权FDA对这种企业进行巨额罚款。2001年,先灵葆雅就因为其在新泽西和波多黎各生产机构的违规行为而向FDA支付了5亿美元,除了罚款之外,地洛他定的申请也被推迟了约一年,最终公司总裁和营运总监也都因此辞职。

二、欧盟药品GMP(EU-GMP)

欧盟与美国不同,集中与分权是欧盟实施药品GMP的基本特征。所谓集中,是指令、方针,包括注册要求及药品GMP法律规范由欧盟委员会确定;分权,即GMP现场检查工作由各国的药品管理部门负责实施。欧洲药品评价局(EMA)是欧盟的分支机构,它的职能是协调欧盟的药品评估工作(包括注册及监督管理)。

2003年10月8日,欧盟委员会2003/94/EC指令阐述了人用药品及临床研究用药的GMP原则及指南方针(Principles and Guidelines),并按此指令制定了欧盟GMP主体文件,此外,还有19个GMP附件,均属强制执行的文件。

因人用药品及兽药采用同一个GMP标准,欧盟的GMP检查职能部门设在"欧洲药品评价局兽药及检查处"(简称检查处)。检查处的工作主要包括:

(1)统一、协调欧盟GMP相关的活动;
(2)参与GMP的起草及修订;
(3)对欧盟GMP的要求及相关技术性问题进行解释;
(4)制订欧盟GMP检查规程。

此外,检查处还参与欧盟内外的GMP合作计划,它与药品条约/合作计划组织(PIC/S)、WHO保持密切联系,将欧盟法规的信息和要求融入ICH研究中的GMP课题,这是GMP国际化发展趋势的又一表现。

应当指出,欧洲药品评价局是指南和法规的协调机构,并不直接负责药品注册及药品GMP的日常检查工作。检查处每年召开4次欧盟各国药品GMP检查员代表的碰头会,交流沟通各国GMP检查情况并研究工作中碰到的各种问题,对药品GMP的法规或指南提出修订意见。这种会议也是一定形式的人员培训,对统一欧盟检查标准起到十分重要的作用。

欧盟检查员属专职工作,其注册与药品GMP检查工作的协作与FDA相似。检查员有级别考核并须有在企业工作过的经历,欧盟对检查员的经历要求事实上比FDA还要严格。

欧盟的检查是集中式的,他们用GxP(包括其他规范的含义)来表述GCP、GLP、GMP。其检查机构全面负责药品临床、实验室、生产的检查。欧洲的GxP现场检查由各国的专职GxP检查员承担。GxP检查的标准是相同的,因此,在欧盟范围可以互认。

现以瑞典药品管理局(Medical Product Agency, MPA)为例,简要说明其管辖范围、运作方式、机构、人员结构和资质要求以及欧盟国家的互认情况。

瑞典药品管理局下设 9 个职能部门：
（1）档案室；
（2）注册管理处；
（3）检查处；
（4）实验室；
（5）药品和生物技术处；
（6）临床前和临床评价一处、二处；
（7）药品警戒处；
（8）临床试验处；
（9）药品信息部。

瑞典药品管理局的运行情况：
（1）通过收费的方式运作，2005 年的预算为 3.6 亿瑞典克朗（约合 4 000 万欧元）。
（2）现有员工 384 人，其中 75% 为研究生，69% 为女性，其职员在瑞典药品管理局的平均工龄为 9 年。
（3）瑞典共有 120 家制药工厂和 200 多家经营企业。
（4）GxP 检查员实行专职化制度，即 GxP 检查员不担任其他行政职务。
（5）GxP 检查员必须有 5 年以上药品生产企业工作的经验，并在瑞典药品管理局完成 3 年的岗位培训和考核后，方可成为独立的 GxP 检查员。
（6）现有专职 GxP 检查员 8 名，负责瑞典药品生产企业和经营企业的 GxP 检查。
（7）对制药工厂每 2 年检查一次，对药品经营企业每 3 年检查一次。
（8）通过瑞典药品管理局的 GxP 检查，可得到欧盟各个成员国以及与欧盟达成互认协定（MRA）国家药品监督管理部门的认可。

欧盟于 2014 年发布草案并于 2015 年 10 月 1 日起生效的 EU-GMP 附录 15 修订版与 2001 年版 EU-GMP 的第 15 附录相比进行了较大规模的修订。附录 15 是涉及药品生产验证的重要文件。新修订附录 15 中涉及了六个验证概念，即两个确认概念及一个确证概念。在计算机化系统验证、工艺验证、分析方法验证、清洁验证这四个传统验证概念之外，新增加了包装验证、公用工程验证这两个概念；所涉及的确认概念分别是设备设施与公用工程确认以及重新确认；新修订附录 15 中还出现了一个运输确证的概念。

三、世界卫生组织的药品 GMP（WHO-GMP）

WHO 于 1969 年第 22 届世界卫生大会（WHA）上提议将《WHO 国际贸易药品质量认证办法》列入大会决议，并建议各成员国实施药品 GMP。1975 年，药品 GMP 经修订后收录入大会决议。然而，WHO-GMP 及其他相关文件对各国只是建议和帮助，只有当某国政府通过法律程序采纳后，才能成为所在国的法律规范并获得法定地位。WHO 发布的指南追求科学性和可操作性。依照所在国愿意可以采用 WHO 指南作为最终的国家要求，也可进行修改。

WHO-GMP 是药品 GMP 标准国际化的体现，许多发展中国家注意到了这一国际化趋势，也注意到国际化带来的直接结果是文件和体系的相似性、通用性。因此，很多国家直接接受和采用 WHO-GMP 而不去花费时间和精力另行制订本国的药品 GMP。

WHO-GMP 属国际药品贸易的技术框架文件，也是国际合作体系的一种形式，其法定地位也取决于所在国的态度和具体情况，如果承认并同意 WHO 的协议办法，则在双方的贸易中可不进行药品 GMP 检查，反之，则可能需要药品 GMP 检查。美国虽加入了该合作体系，承认其框架文件，但执行技术标准不同，因此，不可能在 GMP 上互认。发展中国家生产的药品要进入美国市场，均须 FDA 进行 GMP 检查。

WHO-GMP 的现行文本于 2003 年修订，由制药质量体系、药品 GMP、清洁和卫生、确认和验证、投诉、产品召回、委托生产、检验和其他活动、自检、质量审计和供应商的审计和批准、人员、培训、个人卫生、厂房等组成。WHO 以欧美药品市场许可证批准前检查的指南为蓝本，制订了批准前检查指南（Guidelines on Pre-Approval Inspections），推荐给成员国，供它们在确立本国的药品注册、监管系统时采用。为了适应第三世界国家的企业和检查员的需要，WHO 出版了许多基础培训材料，内容浅显易懂，且比较系统。

近年来，WHO 对 GMP 相关文件在保持着更新和调整，2016 年其更新的技术报告系列（technical report series, TRS）999 附录 1 至附录 6，其中附录 2 作为新的生物制品 GMP 覆盖原来的 TRS 822 附录 1。

四、ICH 制定的 Q7（原料药 GMP）

ICH 是由欧盟（EU）、欧洲制药工业协会联合会（EFPIA）、日本厚生劳动省（MHW）、日本制药工业协会（JPMA）、美国 FDA、美国药物研究和生产联合会（PRMA）等药品管理和药品生产部门组成的。世界卫生组织（WHO）、欧洲自由贸易区（European Free Trade Area, EFTA）和加拿大卫生保健局（Canadian Health Protection Branch, CHPB）作为观察员；国际药品制造商协会联合会（International Federation of Pharmaceutical Manufacturers & Associations, IFPMA）作为制药工业的保护伞组织参加协调会。ICH 由指南委员会、专家工作组和秘书处组成，秘书处设在日内瓦的 IFPMA 总部。

由于世界各国对药品注册技术的要求不同，不利于国际贸易及技术交流，如对药品研究生产部门来说，会造成人力、物力的浪费；对管理部门来说，由于受到本国科学技术水平差异的限制，不能制定出最合理最科学的技术要求；对于病人来说，在药品的安全性、有效性和质量方面得不到应有的保证。ICH 打破了国与国的界限，从病人利益出发，以高科技为依托，收集来自管理部门和药物研究开发部门各方面专家的意见，制订出统一的技术要求，这无疑有利于促进药品研究、开发、生产及管理，有利于提高上市新药的质量。

ICH 为了在各协议方之间就药品注册的技术要求和格式达成一致，将药品注册的技术要求分为四大部分，即质量部分、安全性部分、有效性部分和跨学科技术要求部分（例如注册文件的格式），每个部分下面有若干专题，每个专题下起草若干个共同认可的指南文件，每个文件从题目的确定、起草到执行分为五步，经过多年的努力，很多指南文件已经进入了强制执行阶段。

虽然 ICH 所讨论的绝大部分内容是药品注册的技术标准，但由于药品生产的质量管理体系与药品注册有密切关系，ICH 将药品 GMP 检查的标准和内容纳入质量部分的第七个专题（Q7），形成了国际公认的原料药 GMP 标准，并于 2003 年强制执行。

ICH Q7 主要章节内容有："质量管理""人员管理""厂房与设施""设备管理""文件和

记录""物料管理""生产与过程管理""原料药和中间体的包装与贴签""存储与销售""实验室控制系统""验证""变更控制""物料拒收与再用""投诉与召回""合同生产商与合同实验室要求""代理商经纪人贸易商""重新包装者和重新贴签者的文件和记录要求""用于临床研究的原料药"。

五、药品检查协定组织（PIC/S）

1970年10月欧洲自由贸易区（EFTA）在"关于药品生产现场检查的互认协定"的主题下成立了药品检查条约组织（Pharmaceutical Inspection Convention, PIC），由奥地利、丹麦、芬兰、冰岛、列支敦士登、挪威、葡萄牙、瑞典、瑞士、英国、匈牙利、爱尔兰、罗马尼亚、德国、意大利、比利时、法国和澳大利亚等国家组成。PIC最初目标是：检查的互认、GMP要求的协调、统一的检查体系、检查员的培训、信息交流、相互信任等。

1995年欧盟成立，PIC在接受新成员的问题上出现了与欧盟法律的不相容性，因为只有欧盟委员会才被允许与欧洲以外的国家签署协议，而欧盟委员会本身并不是PIC成员。作为一种变通的方式，PIC采用各国卫生当局之间的合作协议来代替国家之间的法定条约，成立了以协作方案方式构成的药品检查协定组织（Pharmaceutical Inspection Co-operation Scheme, PIC Scheme）。1995年之后加入的国家只能进入PIC Scheme。

从1995年2月开始，PIC与PIC Scheme共同工作，统称为PIC/S。PIC/S的目的是促进各参与国药品GMP检查当局的联系以及保持相互间的信任，交换GMP检查及相关领域的信息、经验，并提供对检查员的培训。

PIC/S的建立再次体现了药品GMP国际化的趋势。它最初只是部分欧洲国家之间的互认组织，目前已经扩大到54个国家，范围超出了欧洲，已经包含了亚洲、北美洲和大洋洲的国家。将合作扩大到有条件等效采用药品GMP标准的其他国家是PIC/S的一项目标。

PIC/S每年组织各国药品GMP检查员进行交流，共同探讨药品GMP检查中的技术标准问题，并将探讨的成果编写成推荐的药品GMP指南文件。EU和WHO采纳了很多PIC/S推荐的指南文件，这也是EU与WHO的指南文件非常相似的原因。

近年来，部分东南亚国家到我国药厂进行药品GMP检查，在执行东盟GMP与WHO-GMP标准的同时，其检查员手中还持有PIC/S的检查手册，所提出的检查报告及整改要求与欧盟检查官相似，这一方面说明了欧盟GMP对药品GMP发展国际化的影响，另一方面也说明了药品GMP国际化趋势对第三世界国家的巨大影响。

PIC/S于2018年7月1日生效的修订后的GMP指南（PE009-14）添加和更新了部分GMP指南，发生变动的指南内容与欧盟GMP指南一致，非欧洲经济区参与机构可在自愿基础上采纳。新的指南修订了厂房和设备、生产、投诉和召回这三章内容，以及附录：实时放行检验和参数放行。2023年6月25日，PIC/S发布了最新的GMP（PE009-17）指南，将于2023年8月25日开始执行。

六、药品GMP认证检查员管理体系

欧盟药品GMP的检查以严格的质量管理体系为基础，在保证其科学性、系统性和完整性以及运行的有效性上发挥了很大的作用。检查机构质量管理体系的建立和运行是药品 GMP 检查互认的必需条件，也是达成互认前的检查评估工作的重点。PIC/S 基于药品认证互认的目的，专门针对药品 GMP 监督检查的质量提出了严格要求。具体概括如下：

（1）建立有检查员管理的系列规定，详细规定了检查员的资质要求、职责、培训等。

（2）建立有检查的文件体系，以确保检查机构的所有活动均通过标准操作规程（SOP）明确描述，包括培训、检查、检查报告、处理投诉、许可证管理（发放、吊销及撤回）、证书、文件管理、计划和处理上诉等。

（3）对于检查记录，有详细的书写要求，且与检查活动相关的记录至少应保存三个完整的检查周期或者 6 年。

（4）有明确的对生产企业实施检查的程序规定。对于生产企业的检查，至少每年一次或两年一次；而对于新批准许可持有者的检查则更频繁，直到检查员确认生产企业符合要求。

（5）制定有检查质量手册。其中对质量方针，GMP 检查的法律地位，检查活动中的道德准则和行为规范，组织结构（管理部门、机构设置、职权范围及程序规则），检查员（姓名、资质、经历和职责范围），检查员培训，检查机构的职责和报告结构的框架图以及负责检查机构的人员职能分工简图，检查程序文件，对许可持有者关于许可证的发放、吊销和撤回的推荐方法，检查中所用到的外聘机构的名单及对其能力进行评估的详细程序，上诉处理程序，内部质量审核等均有详细规定。

（6）制定有关于保密性方面的工作人员守则，要求所有工作人员都书面承诺不向第三方泄露任何关于当事人商业信息的情况。

（7）建立有 GMP 检查机构内部审核和定期评审制度，以确保其运行符合良好质量管理体系的要求。制订有预防和补救措施程序，在质量体系运行中，或实施检查过程中发生错误时，可根据该程序进行预防和补救。规定了内部审核的授权、审核内容与频度、审核规范、报告和补救措施等。

七、国际 GMP 的主要特点

1. 鼓励创新、与时俱进的内涵

国外药品 GMP 共同认为：遵循药品 GMP 是最低要求，符合药品 GMP 并不是一个静止不变的状态，它不仅要求药品生产企业清楚现行的常规，而且还要清楚必须持续创新，在控制手段及方法上跟上科学的发展和技术的进步。如 FDA 引用 "current" 一词，描述药品 GMP 的动态管理思想和理念，就有着非常深刻的含义。

"current" 可理解为 "与时俱进的"，不仅要求企业跟上管理和科学技术的发展，还要求企业在药品生产过程中的各环节善于创新，不断调整和提高实施标准。FDA 就是采用指南拉动的模式，贯彻动态管理的基本思想，将药品 GMP 检查、评估看作促进企业不断进步和创新的重要手段。

为了实施 GMP，许多国家还制定了系列指南文件，由于其制定和修订不需要通过复杂的法定程序，可及时体现科学技术的进步，体现药品监管部门倡导的方向及新的管理要求，成为药品生产企业实际的执行标准。如 FDA 在制订执行标准时，权衡了多方面的因素，既考虑了鼓励创新，又考虑了新管理要求的实效，以致给整个社会经济带来的影响。

2. 在遵循规范的同时，注重过程的控制与结果

WHO GMP 指出："应当将本指南下述各条款看作通用性指南原则，所提到的方法和手段可做适当调整，以适应具体情况的特殊需要，但应验证所采用方法和手段对质量保证的有效性及适用性"。

FDA 在阐述 cGMP 指南文件时指出，"指南文件对企业和 FDA 无法定的约束作用。它们体现 FDA 对某一专题最新的一些观点：只要符合相关法令和规定，FDA 允许企业采用其他的方法和手段；如果企业或个人采用的方法与指南中的不同，FDA 愿意与他们对所采用方法是否符合相关的法令及法规进行讨论。FDA 鼓励企业在将这类方法、手段与 FDA 讨论后，再付诸实践，以避免资源的浪费。"

由于 GMP 规范与指南不可能包括企业实践中的各种具体情况，因此，在实施 GMP 过程中，在严格监督管理的同时，主张企业与管理部门沟通，重视过程的控制与实际结果，力戒死板，避免管得过死，避免资源的浪费。例如，当无菌制造生产线生产能力没有充分发挥，是否在一定条件下允许生产最终灭菌产品的问题，应从工艺过程及控制方面进行风险分析，然后做出在何种条件下允许或不允许的结论。在这类问题上，企业与主管部门的沟通是至关重要的。

3. 强化药品安全有效的前期控制，药品注册批准前须进行 GMP 现场检查

欧、美及 WHO 均有药品注册批准前的 GMP 现场检查制度，其现场检查具有以下特定目的：

（1）对企业是否符合药品 GMP 要求进行评估，尤其是对环境、质量管理、人员、设施和设备情况进行评估。

（2）对产品生产（批准前生产批次）中所采用的程序和控制进行评估，以确定它们是否与申请材料相一致。

（3）审查注册申请中所提交的生产和检验资料是否准确、完整，批准前生产批次的各种条件与工艺验证方案中采用的各种条件是否一致。

（4）采集样品，以便对申请中的检验方法进行验证或确认已验证的结果。

药品注册批准前的 GMP 现场检查，其主要对象是新药和工艺比较复杂的产品。注册管理人员只负责审核上报的注册资料，将资料审核中的问题通知检查员，由检查员进行现场检查。新品注册的批准需要注册部门与检查部门的共同认可。

药品注册批准前的 GMP 现场检查是 GMP 管理向新药研发方向的延伸与扩展，体现药品从研发、注册直至常规生产的全过程控制理念，新药研发的后期通过注册审批，走向市场，这一环节的控制是用药安全的重要保障，实施批准前的 GMP 现场检查，从一个侧面体现全面质量管理的基本思想。

4. 确定受权人在执行药品 GMP 中的核心地位，强化药品的质量责任

WHO 和 PIC/S 组织为其成员国制定的药品 GMP 都提出了受权人的概念，规定了受权人在质量体系建立、批放行、质量管理文件的签署等方面的职责和权力。受权人是药品生产企业对药品质量负最终责任的关键人员，在执行药品 GMP 中具有核心地位。如此完善了质量保证的链条，使得有关药品质量的一切方面都具有了可追溯性。

第四节 部分发达国家 GDP 介绍

对于经过上市批准的药品,通过实施 GMP 保证了药品进入流通环节时处于良好的质量状态。为了使药品在流通领域始终保持这种质量水平,应该要求药品分销商或者是批发商对药品的仓储、运输和分销按照指定的要求进行,以保证药品以优质的状态及时满足患者的需求。药品分销管理规范(good distribution practice, GDP)就是用以约束和管理经营者的行为、保证药品流通中质量的法律文件,也即我国所实施的 GSP。

一、欧盟 GDP

(一) 人员要求

1. 每个流通环节都应配有一名管理人员,其拥有解释权并负责确保质量保证系统的贯彻实施。他应独立完成工作任务,且最好具有药学专业学位。分销商所在的欧盟成员国也可能对此类人员的资历方面做出自己国家的要求。
2. 负责药品存储的重要人员应具有一定的能力和经验,以确保产品和材料都被恰当的保存和控制。
3. 员工应接受与职责相关的培训,且培训内容应有记录。

(二) 文件要求

应提供药品监管部门要求的任何文件材料。

1. 单据

批发商的订单只能发给有药品供应资格的人员。

2. 流程

流程文件中应描述在流通活动中不同的操作对产品质量的影响。流通活动包括:收货和验货、存储、清洁和维护、有毒物质控制、贮藏条件记录、库存的和运输中的货物安全、记录(含客户订单记录、退回产品记录、取消的计划等)。流程文件应被负责质量系统的人员批准且签署姓名、日期。

3. 记录

在操作的每个环节都应做记录,保证所有的关键活动都是有据可查的。记录应清楚便于阅读。作为一个周期,记录文件至少以保留五年。药品的每一次购买或出售都必须有记录,显示购买或出售的日期、药品的名称、收到或卖出的数量、供货商或购买人地址。生产商和批发商之间、批发商和批发商之间的货物流通都应保证发货地和收货地是可追踪查询的,例如,使用批号识别药品供应商或代理供应商。

(三) 地点和设备

地点和设备都必须符合一定的药品存储和分销需要,监测设备应当校准。

1. 收货

收货架保护产品在交货卸载中不受天气的影响。收货区应当与贮藏区分开。收到的货物在接待处接受检查,以保证集装箱没有损坏、货物符合订单要求。有特殊包装要求的药品应立即确认并按相关法规的规定贮藏,例如,麻醉药品、有特殊贮藏温度要求的药品等。

2. 存储

药品通常与其他物品分开,存储在特定的条件下,避免光照、潮湿、高温。温度应受到监控,定期记录,并经常查看记录。

对贮藏温度有特别要求时,存储区域应设有温度记录设备或其他可以在温度不在规定范围内时做出反应的设备。控制的手段要足以保证每个涉及存储区域内的温度都符合要求。贮藏设备必须清洁,没有垃圾、灰尘和有害物。并采取有效措施减少溢出量和破损量,防止微生物感染和交叉感染。

药品存储环节应有一个保证存货周转("先进先出")的制度,并需频繁地检查是否正确地执行了该制度。过期的药品应不再销售和供应,并与可使用药品区分开。对于密封药品被开启的、包装破损的或怀疑受感染的药品都应与可销售库存区分开放置。如果不立刻销毁,则应将它们放置在独立区域内,且保证不被销售和污染其他产品。

(四)供货

只能向有药品经营资格的批发商或被欧盟成员国批准的有权向公众售药的人供货。对所有具有药品代理资格的个人供货,必须附上一个文件,记录日期、药品名称、药物剂型、供应数量、供货商和购买商的名称和地址。在紧急情况下,批发商必须及时向下游供货,以确保公众可及时获得药物。

药品在运输中必须保证:

(1)药品说明材料(包括包装、标签、说明书等)没有缺失。

(2)药品没有被污染,也没有造成其他产品和材料的污染。

(3)采用了有效措施,减少溢出量和破损量以及防止偷窃。

(4)药品是安全的,没有受到过高温、严寒、强光、高湿或其他不利的影响,没有发生微生物感染或交叉感染。

运输时有特殊贮藏温度要求的药品,应采取特殊措施。

(五)药品退回

1. 无缺陷药品的退回

退回的无缺陷药品应与其他待销售库存分开放置,在决定处理这些药品前,不得重新销售。

对于无缺陷退回的药品,如果批发商不再管理,符合以下条件的零售商可以再销售:

(1)产品的原包装没有开封,且保存条件良好。

(2)获悉过去药品的存储和保管条件符合相关要求。

(3)剩余的有效期可以接受。

(4)药品得到有资格的人员的检查和评估。评估考虑到药品的性质、所要求的特殊贮藏条件、生产日期等。对贮藏温度有特别要求的药品应特别注意。如果有需要的话,可以向药品生产商的质量负责人或上市许可部门寻求帮助。

(5)退回应有记录。负责人应当将退回的产品归入库存。退回产品在归属到待销售库存时也应遵守"先进先出"原则。

2. 紧急事件和召回

应有一份书面的紧急事件处理方案和紧急、非紧急召回程序。指定专人负责召回的执行和协调。任何召回措施开始时,都必须做记录,而且应将记录对产品销售所在地的欧盟成员国的药品监管部门公开。为了确保紧急事件处理方案的有效性,供货记录体制应保证在召回事件发生时,及时确定并通知所有的产品销售地。批发商可能决定将召回行动通知所有顾客(含其他批发商、零售商、医院药房和其他有权向公众提供药品的人员),或者可决定通知召回某个批次的产品。同样的程序对欧盟成员国的其他药品批发商也适用。

在通知召回某个批次的产品时,所有收到该批次药品的顾客(含其他批发商、零售商、医院药房和其他有权向公众提供药品的人员)都必须能接到紧急事件的通知,其中也应包括没有批准该药品上市的其他欧盟成员国的顾客。

在召回程序上,首先是产品上市许可持有人同意召回,然后药品监管部门必须指出该召回是否在零售范围内也同等执行。召回通知要求被召回药品迅速从可销售库存中移出,存储在独立的安全区域直到它们按照产品上市许可持有人的指令召回。

3. 假冒药品

在流通网络中发现的假冒药应与其他药品区分开,以免混淆。应清楚地将其标示为非卖品,并迅速通知药品监管部门和产品上市许可持有人。

4. 根据药品的特殊规定分类为非卖品

任何退回、召回和处理假冒药品的行为,都应在行动发生时做记录,且需将记录向药品监管部门公开。任何情况下都应对这些产品的处置做出一个正式的决定,该决定应有记录且存档。批发商中负责质量保证系统的人员以及相应的产品上市所有人,应参与做出决定的过程。

(六)自检

实施自检和记录制度是为了对 GDP 的执行和遵守情况进行监测。

(七)向欧盟成员国提供信息的规定

批发商希望在未批准该药品上市的欧盟成员国内进行产品销售时,应在该成员国药品监管部门的要求下向他们提供在已批准该药品上市的成员国中进行销售时的所有信息,譬如批发活动的种类、经营场所的地址、经销点(最好包括面积)。在适当的时候,其他成员国的药品监管部门会通知批发商在他们的领土上作为一个批发商所要承担的公共服务责任有哪些。

二、英国 GDP

英国的 GDP 是由英国药品批发商协会(British Association of Pharmaceutical Wholesalers)颁布的。所有药品批发、零售商均需将其作为药品存储和销售的最基本的标准。

(一)存储和销售

批发商必须根据要求,即便是非常规的需求,全面了解处方药和非处方药的库存。药品的储备必须充足,以确保货架供应的持续性。

批发商必须持有由药品管理局(Medicines Control Agency, MCA)核发的现行的批发商许可证(Wholesale Dealers' Licence),以及经销特殊管理药品、工业用甲醇、乙醇的许可证。

药品仓储的主要负责人应当经过相应的培训，具有能够保证药品及物料被合理地管理、存储、销售的能力和经验。

进货应置于独立的接收区，根据订单查验票货是否相符、是否有亏缺及包装破损等。对于特殊管理的药品以及需要在特定温度条件下储存的药品，应当建立一套识别及快速处理系统。在适当的条件下，对于 500 mL 及 500 mL 以上的大容量注射剂，必须建立批记录制度。

批发商经销的所有药品必须拥有"英国产品许可证"（UK Product Licence）或"平行进口许可证"（Parallel Import Licence）。所有药品必须按照生产厂商规定的要求，在适当条件下存储，应避免药品在存储过程中受到污染。

所有产品应防止过度局部受热、过度暴露于直射阳光下，以及防止（除非确信对产品没有影响的）冰冻。

应当制定严格的规章制度以确保药品的储藏温度符合生产厂家的规定。

需温度控制的储存区应当装备温度记录仪器，用以监测温度在控制范围内。温度控制应能保证区域内所有药品都保持在规定的范围之内。

应建立存储药品周转系统，并常规性地检查系统是否正常运行。产品临近失效期时，应当从存货中撤出，并不得再销售和供应。

破损的或者被扣留的药品，以及没有立即被销毁的药品，应存放于与销售货架相分离的区域，以避免出现误售；同时也应避免因包装的任何破损导致的渗漏而污染其他药品。

封签破损、包装损坏或者怀疑有可能被污染的无菌药品，不得再销售和供应。

产品应当以下列方式运输：产品的标识完整；产品不污染其他产品或物料，并且不被其他产品或物料所污染；采取适当的预防措施以防止发生溢出或破损；产品及其包装不受过度的热、冷、光照、潮湿或者其他不利因素的影响，也不受微生物或有害生物的污染。

不合格药品、召回或销后退回的药品应当放置于隔离的仓库中，以避免与其他物料或产品混淆，并防止在对其下达处理指令前再次销售。

（二）退回产品

药品一旦经批发商售出后，只有在满足下列情况时退回的药品才可以再次销售：药品仍保持原有的未开封的包装且处于良好的状态，并且具有有效的产品文号；确认药品没有受到不良因素的影响；药品经被授权的专业人员检查评估，所做的评估考虑到了产品性质、产品所需的特定的存储条件以及产品的售出时间等因素。如有必要，应当向药品生产企业的质量控制负责人征求意见。

（三）召回

1. 紧急召回

药品生产商、卫生部门或者其他法定机构可以强制命令产品召回。

2. 常规召回

对紧急程度不高的产品的召回，召回工作的时间将相对较长。

（四）记录

每一笔药品销售的记录应清晰、易于查询。这些记录应保存到所要求的法定期限。

（五）运输

运输的频率和从订货到交货所需的时间将取决于药品的性质和客户需求的迫切程度。

（六）培训和指导

从事药品存储和销售的所有人员应当经过适当的培训，并且具备与其职责相应的能力和经验。批发商可在每一个仓库任命一名人员负责本法规的遵守和执行，并且其执行的焦点应定位于该公司批发商许可证的所有方面。批发商必须预先指定一名注册药剂师，以便定期获得专业指导。

三、新加坡 GDP

目的是确保产（药）品和物料的质量与完整性持续贯穿整个销售链中，以保证所需要物料的质量达到他们预期的效用。指南强调管理控制应与个体需要相适应。

（一）人员

负责仓库的关键职员必须具备相关的知识和工作经验，而且为了能适应工作还要具有适合分配给他们任务的相关专业及技术资格。在防止药物滥用的法规管理下的药品或物质（也就是管制药品）必须在药剂师的直接管理之下，而这些药剂师需要在新加坡药物局注册。所有人员都将按书面的培训计划接受与 GDP、当前药品法律法规、操作程序和安全问题有关的适当培训。应保存培训记录。在分销/供应链的各个阶段，都应该根据业务活动的数量和范围，配备足够数量且接受过培训的工作人员。

（二）库房和设备

1. 区域和概述

库房必须有一个固定地址并建在相关管理机构批准的地点。药品应储存于能保证其质量特性的建筑物内。库房应防止药品被污染或变质。库房应具有足够的安全性。应有一个独立的接收区域。必须有足够的储存区域。储存区有足够的光线与良好的通风。

2. 清洁

储存区必须干燥、清洁并且没有堆积垃圾和灰尘，按照书面卫生计划打扫，记录频次和打扫方法。采用清洁的标准操作程序进行清洁，每次清洁记录应保留。

3. 药品的存储

物料的存储应该离开地面并且有适宜清洁和检查的空间。划定指定区域储存不同类型的药品（如退回、召回、可销售药品）。对于在毒性药物（毒药）法规和防止药物滥用规章下管制的药品以及国内/国际受控制的精神类药物和麻醉类药物的存储，其存储要求必须考虑其特殊性。应该为危险品、敏感和危险的物料等提供适当和合适的储存条件，如易燃的固体和液体、加压气体、高毒性物质和放射性材料/产品。针对污染和交叉污染等问题，采取适当的预防措施。若需要控制的环境作为储存条件，这些条件应持续监测并记录。储存区域按照预定的适当时间间隔测温，以显示一天中的最高与最低温，并进行记录。测量温度与湿度的设备应经过校准或精确校验。储存区域应有足够的照明和通风设施，使所有操作能够准确和安全地进行。应仔细维护场所，确保维修和保养操作不会对产品质量造成任何危害。

4. 有害物质的控制

储存区应设计和装备以防止有害物/动物进入。应该有一个有害物控制方案以鉴别和防止有害物侵袭，且应该保留适当的记录。

（三）库存处理和库存控制

1. 产品的接收和处理

在收货时，每一笔进货都应该根据书面程序进行实物核实。所有包装都应该仔细检查是否有被调包、污染和损坏等情况，应该保存每一次的交付记录。采取必要的措施确保不合格产品不被使用，且与其他产品分开存放。有特定储存要求的产品（如麻醉药品、冷链产品）应立即识别并按照书面程序储存。如有必要，在储存前清洗进入储存区的容器。对进料进行的任何操作不得影响产品质量。

2. 库存的周转和控制

应该根据批号保留全面的记录以显示所有进、出的物料。进行定期对账以比较记录的和实际的物料数量。应有保证"近期先出"的体系（EEFO）。若物料没有有效期，可采用"先进先出"的方式（FIFO）。封条破损、包装损坏或怀疑被调包/污染的物料不得再销售或供应。过期或太靠近有效期以至于客户在用完之前就可能到期的这类具有有效期的物料不得接收或供应。所有标签和物料的包装都不得更改、窜改和改变，与标签和包装相关的法规要求应该一直遵守。

3. 交货给客户

应有向客户交付物料的书面程序。运输过程不得影响物料的完整性和质量。物料应该在以下几种情况下才可运输：物料的标签没有丢失；物料没有污染，并且没有被其他产品或材料污染；采取足够的防范措施以防溢出、损坏或被盗；物料是安全的，并且未受到不可接受的高温、低温、阳光、湿气或其他不利的因素影响，也没受到微生物或有害物的污染。交付过程建议使用温度监控装置。车辆不得用于物料的储存。

（四）产品的处理

必须有一个有关药品处理的（过期、有残缺或不合格）书面程序。包含管制药品的产品必须根据防止药物滥用的有关法规销毁或处理，并且保留处理记录。

（五）文件

1. 文件的类型

文件系统应该包括相应的标准操作程序和记录、产品/物料的说明书、法定记录、协议和分析证书。任何电子文件或者格式应该遵守现有立法的要求，和/或遵循电子文档和计算机化系统的国际惯例。记录应该便于检查。

2. 法定记录

（1）电子记录形式：记录应该包括下列信息：产品购进日期或销售日期，交付单/销售单号，购方和供方的姓名和地址，起始库存量，购进/销售，剩余库存量。

（2）销售记录：应该保留药品批发销售的所有记录。

（3）受管制药品记录：应该保留所有受管制药品的交易记录，并且在交易当日做记录，记录不得取消、删除或变更，这种记录的更改只能用旁注或脚注的方式来进行并载明修改日期。

3. 文件系统

（1）必须建立和维护一套程序，用于支持药品的发展、管理、分销以及对有关分销过程的所有文件进行评估。

（2）每个文件都应清楚地标明标题、性质、目的。文件应该是唯一可识别的，并且应该定义有效日期。文件的内容应该清楚明确。

（3）所有文件都应该经由一个合适的经过授权的人完成、核准、签名并注明日期，未经授权不得更改。

（4）文件应定期复查以保持更新。

（5）所有记录必须做到易于提取、存储和保存。手写数据应清晰、易读和不可擦除。

4. 电子记录

可以用电子数据处理系统对数据（尤其是法定记录）进行记录，并且需要对该系统制定书面的详细说明（包括适当的图表）并保持更新。只有经过授权的人才能进入计算机或更改数据，且应该有一个支持更改和删除记录的操作。电子化记录的储存文件应该定期保存。

（六）产品投诉

对每一次的投诉都应做一个记录，并采取纠正措施以防止再次发生类似的投诉。公司内部应指定专人负责投诉，此人应有权开展调查，并将所有调查记录在案。如果发现或怀疑某一批产品存在缺陷，应考虑是否有其他批次的产品也具有类似的问题。调查应考虑产品在分销、储存和使用中的状态与环境。调查报告中必须包括所有清楚规定的矫正行动/预防措施。定期查看投诉记录。

（七）产品召回

应有书面的紧急召回的紧急预案和非紧急召回的程序，指派专人或委员会负责协调和执行产品召回工作，以适当的紧急程度通知进行该产品分销的所有客户。召回信息中应说明是否需在零售商一级实施召回。所有召回的决定都应通知当地的监管机构。如果召回涉及某一特定批号，也应考虑决定是否也涉及其他批次/产品。所有召回相关的行动必须经公司和/或管制机构批准并记录。应核查已发货数量和收回产品数量的匹配程度。

（八）退货

应有处理退货的书面程序，应保留所有退货的相关记录。返回销售渠道的产品的存放应符合 EEFO/FIFO 系统的要求。

仅在下列情况下的退货才能重新销售：① 产品原始包装完好，状况完好；② 确定该产品是在合适的条件下储存和处理（搬运）的；③ 所剩的有效期是可以接受的；④ 产品经过相关人员的检查与评估，所做的评估应考虑到产品的性质、所需的任何特殊储存条件和分销后经过的时间。应特别注意那些对热不稳定的产品。

（九）假冒产品

在销售网络中发现的任何假冒产品都应与其他产品进行物理隔离，以防止发生混淆，应明确标明"不得销售"或其他类似文字。应立即通知监管机构和原产品的上市许可持有人。

(十) 自检

应具有自检标准操作规程,明确自检的相关人员、自检频率及标准。进行自检并进行记录是为了监测企业是否执行 GDP 并符合其标准。

本 GDP 标准所涵盖的任何外判活动都应加以界定、商定和控制,以避免含糊不清而影响产品的质量。合同双方之间必须订立书面合同,明确规定双方的角色和责任,包括遵守本标准。

合同出让方负责评估合同承揽方成功完成所需工作的能力,并通过合同和审计确保遵守 GDP 的原则和指导方针。在外包活动开始之前,以及在外包活动发生变化时,应对合同承揽方进行评估。任何合同承揽方都应定期接受合同出让方的审计。应根据外包活动的性质以及风险确定审计的要求和审计的频率。应允许在任何时候由合同出让方进行审计。

四、WHO-GDP

(一) 人员

在每一个储存场地(例如:生产厂、分销商、批发商、社区或医院、药房)均应有足够数量的有资质的人员来保证药品的质量,这些人员需要接受与良好存储规范、规章、程序和安全方面相关的适当的培训。培训应按照标准操作规程(SOP)进行。培训内容应当与职责和工作内容相关,包括岗前培训和继续培训。培训记录应当保存。

(二) 库房和设备

1. 仓储区

仓储区应有"未经许可外人不得进入仓储地域"的警示,必须设计或改建以保证良好的储存条件;应该保持清洁,有关卫生管理的书面程序和控制害虫的书面程序;有独立的区域来储存需要隔离的物品,并且要有明显的标志来阻止非授权人员的进入;有单独且条件可控的抽样室,用来对不合格的、过期的、召回的或退回的物料或药品实施物理隔离或其他具有相同效果的方式(如:电子方式)隔离。应当设立专用的储存区域存放放射性药品、麻醉药品以及其他危险药品(如易燃易爆的液体、固体、加压气体)等,并采取相应的安全防护措施。

在处置和储存物料和药品时应防止污染、混淆和交叉污染。库存能适当周转,遵守"近期先出"的原则。麻醉品应按照国际公约和国家法律、法规对麻醉品的要求进行储存。破损的产品应该从合格品库中撤出并隔离存放。

2. 储存条件

与标签上的要求相一致。

3. 储存条件的监控

所有监控记录至少应该保留超过所储存物料或产品货架期一年以上的时间,或按国家法律的规定执行。监控设备应该按要求定期校验。

（三）存储要求

1. 文件：书面指令和记录

所有在存储区的活动应有书面指令和记录，包括对过期货物的处理，记录应当保存 7 年（国家或地区有另行规定例外）。对于储存的物料和产品应有书面或电子形式的永久性信息。每一笔交易都应有记录。电子形式信息应当及时备份，防止数据意外丢失。文件处理按照相应的程序进行。纸质文件摆放有序，便于核对。采取措施防止文件丢失、未经授权被更改。

2. 标签和容器

至少应该在容器或包装的标签上标明物品的名称、批号、有效期或再测试日期。标签或容器不应对存放物产生负面影响，并可以充分保护其中的物品不受外界影响。

3. 来料和药品的接收

收货时，每一批的进货应与相应的订单进行核查，并且对每一个外包装进行核对，检查整批货物外包装的一致性。做抽样时，只能由受过相应培训并有资格的人员严格按照抽样的书面要求进行。抽样后，货物应该被隔离。不合格的物料和药品应有措施保证不被使用，并与其他物料和药品分开存放。

4. 库存的周转和控制

将现实的库存和记录的库存进行比较，对库存定期盘点。在生产厂内，未使用完的物料和药品的包装箱应安全地重新闭合封好，以防止其在之后的储存期间被损坏和/或污染。已经打开过的包装箱中的物料和药品应先使用。

5. 对陈旧和过期的物料和药品的控制

所有的物料和药品都应该定期检查以防止陈旧和过期。

6. 自检

由指定人员、独立系统定期进行自检，监控 GDP 的实施情况，并提出必要的纠正和预防措施。自检应当有相应的记录。质量管理部门对所提出的措施进行评估。

（四）退货

退货，包括召回的货物，应该按照已批准的程序操作并保留记录。所有退回的货物都应该隔离放置，这些物品只有在由任命的负责人做了可靠的质量再评估并批准后才可重新变为可销售货物。任何重新发放的货物都应进行标注并记录在库存档案中。病人退回药房的药品不得再回仓库而应销毁。销毁应按照国家、地区的要求进行，并考虑环境保护的问题。

（五）配送和运输

在运输过程中应保证物料和药品完整、不被破坏，并维持其储存的条件，若需要特殊的运输条件，生产企业应在标签上标明。运输含有有害物质、存在安全隐患的产品应采用安全的运输方法。制定程序，记录和调查不符合运输要求的情况（如出现温度偏差）。所有记录在需要时应该可以被随时查阅和利用。运输车辆司机持有相应的证明文件，所运输的产品具备合法的许可证。

（六）产品召回

应按程序及时并有效地从市场上召回有缺陷的或被怀疑的药品和物料（程序应按照国家、地区的指导意见及时更新）。召回的信息应告知产品流向的所有国家的监管机构与客户。假、劣药难以与原产品区分的，需要召回原产品的，需要通知原产品的生产企业及卫生部门。定期检查召回的进度，召回产品应存放在安全、隔离的区域。必要时，实施紧急召回程序。

五、欧盟、英国、WHO及新加坡GDP的共性

GDP以整条药品供应链的制造、供应、销售、使用各环节为主线，对上述各环节中涉及的药品流通都做了质量管理的相应规范，药品供应链上的各方都有责任保证药品质量。

（一）目的相同

确保产品和物料的质量与完整性持续贯穿于整个销售链中，确保所需要的产品质量达到预期的效用，使得药品以优质状态及时满足患者的需求。

（二）对人员、库房和设备、产品退回和召回、记录、运输等的要求基本一致

1. 人员（personnel）

人员要有与工作相适应的经验和能力，并经过相应的培训，且培训内容要有记录。负责仓库的关键人员必须具备相关的知识和工作经验，而且为了能适应工作，还要具有与分配给他们的任务相适应的相关专业及技术资格。

2. 文件（documentation）

文件系统应该包括相应的标准操作程序和记录，具体包括：收货和收货验收、储存、库内及库区的清洁及维持、储存条件的记录，储存场地及委托运输的安全性、药品从可销售货区的撤出、客户订单、退回药品、召回计划等在内的各种记录。

每一笔产品购进和销售都应当进行记录，该记录应能够显示购进或销售的日期、药品品名、数量以及供货方或收货方的名称和地址。这些记录应保存至药品所要求的法定期限。

3. 库房和设备（premises and equipment）

（1）收货

收货区应与储存区分开，每一批的进货都应对应相应的订单进行检查和对每一个外包装进行核对，如标签的内容、批号、物料或药品的类型及数量等。每一个包装应该仔细检查是否有污染、调包和损坏，以防止不合格药品入库。

（2）储存

仓储区应有足够的容量来满足有序地储存不同种类的物料和产品的要求。药品通常应与其他物品分开存放，并且置于药品生产企业所指定的储存条件下，以避免药品受到光照、湿度或温度影响而造成任何变质。应当能够监控并定时记录温度，且应经常检查温度记录。

需进行温度控制的储存区应当装备温度记录仪器，用来确保温度不会超出规定的范

围。温度控制应能保证区域内所有物品都处在该温度下。

储存设备应当清洁，没有杂物、灰尘和昆虫。应有适当的预防渗漏、破损、微生物侵害和交叉污染的措施。收货区和发货区应保证物料和药品不受天气的影响。

应建立储存药品周转系统（先进先出），并常规性地检查系统是否正常运行。产品临近失效期或货架期时，应当从存货中撤出，不得再销售和供应。

封条破损、包装损坏或者怀疑受到污染的药品应当从合格品区撤出，如果没有被立即销毁，则应当置于一个明显隔离的区域内以保证不被错误地销售或污染其他药品。

4. 配送和运输（dispatch and transport）

在运输过程中应保证物料和药品的完整性不被破坏并维持其储存的条件。药品应当在满足下列的情况下运输：药品的身份标示没有遗失；药品不产生污染或不被其他产品或原料所污染；采取了适当的预防渗漏、破损或盗窃的措施；药品处于安全状态，并且不会经受其不可接受程度的热、冷、光照、潮湿或其他不利因素的影响；不会受到微生物或害虫的侵害。需要对温度进行控制储存的药品应当用适当的特殊措施进行运输。

合法的批发商在接到交货单后才可以配送和运输物料和药品。接收的交货单和配送的物品必须记录在案。

5. 退回产品（returned goods）

批发商已售出的药品，只有在满足下列情况下才能将退回药品再次销售：

（1）药品仍为原始的未打开的包装，并且处于完好状态。

（2）可以确认这些药品仍一直处于合适的储存和控制状态。

（3）药品的有效期尚可以接受。

（4）药品经被授权人员检查和评估。该评估应当考虑药品的特性、药品所需的任何特定的储存条件以及药品售出后所历经的时间。应特别注意需要特殊储存条件的药品。必要时，应当向药品上市许可持有人或者药品生产企业中有资格的人员征求意见。应当保留退回药品的记录。

6. 召回（recalls）

一般可以分为紧急召回和常规召回。应制订一份召回方案并对其执行过程进行记录。药品配送记录系统应使每种药品所到达的所有目的地都能被立即确认并能取得联系。

紧急召回时，药品生产商、卫生部门或者其他法定机构可以命令产品召回。他们将通知所有批发商及其他供应商此召回决定，通知的内容包括产品名称、批号、包装规格以及其他相关信息。批发商应当立即通知包括其他成员国在内的所有客户，这可通过网络、电话或其他适当的方法进行。与多个批发商有业务关系的客户将可能从多个渠道中收到召回通知。召回通知应当要求客户立即将召回的药品分离出来，如有必要，还应与病人取得联系。批发商将客户及本公司分离出来的药品进行集中，等待药品生产商的处理意见。

常规召回包括了对紧急程度并非迫切的产品的召回，召回工作的时间将相对较长且需视具体需要而定。

本章小结

GxP 是药品、医疗器械或生物行业用来描述在药品研发和商业化过程中运用在生产、非临床研究和临床研究各个方面的一系列规章、指南和行业标准，包括药物非临床研究质量管理规范（GLP）、药物临床试验质量管理规范（GCP）、药品生产质量管理规范（GMP）以及药物分销质量管理规范（GLP）。

GxP 的唯一目标就是确保公众可获得的药物的安全、有效。遗憾的是，这一目标并未完全得以实现。GxP 的发展大致可以概括为对不当的科学操作、医疗事故和侵犯人权行为所做出的一系列的反应以及由此引起的媒体对这些事件的关注。由于这些事件的发生，人们拟定了很多道德准则和规章，这些准则和规章随着时间的推移不断变化着。这四大良好规范所描绘的内容是相似的，包括独立监督、书面规程、变化控制以及规范的文件管理。

在各国，GxP 的一系列要求是监管当局通过颁布一系列的规章和指南来进行管理的。一般情况下，规章和指南不会对一家公司要按照什么样的步骤来达到这些文件中的要求做出具体规定，而是会允许公司按照自己的方法、途径来达到规章和指南中的要求。然而，在某一行业中，为遵守相关要求，通常会有行业标准，即已被接受的标准或者惯用的操作规程。

思考题

1. 阐述美国 FDA 对于 GxP 依从性的检查要点。
2. 试述 ICH-GCP 的主要内容以及国际药品临床试验监管的发展趋势。
3. 阐述国际 GMP 的主要特点。
4. 概述各国 GDP 规范共性特点。
5. 列举一国内外药害事件，并从专业角度用 GxP 规范的内容予以分析。

第十一章
典型国家药械广告和促销的监管

教学目标

　　本章教学主要涉及英美国家的药械广告和促销的监管，旨在使读者通过本章的学习，对于英美国家的药械广告与促销的监管机构、监管法律适用、具体监管措施等内容有系统的了解。

教学要求

　　1. 了解：英美国家多部门联合监管、法律强制措施以及行业自律相结合的药械广告监管模式。
　　2. 熟悉：英美国家药械广告与促销监管的相关措施以及对于标签外用药的监管等。
　　3. 掌握：英美国家药械广告与促销监管的主要法律。
　　4. 重点掌握：英美国家药械广告监管的主要部门及其监管的产品范围，标签外用药的定义。

第一节　美国对药品和医疗器械的广告和促销的监管

一、美国药品广告的监管机构和法律适应

　　现代美国药品广告的监管，主要由联邦贸易委员会（Federal Trade Commission, FTC），联邦通信委员会（Federal Communications Commission, FCC），食品药品监督管理局（FDA），酒、烟草、火器管理局（Bureau of Alcohol, Tobacco and Firearms, ATF）和交通部（Department of Transportation, DOT）负责，其中 FTC 与 FDA 是药品广告监管的主要的监管机构，FTC 与 FDA 通过协商达成"联络协议"，对监管职责做出具体分工，并进行联络员制度，定期召开联络会议，讨论两个机构的相关事项。除此以外，也有国家法律的制约和行业协会组织的监督，如全国广告审查理事会、美国广告主协会、美国广告代理商协会等。

　　（一）联邦贸易委员会（Federal Trade Commission）

　　FTC 是美国最主要的广告监管机构，主要负责监管医疗广告和非处方药广告。FTC 下设有消费者保护局广告实务司，负责虚假广告的处理。联邦贸易委员会设立了专门的电话热线和网站，接受消费者有关虚假或违规药品广告的申诉。

　　1. FTC 的职责

　　根据《FTC 法》第五条，FTC 的职责主要是消除对商业有影响的不公平和欺诈行为。在近年来的执法中，FTC 对第五条进行了充分的援引和解释，在特定案件中"被认为是具

有误导性或欺骗性的行为包括错误的口头或书面表述，误导性的报价，未经充分披露而出售有风险或是系统缺陷的产品，未披露传销信息，使用引诱和转换的方法，未履行所承诺的服务，未实现担保的义务"，都被认为是违反了第五条的规定。

FTC的权限主要体现在以下几个方面：FTC可以向联邦地方法院申请颁布停止不正当竞争的限制令，这种限制令一经申请就自动具有法律的约束力；FTC对宣传食品、药品、化妆品、治疗方法的虚假广告，具有特定的审判权；当有迹象表明某种食品、药品或化妆品可能属于危害消费者健康的虚假广告之后，FTC可在进行审查的同时，通过联邦地方法院发布禁令，阻止有问题的广告继续增刊。

FTC的广告管理部门主要关注：

（1）烟草和酒精饮料广告，包括监测欺诈和不公平的声明，向国会报告有关香烟和烟草制品的标签、广告和促销；

（2）食品和OTC药品的广告宣传，尤其关注与食品的营养和有益健康以及与药品和医疗器械的安全有效有关的广告；

（3）与能源有关的家用产品和自驱产品的性能以及节能声明；

（4）环保声明，含声称该产品是对环境安全、不破坏臭氧层或属于生物可降解的；

（5）确保商业信息和长时间广播（30分钟）的宣传节目在内容和形式上都不带有欺骗性；

（6）普通广告符合国家和州法律的标准，特别是那些对消费者难以判断的产品的宣传；

（7）打击针对各种卫生产品和服务的不公平或欺骗性广告，包括利用新冠肺炎疫情等公共卫生危机的骗局。

在关于广告是否带有欺骗性和不正当性的问题上，联邦贸易委员会重点关注三方面：是否被证实，是否合理，以及是否存在欺骗。联邦贸易委员会在这三方面都有相应的法律规定。

首先，该广告必须被证实。判断标准是广告人在向公众发布广告前，是否有足够支持广告进行宣传的合理基础，合理基础是否包括宣传类型、产品、错误宣传的后果、真实宣传的好处、证据的成本、一定人数的该领域内专家。在计划一个广告时，就需要有足够支持广告进行宣传的合理基础，合理基础就是可以支持广告声明的客观凭证。证据的类型由广告内容决定，至少，广告发布人应有与广告中所说的功效相同水平的证据，例如：宣传"2/3的医生推荐ABC镇痛剂"，则应当有可信的调查报告支持。如果广告没有那么具体，FTC会确定必需的几个方面的证据，包括支持该疗效声明的该领域内专家的观点。在大多数情况下，宣传健康和安全的广告必须有足够的科学依据作为支持。试验、研究或者其他科学依据都要被专家评审。此外，任何试验和研究采用的方法都必须是该领域的专家所接受的正确方法。

其次，一个广告可能存在不正当内容。联邦贸易委员会通过对三个主要方面进行考虑来判断是否合理：是否伤害消费者，是否破坏了现有社会准则，是否存在种族歧视或表达不谨慎。

再次，一个广告可能存在欺骗行为。联邦贸易委员会通过检查其是否具备涉及欺骗的特殊要件以做出合理判断。第一，判断该广告中的表达或行为是否存在有疑似误导消费者之处；然后，确定该广告中的表达或行为是否制造了疑似误导消费者的情景。联邦贸易委员会判断一则广告是否带有欺骗性的典型的调查步骤如下：

（1）FTC 从目标消费者的角度审视这则广告。除了关注某些关键文字以外，FTC 也关注内容——用词、造句、图片，以此确定该广告传递给消费者的信息。

（2）FTC 既注意明示的表达也注意暗示的表达。明示的表达通过字面传递，例如："ABC 漱口水预防感冒"从字面上表达了该产品可以预防感冒。暗示的表达是通过非直接的方式或者借助推理来传递，例如："ABC 漱口水杀灭引起感冒的细菌"包括了一个暗示的表达——该产品可以预防感冒。尽管该广告中在字面上没有声称产品预防感冒，但是消费者可以很自然地从"杀灭引起感冒的细菌"中推理出该产品可以预防感冒。在法律规定中，广告发布人必须有证据支持消费者从广告中可能理解的明示或暗示的意思表达。

（3）FTC 会注意广告中没有表达的内容——也就是遗漏的信息使消费者产生的对产品的误解。例如：如果一家公司宣传一套图书，而广告中没有透露消费者实际购买到的版本是经过删节处理的，那就被视为欺骗。

（4）FTC 注意广告是否现实具体——也就是对消费者是否购买和使用该产品起决定性作用的部分。例如：关于产品表现的描述，关于产品特点、安全性、价格或者有效性的描述。

（5）FTC 关注广告发布人是否有足够的证据支持广告的宣传。法律要求广告发布人在广告播出前就要有支持证据。

FTC 管制广告的方法：

（1）广告凭据（substantiation）：从 1971 年起 FTC 开始采用要求广告主出具证书的方案。这个方案的核心就是"变事后要求虚假广告的广告主出具证明，为事先要求所有的广告主表述备好凭据"。

（2）明确告示（affirmative disclosure）：FTC 要求某些与安全和健康相关的产品在发布广告时，既要准确地展现产品的特点，又必须暴露它的不足与局限性，即不但要宣传产品能够做什么，也要说明它不能做什么。

（3）停止不正当竞争的命令（cease-and-desist order）：1938 年通过的《惠勒-利修正案》授予 FTC 的特权之一，就是在有足够的证据判决某广告属于欺骗或误导性时，FTC 可以发布"停止不正当竞争的命令"。一旦 FTC 向法院提出发布此令的申请，命令就自动生效。广告主只能按要求签字，承认广告违法。

（4）停止涉嫌广告令（consent order）：为了弥补从案例诉讼到调查结果真正掌握证据需要很长时间的缺陷，尽早停止食品、药品和化妆品等与人们身心健康有关的虚假广告的刊播，FTC 在必要时可以颁布"停止涉嫌判决令"。这种判决不写明有问题广告究竟属于什么性质，广告主也可以在不正式认错的情况下，在命令上签字，同意停止涉嫌广告。如果广告主在签字后又继续刊播广告，每犯一次罚 1 万美元。

（5）矫正广告（corrective advertising）。自 20 世纪 70 年代起，FTC 对某些在消费者心目中造成深刻印象的误导性广告提出矫正广告的要求，以达到消除错误印象的目的。

2. FTC 对饮食补充剂和 OTC 药品的监管

一个基本原则是：FTC 负责监管食品、OTC 药品、饮食补充剂、医疗器械和化妆品的广告，而这些产品的标识由 FDA 监管，处方药的标识和广告都由 FDA 监管。

FTC 评价健康食品、维生素、饮食补充剂和类似产品的宣传，与其他产品一样，这些产品的宣传必须是真实的，不得误导消费者，且广告发布人必须对他们做出的产品声明进行证实。在《联邦贸易委员会关于欺骗的政策声明》与《联邦贸易委员会关于广告证实的政策声明》中可以看到有关 FTC 对广告中健康声明的管理原则。

FTC 主要处理 OTC 药品的宣传广告，而 FDA 主要处理 OTC 药品的标识。与其他产品一样，OTC 药品的宣传必须是真实、不存在欺骗的。发布产品的健康和安全性信息可以使得该产品的市场占有率上升，广告发布人需要对宣传的可证实性与真实性负责。广告发布人可能被要求提供足够的、可信的科学证据（包括试验、研究或者其他客观数据）去证实他们的宣传。

3. FTC 对违法广告的处罚

FTC 将不法商业广告分为九类：不实及欺诈性广告、不正当广告、吹嘘广告、诱饵广告、虚假不实的推荐或证言广告、保证广告、电视模型试验广告、香烟广告，以及信用消费广告。每种类型的广告有严格的界定，有利于提高管理效能。不同种类的违法行为会有不同的处罚。FTC 和联邦法院做出的处罚有：

（1）停止和终止命令：这些合法的命令要求公司停止发布欺骗性的广告或者相关的欺骗行为。广告宣传被证实有欺骗性以后，广告发布者必须定期向 FTC 的委员汇报它们的新广告宣传的证据，在以后的广告中如果再出现与法律相抵触的内容，将处以每个广告每天 11 000 美元的罚金。

（2）民事赔偿、消费者赔偿或者其他货币赔偿：违反某些法条，将根据性质的不同，处以数千或数百万美元的民事赔偿。某些案子中，广告发布人还必须向所有购买该产品的消费者退还部分或全部款额。

（3）矫正广告，揭露事实，或者提供其他信息作为补救：广告发布人被要求做一期新的广告去纠正原广告宣传中所传递的误解信息。广告发布人同时需要在新一期广告中告知购买人原广告中的欺骗信息所在，或者向消费者提供其他的资讯。更正广告刊登时间至少一年，更正广告的成本不得少于原广告的四分之一。

（4）开除和监禁：在一些情况下，某些人将被从行业中开除或要求在重新经营前接受监禁。根据联邦贸易委员会法，制作、发布不实广告的行为可处六个月以下有期徒刑，再犯者可处一年以下有期徒刑。

（二）联邦通信委员会（Federal Communications Commission, FCC）

联邦通信委员会的主要职责是管理州际和其他国家的有线和无线通信，宗旨是通过使用有线和无线通信来保护公众生命和财产的安全。FCC 的任务包括鼓励通信市场的竞争和保护公众利益。联邦通信委员会法案适用于所有美国范围内的有线和无线通信。尽管 FCC 的权力范围很大，但是在广告监管方面的权限很小，主要通过批准或吊销电台、电视台的营业执照管理广告。

（三）食品药品监督管理局（Food and Drug Administration, FDA）

食品药品监督管理局在广告监管中也有一席之地。FDA 只负责监管药品标签和处方药的广告和标识。美国 FDA 对药品广告的要求就是"真实，准确，均衡，保护公众健康利益"。FDCA 中涉及的广告包括登载在杂志、周刊或其他期刊以及报纸上的广告，媒体广告，如广播、电视和电话通信系统。所有处方药电视广告均受风险评估和减轻战略（REMS）约束，任何错误的、误导的或者欺骗的宣传都可被制裁。FDA已经开始关注互联网带来的通信变革对产品广告监管带来的新的挑战。针对挑战，美国大部分州的法律规定，如果网站想要在线上销售药品或者在谷歌等搜索引擎上投放广告，其必须向第三方认证机构国家药房委员会（NABP）申请网上药店开业认证网站证书（VIPPS），同时链接到食品药品监督管理局数据库。前者确保了网上药店的经营资质，后者确保了不会出现违禁品。严格监管促使企业履行社会责任。

（四）交通部（Department of Transportation，DOT）

交通部的职责是监管使用交通工具传递不正当的和欺骗性的信息，以及使用不正当竞争手段的行为。DOT监测其负责范围内的，包括航空、公交和其他交通工具上的相关行为。值得一提的是，DOT的广告监管同样适用美国范围内的家用运输工具、外国航空器、房车和其他代步工具。只要该费用完全是消费者所支付的，交通部委负责监管这些广告和考虑任何涉及不正当定价或欺诈的行为。

（五）酒、烟草和火器管理局（Bureau of Alcohol, Tobacco & Firearms，ATF）

酒、烟草和火器管理局的职责是监管关于非发酵的烈酒、酒精饮料和麦芽饮料的不公平竞争和非法行为。在ATF的指令下，酒精饮料的广告必须符合特别的规定：避免欺骗和误导消费者，向消费者提供足够的信息以便确定所宣传产品的质量、酒精的含量和对该广告所承担的个体责任，禁止错误的、误导的、淫秽的或贬低竞争者产品的宣传，严禁发布与产品标识内容不一致的广告宣传。酒精饮料的广告要提供特别声明，告知广告发布者和广告宣传者不受这些限制的制约。

（六）联邦法律监管违法广告

联邦法律中同样有条款规定消费者有权就广告发布人的不实、误导或欺诈宣传提起诉讼。《美国商标法》中包含的这项规定，规定任何人认为其因广告发布人的违规促销行为受到伤害，该广告发布人就应该对其承担责任。尽管一名消费者或者竞争者可以因为广告宣传中的不正当和欺诈性内容向广告发布人提起诉讼，但是，还有一种更有效的方法用于控制广告的内容：因为法规的威慑作用，广告发布人会在做出不正当或欺诈宣传前，对将受到的民事案件的连锁效应影响有所顾忌。

（七）州法律对药品广告的规管

州法律可以通过消费者权益保护法规管广告的内容来对药品广告进行限制。州法律的范围很广，但是大多数都是以保护消费者免受不正当和欺诈广告侵害为目的。在得克萨斯州，消费者权益的保护凭借欺诈性贸易行为中的消费者保护法案（Deceptive Trade Practices Consumer Protection Act，DTPA）来实施，该法案规定任何错误的、误导或者欺骗的行为都是非法的。条例中更是详细说明了哪些广告行为是非法的。以下列举了一些在DTPA中规定的非法行为：

（1）终止此类产品或服务；
（2）引起对药品原料、申请人、批准范围以及产品或服务的迷惑或误解；
（3）声称该产品或服务拥有实际上不存在的申请人、批准范围、性质、配料、用途、功效或数量；

（4）在该产品是变质的、修复的、回收的、已被使用的或二手的情况下声称它是全新的、原装的；

（5）声称产品或服务是某一特殊标准、质量、等级或型号的，但是并非如此；

（6）通过对事实进行错误或误导性的表达，对其他产品、服务或商业行为进行诋毁；

（7）宣传产品或服务，但是目的却不是按宣传销售；

（8）对降价的原因、情况或者数量的事实做出了错误或误导性的宣传；

（9）声称某一协议涉及权利、赔偿或义务，但是却没有涉及或者被法律所禁止；

（10）任何销售广告中做出某人不再经营的虚假宣传；

（11）就保险和保障涉及的权利做出了错误的宣传；

（12）进行一种涨价的促销方案。

应当格外注意的是，这份列表并没有全面覆盖所有的违法行为。这个州的消费者保护法的起草是为了确保有足够能力用于监管特殊条例中未包含的情况。得克萨斯州的 DTPA 只是列举了一些在各个州发生的欺诈和误导宣传行为的案例。尽管其他州的法律与得克萨斯州相比覆盖的范围可能更大或更小，我们还是可以大体地看到州政府对商业广告的监管。

（八）行业自律引导药品广告规范化

广告主、广告公司和媒介都有自己的自律组织，因此除了政府对广告内容进行监管以外，还存在行业自律，其中最广泛的自律机构是美国全国广告审理事会（NARC）。理事会下设两个广告管制部门：一个是全国广告审查局（NAD），另一个是全国广告审查委员会（NARB）。作为一个关注自律和减少广告界与政府间冲突的核心机构，NAD 由律师构成，他们研究现行的法律，然后制定标准，使得广告人可以依照此标准实施规范的广告制作和宣传以避免被政府监管处罚。这些标准被制定成一部"优秀商业局的广告密码"。全国的广告客户自愿按照该手册执行，手册中提供了不越过政府监管标准的自由度建议。一旦 NAD 发现了可疑的广告，它会与广告发布人联系，同时要求其对广告做出更改。如果广告发布人成功地与 NAD 就广告事宜达成一致，那么就可以避免不必要的政府干预。这种广告业的自律是非常有效的，自从实施以来，绝大多数的广告发布人都自愿地对 NAD 认为是错误的、误导的或欺骗的广告进行修正或撤销。

NAD 同时负责对有关广告投诉进行调查研究和处理，当遇到复杂疑难的虚假广告案时，可以提交 NARB 审理。NARB 的审理决定为自我管理范围的最高权威，也是最终审理决定。如果该广告发布人拒绝接受审理决定，委员会有权通知政府有关部门出面干涉。总体来说，美国的广告业自律规范较健全，具有较强的自我约束性和较强的可操作性，因此在行业内具有较高的权威性。

二、处方药的促销与广告管理

（一）管理部门——OPDP 与法律依据

按照 21 CFR 202.1（1）1 的描述，FDA 定义的处方药广告包括但不局限于发表在杂志、学术刊物、报纸、电视、广播、传真件、电话通信、网站、日历、海报、会议展示材料、宣传手册、电子读物及公告、计算机程序中的促销材料，药厂销售员用的印刷品和宣讲内容。

在美国，处方药广告的监管由隶属于 FDA 药物评价与研究中心（Center for Drug Evaluation and Research, CDER）的处方药促进办公室（The Office of Prescription Drug Promotion, OPDP）负责。CDER 的部分职责是确保销售处方药的公司提供真实、平衡和描述准确的信息。OPDP 负责监管处方药广告活动。OPDP 主要通过以下方式开展工作：① 寻找违法广告并采取行动；② 对行业和其他方面进行法律细节教育；③ 鼓励向医护人员及消费者提供更好的宣传资讯。OPDP 审查员负责审查处方药广告和宣传标签，以确保这些宣传材料中包含的信息不是虚假或误导性的。具体职责包括：就提议的宣传材料向药品赞助商提供书面意见，以确保清楚、明确地传达与处方药宣传有关的法律法规；审查有关涉嫌促销违规的投诉；对虚假或误导性的宣传材料采取合规行动；比较各种密切相关产品的标签和宣传材料，以确保监管要求得到一致和公平的应用；在 OPDP 和 FDA 其他部门之间就促销问题进行沟通。在处方药的电视广告播出前，企业需要向健康与人类服务部（Department of Health & Human Services, HHS）部长递交相关的广告宣传材料，由部长根据相关要求，对其内容、形式进行预审查。

处方药监管的主要法律依据是《联邦食品、药品和化妆品法案》（FDCA）、《联邦法规汇编》（CFR）、2007 版《食品、药品法案修正案》（FDAAA）及其他法律规范等。

根据 FDCA 的规定，处方药广告必须包括以下内容：通用名、商品名（若有），标示出每一种成分含量的成分表，有关药品的副作用、禁忌证及疗效的简明概要（brief summary）。

根据 FDAAA 的规定，任何发布虚假或有误导性处方药广告的企业，将处以 25 万美元以下罚款，再犯者处以 50 万美元以下罚款。

根据 21 CFR 第 202 部分"处方药广告"第 1 条（k）项的规定，药品的生产商、包装商或经销商发布或促使发布虚假、误导性或均衡性不足的处方药广告，将导致其库存的药品和由其经销且仍在流通渠道中的药品存货成为 FDCA 第 502 条（n）款规定的错误标识药品，并依照 FDCA 等 303 条（a）款规定进行刑事处罚。CFR 规定了如下广告是可以豁免的：提醒广告、批量销售的广告、复方制剂的广告。

严格的法律后果不仅使得违法企业承受巨大的经济损失，还会给企业的声誉产生不利影响，从而使得药品广告处于法制化的管理与监查之中，保护消费者，促进了公平竞争。

（二）预审查与促销申请材料的优先批准、预审核

预审查：健康与人类服务部部长可要求（企业）在药品电视广告播出前至少 45 天向其提交该药品电视广告的相关材料，包括该电视广告的脚本、故事梗概、初稿或完整的视频作品，并对所提交的材料进行严格的审查。在审查过程中，若厂商需要对涉及药品标识信息的广告内容做出修改，部长可以提出相关的建议，但需要满足以下两点要求：① 对保护消费者的利益与福祉是有必要的，② 与所审查产品的处方信息相一致。此外，在条件允许且信息属实的情况下，企业可在电视广告中加入声明，表明药品对特定人群（如老年人、儿童、宗教和民族少数群体等）具有特定的疗效（specific efficiency of drug）。

在根据相关规定审查药品电视广告时，如果部长认为若不对药品标识中所列的严重风险进行特殊说明，该广告将会是虚假或是误导性的，此时部长可要求在电视广告中涵盖此

类的说明。此外，如果部长认为，若自药品根据《联邦食品、药品和化妆品法案》第505节或《公共卫生服务法》第351节规定，获批之日起两年内其电视广告没有披露药品的批准日期，该广告将会是虚假或者是有误导性的，部长可要求在广告中增加对该批准日期的特殊说明。除了上述两点特殊说明外，部长没有修改或指示修改企业所提交材料的权力。

医药广告的监管更偏向于事后监管。但是为确保互联网医药产品和信息服务的安全性，美国政府规定网上药店必须获得所在州医药管理部门的充分认可和批准。除某些情形外，FDA不能要求预审核药品的广告和促销材料，这些特殊情形包括首次上市的宣传资料和直接向消费者投放的广告（DTC）。企业自愿提交这些材料至OPDP审核多数是为了将首次上市的宣传资料和首次直接向消费者投放的广告（DTC）的材料提交至OPDP来申请优先批准或预审核：① 准备这些材料需要花费相当多的时间、金钱和精力，如果这些材料是在首次使用时提交给OPDP，而不是获得OPDP的优先批准后再提交，那么若发现企业违反法规，企业将承担OPDP要求他们更改材料的风险；② 在确定的上市活动中，企业在准备更多的材料前获得OPDP优先批准，将会对其促销宣称的可接受性及OPDP审查活动有很好的识别力。

OPDP将按照企业的要求来审查广告和促销材料，并且尽量满足快速审批时效性材料的要求。OPDP以书面形式回馈给企业相关问题与决定的解释说明，并且在批准一个广告后，OPDP也可能因为某些原因改变该决定，这种情况很少见，一旦发生，OPDP将通过意见变更函通知企业其意见的变化，并且在采取监管行动前，会给企业提供合理的时间进行纠正。

如果一家企业严重或者屡次违反有关广告和促销的法规，FDA可以要求预审核该企业的广告和促销材料，预审核将会持续六个月到两年的时间。法规要求对所有通过FDA加速审批程序批准的药物的促销材料进行预审核。

（三）广告促销中关于副作用与禁忌证和药物功效相关信息的公平比较

CFR 21卷（美国联邦法规第21卷）中第202.1（e）（6）条对广告和促销材料的公平比较做出了规定。公平比较是对广告和促销材料最重要的要求之一，也是企业最频繁违反的要求之一。因此，企业常常因违反本条规定而收到FDA的管理信函（如警告信）。

CFR 21卷中第202.1（e）（5）（ii）条规定"必须在副作用、禁忌证相关信息和药物功效相关信息之间实现公平比较。"表述药物有效性和安全性信息的同时也应标明药物的风险信息，应保持二者的相对平衡。与介绍功效的文字相比，必须重点突出风险信息且使其通俗易懂。例如，若有关功效的印刷文字是14号黑体字，那么风险信息则不能用8号淡色字体印刷，也不应该印于说明书或标签的底部。公平比较原则不仅适用于材料的文字内容，也适用于材料的表达形式。OPDP审查排版、布局、对照、标题、分段、空白处以及其他任何易于实现强调目的的技术。

FDCA和标签管理办法并没有提出公平比较的要求，而是仅在处方药广告法规中提出该要求。有如下情况的广告，即被视为不满足公平比较的要求：

（1）未能平衡副作用和禁忌证之间的重要性；

（2）当涉及多页信息时，有关风险信息的内容出现的位置不明确；

（3）如果广告出现在不同的页面，在多页广告中未能向读者指明风险信息的位置。

判断广告材料是否满足公平比较原则被认为具有主观性,所以很多企业和行业组织都积极请求 OPDP 对"公平比较"做更好的定义。

(四)处方药容器标签和纸盒标识要求

美国食品和药品管理局(FDA)于 2013 年 4 月发布了"为把用药错误减到最少,容器标签和纸盒标识设计考虑的安全性问题"的指导原则(草案)。针对处方药提出了一整套建议,包括一般原则和具体的建议。产品容器标签和纸盒标识设计不可掩盖重要安全性资料。

容器标签和纸盒标识设计的一般原则:① 设计阶段应进行风险评估,② 重要的产品信息应出现在主展示面,③ 标签和标识应清晰、易读和易懂。

处方药广告和促销法规对产品名称和产地有详细的要求。CFR 21 中第 201 和 202 款陈述了法规的以下主要要求:

(1)品牌药广告必须提及药品的通用名;
(2)通用名应直接放在商品名的右侧或下方;
(3)通用名处不应该有任何形式的干扰信息;
(4)每次以商品名为特色时都必须引用通用名,但通用名并不是必须出现在行文中;
(5)通用名字体大小至少是商品名字体大小的一半,要与商品名有相似的突出效果。

字体大小,突出效果和并列性的要求同样适用于广播广告、视听促销、互联网和 CD-ROM 等电子媒介。

(五)加速审批与广告和促销的关系

自 1992 年开始,某些治疗威胁生命的疾病(如艾滋病和癌症)的药物具有了加速审批的资格。实质上,是给予了这类药物审批的优先权,所以这类药物通常可以在比新药申请审批更短的时间范围内获得上市批准。美药管局目前已开通 4 个特别通道,对药物从开发到上市的不同阶段给予支持。

虽然加速审批在使产品更快地推向市场方面是个积极的举措,可以帮助患有威胁生命疾病的患者更快地得到治疗,但是对公司如何管理这类产品的广告和促销材料却提出一些限制。

快速审批法规要求,作为 OPDP 优先审批程序的一部分,在药品上市批准之后的 120 天内,企业要提交以宣传为目的的促销材料的副本至 OPDP。这与普通产品上市审查过程是不同的。在产品上市审查过程中,须向 OPDP 提交少数用于药品上市初期促销的核心材料以备审查。另外,该法规要求,药品上市 120 天后,企业应继续为优先审批提交更新后的材料,必须在准备分发这些材料的 30 天前完成材料提交。

促销材料的优先审批过程要持续到 FDA 向企业发出审批结束通知,但企业收不到 FDA 的成功审批通过通知也是很正常的,因为如果 FDA 认为优先审批对安全有效地使用产品没有必要时,他们将取消优先审批的要求。

(六)比较和优势声明

当一个企业暗指、暗示或指出其产品与竞争产品比较时优于竞争者产品时,即产生比较声明。FDA 评审这类声明适用的标准与他们评审产品标签中安全性、有效性声明的标准是一样的。

当做出无论是相当的还是有优势的比较声明时,该企业都必须有大量的证据来支持该声明。支撑声明的证据通常源于两种药品的临床研究,并且是充分的、经良好控制的临床研究。两种药品的临床研究应同时开始,在进行的临床试验中对两种药物进行比较,并且这种比较必须有临床和统计学意义。当与竞争产品比较时,企业未经证实而宣称其产品优于竞争产品的行为通常受到OPDP的监管。例如,2005年,辉瑞收到了一封有关其产品仙特明(抗过敏药)优势声明证据不足的警告信,辉瑞在产品促销材料中提到,仙特明在治疗过敏症方面比其他抗过敏产品更有效,但事实上辉瑞并没有提供数据支持这份声明。

(七)药物经济学声明

药物经济学(PE)声明是关于企业产品的成本-效益分析,通常也叫作竞争产品的成本-效益分析。很多企业没有通过正式的以及经良好控制的药物经济学试验来比较本企业产品与其竞争产品的成本-效益情况。

通常,药物经济学声明是成本模型这种科学分析方法的计算结果。除非企业想要将相关的两种产品的临床效果和成本效果联系起来以比较,否则为获得PE数据而进行的两个良好控制临床试验的结果比较是不必要的。在上述情况下,企业将开展试验以证明由于其产品的效用,其产品的成本-效益情况比竞争对手的更好。

药物经济学管理保健顾问有关药物经济学及管理保健问题的顾问可以被派送至OPDP的流行病学专家那儿以确定相关的宣称(claims)是否符合法规的要求。药物经济学家根据药品的价格、成本、疗效及其他成本及生活质量来制定其成本、效果的衡量标准。

(八)生存质量声明

生存质量(QOL)声明是指,服用药品后,病人将会出现的日常生活活动状态的一种表述。在临床试验中,以出现某生存质量状态作为临床研究的一个主要终点是一种常用的测量方法,但是在临床试验中获得这些数据却是很困难的。

OPDP曾以非正式方式向企业建议,测量仪器在经过充分验证后,可以将这些测量数据作为适当的证据支持QOL声明。在2006年2月出版的一份指南草案中,FDA认为病人报告结果(PRO)文书可作为临床试验的有效终点。一份PRO记录了直接从病人处获得的(即医生或者其他任何人不对病人的临床疗效反应做解释)有关病人健康状况所有方面的测量结果。

(九)面向医生的处方药广告要求有简短的摘要

该要求是针对处方药广告(例如医学杂志上的广告)的,摘要内容包括产品包装说明书中的一些主要事项部分。所有的广告必须声明广告所述有关副作用、禁忌证和功效的信息是真实的。风险信息主要由副作用、警告、注意事项和禁忌证四方面组成,法律规定应可直接从产品标签上获得这四方面的信息。

通常将产品标签内容做简短摘要并印在该广告相邻的页面上。企业不能因为广告中包含产品信息的简短摘要而免除其在包含产品有益信息的页面上进行风险与效益的公平比较。即使广告中含有"请详见完整处方信息"的提示信息,仍要求企业提供适当的风险信息来公平地权衡产品的利益。

1994年，FDA发出一封给全行业的信，声称"环绕式"广告（封面做广告，封底做简要概述）不符合该要求。因为简短摘要必须出现在与广告相邻的位置。

此外，CFR 21中第202.1（e）（2）条指出某些广告可以豁免做简短摘要。这些广告分四类，即提醒广告、求助广告、药品批量销售广告和处方配制药品广告。

（十）医生主动向企业咨询药品信息

通常，医生会向医药代表或企业的医学事务部提出获悉产品信息的要求（多数是请求获悉企业产品的科学信息），企业的答复中可能包含标签外信息（例如，某医生询问某药对某种适应证的处方量是4 mg/kg，那么对不同的适应证是否可以给予不同的剂量，这里药物治疗另外的适应证还未经批准）。只要公司就医生提问的内容回答，而非反复给予其他信息，FDA并不认为回答这些问题就是促销。

1994年，在联邦注册通知中，FDA就企业回答医生主动向其咨询信息这一问题公布了相应政策：

医生向企业咨询药品的科学信息，企业在答复这样的咨询时可能会介绍药品的一些未经批准的用途。企业的技术部门一般会保留大量的产品信息。当医生咨询这些信息时，企业能提供快速的、不以促销为目的的、均衡的科学信息，其中可能包含未批准的用途，这里的未经批准的用途的信息不受法规的监管。该政策允许企业告知卫生健康专家（医生）企业所掌握的大部分产品信息。

通常情况下，该政策的目的是，当企业非故意违反法规而就产品标签外信息时进行讨论时，允许企业就科学信息进行沟通交流。

（十一）科学信息交流平台

处方药制造商赞助继续医学教育（CME）项目是很有代表性的，因为在这些项目中企业可以相互交流科学信息。FDA支持这种交流方式，并且不监管这种活动；但是，如果FDA察觉到制造商利用不正当的手段影响活动或交流，尤其是将该活动作为宣传标签外信息的途径，那么FDA将介入并依据广告和促销法规审查该活动。

现在，很多企业依据继续医学教育评审委员会（ACCME）的指南文件，对CME项目和科学信息交流活动进行管理。ACCME对举办CME项目有严格的认证要求，为主办CME活动，主办方必须严格遵守该要求，并且为该继续教育项目提供教育材料。同样的，赞助CME项目（主要是经济赞助）的制造商同CME主办方在合作时必须保持适当的距离，赞助商不能以任何方式影响活动主持人或活动主题的选择。

（十二）使用代言人的促销

企业可以使用包括名人在内的代言人来促销他们的产品。

美国的名人、政治家、影星、运动明星等一般都拒绝做药品代言人，因为风险太大，一旦有差错，会与药厂一同被起诉，成本和代价太高。美国共和党前领袖，鲍伯·多尔曾经出任辉瑞性功能障碍治疗用的"伟哥"代言人，但该广告是他离职后所做的公益性广告，他本人确实是ED（erectile dysfunction）受害者，有用药的亲身经历。

如果代言人是名人，企业必须公开名人和企业之间的关系。对产品的讨论或者介绍（包括大众传媒上的产品广告）都不能超越产品标签上的内容。

许多企业请医师作为企业代表去宣传它们的产品。这些医师通常与企业签有合同，负责向患者促销企业的产品。宣传产品的医生与企业其他成员一样，须遵守相同的法规，并且必须用恰当、合法的方式宣传产品。如果宣传产品的医生的行为违反了广告和促销法规，FDA 将追究其责任。

（十三）面向公众的广告（DTC）

DTC（direct to consumer）广告要遵守广告和促销法规以及联邦贸易委员会（FTC）的法律和法规。2023 年 6 月，FDA 发布了名为《DTC 促销标签和广告中提供定量功效和风险信息》的行业指南，该指南为公司进行处方药和生物制品的 DTC 促销宣传时如何提供定量疗效和风险信息提供了建议，能够使消费者更易理解。

除了广告和促销法规中定义的促销材料外，DTC 广告和促销活动还包括收音机、电视和网络促销材料。非药品生产企业赞助或不受药品企业任何影响的 DTC 材料是不受 FDA 法规约束的（如，药房价格广告）。

三、生物制品的广告和促销法规

生物制品研究中心（CBER）执行 FDCA 和《公共健康署（PHS）法案》中有关监管生物制品的政策。评审和监测生物制品的程序几乎与 CDER 的相同。21CFR 第 202、600 和 601 部分都对生物制剂的监管做出了规定。

适用于处方药广告和促销的实质性法规同样适用于生物制剂广告、促销活动和材料。CBER 审批广告和促销材料的基本标准和 CDER 的相同。在 CBER 程序的指南文件中列出了批准广告和促销材料的四个主要标准：

（1）材料不能是错误或起误导作用的；

（2）材料必须与已批准的包装说明书一致；

（3）材料必须要求信息公平、平衡；

（4）材料中必须包含适度的处方信息（如简要总结）。

此外，在广告中必须使用产品的通用名，通用名大小至少要是其商品名大小的一半，每次使用时必须突出商品名。像 CDER 一样，对违规行为 CBER 也发出违法行为通知函（NOV）和警告信。

四、医疗器械的广告与促销管理

FDA 和 FTC 共同监管医疗器械的广告和促销。FDA 通过医疗器械和放射健康中心（CDRH）监管"限制性"器械的广告和促销，FTC 监管所有其他医疗器械的广告。21CFR 第 801 节规定了医疗器械的批准，21CFR 第 812 节对医疗器械研究中器械的豁免做出规定。

（一）药物和医疗器械政策之间的异同

相同之处：《处方药申报者付费法案》（PDUFA）规定最新研发的药品（处方药）在上市后要经过两年的时间才可以面向消费者在大众媒体上发布广告，法案不仅是针对制药企业，而且也包括了医疗器械产品，也就是医疗器械的新产品在上市后的两年里也不得在大众媒介上做广告。

不同之处：CDER 的政策为 CDHR 指南的开发提供了一个基础；同时，CDRH 密切关注了 CDER 的政策，确保在制定 CDRH 指南和政策时，明确药品和医疗器械之间的不同。

CDRH 认为很多 CDER 的广告和促销政策都适用于医疗器械。然而，CDRH 也认为，医疗器械有很重要的特性，是不同于处方药的。以下是药品广告和促销与限制性医疗器械广告和促销政策之间的不同：

（1）限制性医疗器械广告和促销没有法规限制。但是，依据 21CFR 第 801 节，他们有特定的标签规定（如，字号，突出性）。

（2）医疗器械的继续医疗教育通常是为了培训技术员或者医生使用具体医疗器械；然而，对内科医生的继续医疗教育通常有更宽泛的主题，如某类药物的治疗适应证。

（3）医疗器械预先批准的促销规则与药品的不同；

（4）与药品广告和促销一直受政府机构、消费者利益团体和广大市民的监督不同，公民和国会很少关注医疗器械的广告和促销。

PDUFA 规定，所有的医疗器械产品若在媒体上做广告，其内容要提前三个月交由美国食品药品监督管理局下属的"广告内容审查委员会"审核合格后才能予以批准。CDRH 不要求例行提交大多数广告和促销材料，而是严重依赖竞争对手监督企业和调节规管行动。医疗器械企业要求提前批准他们的材料；然而，CDRH 的评论只是一种意见而不代表其正式通过。在市场的申请审批程序中，标签作为上市前批准的一部分要被审查。

（二）医疗器械的全面促销

现在，CDRH 关注对未经批准使用的医疗器械上市促销和医疗器械的促销，它们是上市前通知的主题。CDRH 处理这些问题的政策是基于 FDCA 法案的。FDCA 法案声明进行未批准用途的促销会导致医疗器械标示不当。

1. 药物经济学促销

没有关于医疗器械的药物经济学促销的具体规定。CDRH 非正式的声明，只要信息是真实的、准确的，企业可以促销或者讨价还价。

2. 研究中器械的广告

在器械开发的研究阶段，除了为招聘临床研究者或招收某项研究的患者而做广告外，CDRH 禁止任何类型器械的商品化。

3. 医疗器械的 DTC 促销

近年来，医疗器械的 DTC（direct to consumer）营销正在增加。例如，我们认为隐形眼镜是一种器械，而在电视上看到隐形眼镜的广告也是很平常的。2004 年 2 月，CDRH 发布了一个题为《直接向消费者做的限制性器械的广播广告》的指南草案，该指南草案详细阐述了向消费者营销其产品的器械制造商的行为准则，该指南大部分响应了 CDER 在 1999 年发布的《工业指南：直接向消费者做的广播广告》。

4. 在广告和促销方面，CDER 和 CDRH 政策的相似之处

因 CDRH 政策基本上是遵循 CDER 政策的，所以在广告和促销的其他方面，CDER 政策和 CDRH 政策十分相似。这适用于教育和继续医疗教育项目、新闻公告和公共关系

材料、金融界的材料、单一主办者的刊物、销售代表做出的设备详情、医疗会议和展会以及网络广告。

五、美国对于药品标签外用药促销的监管

（一）标签外用药概述

标签外用药或超标签用药（off-label），顾名思义，是指将药物处方用于FDA批准说明书以外的用途。目前，这种操作在美国临床上十分常见。FDA审批通过的标签中只标明了经临床试验证明为安全、有效的用法。根据美国有关法律，制药公司不能向医生推销药物的标签外用途，但医生可根据实际情况给病人开具标签外处方，将药品用于标签之外的用途，即标签外用药。

"标签外用药"的范围涵盖了实验室疗法至标准疗法，甚至最新的疗法。在一些情况下，超标签用法代表了首选疗法，其他情况下则代表了次要的甚至是最后选择的疗法。标签外用药是源于医生或生产商研发人员所推测的治疗效果，如西妥昔单抗，其标签用法是用于治疗头部和颈部癌症以及结直肠癌，但是却被用于治疗标签标示的适应证之外的胰腺癌。此外，标签外用药还可以用于更广的人群，如抗抑郁的帕罗西汀，其标签用法是用于治疗成人抑郁症，但是也被用于标签用法之外的儿童抑郁症患者。再次，标签外用药还可扩展用于相关的适应证，如抗精神病药物喹硫平，却经常被用于标签外的用途——治疗抑郁症。最后，标签外用药还可以用于治疗与标签中适应证有着生理学联系的不同的适应证，如平喘药孟鲁司特用于治疗慢性阻塞性肺病。

（二）标签外用药监管的发展综述

根据1938年颁布的《联邦食品、药品与化妆品法案》（FDCA），FDA有权对药企的促销行为进行监管，包括印发材料、广播、网络广告、向医师促销用材料（包括可视广告和手册）以及分发给患者的材料（包括手册、信件和传单），以确保促销内容真实、可靠。

1997年以前，FDA认为企业标签外用药促销所用材料中包含虚假的、误导性的信息以及未经批准用法的相关信息，标签外用药促销的药品为"标示不当"药品；并且标签外促销材料中介绍的适应证等信息没有通过FDA的审批。因此，依据FDCA中的两项相关条款：21 USC §3319（d）——除非药品及其标签通过FDA的审批，否则药企不得在州际贸易中进行该药品的贸易行为；以及21 USC §331（a）——禁止药企在州际贸易中进行"标示不当"药品的贸易行为，FDA认为标签外用药促销行为违反了上述规定，应予以禁止。同时，由于FDA担心制药企业提供给医师的标签外用药的信息不全面，并且FDA认为允许药品生产者提供标签外用药信息等同于鼓励其越过FDA的新药申请流程，因此，1997年之前FDA全面禁止制药企业的标签外用药促销行为。

1997年颁布的《FDA现代化法案》标志着FDA标签外用药促销监管政策上的重大转折，FDA开始有条件地允许制药企业的标签外用药促销行为。《FDA现代化法案》Section401规定，允许药企在一定条件下分发科学性杂志中经同行评审的包含标签外用药相关内容的文献（来自专业期刊或科技出版物），但是前提是文献中提及的标签外用法必须已提交简明新药申请（ANDA）或者即将提交sNDA申请；同时药品生产企业必须提前将要分发的文献复印件提交给FDA进行审核。在2006年，FDA法规中有关标签外用途

的相关规定指出，要求药企在向临床医生提供支持产品标签外用途的学术研究资料（来自专业期刊或科技出版物）时，必须事先提交给 FDA 审阅，在获得许可后才可以操作。除了这些学术资料，药企禁止对这种未得到 FDA 批准的适应证进行广告宣传。截至 2006 年此项法规到期之时，这种做法一直受到质疑，而过去十年中，美国联邦检察官调查了大量公司直接促销标签外用途的案例，涉及美国辉瑞、礼来和英国的阿斯利康等。

2008 年 FDA 超说明书用药促销材料的分发颁布了草拟规范 GRP（good reprint practice），并于 2009 年 1 月颁布了最终稿。最终稿规定：允许药企向临床医生等医务工作者提供经同行评议（peer-reviewed）的、探讨已上市药品或医疗器械关于标签外用途的科学文献或医学期刊。在其官方网站中，FDA 称，当临床医生获得这些没有误导性的、真实的关于标签外用途的科学知识后，更能促进对公众健康的保护。

与之前法律不同的是，2008 年的"新指南"不再要求制药公司把有关材料提交给 FDA 审查，而可以直接推荐给临床医师。美国国会议员普遍担心"新指南"会造成制药公司过度推销药物的标签外用途，而 FDA"新指南"的合法性也遭到了普遍质疑。

不过，FDA 在这项原则中，也对药企的一些限制进行了细化。比如：要求向医生提供的讨论标签外用途的学术文章必须是独立于宣传资料之外的，这些文章可以在学术会议上分发，但不可以在药企的展台或企业发言人的讲稿中进行宣传。而且这些文章必须来自同行评议的学术期刊，不能以增刊的形式或是以部分或全部由文章中提到的产品的生产企业所赞助的出版物形式发表。另外，对这些文章的类型也有要求，不可以是给编辑的信件、文摘、关于健康受试者的Ⅰ期临床的研究报告，或含有较少或基本没有实质性讨论的参考文献。文章中提供的信息不能事先由药企节选、标注、概述或用其他方式处理过。另外，在这些文章中必须有醒目的提示和声明：文章中讨论的用途目前尚未获得 FDA 的批准，而且作者与药企之间的任何利益关联性都要予以披露。

2011 年，FDA 发布了《回应关于处方药和医疗器械标签外信息的主动请求》的行业指南草案，该指南草案为希望回应未经请求的说明书外信息请求的公司提供了 FDA 的建议，包括直接和私下向公司提出的请求以及通过新兴电子媒体等公共论坛提出的请求。FDA 承认公司有能力以真实、无误导和准确的方式回应有关其产品的要求。此外，由于这些公司受 FDA 监管，并拥有其产品的可靠和最新信息，FDA 认识到，公司对向公共论坛提出的有关公司产品标签外使用信息的主动请求做出回应符合公共卫生的最佳利益，因为论坛中提供回复的其他参与者可能无法提供或无法获得有关公司产品的最准确和最新信息。

（三）美国标签外用药的现状

如今，在新药上市愈加艰难，仿制药大举压境的状况下，标签外促销已经成为药厂扩大销售额、改善盈利的重要手段之一。部分药品标签外用途的销售额已经突破了 50% 甚至更多。根据 2006 年《内科医学档案》的研究，在 500 种最常用药品中，20% 的药品存在标签外用药的现象；而针对某一特定的适应证，标签外处方的情况则高达 83%；据美国综合癌症系统公布的一份报告，如今有 50%～75% 的抗癌药存在着标签外用药的现象，超过 2/3 的肿瘤学家都十分重视对抗癌药的超标签使用。

(四)标签外用药的多方争议

2006年发布的一项研究结果显示,在2001年有21%的药物用于标签外用途,其中73%没有足够的科学依据来支持这些标签外用途的使用。

在过去10多年中,关于标签外用药这一问题存在着许多争议,保险公司越来越质疑是否有必要为这些未得到临床研究证明有效的药物买单;医生们则希望自己有足够的自主权,能根据病人的具体情况对说明书以外的适应证开具处方,但他们也面临着需要更多的临床证据支持这一难题;药企希望能将已上市药品的市场进一步扩大赚取更多利润;公众则希望药品的安全性、有效性有明确的研究证据支持,而且价格能接受。对于这些来自不同群体的要求,FDA作为一个监管机构自然很难同时满足,因此在很多专家看来,FDA近日似乎做了一个错误决定,即把部分权力下放给了药企,让药企直接提供给医生关于药物的未获批适应证的使用建议和指导。

其实科学合理的选择应该是允许标签外用药这种模式存在的,但对此应予以监控。某些药品标签外用途确实有足够的临床数据作支持,但对这些使用应做一些跟踪研究。随着个性化用药的逐渐兴起,将药物用于标签外用途这种模式会越来越常见。

(五)标签外用药监管的法律适用

1. FDCA中有关"假冒的"或"带伪标的"产品的相关条款

FDA对标签外用药促销进行监管的法律依据为FDCA法案中有关"假冒的"或"带伪标的"产品的相关条款。根据FDCA,直接或间接地在进行州际贸易时经销"假冒的"或"带伪标的"产品是非法的。如果某药品或医疗器械的标签是错误的或者具误导性的,则该产品是"带伪标的";如果其标签包含有未经FDA批准通过的信息,例如未经批准的剂量或患者人群等,则该产品为"假冒的"。药品或医疗器械的任何新用法都必须另外申请注册审批,因为初始的审批仅仅针对特定的适应证,而不是产品本身。

因此,依据对"假冒的"或"带伪标的"产品经销的限制,通常,生产商只能对产品的标签内用法进行推广,对标签外用法的促销则是非法的,并且进行此促销的企业还会受到法律处罚。

2. 第一修正案关于"超标签言论"合法性的分析

第一修正案关于"商业言论"的条款使用于法庭之前的情况是议会赋予FDA管理药品标签和广告的权力,因此便限制了标签外用药的促销;"商业言论"的条款使用于法庭之后的情况是,大多法院都被要求在不同的环境中对FDA标签外用药促销进行限制的合法性进行分析。至今,第一修正案对超标签促销的分析都是基于哈迪森中心电力有限公司与纽约公共服务委员会一案中所提出的商业言论原则,"认为所有的生产商对标签外用药的促销行为都是'商业'的,因此应该受到第一修正案更少的保护",这一假设限制了完全受保护的科学言论的自由流通,对于有利公众信息的传播有负面效果。

大多数情况下,生产商标签外用药的促销材料为科学期刊文献、医学案例研究和医学教育课程的材料。因此,这种言论是完全受到保护的科学言论。实际上,除非是生产商自己的言论,一般情况下,标签外用药的言论都是合法且完全受保护的言论。

科学言论都受到第一修正案的最高级别的保护。非生产商发表的有关标签外用药的所有科学文献、撰写的书籍或研讨会报告都应该受到宪法的保护。由于超标签促销的材料通常都是科学期刊文献或学术报告，因此毫无疑问应当视为科学的言论。

"商业言论"没有具体的定义，但是有一点是清晰的——商业言论不会受到第一修正案的完全保护。法庭在对言论进行评估的时候，必须考虑到相关的知识、各参与方不同的视角和动机。例如，将同行评议文献发送给医生与将其发送给大众的情况是完全不同的。

判断某标签外用药的言论是科学言论还是商业言论的关键在于言论的动机。如果一家公司用于宣传的同行评议文献是为了警告标签外用药的风险以使得药品产生的副作用最小化，那么该言论不能认为是商业言论。但是从另一视角来看，同样的言论也可能是商业言论，因为该言论的动机在于减少潜在的责任。

因此，言论类型不能仅凭促销主体而确定，而是应该在得出结论之前对促销的内容、上下文和动机进行仔细分析。

（六）FDA对标签外用药的审批

申办人在一开始对药品进行临床开发时，可能只着重研究药品的某一适应证，当药品通过审批之后，医师通常会进行标签外用药。当收集到一定量的关于标签外用药的风险/利益的信息之后，可以向FDA提交补充新药申请（sNDA），如果有足够的科学根据，标签外用药最终是可以获得FDA批准的，许多抗抑郁药、抗惊厥药、抗肿瘤药和抗HIV/AIDS药品就是很好的例子。

支持标签外用药的科学根据可以来自医学专业会议、药品概略、经同业互查的文献以及普通的媒介。但是现实中，大量的标签外用药缺乏支持数据。15%的标签外用药缺乏科学证据，只有不到30%的标签外用药有强有力的临床证据支持。对于一些标签外用药，如果数据证明申请补充审批的成本和风险超过了获得批准后申办人可获得的经济利益，即使标签外用药有科学依据予以支持，FDA也不予批准。在最近公布的研究中，可以发现官方认可的标签外用药的数目是经批准的补充适应证的两倍。实际上，由于时间和成本的关系，通常，申办人很少申请补充新药注册审批。

2011年，FDA就超标签用药向临床研究人员发布指南，强调医师必须进行标签外用药时，要充分掌握所用药品的药理信息，找到效力高的证据支持，及时记录用法、用量和疗效等。美国药师协会发布的《美国医院处方药物服务信息》，收录了药物的标签内和标签外用法，并明显地标记出标签外用药的信息及相应的支持证据。"临床药理学"是一个收录标签外用药信息的应用数据库。该数据库对所有标签外用药提供医学证据，但仅对癌症标签外用药设有证据分级和推荐分级。此外，美国《医疗保险福利政策手册》还给出了评议文献资料证据的标准，提出文章在出版前须经过专家公正地审核文章内容的合理性、客观真实性及有无利益交割。该手册中还列举出26种期刊，作为说明书之外用药的参考，如《美国医学杂志》《肿瘤学年鉴》。种种举措为药品超标签用药提供合理的证据支持。

（七）合法的标签外用药促销

1. 促销的主体

虽然一般不允许生产商对标签外用药进行宣传，但是医师可以对此进行宣传并将处方药品用于标签外用途。这一自相矛盾的说法导致了站不住脚的结论：生产商不可以将标签外用药的任何信息告知医师。但实际上，标签外用药在美国十分普遍，并且被视为良好医疗的标准。

2. FDA 与医师对标签外用药的不同态度

标签外用药一方面是良好医疗的标准，但另一方面又完全禁止生产商对标签外用药进行促销，这两者的对立主要源于 FDA 与医师对标签外用药的不同审视视角和不同目的。对于医师，其主要目的就是对病人进行治疗，但是，FDA 却负责保护公众的健康。

虽然 FDCA 制定的目的是保护并促进公众的健康，但是在制定旨在保护更多人群的政策的时候也应当考虑到个人的健康和福利。在执行针对公众的法律法规的时候，也必须考虑到会对个人产生的负面影响。政府部门可以采取更好的方法，既保护公众的健康又可以保护个人的健康，在执行相关法律以保护公众健康的时候可以更为灵活。因此，在制定标签外用药政策的时候应该意识到不同的人（如医师和管理者）的工作环境不同，视角也不同，但是他们想达到目的是相同的——提高人类健康和福利。

（八）非法的标签外用药促销

1. 促销的主体

必须注意的是，对标签外用药的促销并不总是非法的。对标签外用药进行管理时必须明确促销的主体。生产商不可以对标签外用药进行宣传，但是医师和其他的公众却可以。主要是因为生产商对标签外用药信息进行推广的目的一般都是促销产品。

2. 促销的形式

标签外促销没有法定的定义，但是判例法中有一些相关的指南。根据《华盛顿法律基金会》中的初始判例，标签外促销是对批准的药品标签之外的、未经 FDA 批准的药品的适应证、剂量和适用人群的促销。标签外促销的非法形式多种多样，包括：一些由公司支持的与公司产品相关的科学或教育活动，并在活动中对标签外用药进行讨论；向开处方者分发内部编写的关于标签外用药的宣传材料；销售代表和开处方者私人之间的关于标签外用药的交流；直接面向消费者的关于标签外用药的广告宣传，包括不遵守 FDA 的要求而分发的关于标签外用药的研究成果和摘要；以及在临床试验期间对研究中药品进行的不当宣传。

（九）FDA 对标签外用药促销违规行为所采取的措施

1. 执行措施

FDA 通过警告信、无标题信、民事诉讼、对于产生的不良后果禁止救济和刑事诉讼等执行措施来执行标签外用药促销的相关法规。FDA 在过去的几年中多次运用这些措施来对标签外用药促销进行管理。

2. 对违规公司的惩罚

最近美国的 Orphan Medical 公司被指控故意给羟丁酸钠贴假商标并上市用于标签外用途，一名精神科医生和一名该公司的销售代表也遭到同样指控。最终该公司统一支付 500 万美元的罚款并支付 1 200 万美元作为赔偿。2006 年 10 月，InterMune 公司由于故意报销不应该给予补偿的 Actimmune 标签外用药而违反了《民事欺诈赔偿法》，公司被指控并支付了 3 690 万美元罚金。2004 年，沃纳兰波特公司由于对加巴喷丁的标签外用法进行促销而违反了《美国法典》21§331（a），331（d），333（a），352（f）(1) 和 355，因此遭到指控。

3. 对医师的惩罚

由于罚款数额高、风险大，即便医生需要得到一些信息以达到对患者进行治疗的专业要求标准，也不会接受有关标签外用药的促销信息。虽然标签外用药是医生对患者，尤其是儿科病患者和癌症患者治疗的公认标准，但是医生及时了解有关标签外用药的信息还是会有好处的，尤其是有关标签外用药时某特定的剂量或对于某特定的人群可能不安全或无效的信息，以及公司获得的关于标签外用药的阳性患者结果的信息。

在最近颁布的关于标签外用药材料重印和分发的草案指南中，FDA意识到了标签外用药是医生进行治疗的标准。FDA最终也意识到如果不可以将药品用于标签外的用途，医生则有可能无法对患者进行很好的治疗。但是，FDA在草案指南中制定的政策还是阻止医生的超标签用药行为，旨在保护公众的健康。

（十）标签外超标签用药补偿机制

1. 对标签外用药进行补偿的意义

据相隔14年的两份报告显示，对于肿瘤药的标签外用法大多不予补偿，反而会限制其标签外用药。两份报告都指出，约50%的肿瘤学家都反应第三方支付者拒绝对肿瘤药的标签外用法提供补偿。

但是，临床证据表明标签外用法多数都是十分有价值，一些标签外用法甚至是唯一的治疗选择。对这些标签外用法进行补偿的限制可能会对医师的临床自主性和健康结果造成负面影响。然而，由于资源有限，支付者对标签外用药补偿越多，则对标签内用法的补偿就会越少。

2. 标签外与标签内用药补偿机制建立过程的对比

（1）标签内用药补偿机制的建立过程

对于标签内用药，如果该药品在计划处方集中，则支付者会对其用于治疗经FDA批准的适应证产生的费用予以补偿，但是也会有一些限制，包括预先核准、分步骤疗法、数量的限制以及费用分摊的安排。因此，标签内用药补偿机制的决定因素包括：FDA审批通过的安全性和有效性证明、上市后的安全性和成本-效益证明、替代疗法的有效性以及与药品生产商制定的将产品作为目标领域首选产品的转移计划中关于价格折扣的协商。

（2）标签外用药补偿机制建立的困难

支付者通常较难做出对标签外用药进行补偿的决定，原因有如下两点：首先，虽然药品由于可能用于标签外用途而被列在预先核准计划中，但是标签外用药一般不包含在计划处方集中；其次，标签外用药上市前审批的安全性和有效性的相关证据缺乏，并且上市后的相关证据也很有限。但这也并不意味着标签外用药就无法得到补偿。通常，标签外用药还是会得到补偿的，但是会有一定的条件限制。

（3）标签外与标签内用药补偿机制建立过程对比

在对药品进行补偿时，支付者首先需要确定是否对新批准的药品的标签内用法进行补偿。通常，补偿是会有附加条件的，如预先审核、分步骤疗法和数量限制。随后，支付者需要决定是否对标签外用药进行补偿。在药品概论、经同行互查的文献和临床实践指南中提到的有关标签外用药的信息可以作为建立标签外用药补偿机制的理论基础（图11-1）。

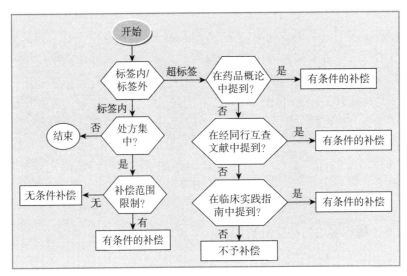

图 11-1　标签外与标签内用药补偿机制建立过程对比

3. 标签外用药补偿机制建立的决定因素

通常，标签外用药是否可以得到补偿取决于其是否包含在一部或多部公认的药品概要中，如《美国医院处方服务（AHFS）药品信息》《美国药典调剂信息》《汤姆森 Micromedex 药品索引》等。药品概要是对特定药品进行补偿的公开证据和专家建议以及 FDA 药品某一用法的审批情况的汇编。

药品概要是公共部门对标签外用药进行补偿的参考，尤其对抗肿瘤药物。1990 年通过的联邦法律将药品概要列为美国联邦医疗保险（Medicaid）对抗癌制剂补偿的标准参考资料。在 20 世纪 90 年代早期之前，Medicare 可以任意对抗癌药的标签外用药进行补偿。但在 1994 年之后，Medicare 必须补偿 FDA 审批通过的用于治疗在三部公认概要中列出的适应证，或者是用于治疗同行互查文献支持的适应证的药品。去年末，Medicare 又加入了三部药品概要，从而扩大了补偿范围。

如果没有上述药品概要，则可以参考在经同行评审的医学文献或者临床实践指南中公布的有关特定适应证的支持性临床证据。

第二节　英国对于药品广告与促销的管理

一、背景介绍

（一）药品与健康产品管理局对医药广告监管的法律依据

英国药品与健康产品管理局（Medicines and Healthcare Products Regulatory Agency, MHRA）对医药广告监管的法律依据是 1994 年的《药品广告法》[Medicines（Advertising）Regulations 1994] 和《药品广告监管法规》[Medicines（Monitoring of Advertising）Regulations 1994]。2012 年 8 月，英国出台《人用药品法规》第 14 部分内容对药品广告

监管重新做了规定。

（二）自律的作用

在英国，对药品广告的监管以长期以来建立的自律机制为基础。MHRA 的法定权力通过卫生部部长来行使，提供在自律失效的情况下的一系列强制手段，用以支持和加强这一自律系统。这也是欧洲指令在广告方面所支持的。

（三）法律的范围

该法律适用于所有医疗相关产品的广告和促销行为，包括专利药品和普通药品，处方药和非处方药。法律只适用于特殊类别药品的地方也已经说明，譬如注册的顺势疗法药物。通常情况下，所有的医疗相关产品依据广告法受到可接受性的评估的，现在完全按照2001/83/EC 指令执行，同时参考药学法案。

2012 年《人用药品法规》对广告行为做出界定，该法规认为广告是与药品有关的，包括旨在促进该产品使用的处方开具、供应、销售或使用的任何物品。除了传统意义的广告行为外，还包括如下活动：

（a）挨家挨户游说；

（b）医疗销售代表访问有资格开具或提供药品的人；

（c）样本供应；

（d）通过赠予、提供或承诺任何利益或奖金（无论是金钱还是实物），提供开处方或提供药品的诱感，除非此类诱因的内在价值微乎其微；

（e）赞助有资格开具处方或提供药品的人士参加的推广会议；

（f）赞助有资格开具处方或提供药品的人士出席的科学大会，包括支付其中的旅行和住宿费用。

但本条例中对"广告"的提述不包括以下任何一项：

（a）未提出产品声明的参考资料、事实信息陈述或公告、贸易目录和价格表；

（b）没有提及药品的，与人体健康或疾病有关的信息；

（c）通信，可能附有非促销性质的材料，以回答关于医药产品的特定未经请求的问题。

（四）与药品广告相关的其他法律

与药品广告相关的其他法律包括 1968 年《贸易说明法》（Trade Description Act 1968）和 2008 年消费者保护不公平贸易法规，1990 年和 1996 年的《广播法》（Broadcasting Acts 1990 and 1996）以及 2003 年《通信法》（The Communications Act 2003），分别由独立电视委员会，无线电当局、威尔士 S4C 当局、广告标准管理局代表通信办公室（Ofcom）管理执行，对一般的广播广告进行了规范，包括药品的广播宣传。MHRA 不负责这些法律的执行，也不受其他部门的强制管理。

（五）行业协会组织对药品广告的管理

对药品广告的监管，除政府部门发挥行政管理职责之外，英国行业协会也通过制定专业性的文件和计划发挥了重要的自律约束作用。英国所有权协会（Proprietary Association of Great Britain，PAGB）是英国非处方药和饮食补充剂制造商的代表，主要对非处方药广告进行监管；英国处方药行业规范管理局（Prescription Medicines Code of Practice Authority，PMCPA）是独立于英国制药工业协会（Association of the British Pharmaceutical Industry，ABPI）的行业自律机构，负责管理与执行 ABPI 制定的制药行业规范，主要对处方药广告进行监管。

二、职责和工作原则

（一）工作原则

为了保护公众健康，必须始终对药品广告和促销进行有效的监管和控制。

根据广告法的规定，没有上市许可授权的产品不可以做有医疗目的的广告（在顺势疗法药品目录中注册的产品例外）。因此，在取得上市授权前做任何促销广告都是违反法律的。公司可以在小范围内向个人做有限的宣传，例如：向卫生当局或医院的预算决策人做宣传，因为那些信息将对他们未来的支出有很大影响。举例来说，对于新药或者新的管理方法，那些改动将带来巨大的花费。这些资料应当以需要做出预算决定的人为目标，而不是开处方的人。

根据广告法的规定，广告宣传必须依照产品特性概要（aummary of product characteristics，SPC）的详细列表来执行。它必须鼓励理性用药，比如正确、合理地使用，客观不夸张地描述药品的安全、质量和功效。

MHRA 认为，为了使广告宣传具有客观性，首先，必须能够证实其是正确和真实的。例如：宣传暗示治疗某种极少出现的短期症状的广告就不具有客观性。同样，仅仅依靠广告发布人的感觉和观点的宣传也不具有客观性。如果宣传的目的是引导不合理或不正确用药，那么鼓励理性用药就是失败的。利益驱使会使得广告人冒风险不宣传理性用药，目的是纵容过量用药、加大产品销量。

药品广告的每一部分都必须附有经批准的 SPC。广告宣传的适应证必须是通过上市批准的，不能扩大和延伸到没有批准的适应证。获得批准执照的产品在宣传中严禁包括没有获得批准的适应证。广告宣传中不应包括该产品是特为老人、小孩或者患有某些特定疾病和处于特定条件下的人使用的，除非在上市许可中明确地规定了此种用途。

（二）药品广告的投诉

如果对药品广告进行直接投诉，那么 MHRA 作为许可颁发当局，有责任在法律范围内考虑处理这个投诉。如果投诉涉及广告法的第九条或是第四部分，那么在 MHRA 和投诉人同意的情况下，该投诉将被递交给一个自我调节机构。然而，当该投诉没有在一个合理的时间范围内被指定的机构满意地解决的话，MHRA 必须调查该投诉。

关于广播广告的投诉：如果 MHRA 是唯一收到该投诉的机构，则须由其承担责任，负责调查和取证；如果 MHRA 和其他相关组织（如：独立电视委员会，无线电当局和威尔士 S4C 当局）都收到投诉，或者仅仅是其他相关组织收到投诉，那么是其他相关组织负责调查投诉。这些机构是在 1990 年的广播法案下成立的，而且有独立的处理投诉的方法。它们根据广告监管法第 11 条拥有行政强制权力，保障这些机构有权让这些被投诉的广告的发布者在向法庭提供证据和接受审查前该广告不再播放。

三、面向公众宣传

(一)适合向大众宣传的药品

英国的药品分为药房销售(P)、普通销售(GSL)和处方销售(POM)三类。根据广告法第三部分的规定,药房销售(P)、普通销售(GSL)的药品可以向大众做广告。而可能促进处方销售(POM)的药品购买的宣传广告禁止向大众传播。政府控制的疫苗产品不受此项限制。

法律规定禁止用于某些疾病治疗、预防、诊断的药品向大众做广告。药品的目的是预防神经缺陷或者治疗扭伤或拉伤症状,或者减轻病痛或风湿性、不严重的关节炎症状的,其宣传可以例外。

1939年《癌症法案》规定禁止向公众发布任何广告,其中包含对任何人治疗癌症的要求,或为其治疗规定任何补救措施,或就某病症的治疗提供任何建议。

含有精神或麻醉物质的药品不得向大众做广告,在1961年修订的《麻醉药品公约》(Narcotic Drugs Convention)的第三章所列举的产品除外,在1971年《精神药品公约》(Psychotropic Drugs Convention 1971)中第三条的第二款、第三款中规定的也除外。药品广告不应专门或主要针对儿童(16岁以下儿童)。针对父母和照顾者的广告材料也不应包括在针对儿童的非宣传材料中。用于堕胎的药品也不适合做广告。

(二)处方药的宣传

处方药的资料仅可通过平面新闻、电视、广播或者新闻稿传播,资料必须真实且不具有推销性,不鼓励公众向他们的医师主动要求在处方中开具该产品。当一家公司对最终的广告效应几乎没有控制能力时,应特别关注媒体直接传播给公众的信息。例如,电视节目可能导致公众对处方药的需求上升。

(三)严禁使用的材料

大众广告不应暗示一种产品与另一种被认可的治疗方式或产品同等有效甚至更好,也不应暗示这种产品的治疗作用是可以得到保证的。材料中不应包括声称"可以治愈"等不合适的、具误导性的条目。广告不应给人以不需要医疗咨询或外科手术的印象,例如通过信件、电子通信或电话提供诊断或建议治疗。也不应该建议通过服用药物来促进健康,或者不服用药品会影响健康。

(四)正确用药的必要信息

应当有一个清楚且易读的邀请函,邀请使用人仔细阅读包装材料或标识上的说明书的要求。在没有提供说明书以及标识上明确指示参考内附的说明书的情况下,可以参考标识。其他管理法规和自律组织对广播广告的时间和清晰度等法律要求做出了更详细的规定。

如果一些药品需要保证在一定的条件下使用才能确保安全,那么在广告材料中也应做出明确说明。例如,只有在采取一系列其他治疗之后使用本产品治疗才有可能取得成功,该产品的宣传材料中就应明确反映这些情况。类似的例子包括指明产品的长期使用情况,如治疗肠道过敏症状和男性慢性脱发的药物的长期使用情况。

(五)使用数字通信媒体和互联网进行广告宣传

该法规还适用于数字通信渠道,如社交网站、博客和论坛。互联网被广泛用于向消费者和医疗保健专业人员提供信息。网站提供商应确保在互联网上发布的材料不违反法规。在英国网站上发布和/或针对英国受众的材料受英国药品广告立法的约束。至于其他媒体,禁止使用互联网或其他数字渠道向公众推广处方药。

(六)广告建议声明

在自我药疗领域,应注意确保弱势患者群体不会受到威胁。一个特别的例子是在妊娠期间使用药物。MHRA与行业代表和广告监管机构协商,制定了孕期药品广告指南。这些建议为广告商提供建议,以确保可以促进用于怀孕的药物的安全的广告。另外,广告不应该表明产品没有任何副作用,或者由于它是天然的而强调其安全性或功效。

(七)推荐或代言

向公众发布的广告不应包含涉及科学家或医疗保健专业人士推荐的材料,也不应包含名人的代言,因为名人可以鼓励他们消费产品。广告商不能因为药品已获得上市许可或注册而声称其产品"特殊"或与其他药物不同或更好,也不应声明产品获得MHRA或卫生部批准。

(八)赞助

对于按照非处方药销售的产品,原则上可以接受与药品品牌相关的赞助。制造商或制药公司的赞助不应涉及任何直接或间接促销处方药(POM)的行为。如果没有提出产品声明,"品牌×"的简单赞助声明将被归类为提醒广告。

(九)止痛药的多次购买促销

政府于1998年对阿司匹林和对乙酰氨基酚的包装尺寸进行了法律限制,以减少过量服用产生毒性的风险。大量止痛药的销售和供应或基于数量的促销价格促进了包装规模限制立法的意图。MHRA不鼓励药品公司和零售供应商进行任何基于体积的促销活动,其中包括任何含有镇痛药的产品(阿司匹林、对乙酰氨基酚和布洛芬固体剂量和其他配方)。这样的活动可能会鼓励不必要的药品购买,并使消费者安全受到威胁。这是一个自愿行动的领域,但MHRA密切监控涉及镇痛药的价格相关促销活动,例如"买二送一"和"买一送一"。所有负责批准医药产品价格促销建议的人都应考虑到消费者的安全。

四、对专业人员宣传

(一)有处方权或供应权的专业人员界定

法规的第294—300条适用于主要针对专业人士的药品广告。有处方权或供应权的专业人员(persons qualified to prescribe or supply, PQPS)在法条中被定义为包括专业人士、市场营销或者药品物流专家,但是不包括兽医或者其他的动物服务人员。在现行英国的药品供应体系下,有处方权或供应权的专业人员被界定为法定有权选择药品的供应商,或者供应某一产品的人,包括医生、牙医、护士、药剂师、助理药剂师、验光师、助产士和其他法定有权直接向公众提供药品的人员。法律要求这些广告应包含药品的标准信息,阅读到广告的人可以从药品的安全性、质量、有效性方面考虑，做出是否适合使用的判断。

（二）向专业人士提供信息的规定

必须给出类似SPC的基本资料，但资料的措辞方面可以根据专业人士类别的不同做出调整。但是任何情况下，必须包括必要的信息。此外，基本资料应当清楚且表达明确，以便参考。如果需要将材料翻转过来才能方便看清相关信息是不合规定的，例如：信息在页边的对角或者环绕该页。一份批准的SPC复印件或者数据页必须连同免费样品一起提交或递交给处方者。

（三）短篇广告

短篇广告（abbreviated advertisements）可能只能在专业期刊上出现，广告面积不得大于420 cm^2，而且不能作为活动插页。对于打算通过药店或一般零售商零售的产品，短篇广告可用于一般销售类别药品的任何广告，包括传统草药或已注册顺势疗法产品的广告。

（四）促销方案

产品广告中如果涉及促销方案，如提供笔、便签本、杯子以及仅包括产品名和公司名但是没有标出其他信息的产品，则这些物品价值应当在5英镑以下，或者赠品的价值（不含增值税）小于产品的价值，且符合法规第300条的规定。促销中使用的物品必须与药品或药房的操作有关。

（五）样品药品

法规第298条适用于向个人提供免费药品样品，接受人是以获得与产品有关的更多使用经验为目的而与产品打交道。此类样品只能在以下情况下提供给有药品处方权的专业人士：

（1）只能在例外的情况下使用；
（2）在一年中任何一个接受人只能接受一定量的样品；
（3）接受方必须先出具书面的申请，包含日期和签名；
（4）供应方应当有一个受控制和可靠的系统；
（5）样品的规格应不大于在英国上市的最小规格；
（6）样品必须标识清晰且注有"非卖品"或类似意思的字样说明；
（7）每个样品必须附带有一份批准的SPC复印件。

根据第298条的规定，样品不得向仅有供应权的人士提供。样品药品中包含精神药物或麻醉物质，受麻醉药品公约或精神药品公约的限制的，会被禁止提供。《麻醉药品公约》第三章和《精神药品公约》第三条的第二款、第三款中规定的除外。

在紧急情况下向医药从业人员提供短期用药。例如：在上班时间以外和在患者的家中（被称为"启动剂量"）不被认为是样品用于促销或广告目的，且不在广告法规定的范围内。

（六）医药代表

医药代表应接受足够的培训，具备充分的科学知识，使得他们有能力尽可能准确和完整地向他人提供他们所推销的药品的信息。英国制药工业联合会（Association of the

British Pharmaceutical Industry, ABPI）以及英国所有权协会（Proprietary Association of Great Britain, PAGB）都向医药代表提供培训课程。

在每一次拜访时，医药代表都应向他们拜访的对象提供他们拜访时所推销的产品的SPC或者数据单表。他们同时必须报告所有有关产品安全的信息，包括直接从卫生专家处获得的信息，以及产品上市权所有人根据广告法的规定建立并提供的科学服务。

（七）赠品和其他利益

法规的第300条第1款规定了任何人在向有处方权或供应权的专业人士推销药品时，不得提供任何赠品、金钱利益或者其他利益，但价值不高且与药物或与药物治疗有关的物品除外。

第300条同时也规范了任何通过有处方权或供应权的专业人士促进某医药产品的购买和销售的促销行为。这包括了广告、诚信方案、红利方案、提供相应的股份、公关行为和销售规划。

药品生产企业或业务范围涉及向有处方权或供应权的专业人士销售或提供药品的分销商的任何方案，都被认为可能是促销。不直接面向公众的批发商并不包括在此范围内。

根据第300条第6款的规定，在1993年1月1日前发生的，与价格、利润或者折扣有关的商业促销行为，都免于处罚。在财务上，对于医药产品的购买，通常都有类似现金折扣的商业折扣计划，譬如进行优惠活动，类似的规定是，如果某种与价格、利润或折扣有关的商业促销行为在1993年1月1日前已经是行业内重要的常规做法之一，同时清楚说明且开具发票的，则被第300条第6款认为可以豁免。

向个人返还现金和以其他名义，如优惠贷款、股份认购权、礼物或者旅游特价、保险、办公设备、电脑软件等给付个人利益，则不在第300条第6款豁免的范围内，而要受到第200条第1款的约束。

（八）关于"物品价值不高且与药品或药房实践有关"的解释

"物品价值不高"的意思是包括增值税在内的花费不超过6英镑。"与药品药房实践有关"的意思是该物品具有普通的用途，如，钢笔、笔记本、便宜的计算器附件、日记本、日历、外科手术用手套、手术室的钟、纸巾、咖啡杯。

面向有处方权或供应权的专业人士，且涉及有关药品的促销活动，比赛奖金颁发必须满足价值不高且与药品或制药有关等条件。比较合适的最高奖金金额为130英镑（不含增值税）。获奖名额必须限定在很少的数量范围内。

（九）接待有处方权或供应权的专业人士

在纯学术或以科学为目的的活动中，企业方可以接待有处方权或供应权的专业人士。第300条第3款中说明，在以进行会议为主要目的的前提下，可以附带向参加会议的专业人士展开合理的药品促销活动。

（十）关于医药教育，产品和服务的提供

制药工业为某些研究岗位、研究考察提供的资助如果没有与任何药品的促销相关的话，是可以被接受的。向医院和保健服务中心提供有关产品和服务，应从为患者利益出发，而不应处方开发或产品销售的考虑。

(十一) 互联网药品广告

MHRA 认为 POM 的广告仅在其性质和内容针对医疗保健专业人员的网站上是可接受的。理想情况下，针对医疗保健专业人员并包含宣传材料的网站部分应限制访问。如果没有限制，网站既为消费者提供信息，又为医疗保健专业人员提供包含广告的信息，则针对每一目标受众的部分应明确分开并明确标记给目标受众。

(十二) 药品广告中安全信息

表明或暗示产品"安全"的广告是不可接受的。因为个体患者对治疗的反应不同，所有药物都有可能产生副作用，没有药物是完全无风险的。涉及药物耐受性的促销声明应该基于事实并且基于临床试验和监测的证据。除非有证据支持，否则促销声明中不应表达特定产品比替代药物更安全，以免开具处方者被误导。

(十三) 紧急安全限制或安全变化

许可证持有者有责任确保开处方者充分了解其促销活动中产品信息的重大变化。在紧急安全限制（USR）或类似安全变化之后，广告商应注意确保后续广告适当突出重要的安全限制，应使用带状线或等同标记突出显示变化。

五、英国对标签外用药的监管

(一) 标签外用药概述

英国药品与健康产品管理局（MHRA）负责英国境内药品市场准入资格批准（原称产品许可）。药品获批之前必须达到安全、质量及有效标准。此认证涵盖了药品市场营销相关的主要活动。在英国市场上，所有药品只有通过 MHRA 的审批才可上市和流通。

但是由于药品注册时临床研究资料具有局限性，当申请审批该超标签适应证的成本可能超过其商业回报时，生产商不可能出于商业目的去获得该药的市场准入。出于商业决策，源自不同渠道的相同药品很可能具有不同的适应证。当面对孕妇、儿童等特殊用药人群时这种情况更为常见，有统计表明，标签外用药在住院儿科患者中高达 50%～90%。一项对英国利物浦妇产医院 17 000 张产前处方的连续抽样调查显示，75% 的处方存在标签外用药的情况，其中绝大多数被认为是安全的；在一项针对欧洲五国儿科病房的调查中发现，46% 处方中存在标签外用药的情况。

大部分在 NHS 基金会内使用的药品均已获市场准入资格。但是在很多情况下，由于特殊需要，会例外使用未经批准的药物，或者使用已获批的药品，但用药条件、剂量、给药途径或适用年龄范围未列入该药品的主要产品特性中。为规范此种用药行为，为那些未获市场准入及在批准之外药品的使用提供参照标准，英国颁布了《NHS 未经批准及标签外用药指南》（Guidelines for Unlicensed and Off-Label Use of Medicines）。

(二) 标签外用药的类型

有资料显示，标签外用药的现象在英国的各级医院中很普遍，大致可分为以下四类情况：

第一类是扩大适应证，就是用于该药说明书适应证中没有的病症。如西咪替丁（甲氰咪胍）是一种 H_2 受体拮抗剂，有抑制胃酸分泌作用，其说明书上的适应证包括十二指肠溃疡、胃溃疡、反流性食管炎、应激性溃疡及佐林格-艾利森综合征。但近年来，临床研究发现西咪替丁对一些皮肤疾病，如痤疮、瘙痒性皮肤病等的治疗亦具有重要价值，因此也经常被皮肤科大夫使用。

第二类是超剂量用药。如在急诊遇到有机磷中毒的患者时，医生往往需要使用剂量足够大的阿托品才能使患者达到"阿托品化"的指征，从而达到解毒的目的。这种超大剂量使用阿托品，往往会超过阿托品注射液说明书中认定的剂量。

第三类是改变用药方法和用药途径，如青霉素类及头孢类注射液（头孢曲松除外），说明书上要求每日最少分2次静脉滴注，而门诊输液时往往变成了一天就1次，或者2次用药间隔时间远少于12小时。

第四类情况就是超年龄用药，此类情况在儿科较多见，特别是儿童的眼科用药、皮肤科用药、外科用药及抗肿瘤用药。

（三）对于未经批准和标签外用药的审批要求

1. 医学委员会2006年制定的《对于未批准药品的审批申请指导建议》中指出，在开具未批准药品处方时，医生必须做到以下几点：

（1）确认可替代的、已获批药品并不能满足患者所需或者此药比已获批准的可替代药物更能满足患者所需。

（2）确认有足够证据证明此种药品的使用安全及有效。

（3）承担开具未批准药品后的相关责任，并预见患者的治疗结果，包括检查以及后续治疗。

（4）在患者手册中记录所开药品以及为何放弃常规治疗而选择此药品的理由（参见附录6——患者手册中有关未批准/超标签药品的记录）。

2. 申请未批准及标签外用药需要递交的信息资料

任何医师或助理医师需要使用未获市场准入的药品时，即使其已处于认证申请程序中，仍需向药品及治疗委员会申请。申请可顺利通过或出于患者个别考虑予以通过。药品及治疗委员会每两个月召开一次例会，在下一次会议中讨论申请以及修正通过的提议。讨论每次申请时，委员会需以下信息（申请表上已列出）：

（1）药品的种类以及药品剂型。

（2）药品治疗的临床条件。

（3）患者监测条件（如果有的话）。

（4）是否考虑了其他治疗选择或已发现治疗结果不如意。

（5）使用此药是否需要额外花费，或在初级治疗中是否要费用申请。

每次申请审核时，药品与治疗委员会都将慎重考虑申请中的每条信息，包括目前使用该药的所有文献证据。若该药的确是应患者所需用于治疗以及每项措施都将保证患者的安全性，则委员会才能满意并同意通过该申请。与通过普通申请相关的决议将通过药品与治疗委员会的会议记录提交给顾问。一旦批准此药品可以处方给患者，则可在NHS基金会内广泛使用。但个别患者特殊用药申请的通过决议将仅提交于审查顾问团。对于未获市场批准的药品的申请只能由顾问或副专员提交。

通常情况下，药物在治疗之前，于短时间内获得药品与治疗委员会的同意和支持并不太可能。因此，患者个别申请将由临床主任审批，并在下一次会议中提交全会进行待决复审并做出最终决定。

（四）NHS 基金会支持未批准或标签外用药的条件

（1）该使用依据责任主体专业意见，这包括国家卫生与服务优化研究院（National Institute for Health and Care Excellence, NICE）的建议。

（2）该使用具有明显的实践依据。

（3）出于对患者特殊诊疗的需要。

在诊疗实践以及医学文献中，某些未批准药物的使用或标签外用药已得到广泛证实。药品及诊疗委员会保留已在使用中但未获市场准入药品的登记权。登记需经一个审查日期，药品及治疗委员会将另设一个复审程序。具体内容在指南的参考附录 1、2、3、4。

协会意识到某种情况下，未获市场准入的药品有助于患者的治疗。对于此政策的后继支持，协会承担使用此类药物引发的任何意外，以此作为对未获市场批准药品使用的支持。

（五）使用未经批准药物或者是标签外用药的免除审批情况

临床试验——从临床试验来看，药品的销售、供应、生产或组配并不需要市场认证。由于临床试验已经得到伦理委员会的批准，因此不包括在本政策涵盖范围内。

制备和组配——药师可能根据处方需要在药房里制备药品，由于组配该药的所有成分均具有市场准入证，因此该药并不需要市场认证。因此这种情况下的用药也不包含在本政策范围内。

（六）在处方未经批准药物和标签外用药中医师的责任

（1）豁免条款允许医生在临床需要时开具获批药品用于市场批准允许条件外的处方，也允许药剂师定制、分发、生产以及组配此类药品。然而一旦发生意外，将由医师或雇佣他们的机构承担相关法律责任。

（2）委员会、医疗防务组织等机构的建议，要求医生承担相应责任，尊重患者的知情权，告知患者所采用的任何治疗措施的性质、可能存在的风险，包括未批准药品以及超标签用药。治疗方案的选择，需要患者和专业医务人员之间建立起合作关系，在开出处方前应尽可能签署知情同意。患者应被告知具体的风险并保存记录。

（3）患者信息手册（PILs）必须和药物一起交至患者手上。PIL 只包括市场认证信息，这可能与治疗不一致，使患者在治疗与此信息手册之间得到的专业建议不一样。一份未批准及超标签药品信息手册将有助于患者与医师间的沟通讨论。

（七）医生在开处方标签外用药时建议遵守的程序

- 核实已获市场准入的药品是否具有适当的治疗试验，或已考虑但由于临床理由而被排除（例如禁忌证或相互作用的危险性）。
- 必须熟悉已开药物的特性。包括任何可能存在的药物相互作用以及潜在副作用。
- 如不具备足够事实证明该药使用后的预期作用，则接受另一名医生或专业药剂师的建议。

- 考虑预期治疗的危险性以及好处，尤其当遇到儿童、老年患者以及洞察力和判断力受损的患者时，应记录下来。
- 给患者（或其亲属）一个完整的解释，包括将使用的未获市场准入药品的相关信息，并记录下解释。
- 当目前治疗支持使用未获准入的药品时，就没必要追究其是否具备认证。患者和护理者同样需要相关的一些信息。
- 当此药是新发明的，或不具备足够证据支持其使用时，就需解释清楚为何开此未批准或标签外使用的药品。
- 如果得到患者（或必要时患者授权的人）的同意，签署知情同意文件；如果患者无法签署知情同意，记录相关情况。
- 谨慎开展用药试验。在门诊用药时，可考虑给患者的家庭医生一封信函，告知为何采取这一治疗措施。
- 仔细监测患者状况，完整记录药品有效性及耐受性。
- 如果治疗不成功，根据需要逐步撤药，记录放弃治疗的理由，同时可考虑用相同程序使用替代性药品。
- 完整记录此案例，积累该药使用的相关知识。

（八）帮助《NHS未经批准及标签外用药指南》有效实施的附录文件

附录1 获批药品之未获注册使用。
附录2 儿童及年轻人的服务：未获准及超标签的描述指导。
附录3 老年人之身体健康服务机构：未获准及超标签的描述指导。
附录4 第三有效疾病服务机构：未获准及超标签的支持性建议。
附录5 替代服务机构：未获准及超标签的支持性建议。
附录6 未获准/超标签药品的患者信息记录。
附录7 未获市场准入药品之使用申请形式。
附录8 患者/看护者信息小册子。

本章小结

药品作为一种特殊商品，是用来治疗、预防和诊断人类疾病的产品，关系到人民的身体健康和生命安全。药品广告是消费者获取药品信息的主要途径之一，但其具有信息不对称的特性，消费者处于信息弱势地位，因此世界各国政府大多通过制定相应的法律法规来规范药品广告的批准、制作和传播，并通过对相关行业的有效管理创造良好的市场环境。

美国是当今世界上广告业最发达的国家之一。它的广告投入几乎占世界广告总投入的2/5。为了有效管理庞大的广告业，美国首先完善了全国性和地方各州的广告立法。在药品广告的监管方面，美国按药品的种类来划分行政管理机构对药品广告的监管职能。非处方药的广告由FTC进行审批和监管，处方药的广告由FDA进行审批和监管，这样既有利于FDA从专业角度对处方药进行有效的监控，也可以避免同一药品广告由不同部门进行监管所带来的弊端。1962年，美国国会通过了《联邦食品、药品与化妆品决案》的修正案，将处方药广告管理权从FTC移交给了FDA，要求处方药广告发布人在广告首次发布后，将广告促销材料作为促销药品上市后监督的一部分提交给FDA，并在FDCA中做了一些简要的规定，特别强调处方药广告应包括关于有效性、副作用、禁忌证等的简要说明。此外，虚假广告是美国广告监管的重点。无论是直接表述还是暗示信息，广告发布者都要负责。

在欧洲各国中，英国在药品广告管理方面是较为成功的。英国为了规范医药广告管理，杜绝虚假广告的出现，从法律法规的制定到监管机构的设置和监督实施，从规范媒体广告承接到消费者投诉受理，从药品生产、商业推销到患者用药等等，已经形成了一整套严格制度，任何一个环节都有章可循，有法可依。在英国，任何一种药品在投入使用之前，都必须得到MHRA的许可证。MHRA对药品的药效、质量、副作用及安全标准都有一整套严格的监审和试验程序，许可证也并非一劳永逸，而是每五年审核更新一次。对于在MHRA获得许可证的任何药品，广告推销时都必须符合医药法和各种相关法规，以及许可证上规定的各项条件。最后，投诉制度是监督广告的最后一道防线。英国广告管理局新闻处声称，如果受广告诱导使用药品导致有害后果，或发现广告违反了某项法规，可以通过任何途径直接向该局的信访部门投诉。不过由于各个环节都有严格的监督手段，真正有重大问题的投诉不是很多。受理投诉调查违规广告反映出英国在规范广告市场方面严格的执法力度和一贯的做法，也反映出英国消费者保护自身权益的主动性和法律意识。

思考题

1. 阐述美国FDA和FTC在药械广告监管方面的不同分工与合作。
2. 概述英美国家药械广告监管的相关措施。
3. 阐述英美药品标签外用药的支持与禁止行为。
4. 概述美国标签外用药补偿机制。
5. 概述美国不同类别药品的广告与促销行为的不同监管方式。
6. 概述英国针对广告和促销行为不同受众的不同控制措施。

第十二章
国际药品价格的制定与控制

教学目标

本章教学主要是介绍世界上药品定价的五种主流模式。包括：美国的市场自由定价模式，法国的目录内外分开定价模式，英国的原研药物利润控制与最高限价模式，澳大利亚的药物经济学定价模式，德国的参考定价模式。旨在使读者通过本章的学习对各种药品定价模式有基本的了解。

教学要求

1. 了解：对于五种不同定价方法的适应国情以及优缺点有大致的了解。
2. 熟悉：基本熟悉五种药品定价模式在相应国家的实施效果与药品价格控制效果。
3. 掌握：五种定价模式的代表国家的定价机构和定价范围。
4. 重点掌握：五种药品定价模式的定价方法。

概括世界主要国家的药品价格管理体系，大致可分为五类：
1. 市场定价。这种方法主要为美国所采用。
2. 依据药品生产经营成本及药品疗效等因素直接定价。这种方法主要应用于意大利、西班牙、法国、日本、瑞士、澳大利亚、印度、罗马尼亚、巴西等国家。
3. 按照相关国家市场平均价格水平直接定价。以一组国家的市场平均价格为依据，制定本国药品价格。主要为荷兰、加拿大等国家使用。
4. 制定报销参考价格。以同一疗效组中某种药品的价格为该组每种药品报销的参考价。此方法主要在德国、瑞典、丹麦、新西兰、哥伦比亚等国家使用。
5. 通过控制药品生产利润水平间接控制药品价格。此方法主要为英国所用。

本书将选取每种模式中的一个代表国家做简要介绍。

第一节 美国药品价格管理

美国制药产业在其经济中占有重要地位，其药品价格主要由市场调控决定，政府对药品价格未进行直接干预，主要是运用法律手段对企业的垄断行为和不公平竞争行为加以限制。

一、美国药品的市场定价模式

美国是市场经济高度发达的国家，市场是其进行资源配置的主要手段，除特殊商品外，大部分商品的价格由供给和需求共同决定，政府很少干预。在制药产业，这一特征也表现得十分明显。美国药品价格的形成以市场为主。其药品价格主要通过市场竞争，由制药公司与销售商（批发与零售）、社会健康维护组织（保健组织）及医院、保险公司与联邦政府联合谈判定价，或通过集中采购，根据批量协商制定药品价格。

在这种定价机制下，凡是拥有垄断产品的企业都会享有垄断定价权，可以在几乎不损失销售量的基础上以很高的价格出售药品。

二、美国政府对药品价格的控制

对于政府医疗保险项目，美国政府均采取了一定的价格控制措施，包括强制性折扣、限价政策等。强制性折扣所指向的对象包括药品生产商和药品销售商。如果某个药品生产商的药品出厂价格高于平均药品生产商出厂价格的53%，那么该生产商必须按药品出厂价格的53%向社会提供药品价格折扣。而针对销售商来说，在涉及美国政府针对"医疗关怀和医疗救助项目"的药品采购时，其中涉及的特殊主体的利益，如老人、残疾人、穷人，销售药品的企业必须按药品平均出厂价的53%向政府保险项目提供折扣。对于价格上涨超过消费品价格指数的药品，企业必须进一步给予价格折扣。

三、美国医疗保险机构对药品价格的影响

美国政府拥有两大医疗保险机构：Medicaid 和 Medicare。由于它们占有市场份额的30%以上，完全可以作为有垄断能力的药品价格的支付方与药品供应方甚至是垄断性的专利药生产方进行讨价还价。Medicaid 有一条"最大允许成本规则"，该规则要求，与 Medicaid 签约的医生所开具处方中的药品价格不得高于市场流通的同类药品的最低价格，而这个"最低价格"都是过了药品专利期后在仿制药品竞争下形成的价格。同时 Medicare 规定，任何与其签约的品牌药销售商的药品价格必须满足两个条件：① 折扣率不得低于其所公布批发价格的15%；② 只要该药品销售企业以任一低于这个折扣的价格将药品销售给任何私人购买者，Medicare 将自动适用那个更低的折扣价格。

同时，美国拥有许多私营性质的非营利性保险机构，如卫生保健管理组织（MCO）、药品利益管理组织（PBMs）等。这些医疗保险机构在抑制药品过高定价方面发挥了巨大的作用。主要通过以下方式来影响药品价格：① 从制药公司一次性购买大批量药品，以享受较高的折扣；② 颁布《药品报销目录》，规定某一治疗领域只能使用较便宜的药品，这一措施迫使制药公司为提高其产品的竞争力及能进入《药品报销目录》而降低药品价格；③ 强制使用仿制药。此外，健康维护组织（HMO）也是抑制药品价格的中流砥柱。由 HMO 实施彻底的医疗成本管理，制定针对医师的《指定药物目录》，而制药公司的药品能否进入这一目录，将直接影响其销售量。因此，即使是划时代的新药，HMO 也可以要求制药公司降价。

第二节 法国药品价格管理

在法国,政府直接制定能够被社会保险报销的药品价格。不需要社会保险报销的药品,其价格由制药商自行确定。

一、法国药品政府定价机构

(一)透明委员会(The Transparency Commission)

透明委员会于1980年创立,由法国健康产品局主办,隶属于法国卫生评估机构(HAS),由来自政府部门(卫生部、社会保障部等)、疾病基金会和临床医学等领域的专家组成:3名卫生保健机构的代表,1名来自药物协会,1名医学专家,1名来自法国工业协会,此外还有5名其他资格人员、60名外部专家。在法国,药品获得市场准入许可证后,即进入申请纳入医保报销范围及核定价格的程序。虽然申请报销和定价不是强制的,但由于法国是医疗保障水平较高的国家,医保覆盖率达100%,不能报销的处方药几乎没有市场,因此,几乎所有的企业都会进行申请,未通过申请的产品基本上会放弃上市。

透明委员会的职责之一就是评价该药品是否可以报销以及报销比例。该委员会的理念是:从药理、药效、临床应用及药物经济学的角度,提出制定药品价格的建议,评估药品报销申请和在医院的使用前景。其主要职责是进行两项评估:一是药品治疗价值评估(SMR),评价该药品是否可以报销以及报销比例;二是药品治疗所提高的价值的评估(ASMR),建立该药品与同类药品间价格比较的基准,并提出价格建议。此外,该委员会还负责发布药品治疗指南,这些指南根据治疗价值、治疗领域、治疗策略对药品进行分类。

(二)药品定价委员会(The Pricing Commission)

药品定价委员会主要由政府代表和专家构成,隶属于法国卫生部。两名委员一名来自卫生部社会保障局,另外一名来自贸易和工业部,此外还有来自医疗保险公司、财务机构和疾病基金会的代表。主席由卫生部部长任命,任期2年。主要职责是对进入医保目录的药品,根据药品的创新程度、临床效能、每日治疗费用,以及透明委员会的价值评价结果提出价格建议,与药品生产企业谈判,协商药品零售价格和报销比例,并与企业签署相关协议。该委员会采用专家报告制度,并且制定的价格经制药公司同意后,才向社会公布。无论是多位专家对制药公司申报的药价进行评议、讨论价格审批的过程,还是与制药公司谈判的过程,都尽量做到公开、民主。

二、法国药品政府定价范围

在法国,药品获准上市后申请纳入医保范围,以及制定报销比例和价格是同步的。目前,该报销目录内的药品全部由政府定价,约占市场所有处方药品的95%,药品销售总额的78%。截至目前法国市场上销售的处方药约6 000种(含不同企业的不同剂型和规格),其中政府定价品种均一厂一定价。非处方药、医院制剂以及报销目录以外的处方药中的专利药,由生产企业自主定价。

法国政府定价规定的是药品最高零售价格,并且还对流通环节实行差别差率规定。批发环节差率规定为不超过11%,市场实际流通差率仅有5%;零售药店实际流通差率一般在 25%。列入报销目录药品按照价格高低不同实行流通差率控制，价格低于 5 法郎的药品，批发差率最高可加 90%，30~70 法郎的药品批发商最高只能加价 12.5%。

三、法国药品政府定价的依据

不同于国际上很多国家以成本为定价依据的做法，法国的药品定价需要考虑该药品对全国总体健康水平的贡献程度。其定价思路包括两个层面：

（1）针对不同治疗领域的药品，认为疾病的发病率（流行病学统计）越高，带来的社会负担越重。在医保资金相对固定的情况下，对高发疾病的投入越多，取得的社会效益越大。而药品价格是政府购买健康服务的计价单位，所以发病率越高，治疗药物的价格越高，该疾病获得的医保投入就越多。例如，胃癌在法国发病率很低，因此，即使治疗药物的成本、质量较高，其定价和报销水平仍会处于很低的水平。

（2）针对相同治疗领域的药品，认为药物提供健康服务的质量越高，产生的社会效益就越高，政府就可以为此支付更多的费用。

贡献程度的测量项目具体为：目标治疗人口的规模、治疗状态的前兆及每年诊断的数量、治疗状态和疾病、目前的处方数量、当地参照品的价格、欧洲其他市场产品的价格、未来 3 年的销售预期等。另一个评价的关键是药品的创新程度，分为专利药、仿制药、原研制药，创新等级不同，定价也不同。一个等级价格相差 30% 左右，即首家上市的专利药品价格最高，第二家仿制药品上市价格低 30%，第三家更低。医疗保险规定允许三家企业报销。价格确定后，只能按确定的价格在市场上零售，不能再有其他价格。

四、法国定价药品的分类

透明委员会以贡献程度为依据，通过评估，将申报药品从高到低分成六个档次：

（1）在重大疾病治疗方面取得突破性进展的专利药，可直接采纳企业的建议价格，但要求与欧洲其他国家的价格水平相当。

（2）在疗效、安全性、减少副作用等方面取得重大进展的专利药，可直接采纳企业的建议价格，但要求与欧洲其他国家的价格水平相当。

（3）在疗效、安全性、减少副作用等方面取得一定进步的专利药，价格可以适当高于对照药品，但要控制在与欧洲其他国家的价格大体相当的水平上。

（4）在疗效、安全性、减少副作用等方面进步较小的专利药，与对照药品的价格相当，或在一定条件下可以参考欧洲其他国家的价格水平。

（5）仿制药品，以及疗效、安全性、治疗费用方面与对照药品相比不具有优势的部分专利药，价格水平不得高于对照药品。

（6）效果和安全性低于对照药品的仿制药和部分专利药，不予报销和定价。这类品种虽然不禁止销售，但市场前景黯淡，基本上会放弃上市。

从第三档开始不再直接采纳企业建议，而由透明委员会提出价格建议。

五、法国政府与生产企业协商定价的方法

在透明委员会确定报销比例，并提出价格建议后，药品定价委员会将与生产企业协商

该药品在某一固定销售量下的价格,并以协议的形式确定药品零售价格和报销比例。

制药公司申请进入医保报销目录必须遵循两个条件:第一,制药公司需与定价委员会签订5年的合约,其中包括同意削减原有产品价格来提高新产品的价格。第二,制药公司须同意参与和英国PPRS(药品定价管制体制)类似的"一般年度利润水平"评估,但要求若公司的销售增长超过了同意的目标则需缴纳偿付费用。

专利药上市的整个定价过程原则上长达6个月。若企业与药品定价委员会未能就药品价格达成一致意见,可以延长谈判期限。通常定价过程会持续约一年。在达成协议前,药品不得上市销售。制药公司与委员会签订的"合同"5年内有效,若协商在合同期内达成一致,则该药品的零售价、报销原则和报销比例将会在委员会的官方期刊中公布。如果价格协商失败,报销目录将转交卫生部,由政府下令实行强制降价制度,降价幅度可达50%。合同期满后,产品需再次向透明委员会和定价委员会提交申请,重新要求进行治疗价值评估(SMR、ASMR),签订报销和定价协议,其价格也被称为"控制因子"。从实践结果来看,价格调整的趋势是降低的,但幅度较小。若制药公司在合同期限内超过了协商确立的销售量,则还需要重新协商价格。

六、法国政府定价的其他辅助方法

法国政府实行专家报告制度,即有关专家可以从药理、药效、临床及药物经济学角度对药品价格实行专家建议的制度。

法国政府规定药品的销售价格只有在事先得到政府批准的前提下才能上涨,政府禁止上市时间短于两年半的药品涨价,期限过后,药品也只能在政府规定的百分比内浮动。法国还有一套与药品消费量相联系的价格削减方案,当价格昂贵的药品在财务上威胁到药品的全面补偿时,药品的预算价格就被削减,削减幅度在3%~20%。

法国要求零售药店销售的处方药,生产企业必须在零售外包装上标示协议零售价格。此外,政府对高价药品的销售额进行限制,通常在定价协议中会约定销售数量,实际销量超过约定数量后,政府将对该产品进行额外征税或者削减价格,控制卫生费用的增长。

第三节 加拿大药品价格管理

加拿大是世界上药品价格政府管制最严格的国家之一,该国政府严格控制其药品价格不超过国情相似的其他西方国家的价格水平。加拿大实行全民医疗保险制度,政府是各制药厂商的最大买家,其药价的控制充分利用了这一优势。

一、加拿大药品政府定价机构

1987年,加拿大成立了联邦政府专利药价评审委员会(Patented Medicine Prices Review Board, PMPRB),该机构虽然从组织体系上在卫生部框架内,但它是一个准司法部门,独立于卫生部,负责评审专利药的出厂价格。但PMPRB无权审定药品批发商、零售商和医院的销售价格。药品批发商、零售商的非合同药品价格由批发商和零售商根据药品出厂价和市场行情自行决定，合同药品价格和医院的药品销售价格由州政府决定。PMPRB 无权管理非专利药（包括通用药）的价格。

PMPRB 的主要职责是保证专利药的出厂价格不过高，分析和报告所有药品（专利药和仿制药）的价格趋势以及各专利药生产厂商的研发情况，其中对仿制药价格趋势的监测从 2006 年才开始。PMPRB 还成立了人用药品咨询专家组（Human Drug Advisory Panel, HDAP），负责对专利药进行分类以及选择比较药品。

二、加拿大药品分类

在加拿大，根据专利法，药品分为专利药（patented drug）和非专利药（non-patented drug）。专利药为受专利保护的药品；非专利药常指专利期已过的药品，包括非专利品牌药品（non-patented brand name drug）和通用药品（generic drug）。

加拿大药品价格管理主要针对新的专利药（new patented drug product）。专利药价格管理机构是加拿大专利药价格评审委员会（PMPRB），它将新药（new drug product）定义为"进入价格正在接受评审的药品"。新的专利药则指进入加拿大市场的第 1 年，或者以前进入加拿大市场但在当年才获得第 1 项专利的药。为了价格评审，特定年份的新药指于报告年份前一年 12 月 1 日至报告年 11 月 30 日进入加拿大市场的药品。12 月进入市场的药品则被视为下一年度进入市场的药品。

三、加拿大药品政府定价范围及限价政策

政府定价范围为全部处方药、非处方药价格通过市场竞争形成。在处方药中，专利药品价格由联邦政府制订，仿制药品价格由地方政府管理。政府直接管理价格的药品占全部药品的 70% 左右。加拿大联邦政府对药品价格实行严格限价政策，联邦政府规定：

1. 不同制药公司生产同类药品必须执行统一价格，但制药公司与直销医院签订的合同价格可稍低一些，因量而异，可低于统一价格的 10%~30%，但患者在不同医疗机构和零售药店购买药品价格应是相同的。

2. 采取比值比价法制定药品价格。研制的新药，在其他工业国已问世的，以其他工业国的价格为上限；其他工业国没有的，需与同类药品价格比较，不能高于疗效相同的药品价格。

3. 专利药与非专利药实行两种价格体系。制定非专利药（即仿制药）价格采用递减的方法，以控制其盲目发展。

四、加拿大专利药的政府定价方法

PMPRB 制定了对专利药价格评审指南，即"过高价格指南"（Excessive Price Guidelines），具体内容包括 4 个方面：① 大多数新专利药，其价格不能超过治疗同一疾病的已有药品的最高价格水平；② 突破性创新专利药或疗效有大幅提高的专利药，其价格不能超过其他工业化国家（《专利药管理条例》所指定的 7 个参考国，即法国、德国、意大利、瑞典、瑞士、英国、美国）同一专利药的中位价；③ 已有专利药的价格增幅不能超过消费价格指数（根据 PMPRB 的方法学计算）的增幅；④ 加拿大的专利药价格任何时候都不能超

过《专利药管理条例》所指定的 7 个国家中同一专利药的最高价格。

如果 PMPRB 的评审人员发现某专利药价格可能超出价格指南的规定，那么 PMPRB 评审人员将启动调查以确定该专利药是否确实超出价格指南的规定。调查可能有 3 种结果：① 结束调查——确定该专利药未超出价格指南的规定；② "自愿依从承诺"（voluntary compliance undertaking, VCU）——降低价格，及采取其他措施以遵守指南规定，包括将因价格高出部分所获得的收入上交政府；③ 公开听证——企业拒绝接受 VCU，PMPRB 可使用其准司法权举行公开听证会，若审理认定专利药的价格过高，则可以发布 PMPRB 令降低价格并且罚没因高出价格部分所获得的收入，其决议受到加拿大联邦法院的监督。但根据《专利法》的规定，PMPRB 无权处置在 VCU 或 PMPRB 令过程中收缴的罚没收入，只有卫生部部长能与省级对应部门协调处置这些罚没收入。

综上不难看出，加拿大对专利药采用了参考定价的方法，比较对象之一是国内治疗同种疾病的其他药品的价格，之二是国际上（指定的 7 个工业化国家）该药品的价格。需要强调的是，现有专利药（existing patented drug product）指在报告年前一年 12 月 1 日之前在加拿大首次上市并向 PMPRB 报告的专利药。过高价格指南对现有专利药的价格变动进行了限制，要求不得高于 CPI（PMPRB 指定了具体的方法学）。而且，专利药价格不能高于 7 个参比国家同一专利药的最高价格。

五、加拿大非专利药的政府定价方法

对于非专利药，加拿大政府采取柔性限价。一种新的非专利药能否进入医疗保险报销的药品清单，取决于它能否通过药品与卫生技术署下属的普通药品审查处的核准，该机构的一个重要任务就是对新的非专利药进行药物经济学评估。非专利药生产厂商在向普通药品审查处递交申请时，除要提供药物的安全性、有效性和质量等数据外，还要提供该药与国内治疗同种疾病的最常用药物或与非药物治疗措施的比较优势资料。该审查处也会根据自己的调研对相关的非专利药做性价比较，并结合厂商提供的资料形成评估报告，最后由该处的一个药品专家委员会确定是否将该药列入医疗保险报销的建议名单，这个名单是加拿大联邦和各省政府制定各自医疗保险报销药品计划的基础。加拿大联邦及各省的有关部门将根据上述资料与厂商议价，从而确定非专利药的具体价格。加拿大政府还注重及时公布药品审批和药价监管等方面的详细信息，这既增加了管理的透明度，尊重了公众的知情权，也有利于形成良好的社会监督环境。

通用药在专利药的专利过期后会大量上市，价格通常比相应的品牌药低 45%。PMPRB 无权管理非专利药（包括通用药）的价格。事实上，通用药的价格为州级规定所限定。各省通常按照品牌药价格的一定比例来设定最高报销价格，也可从生产商获得仿制药的成本来确定。各省议价后的仿制药支付标准差异较大，如安大略为品牌药价格的 25%（占用量前十的仿制药定为 20%），低于全国平均水平，不列颠哥伦比亚省为品牌药价格的 35%，而部分省为 65%。为进一步降低仿制药价格，加拿大多个省采取联合行动，形成泛加拿大药物联盟（pCPA），进行联合谈判，2013 年提出仿制药定价倡议，要求将应用最广泛的几类仿制药的支付标准设定为品牌药价格的 18%。

第四节 德国药品价格管理

德国在1989年采用参考定价方法，是世界上第一个采用该方法管理药品价格的国家。

参考价格体系通过限制药品补偿水平进而间接控制药品价格，其设计的主要理念为一方面增加患者和医生对药品价格的敏感程度以提高药品价格的需求弹性，降低需方对药品的需求量，避免道德风险行为；另一方面促使供方为避免失去市场份额而自觉限制药品价格，增强供方市场的竞争，最终降低保险者支付的药品费用。参考价格体系有5个显著特点：① 依据生物等效性或治疗等价性对药品进行分组；② 参考价格是每组药品补偿上限；③ 参考价格根据药品市场价格分布状况制定；④ 厂商自由定价；⑤ 如果厂商定价高于参考价格，患者需支付差额。

一、德国药品定价机构

在德国参考价格制定过程中，首先由联邦联合委员会（G-BA）依据分组标准将药品划分为不同的参考价格组并确定药品限定日剂量和比较大小（VG），然后由联邦医疗保险基金协会（GKV-SV）制定各分组的最高补偿额并由德国医学文献和信息研究所（DIMDI）将参考价格信息在网上公布，便于相关主体进行查阅与监督。目前德国药品市场上大约75%的处方药和部分非处方药受到参考价格体系的管理。

为了恢复公共医保的收支平衡和控制医疗成本，实现创新激励与药品可支付性之间的平衡，德国于2011年改革了创新药品定价与补偿价格管理机制。根据德国《社会法典》第五册（SGB V）第35a节对药品进行益处评估的要求，2010年11月11日德国议会通过《医药行业改革法案》（AMNOG），完全修订了新药的定价规则。

法案还赋予德国联合委员会（G-BA）和德国卫生保健质量和经济研究所（IQWiG）根据SGB V第35a条对新药进行益处评估的职责。德国的G-BA是独立于政府的，由专业人士、"医保"机构、医疗机构和患者的代表组成，掌握着药品收录、药品参考价组别分配等参考价格制度模式下核心职能。

二、德国药品定价范围

德国在制定药品价格过程中充分体现了分类管理的思想。首先将药品划分为不予补偿的药品和可补偿药品。其中不予补偿药品由厂商自由定价，可补偿药品依据有无创新性划分为创新药品和非创新药品。创新药品依据药品的附加效益程度由保险者与厂商协商制定价格，如果协商不能达成共识，则交由仲裁机构（包括基金协会代表、厂商代表、中立成员）裁决。非创新药品则纳入参考价格体系，由厂商自由定价，但受到参考价格的约束。因此参考价格体系包括了绝大多数的可补偿药品以及不具备创新性的专利药品。

可补偿药品——绝大多数纳入参考价格体系。德国实施负面清单（negative list）制度，一般而言，获得上市许可的药品都可获得补偿，除非药品被纳入负面清单。负面清单包括四种药品类型：① 用于治疗轻微症状的药品；② "无效益"（inefficient）的药品；③ "life-style"药品，主要用于改善生活品质；④ 非处方药品（部分除外）。其中第①类药品于 1983 年未纳入补偿，第②类药品于 1991 年未纳入补偿，"life-style" 药品及非处方药于 2004 年被列为不予补偿药品。

专利药品——无疗效改善的药品将纳入参考价格体系。2004 年德国实施《健康保险现代化法案》规定可以将专利药品纳入参考价格体系中，但不包括那些与现有治疗方案相比疗效具有改善的药品。2011 年实施的《医药行业改革法案》（AMONG），将创新药品的附加效益划分为 6 个等级，规定如果药品附加效益不被接受，则将该药划入参考价格组，附加效益的判断标准包括全因死亡率、发病率、健康相关生命质量和不良反应 4 个指标。同时《社会法典》第五部（SGB Ⅴ）规定只有专利药品的参考价格组应至少应包括 3 种药品。

三、德国药品参考定价方法

参考价格组的划分流程包括 4 个步骤：① GKV-SV 向 G-BA 提议建立新的参考价格组或将现有药品纳入已有参考价格组；② G-BA 药品小组委员会负责讨论并审核提议，然后召集基金会代表、专家、患者等多方参与人举行听证会，做出初步决定；③ G-BA 办公室对药品小组委员会的决策进行评估，根据 SGB Ⅴ 第 91 条的规定编制和汇总草案，包括文件摘要、决策理由和最终决定，并提交至联邦卫生部；④ 联邦卫生部如果无异议，则发布联邦公告，公开信息，确定参考价格组。如果存在异议，则交由药品小组委员会重新讨论和审核提议。

在制定参考价格组的过程中，主要考虑以下标准：① 解剖学治疗学及化学分类系统（Anatomical Therapeutic Chemical, ATC）。在参考价格系统中，依据 ATC-3、ATC-4、ATC-5 将药品划分为 3 个级别。② 生物等效性和治疗结果相似性。如果药品包含相同的活性物质，同时能够以相同的速度和强度被身体吸收，此类药品形成的参考价格组称为学名药参考价格组，由过专利期的品牌药及其被证明的具有生物等效性的学名药组成。如果药品不具有生物等效性，但常用于治疗相同的疾病和症状，也能形成相应的参考价格组，即疗效参考价格组，组中的药品具有相似的治疗效果但不具备相同活性成分。③ 药品属性。不同属性的药品需要进行分组处理，如根据给药途径（口服、注射、直肠、经皮等）不同，划分为不同亚组，依据药理动力学分为正常释放制剂和控释制剂等，依据剂型形态分为固态、液态等。然而对于药理动力学与制剂形态上存在差异，但药品疗效不存在显著差异，则不作为划分标准。根据参考价格组划分流程与标准，最终将药品划分为 3 个级别。其中级别 1 是具有相同活性成分药品。其中活性成分可以是单一物质，也可由不同活性成分以固定比例组合而成。级别 2 是药理上和治疗上具有相类似活性成分的药品，特别是化学结构类似的药品。级别 3 为具有同等治疗效果的药品，特别是复方制剂。

第五节　英国药品价格管理

英国药品政府定价政策非常独特，它通过控制制药公司利润率的方法控制药品价格。此外也采取全面药品价格削减、最高限价制度等政策或措施来降低药价。

一、英国药品政府定价机构

国家健康服务部（National Health Service, NHS）是英国的公共健康保障系统。它为全部英国居民提供大多数服务的实报实销。"NHS药品"即可以在该保障系统中报销的药品。

药品价格调控计划（The Pharmaceutical Price Regulation Scheme, PPRS），是英国控制处方药药品价格的方案体系。PPRS的实质是英国卫生部与代表品牌药生产企业的英国制药行业协会（ABPI）之间达成的控制制药企业利润的协议，具有法律效力，每5年协商一次。最新的PPRS于2014年1月1日推出，对2014年至2018年药品定价做出了规范。PPRS涵盖所有获准在NHS中使用的品牌处方药，无论其是处于专利保护期或是专利逾期失效。

PPRS建立的理念为：现在药品的价格要为下一代专利药的研制做出贡献。其对药品价格的影响主要表现在两个方面：一是对市场现有药品价格变化的影响；一是药品结构效应，即新的、昂贵的药品替换老的、便宜的药品。

二、英国药品政府定价范围

英国的药品价格监管措施主要针对两大类药品，一类是针对专利处方药，另一类是针对非专利处方药。对前者，英国自1978年起推行"药品价格调控计划"，在该计划下政府通过控制制药公司的利润达到管理药价的目的；对后者，英国从2000年8月起实施了最高限价制度，最高限价是在参照历史价格的基础上协调相关各方的利益关系而最终确定的。所有NHS目录中的品牌名药品（brand-named drug）占了全部流通领域药品总数的80%。仿制药品（generic drug）不受该计划的管制，是由市场竞争定价的。

英国通过规定制药企业的利润率（资本回报率，ROC）来间接控制品牌药的价格。旨在建立NHS药品价格以及制药工业利润回报两者之间的平衡，从而保证专利药的研究与开发。

三、英国药品政府定价方法

英国是采取利润控制方案进行药品定价的典型国家之一。利润控制方案具有更大的灵活性，使制药公司居于主动地位，也使市场竞争机制更易发挥作用。这种管制政策对药品价格的上涨起到了一定的抑制作用。

英国药品支付价格由英国卫生部决定，是依据卫生部与药业团体签署的协议来规范，英国对处方药和非处方药施行两种截然不同的定价机制。对于非处方药实行市场自由定价，不纳入医保给付范围，对于处方药而言，其在纳入支付范围前必须先通过药物经济评估，卫生部对这部分药品进行价格管控，但又区分为专利处方药和非专利处方药。

对于专利处方药，政府主要通过药品价格监管协议（PPRS）来间接监管和控制药品价格。协议是由卫生部和药品行业协会经过谈判达成，对药费价格的控制主要是通过规定药企的年度利润范围和价格减让来达成。在英国，允许企业就药品进行自由定价，但这种自由定价是在利润控制范围内的定价。2014年的PPRS协议规定制药资本的资本回报率上限为 21%，而销售利润的上限为 6%。且若药企实际年净利润高于目标值的 40% 时，企业应该及时降价或者将超额利润返还给卫生部这两种方式；低于 40% 时，制药企业可以提高价格。价格减让即 PPRS 允许药企对新药自由定价，但在以后的管理中要服从价格减让规定。1993 年、1999 年、2005 年的谈判协议分别要求向国民保健服务（NHS）提供药品的制药企业降低药价的 2.5%、4.5% 以及 7%。这一降价并非针对某一药品，而是该企业药品整体价格，即究竟什么药品降价和降价范围由企业自定。

对于通用处方药，则采取新补偿价格制度进行管理。在非专利药偿付价格的确定上，英国 NHS 采取大多数厂商都可以生产的通用药品定价方法，即据制药商销售价（制药商的加权销售价）和利润分解（根据 NHS 预算，对社区药店的药品销售的整体利润进行设定）定最终偿付价格。

但是批评人士认为，PPRS 有时使企业对个别产品索要过高的价格，即使他们的总体利润控制在规定范围内，在经济全球化背景下，国家水平的利润和成本控制是过时的，并且对专利药品制定更客观公平的价格限制也是十分必要的。因此，2014 年的 PPRS 到期后，品牌药品定价和准入自愿计划（The 2019 Voluntary Scheme for Branded Medicines Pricing and Access，VPA）于 2019 年 1 月 1 日生效。新的计划包括两部分内容：第一，通过改善最具变革性和最具成本效益的药物的可及性来支持创新和患者临床获益。第二，规定了一个英国范围内的价格可负担机制，即当品牌药品销售额高于议定许可的增长率时，计划成员需向卫生部缴纳费用。

本章小结

美国专利药的价格完全由市场竞争决定，采用增加医疗保险覆盖率和报销强度的方法缓解患者对高价药品的承受能力。

加拿大以国际比较价格为主，参考定价和协商定价为辅的体系，并且每种方法都有详细、全面的规定。该国具有完善的监管机制，注重及时公布药品审批和药价监管等方面的详细信息，这既增加了管理的透明度，尊重了公众的知情权，也有利于形成良好的社会监督环境。

法国制定药品价格的依据不是成本信息，而是需要考虑该药品对全国总体健康水平的贡献程度。制药公司需与定价委员会签订 5 年的合约，若在合同期内协商失败，由政府实施强制降价制度。该方法允许制药公司在一定程度上参与药品定价活动，也确保了政府对价格的把控权。法国还对流通领域的批零差价进行了差别差率的规定，提高低价药的市场份额。差价率的差别非常大，从 90% 到 10%。

德国是世界上第一个采用参考定价管理药品价格的国家，分别有详细的分类方法和价格计算方法。德国以标准包装为单位制定价格，在确定标准包装（剂量和包装大小）基础上，其余全部包装药品的零售价格都可以用标准包装药品价格的函数来表达，避免更换包装申请重新定价的现象出现。德国还限制医生的处方行为，并且规定除非医生禁止，否则药剂师必须配给患者可替换的仿制药中最便宜的五种之一，多种手段保证低价药的市场份额。

英国政府通过控制企业的利润间接控制药价。旨在建立合理药品价格与合理的制药工业利润回报两者间的平衡,从而保证专利药的研究与开发。

思考题

1. 讨论美国药品价格控制的相关策略及实施效果。
2. 概述法国药品定价的机构及其定价的范围与定价的依据。
3. 阐述加拿大药品定价的机构及其定价方法和定价范围。
4. 概述德国参考药品定价方法和定价范围。
5. 阐述英国药品价格控制计划的主要内容。
6. 概述五种药品定价方法的实质与精髓。

第十三章
药品使用环节药房和药师的监管

教学目标

本章教学主要是介绍药品使用环节药房和药师的监管，包括简要介绍国际上众多国家的实施概况以及重点介绍实施与监管效果较好的美国药房与药师监管制度。旨在使读者通过本章的学习对于国际上药房药师的监管制度有基本的了解。

教学要求

1. 了解：优良药房工作规范（GPP）的起源以及在不同国家的实施现状。
2. 熟悉：美国药师的再注册与继续教育，美国对于网络药房的监管。
3. 掌握：美国药师的三种资格考试与药师的业务标准即工作内容与范围。
4. 重点掌握：美国开设药房的条件以及药师资格的认定。

第一节 药房和药师管理概述

药品是特殊商品，其质量的好坏是决定它是否能有效地用于预防、治疗和诊断疾病的关键。药品的生产、流通环节都会对其质量产生很大的影响，而药品在临用前的质量状态，也就是药品的使用环节，是确保药品安全有效的最后一环，所以各国政府尤其是发达国家都纷纷对该领域加强监管，无论是在药房的审批还是药师的配置方面都设有专门的机构和法律来进行管理和规范。

美国对药房和药师进行监管的机构包括：全国药房理事会协会（NABP）、各州药房理事会（SBP），其中 NABP 旨在帮助各州药房理事会制定、推行、执行确保公众健康的一致水准，包括药师执照的州际转移、认证药店、组织药师资格考试等，SBP 则具体负责监管各州的药房工作，包括药师执照的审批、药房经营许可的发放等。

在美国，规范药品使用的法律包括《标准州药房法》（Model State Pharmacy Act）、《美国药房理事会协会标准》（Model Rules of the National Association of Boards of Pharmacy）和各州的《药房法》（Pharmacy Act）。《标准州药房法》对各种执业资格、各种非法药房实践、各个药房经营许可的条件、各种罚则以及对州药房理事会做了详细规定。

英国的《药房法》（Pharmacy Act）是英国规范药师行为和药房开办的主要法律。而英国监管药房和药师的机构是通用制药委员会（General Pharmaceutical Council, GPhC），它是英格兰、苏格兰、威尔士进行药师管理的专业机构。其职责是对药师进行注册和监管，指导药学教育，制定及推行药学服务标准，调查药房专业人员不符合标准的情况，制定注册药店的标准，检查注册药店。

日本在此领域的法律主要是《药剂师法》，它对药剂师进行了严格的要求和规范。日本药剂师协会（Japan Pharmaceutical Association, JPA）是监管药剂师的主要机构，它的职责是：完善药学教育以及药师终生教育，促进医药分业，进行相应的医疗保险制度的改革，改进临床和流行病学研究伦理审查制度和促进研究活动，改进和完善医疗安全管理体系，实施药害事件监测，支持学校药师活动，准备和应对大规模灾害等。

第二节 优良药房工作规范（GPP）

一、GPP 的起源

1978 年阿拉木图（Alma-Ata）《初级卫生保健》（Primary Health Care）宣言指出："健康是基本人权，得到尽可能高水平的健康是全世界的一个最重要的社会目标。初级卫生保健必须提供促进健康，预防、治疗疾病和康复服务。"该宣言表明初级卫生保健至少包括：预防和控制地方性疾病，对普通的疾病和伤害进行治疗以及提供重要常用的药品等。它明确了所有健康工作者所扮演的角色，以及应该对这些健康工作者进行持续的培训使他们成为一个团队来满足公众不同的要求。毫无疑问，充足的药学服务，尤其是药师所提供的服务将是初级卫生保健非常重要的组成部分。

世界卫生组织（World Health Organization, WHO）与国际药学联合会（International Pharmaceutical Federation, FIP）在 1988 年和 1993 年召开了两次"药师在医疗保健中的作用"国际会议，会议研究了药师的责任和各国不合理应用卫生资源的现状，提出了"药学服务"（pharmaceutical care）的理念。认为药师有责任为病人提供药物及其用法的客观可靠的忠告，并积极参与疾病的预防并促进健康。因此，由药师提供的药学服务是初级卫生保健工作极为重要的组成部分。因而，制订 GPP 的基本目的也就是要努力通过发展和提高药师自身药学专业技术，不断提高药学服务质量，促进健康，促进病人自我保健，正确提供药品及其他医疗用品，改善处方行为及药品使用，并使其得到最好、最合理的利用，达到高标准为病人和消费者利益服务。

1992 年 FIP 根据"药学服务"或称"药学监护"的理念起草了"优质药房工作规范"（GPP）。

1993 年 FIP 东京世界药学大会上通过了 GPP 宣言。并在东京理事会上通过了这一国际规范，希望各国政府和药学组织以此作为本国制订 GPP 的依据。

GPP 是衡量药师为病人或消费者服务的标准，即药师在药品供应、促进健康、提高病人自我保健和改善处方质量等活动中贯彻"药学服务"的具体标准。

GPP 作为规范有四点重要的要求：

（1）药房的药学技术人员在任何情况下首先关注的是患者的健康。

（2）药房所有活动的核心是将合适药品和商品提供给合适的客户，并为患者提供适当的建议，监督药品使用的效果。

（3）将合理、经济地使用药品作为药师的一个重要任务。

（4）药房应该提供优质的、明确的、多样化的服务。

二、发展中国家的 GPP

1992 年,FIP 的社会药房执行委员会为了帮助和推进发展中国家的优良药房工作规范,专门成立了工作组,对 67 个发展中国家的社会药房进行调查,获得了许多详细的信息,结果表明:各个国家之间药房管理情况差异巨大,人们普遍认为药房的行为状况因所在国家不同而不同,实际上,在相同国家的不同地区,情况也不同。大多数发展中国家市区和山区的情况差别很大,药剂师普遍短缺,而且疏于培训。比如在发达国家,药房的员工是在药剂师的监督下工作的,而在发展中国家,由于药剂师短缺,这些药房员工通常需要在没有药剂师监管的情况下独立工作,他们往往肩负着与培训和教育水平不相符的责任和义务。

国际药联(FIP)和国际卫生组织(WHO)都认为各国的药品协会和组织最能够决定各自国家的优良药房行为规范和时间表。工作组决定向发展中国家提供一套简单而有效的推广方案,并在 1998 年的海牙国际药联大会上发表。建议方案专为发展中国家的药剂师和从业人员而准备,主要有四方面内容:人员、教育培训、标准、立法和国家药物政策。

1. 人员:目的是让所有的人都能得到药学服务。在发展中国家中,药师的数量严重不足,药学技术人员的服务水平各地区也参差不齐。所以发展中国家的 GPP 建议分步骤提高该地区药学技术人员的水平,即服务水平达到一步,再提高一步,最终达到每个人都能直接得到药师服务的目标。为此,必须让政府认识到药学服务质量的重要性和价值,这样他们才会重视,并给予拨款,使得可以在一个较高水平上培养和培训更多药学技术人员。

2. 培训:目的是使国家拥有足够的经过培训的药学技术人员,要求最终药师数量得到增加。每一水平的培训应该与其提供的服务和药物使用相适应。根据各国的实际情况,培训可以在国内或国外进行,并且要根据不同服务水平分步骤进行。应给药师和其他药学技术人员提供继续教育和发展专业的机会。

3. 标准

(1)房屋设备:清洁、整齐、卫生,具备适当的面积,给储存、重分装、调配、分发、安全提供相应的条件,具备足够的照明度,确保药品不放在过热的地方并避免过度紫外线照射,配备工作必需的设备,配备相应的参考书。

(2)调配(dispensing):患者接受合适的药物;尽量避免不利的药物相互作用,药品应都在有效期内;指导患者正确安全地使用药品;告知患者有关药物必需特别注意的信息,如警告、可能出现的不良反应以及一旦出现不良反应后可采取的措施。

(3)包装容器(containers):保持生产原包装、避光、密封,要有安全盖,液体制剂的容器应有别于饮料、食品、普通消费产品的包装容器,有毒及外用的药物应分装在与普通药品容易区分的容器内。

(4)标识(labelling):药品的通用名称及药品的浓度,服用的剂量及频度,调配的日期,病人的姓名,供应商的名称及地址,安全警示。

(5)对患者的指导——确保患者正确使用药品:口述+书面(书写、印刷或打印,贴在容器上),口头解答患者的咨询,给予其他书面补充资料。

(6)记录(record):保留记录,详细记录患者的姓名、使用药品的名称、剂型、数量及调配日期；应很好地保留每位病人的药历，以便查阅、分析。

（7）健康信息、患者咨询和药学服务（health information, patient counselling & pharmaceutical care）：药学人员除了向患者提供药品信息以外，还要能够提供一般健康问题的解答等。

4. 立法与国家药品政策：立法的目的是建立国家 GPP 政策并贯彻实施。在 WHO 指导方针的基础上制定国家药品政策，建立适当的基本用药目录。

三、其他国家的 GPP

世界上许多其他的国家和地区也都有自己的 GPP，如新西兰、欧洲、日本、加拿大、美国和新加坡等，这些国家所制定的标准大都比国际药联所要求的标准高，所规定的内容也比较全面、具体。其中加拿大药师实践模型标准（Model Standards of Practice for Canadian Pharmacists）是于 2009 年由加拿大全国药房管理协会颁布的，主要包括以下四个部分：

第一部分：药物治疗与使用的专业技能。包括了药师保持药房实践能力、药师在进行日常活动时应用药物治疗和使用专业知识、药师通过文件提供应用药物治疗和使用专业知识的证据。

第二部分：合作。包括药师与学生、实习生、同龄人、跨专业团队的成员进行建设性的合作，药师有效沟通。

第三部分：安全和质量。包括药师承担持续的专业发展，质量保证和质量改进工作，药师应对安全风险。

第四部分：专业与道德。包括药师在日常工作中表现出的专业精神和对道德原则的运用。

第三节　美国的药房管理

一、美国开设药房的条件

国外许多国家都对开设药房设定了条件，以保证药学服务正确开展、保障患者的权益。下面以美国 NABP 及堪萨斯州为例，介绍开设药房的条件。

（一）NABP 对药房开设条件的规定

1. 必须配备执业药师。
2. 执业药师不得离岗。
3. 值班执业药师的姓名要显著标注。
4. 要有保证药品质量的相应硬件设施（场所、设备），并经过州药房理事会或其授权代理人进行的药房检查。
5. 要有相应的规章制度，如不得凭处方复印件调配处方药。

从上述内容可以看出，NABP 规定的开设药房的条件包括了药房的硬件设施、从业人员（执业药师）以及规章制度等方面，基本上与我国许可药房的条件类似。

（二）堪萨斯州（Kansas）对药房开设的额外条件

每个注册药房除配备必需的医疗设备以外，还必须配备以下物品：
1. 州药房法、州控制药物法以及依据这两部法制定的法规。
2. 介绍药品的参考资料，特别是供患者查阅的。
3. 正式的有关药品毒理、药理以及药物相互作用的书籍。
4. 正式的药品等效性的资料。
5. 一部医学词典。

美国堪萨斯州对开设药房的额外规定体现了该州非常重视药师业务素质的提高，着眼于通过这些必备书籍，可方便地查阅到患者所需的各种资料。这种做法目前也基本成为美国各州药房开设的通行做法。

二、网络药房

（一）网络药房概述

随着科技的不断发展和因特网的广泛使用，药品的销售方式也出现新的变化，最为突出的就是网络药房的出现，它对传统的购药观念产生了很大的冲击，并且逐步被广大消费者所接受。

由于网上交易成本低、利润高，使得网上药店如雨后春笋般蓬勃发展，网上药房之所以被广大消费者所接受并逐渐受到青睐，主要是因为其具有传统药店所不具备的优势：患者和远离药店者足不出户便可得到所需要的药物，特别方便老年人及残疾人购药；可以在多个网站中进行比较，方便找到最合理的价格和产品；可得到更多的便利性和更丰富的产品；相对于传统药店更容易获得产品的书面说明书和参考资料；可在家中更加隐蔽地购买药品和向医师进行咨询。

但是网络药房作为新事物，必然存在着一定的利弊，其不利的一面也不容小觑，由于网上药房缺乏相关法律、法规约束，消费者也会承担相当大的风险。患者往往因无法识别网络药房是否合法，在缺乏足够的药师用药指导的情况下，经常会发生在网络药房购买的药物与其服用的其他药物相冲突而引起严重副作用的情况；由于存在交流方面的问题，患者在网络药房购药时可能不便于询问一些疑难问题；由于不是直接面对药师，得不到足够的专业指导服务；再者，网络药店所售药品存在问题的可能性较传统药店大。此外，通过网络购买药品，一旦发生纠纷，患者的权益很难得到根本的保障。

（二）美国的网络药房

美国是网络药房发展较早的国家之一，首批网上药房出现在1999年，其类型主要有以下三类：

第一类为传统药店所开。这类药店将传统业务拓展到网络，如美国第二大药店CVS开设的CVS.com等。第二类是传统药店的合伙人开办的网络药房，如由美国网上图书馆销售商Amazon.com支持创建的Drugstore.com，其后与美国连锁药店RiteAid合作。2017年9月19日，联邦贸易委员会（FTC）批准Walgreens以43.8亿美元的价格购买1 932个

Rite-Aid 药店，并将这些药店的网站由 Drugstore.com 改为 Walgreens.com。目前 RiteAid 旗下还有 2 600 家药店。第三类是仅通过网络售药的纯网络药店，如 PlanetRx.com 等。

美国网络药房所提供的服务也可以分为三种：第一类是传统的网络药房。此类药店严格执行凭医师处方才能调配处方药的规定。第二类则在提供药品的同时，还可提供医疗诊断服务，以方便患者购药。第三类是普通网上药店。在这类药店，不凭医师处方就可购买到任何药品，因此问题也相应较多。

由于网络药房有着众多优点但也存在着很多问题，所以其发展必须依赖适度的管理，在美国，除了各州药房理事会对网络药房有监管职责外，一些联邦机构包括美国食品与药品管理局（FDA）、美国联邦贸易委员会（FTC）、管制药品监督管理局（DEA）、海关、邮政部等也对网络药房有着或多或少的监管权限。同时，美国国会又通过了《互联网药店消费者保护法》，对 FDCA 做了修订。而美国药房理事会协会（NABP）为了保障消费者权益、要求网络药房加强行业自律，从而制定了一个自律计划，即网络药房的认证计划（VIPPS）。

1. FDA 对网络药店的监管

FDA 主要负责药品的研究、生产和州际贸易的监管，药品在各临床医疗机构或药店的销售则由各州的药房理事会（SBP）监督。因此，FDA 并不对传统药店的药品调配进行监管。但网络药店则不同，它没有明确的疆界，服务范围很广，涵盖州内和州际贸易，FDA 对此就理应有监管的职责。FDA 的职责包括：根据 FDCA 的授权，可以对网络药房进口、销售、分发掺假药、标示不当药及未批准上市药、非法促销药、不凭医师处方调配的处方药、仿冒药进行处罚，具体处罚措施在该法案中有详细规定。

随着网络药房的大量出现，FDA 对药品的监管也面临着巨大的挑战。虽然刚开始 FDA 在许多场合表示其对互联网有管辖权，但这实际上并没有明确的法律授权。此后经过激烈的辩论，美国国会通过了《互联网药房消费者保护法》，对 FDCA 做了修订，正式确定 FDA 对网络药店的监管权。该法规定，每个网络药店必须在其网页上标明以下内容：药店的名称、业务地址及联系电话、邮箱地址；各州批准该药店有权调配处方药的证明；该药店负责药师的姓名、学历、联系电话及获证情况；任何合法提供医学评估或开具管制物质处方的医师的姓名、地址、电话号码、专业学位和执照；一些声明。通过《互联网药店消费者保护法》，尽可能保证患者购买到符合质量要求的药品，同时像在传统药店一样得到专业人员的服务。

2. 各州的药房理事会对网络药房的监管

美国是一个联邦制国家，传统药店的监管主要是由各州的 SBP 负责。从药店、药师执照的颁发、暂停、吊销，到定期对药店进行检查，再到按有关规定查处违法者都由所在州的 SBP 承担。网络药店的出现虽打破了原有的服务地域范围，但其实体仍必须符合所在州对药店、药师监督方面的要求。因此，各州的 SBP 要对在其管辖范围内的网络药房、执业药师进行注册、发证以及一些日常事务的监管。

3. 美国联邦贸易委员会（FTC）对网络药房的管理

FTC 负责美国 OTC 广告的监管。而网上药房也会在开展业务时充分利用广告这一手段，向消费者介绍、推荐部分药品。广告的形式多种多样，既可以在网络药房网站上直接刊登，也可以采取报刊、电话、传真等传统方式，所以通过对网上药房广告的监管可以保证消费者获得信息的真实性。

4. 美国药房理事会协会（NABP）对网络药房的管理

在美国联邦政府各部门和地方政府各部门加强网络药房监管的同时，作为行业协会组织的 NABP 为保障消费者权益，要求网络药房加强行业自律。为此，美国 NABP 制定了一个自律计划，即网络药房的认证计划（Verified Internet Pharmacy Practice Sites, VIPPS）。

为通过 VIPPS 认证，各网络药房应在通过药店认证网站项目（Pharmacy Verified Websites Program）认证的基础上提供：药店信息、所有权信息、主要投资者信息、服务和产品信息、执照维护信息、补充文件。NABP 在认证时，一般还要检查网络药房是否具有以下规程：避免重复调配药品的书面规程，使用通用名药替代商品名药的书面规程，解决法律冲突的书面规程（州法与州法之间、州法与联邦法之间），为患者保密的书面规程，避免差错的书面规程，等等。

第四节　美国的药师管理

药师是实施药学服务的主要力量，在初级卫生保健工作中起着非常重要的作用，是消费者临用药前最后的把关者，是保证药品安全有效的重要一环，药剂师在从事药学实践时，主要工作为：管理药房制剂（pharmacy compounding），进行处方调配（dispensing the drug），审核医疗文件（medication profile review），对患者进行健康教育，向顾客提供药物信息，进行临床药学服务（clinical pharmacy），药疗服务（pharmaceutical care）。

药师在指导消费者合理用药、有效防止药害事件发生等方面有着重要作用，所以我们应该规范对药师的监管，使其得到良性的发展。美国的药师管理制度与很多国家相比更加成熟和完善，值得我们借鉴和学习。

一、药师的分类

在美国，药剂师的人数众多，零售药店、医院药房都必须配备一定数量的药剂师，根据职权范围的大小，美国药剂师可以分为 4 类：

1. 药剂师（pharmacist）。是指由各州药房理事会发证而可以从事药房实践的个人。

2. 见习药师（pharmacy intern）。是指由州药房理事会发证后在药剂师的监督下从事药房实践，参加由州药房理事会批准的学校或药学院的专业学位课程且朝药剂师方向努力的人；或者毕业于认可的药学院校或通过外国药学教育同等性考试，由州药房理事会发证，为了符合成为药剂师的要求而积累药房服务实际经验的人；或等待执照审查或满足药房理事会再许可要求的合格申请人；或参加移民或奖学金计划的个人。

3. 认证的药房技术人员（certified pharmacy technician）。经州药房理事会注册，并且可以在药剂师的监督下从事一些药房服务，但不包括以下这些内容：药品利用评价，临床冲突的解决，与处方者商讨医嘱或治疗方案的修改，向患者提供咨询，核对处方。

4. 认证的药房技术人员候选人（certified pharmacy technician candidate）。经州药房理事会注册，并且可以在药师的监督下协助药房，但不包括以下这些内容：药品利用评价，临床冲突的解决，与处方者商讨医嘱或治疗方案的修改，向患者提供咨询，核对处方，处方转移，接受新的处方药处方。

二、药师的资格

美国的标准州药房法规定，全国药房理事会协会要求符合下列要求的，才有资格成为药师：

1. 向州药房理事会提出书面申请。
2. 已成年。
3. 道德良好。
4. 从州药房理事会认可的药学院校毕业并获得学位。
5. 如果毕业于国外的药学院校，则需要提供完整并已核实的学习经历，通过国外药学教育等同性考试，通过一个药房理事会规定的沟通能力测试，以确保申请人达到保护公众健康与安全的必要标准。
6. 已完成药房实践经验项目或其他已获得州药房理事会批准的项目，或药房实践经验达到或超过州药房理事会最低药房实践经验要求而令州药房理事会满意。
7. 通过州药房理事会举办的考试。
8. 交纳了州药房理事会规定的考试费、材料费及发证费。

除了全国药房理事会协会（NABP）所规定的药师资格的总体要求外，美国各州的州药房理事会可以根据本身的情况另行具体规定，其中加利福尼亚州对获取药师资格的具体规定为：18岁以上；毕业于州药房理事会认可的药学院校的药学专业，并至少获得学士学位；如毕业于国外的药学院校，需通过外国药学教育等同性考试（FPGEE）；必须完成150个大学学分，其中90个学分必须是从药学院获得，具有国外的同等学力；已有在本州1 500小时以上的药房实习经历；已通过州理事会2003年12月31日前的书面和实践检查，或已于2004年1月1日或之后通过北美药剂师执业资格考试（NAPLEX）和加州药师法规考试（CPJE）。

三、药师资格考试

在美国，如果希望成为一名可以进行药房实践的药剂师，除了本身需要符合一系列的要求外，还要参加由全国药房理事会协会（NABP）所组织的北美执业药师资格考试（The North American Pharmacist Licensure Examination, NAPLEX）和各州药房法考试（The Multistate Pharmacy Jurisprudence Examination, MPJE）。同时，如果国外的药剂师想在美国执业，必须通过由NABP发起的国外药学教育等同性考试（Foreign Pharmacy Graduate Equivalency Examination, FPGEE）。组织这些考试的目的都是评价申请执业人员在药房的工作能力，为州药房理事会的审批提供依据。

美国执业药师资格考试经过多年的修改，目前的流程是这样的：网上考试注册，考试预约，参加考试，发放成绩单。

（一）北美执业药师资格考试（NAPLEX）

NAPLEX一共包括225道题，其中包括200道计分题和25道试验题（pretest

questions）。试验题只是为了测试一下这些题的难度，以此来决定这些试验题是否可以在以后的考试中被列入计分题范围内，所以试验题不会影响最后成绩。当然，这些题被分散地分布在总试题中，考生并不知道哪些是试验题。NAPLEX 的大多数题目都是结合情景（scenario-based），如一些与患者资料结合的考题。该考试时间大约是 6 小时，费用为 475 美元。

NAPLEX 的内容包括以下几个方面：

第一部分为确保安全有效的药物治疗和健康结果（67%），内容包括：获取、解释、评估或评价，制订和实施个性化治疗计划的考虑因素，评估和修改个性化治疗计划的考虑因素，用于制订、实施和评估个性化治疗计划的有效沟通/记录方法，倡导个人和人口的健康与安全的考虑因素。

第二部分为安全准确地制备、配制、调配和管理药物和提供保健产品（33%），具体内容包括：应用各种方法计算，配制无菌和非无菌产品的考虑因素，审查、调配和管理药物和药物产品的考虑因素等。

为了让考生能够在参考前熟悉考题的形式，检测自我水平，NABP 还为考生提供了考试模拟测试（Pre-NAPLEX）。它使用的是以前北美执业药师资格考试的考题，难度和真正的考试相当，不仅能让考生熟悉考题而且还可以得到一个估计的考试成绩。Pre-NAPLEX 是在网上进行的，所以考生可以在家里、图书馆、工作场所等地点自由进行。它由 100 道题组成，每参加一次 Pre-NAPLEX 必须缴纳 75 美元的费用。

NABP 根据成绩转换程序允许将北美执业药师资格考试的成绩转换到美国的其他州，考生如果通过了成绩转换并且满足了州的其他要求，就可以有资格参加该州的药房法考试来获得执业资格。

（二）美国各州药房法考试（MPJE）

各州药房法考试也是由 NABP 组织开展的，主要是针对具体各州药房法的内容进行考查。MPJE 一共有 120 道题目，其中包括 100 道计分题和 20 道试验题，同样，试验题不影响最后的成绩，考试的时间大约是 2.5 小时，费用为 150 美元。MPJE 根据 NABP 制定的政策和程序统一发展，管理和评分。MPJE 的内容由各州药房法考试的监管以及评分等程序和北美药师发证考试基本相同。MPJE 的内容主要包括以下几个方面：

第一部分是药房实践（83%），主要内容包括：明确药师及其他药房工业人员的法律职责；明确药物采购、调配的要求；明确在发放处方时应遵守的法律规定；明确按处方或类似文件正确调配药品的必要程序，包括控制药物；明确适时提供药物咨询的条件；明确调配药品的程序；明确保留与药品相关信息记录的程序，包括保护患者隐私的规定。

第二部分为发证、注册、执业要求（15%），其中包括：明确从事药品生产、储存、分销、调配药品相关人员的资历、考试以及取得资格的程序；明确药房注册、发证的标准及程序，如场所、设备、广告、储存、安全、自动化设备等；注册、发证、认证或允许的执业设置的操作要求。

第三部分主要是一般监管程序（2%），主要包括：明确有关的法律术语，如有关药品生产、储存、分发、调配方面的法律术语；明确药品执法机构的职责、权力等。

由于美国为联邦体制，所以每个州都有权利根据自身的特点制定本州的药房法考试标准。以加利福尼亚州为例，该州自行制定了加州药师法规考试（California Pharmacist Jurisprudence Exam, CPJE）标准，考试的主要内容包括患者用药（20题）、患者结果（33题）、药房运营（22题）以及15题不计分试验题。

（三）国外药学教育等同性考试（FPGEE）

国外药学教育等同性考试是由NABP组织举办，它是国外药学教育测试委员会（foreign pharmacy graduate examination committee, FPGEC）认证程序的一部分。FPGEE对药师申请者所受的国外药学教育是否与美国药学教育等同进行考查，FPGEE已被美国超过50个州的州药房理事会所承认，国外受教育的药剂师（foreign educated pharmacists）如果通过该考试，那么他已经部分达到了批准州药师执业的能力要求。

NABP要求在2003年1月1日以后在国外受教育的药剂师所获得的学位必须是通过五年制教育所得到的，只有这样才有资格申请FPGEE，而在2003年1月1日之前获得的学位，如果是四年制的，还是有资格进行申请的。FPGEE的主要内容有：

1. 基础医学生物科学（10%），它包括：生物学、生理解剖学、病理微生物学、免疫学和生物化学。
2. 药学学科（33%），主要包括：药物化学、生药学和饮食补充剂、药剂/生物制药、药物代谢动力学、药物基因组学和遗传学、无菌和非无菌要求制剂的配制。
3. 社会/行为/管理科学（22%），包括医疗保健服务系统和公共卫生、基于人群的护理和药物流行病学、医疗保健服务的经济和人文结果、药房实践管理、药学法律和法规事务、生物统计学与研究设计、道德决策、专业沟通、社会和行为方面的药学实践、药物分调配和分发系统。
4. 临床科学（35%），考查内容包括：循证实践、临床病理生理学、临床药代动力学、临床药物基因组学、疾病预防与人口健康、患者评估、临床药理学和治疗决策。

四、美国药师的业务标准

美国的药师业务标准是根据州药房法规定，经500名左右的药房执业药师、各理事会成员，高等药学院校教师和药学专家共同讨论、研究而制定的，它是药师资格的考试范围。该业务标准的主要内容包括以下几个方面：

（一）解释和配制处方

药师接受处方并得悉病人病情后，应有能力精确地解释和评价有关资料；应能根据创新药物名（商品名）、通用名和普通药名识别处方中任何药物或某一成分，以及通晓这些药物的疗效、药理学以及作用部位和机制等；得知了药物的名称，药理和化学分类及结构式后，药师能鉴别和知晓其官能团，知道导致药物变质、影响药物溶解度的理化因素等；应能够理解《制定剂量方案》的基本准则并能在实际操作中对剂量进行有效的控制，以实现药品安全有效使用的目的；当需要了解病人有关情况以判断能否配制或重配某一处方时，药师应具备能力去搜集有关资料；药师应能够使用适当的计量、计算等技术配制处方以及掌握其他规定技能。

(二）处方和处方调配中所用药物

药师能了解影响药物安全性和疗效的药代动力学因素；应能够评价多来源药物的理化等效性；根据药物生物利用度的资料和数据，药师应该能够预测生物等效性等理化方面的内容；寻找必要的资料以阐明或回答有关处方和保健问题并能够评价有关资料。

（三）有关临时配制处方中所涉及的调配和计算技术

接受处方后，药师应能够决定是否需要改变处方，熟悉药物的作用过程以及理化配伍禁忌。并且药师应表现出熟练的专业判断能力和适当的调配技术，能够进行调配药物所必需的基本计算。

（四）药物治疗的监护工作

得悉病史、用药记录、治疗史和处方后，药师应能够监护病人的治疗，并应有下述能力：识别药物治疗是否适当，识别治疗的终点，鉴别、收集和评价病人资料，识别和解决治疗中的问题；能识别药物的相互作用和配伍禁忌并提出适当的解决办法；通晓与病人所服药物有关的主要注意事项、警告、不良反应、副作用和毒性反应。

（五）回答病人和其他专业医务人员的咨询

药师应能够回答病人和其他医务人员有关的处方药物中适应证、疗效、服法、贮藏和不良反应方面的咨询；得知病人用药记录后，药师能提供有关病人病情的特殊资料；药师应能够叙述急症病人的特殊护理措施；药师应能够识别出非处方药的名称、熟知其理化性质，并对消费者提供咨询；药师应懂得药用、医疗外科器械和器材等的相关知识；药师应通晓现代医疗保健问题，能够联系病情提出病人营养的需求。

五、药师的继续教育

根据美国标准州药房法规定：各州的药房理事会应制定药学继续教育的计划、内容、费用以及相应的措施。为此，美国联邦各个州基本都制定了药学教育的有关规定，并且所有药学继续教育的内容必须经美国药学教育委员会（ACPE）认可且得到州药房理事会的批准。药学继续教育包括提高药学服务质量以及相应的药事法规教育，而且形式多样，有免费的，也有需交费的，具体内容包括基于知识、基于应用、基于实践的药学继续教育。

美国的各个州对药师继续教育的时间规定都不一样，如堪萨斯州规定在每个执照有效期内，药剂师需要完成 30 个小时的继续教育。对于执照有效期少于两年的，可以按照每月 1.25 小时的比例分配继续教育时间。同时也规定在一个执业周期内取得的超量教育不得纳入下一个执业周期。再如俄亥俄州规定：每 10 小时的集中学习为一个学分，在药师执业的一个有效期内必须取得 6 个学分，其中必须要有 0.3 个学分是有关药事法律法规的。而弗吉尼亚州则规定每年必须要有 15 个小时的集中学习。

六、药师的再注册

根据标准州药房法的规定，美国的每位药剂师、实习药师、认证的药师技术人员每年（或者按照州药房理事会规定的时间间隔）必须更新一次实践资格证书。希望继续在本州从事药房工作的药剂师或实习药师需要向理事会提交书面申请,并提供理事会要求的更新资格证书所需要的数据。如果理事会发现申请人已经完成了注册,且资格证书尚未废除或延迟,申请人没有被刑事定罪或逮捕且已经上交更新费用,已经依照理事会的规定继续其药学教育,而且有资格继续药房管理经营,理事会将发行许可证给申请人。

如果药剂师许可证期满后3年内仍未能向州药房理事会提出更新许可证的申请,那么他必须通过许可证更新考试,除非此人在该州法律下得到许可,而且在许可证期满后已经继续在其他州经营药房,并且得到了该州法律的授权,这样只需交纳指定的费用便可更新许可证。认证的药师技术员候选人必须在12个月内完成认证的药师技术员执照/注册的要求。出于正当理由,理事会可批准延长12个月。

本章小结

美国药房功能历经多年演变,逐渐由单一化转变为多样化,由不成熟走向成熟,并成为美国民众健康的重要保障。如今的美国药房,能够为消费者提供全方位的药学服务,为患者安全、有效地使用药品提供有力的保障,美国执业药师也因此受到民众的尊敬。回顾美国药房工作的历史,也曾出现过监管空白、商业利益至上时期,出现药房工作发生根本性改变的时期,最后演变成今天美国民众享受的药房服务。而且,为了满足消费者的需求,目前美国药房工作的内容仍然呈现出变化和扩大的趋势。

在美国,各州均有自己的《药房法》,由各州药房理事会执法。药房理事会全国联合会颁布了《标准州药房法》,对州药房法提出了各项指标,各州可根据实际情况制定本州药房法,但指标不得低于《标准州药房法》。美国对药师职业实行准入控制,即:施行注册、执业许可制度。只有经过注册、获得执业许可的人,才能够成为并合法地称为药师或药剂师、注册药师、注册药剂师,才能合法地从事法律规定只能由药师从事的药学技术业务。

此外,美国的网络药房也是蓬勃发展,监管有序。网络药房的销售收入主要来源于非处方药、个人护理用品、维生素类产品,处方药只占其销售收入的小部分。美国网络药房的发展相当活跃。1999年美国网络药房市场大约为20亿美元,2004年就达到200亿美元。虽然网络药房与传统药房相比仍只占很小的份额,美国消费者购买的药品中只有1%是从网络药房购买,但网络药房的增长趋势较好。

思考题

1. 概述美国开设药房的条件。
2. 比较美国网络药房和我国网络药房的发展环境与监管政策。
3. 阐述美国药师的资格要求及分类。
4. 讨论美国药师的继续教育和再注册政策与我国的异同点。
5. 概述多个国家 GPP 规范标准的主要内容要点。

第十四章
典型国家药物警戒体系

教学目标

本章教学主要介绍典型国家的药物警戒体系与药品不良反应救济制度，旨在使读者通过本章的学习对国际上药品安全的主要控制手段——药物警戒和药品不良反应监测，以及药品安全责任救济制度有系统的了解。

教学要求

1. 了解：国际药物监测合作计划的实施现状。
2. 熟悉：典型国家药物警戒涉及部门的职责分工与合作以及这些国家药品上市后的药物警戒体系。
3. 掌握：典型国家药品不良反应报告的收集系统以及药品不良反应救济制度的救济范围和资金来源等。
4. 重点掌握：药物警戒与药品不良反应定义的区别与联系。

第一节 药物警戒概述

一、药物警戒的起源与发展

1961年的"反应停"事件引起了世界各国对药品安全问题的关注。为了避免药品上市广泛使用后发生药害事故，各发达国家纷纷开始在本国建立针对药品安全性的不良反应监测体系，加强不良反应监测。

1963年，第16次世界卫生大会通过了一项决议（WHA16.36），目的是加快药品不良反应的信息传播，重申采取行动的必要性。

1968年，WHO制定了国际药物监测合作计划，由各个国家的监测中心、世界卫生组织总部（日内瓦）和世界卫生组织国际药物监测合作中心（即瑞典的乌普萨拉监测中心）组成，该计划旨在发展一个国际通用的系统。最初，在美国、英国、瑞典、澳大利亚、加拿大、新西兰等10个已建立了国家药品不良反应报告制度的国家试点推行，从此拉开了药物警戒的帷幕。

1974年，法国科学家提出药物警戒（pharmacovigilance）这一概念，通过这个概念赋予了药品安全新的内涵。按照法国人的说法，警戒可以解释为"监视""守卫"，药物警戒则可以理解为药物的监视、守卫，时刻准备应付可能来自药物的危害。

2002年，世界卫生组织进一步完善了有关药物警戒的定义：药物警戒是发现、评估、理解和预防药品不良反应或任何其他与药品相关问题的科学与活动，它不仅与药物治疗学、临床或临床前药理学、免疫学、毒理学、流行病学等学科相关，而且还与社会学相关。

二、药物警戒与药品不良反应概念

药品不良反应（adverse drugs reactions, ADR）的定义是合格药品在正常用法用量下出现的与用药目的无关的或意外的有害反应。它既不包括假药、劣药引起的反应，也不包括无意或故意超剂量用药引起的反应或用药不当引起的反应。药品不良反应监测（adverse drugs reactions monitoring, ADRM）就是对合格药品在正常用法用量下出现的与用药目的无关的或意外的有害反应进行的监测，这种监测一般是在药品上市后进行的。

目前，对于药物警戒针对的是药品上市后的安全监测还是包括药品上市前后的整个生命周期的药品安全监测，还没有一个明确的界定。主要有以下两种代表性的观点：

（1）法国药物流行病学家 Begaud 把药物警戒释义为：防止和监测药品不良反应的所有方法，不应仅仅限于针对上市后的药品，还应该包括上市前的临床试验甚至于临床前试验研究阶段。药监部门可据此确定是否许可该药品进行上市，并对上市后的安全性采取相应控制措施。此观点把药物警戒分为上市前的药物警戒和上市后的药物警戒，认为药物警戒应贯穿药品整个生命周期。目前，欧盟就把药物警戒体系分为上市前警戒和上市后警戒。

（2）美国 FDA 在发布的药物警戒指南中把药物警戒定义为：关于发现、评估、理解和预防药品不良反应或任何其他与药品相关问题的所有上市后进行的科学收集信息的活动，包括药物流行病学研究的应用。此观点认为药物警戒主要是针对上市后药品的警戒，是一种上市药品安全保障体系。

本书采用第一种观点，即药物警戒贯穿药品整个生命周期。

三、药物警戒和药品不良反应监测的异同

药物警戒与药品不良反应监测具有很多的相似之处。最主要的相似之处在于，它们的最终目的都是提高临床合理、安全用药水平，保障公众用药安全，改善公众身体健康状况，提高公众的生活质量。正是由于这种相似之处，使得部分药学工作者错误地认为药物警戒和药品不良反应监测是一样的，药物警戒与药品不良反应监测工作是重复的。

而事实上，药物警戒与药品不良反应监测工作有着相当大的区别，主要体现在以下几个方面：

第一，监测对象不同。药品不良反应监测的对象是药品不良反应，即合格药品在正常用法用量下出现的与用药目的无关的或意外的有害反应。而药物警戒监测的对象除了药品不良反应，还包括与药品相关的其他问题，涉及临床可能发生的任何药源性损害，如：伪劣药品的使用，用药错误，缺乏药物疗效，无科学依据地扩大药品的适应证，药物的急慢性中毒试验，药品相关死亡率的评估，以及药物滥用或误用所致的潜在安全性问题等。

第二，监测期限不同。药物警戒贯穿于药品上市前研究、上市后安全性监测及评价，直至最后的撤市和淘汰的整个药品生命周期，因此药物警戒贯穿药物发展的始终。而药品不良反应监测一般在药品上市后进行。

第三，研究方法不同。药品不良反应监测一般采用自愿报告、集中监测、处方事件监测、数据库链接等方法，而药物警戒除了采用这些方法外，还采取流行病学和实验室方法。

第四，目的不同。药品不良反应监测的目的是收集未知的药品不良反应的信号，尽早发现未能在新药临床试验中发现的药品不良反应，而药物警戒的目的是监测与减少、避免可能发生的任何药源性损害。

第二节　国际药物警戒的发展现状

自从 1968 年国际药物监测合作计划开始启动以来，世界上越来越多的国家建立了国家药物警戒中心，并加入此合作计划中。各个国家的药物警戒中心先把国内收集到的药品不良反应报告提交到世界卫生组织数据库，即 Vigibase 数据库，由乌普萨拉监测中心（Uppsala Monitoring Centre, UMC）对这些报告进行分析和评估，然后 UMC 把药品不良反应信号反馈给各国药物警戒中心，并开展经常性的信息交流。至今，国际药物警戒合作组织已经完成了许多工作，有效地保证了各国人民的用药安全。

一、参加国际药物监测合作计划的国家

由于世界各国对药品安全性问题日益重视，越来越多的国家加入国际药物监测合作计划中来，使得该网络极大地扩展，成员国遍及五大洲。2007 年 12 月，有 84 个国家参与了这一计划，包括 23 个非正式成员国。正式成员国中，欧洲有 35 个，亚洲 21 个，美洲 14 个，非洲有 11 个，大洋洲有 3 个。在 23 个非正式成员国中，绝大多数是非洲国家。最新数据显示，目前已有超过 140 个国家的药物警戒中心与其合作，定期报送不良反应数据。我国于 1998 年 3 月正式加入 WHO 国际药品监测合作计划，成为第 68 个成员国。

二、国际药物警戒活动

乌普萨拉监测中心的主要职责除了收集和分析各国提交上来的 ADR 报告，还要及时向各国中心反馈不良反应信号。与各国中心的信息交换，主要通过 Vgimed（一个电子邮件信息交换系统）进行交流。UMC 还定期出版通讯（世界卫生组织药学通讯和乌普萨拉报告），并发布药物警戒和风险管理领域的指南和书籍。此外，UMC 还开展药物警戒这门科学的方法论研究，不断开发各种技术工具，设计符合国家中心需要的病例报告管理计算机软件（Vigiflow），更新和维护 WHO 药物词典和 WHO 不良反应术语。

为了加强世界各国药品安全的交流与合作，UMC 组织了一系列会议和培训活动。例如，每年的 10 月会举行国家中心年度会议，讨论科学组织问题，只要是国际药物监测合作计划的成员国，都可派代表参加。

发展至今，世界上已有多个国家包括尼日利亚、巴西等都先后开展药物警戒工作。开展药物警戒比较成熟的国家有美国、法国、英国、加拿大、澳大利亚、新西兰、德国、印度、南非等，有的是单独成立药物警戒中心，有的是附属在 ADR 监测中心，有些国家还

在省、市、县等地建有地区药物警戒中心。美国和法国是药物警戒体系建立得相对早且比较完善的国家,但两国的药物警戒体系各有其特点,美国的药物警戒中心设在 FDA 的药品评价与研究中心(CDER)下,属于"中央系统",而法国在全国建立了 31 个地区药物警戒中心,属于"地方系统"。

第三节　美国药物警戒体系介绍

一、美国的药物警戒模式

美国是药物警戒体系建立得相对比较早且比较完善的国家,其建立的药物警戒体系具有完善的组织体系、健全的法律法规体系、药物警戒信息收集体系、科学的药物警戒评价体系和公开透明的信息沟通与反馈体系,是世界上公认的最有效、最严格的药品安全监管体系之一,并为其他国家纷纷效仿和参照。美国食品药品监督管理局(FDA)开展药物警戒工作可以说是走在世界的前列。FDA 下的药品审评与研究中心(Center for Drug Evaluation and Research, CDER)是全国仅有的药物警戒中心。像美国这种单独设立国家药物警戒中心(国家中心),而在地方不设置药物警戒机构的模式属于"中央系统模式"。

这种模式的优点是运行开支相对较小,并且病例报告由报告人直接报告至国家中心,有利于数据的顺利传递,保证数据的完整和真实性。同时,全国的报告均提交至国家中心,国家中心掌握整个数据库资源,对数据的分类、处理和评价能力较强,意见较统一,因而有利于对数据库以及信息处理和反馈的整体管理。然而,缺点是不利于对信号的及时发现与反馈,难以与报告人以及报告单位进行有效的交流和沟通。

二、美国负责药物警戒的组织机构

FDA 内部负责药物警戒工作的主管机构是药品审评与研究中心(CDER),该中心也是全国唯一的药物警戒中心。CDER 中的监测与流行病学办公室(The Office of Surveillance and Epidemiology, OSE)与药物警戒的关系最为密切,是药物警戒的主要负责部门。此外,新药办公室(The Office of New Drug, OND)、协调办公室(The Office of Compliance, OC)和药品安全监督委员会(DSOB)与药物警戒也有一定的关系。

(一)监测与流行病学办公室(OSE)

1998 年,FDA 成立药品上市后风险评估办公室(The Office of Post-Marketing Drug Risk Assessment, OPDRA)。2002 年,FDA 为了加强该部门的工作,将该机构重新命名为药品安全办公室(The Office of Drug Safe, ODS),并设置在一个新的、比一般办公室功能更强大的部门即药物流行病和统计科学办公室(The Office of Pharmacoepidemiology and Statistical Science, OPaSS)之下。2006 年 5 月,CDER 的机构又做了调整,药品安全办公室(ODS)重新命名为监测与流行病学办公室(OSE),并代替药物流行病和统计科学办公室的位置,成为 CDER 一个独立的办公室。监测与流行病学办公室(OSE)是负责药物警戒最主要的部门。该办公室的工作职责包括药品不良反应报告和安全信息发布

（MedWatch）计划项目、患者说明书和风险信息管理等。OSE 的工作还涉及许多风险管理和风险处理行动的实施，包括制订风险管理白皮书、风险管理确认和风险信息研究议程的启动等。

OSE 下设三个部门：① 药品风险评估部，该部门的主要职责是检测和评估所有上市药品的安全信号，并与新药办公室的医药审评员密切联系，以便结合现有的临床前、临床或药理学知识背景对潜在的安全信号问题进行分析。② 药物治疗错误和技术支持部（Division of Medication Errors and Technical Support, DMETS），该部门的工作主要是对所有药品的专利名、标签和说明书进行上市前评价，以便降低所关注的产品发生药物治疗错误的可能性。DMETS 也对上市后收到的所有药物治疗错误报告进行审查和分析。③ 监测、研究和信息支持部（Division of Surveillance, Research, and Communication Support, SRCS），该部门负责收集和分析所有药品和生物制品上市后的安全性信息，并监督 MedWatch 的实施，监督用药指南、药品包装说明书、药房信息调查之类的风险交流研究活动以及国际监管联络活动（如视频会议）。

（二）新药办公室（OND）

新药办公室负责所有新药的审批工作，按照药品类别分成多个部门。监测流行病学办公室对药品的安全性做出评价后，由新药办公室向相应的药厂下达修改标签等措施的通知。

（三）协调办公室（OC）

协调办公室主要负责处理与法律纠纷相关的公众健康风险，通过视察报告、产品检验和其他上市前后的监督活动，监督人用药品的质量问题。其下属的风险管理和监督部的主要职责包括强制执行上市后药品不良事件的报告规范以确保按时、准确地提交报告；为 OSE 的上市后药品监管提供支持；通过收集上市后监督样品收集以及对药品质量报道系统和行业警告报告的分析，来监督国家药品供应质量，确认药效低的药品，以支持 Medicaid 的药品折扣项目。当药厂出现诸如不按规定上报不良反应等问题时，OC 将负责采取强制手段执行。除此之外，警告信的发放和沟通也由协调办公室来负责进行。

（四）药品安全监督委员会（DSOB）

确保 OSE 的工作有效，需要有监督机制和相应的监督部门。FDA 为了进一步加强对药品安全性的监管力度，药品安全监督委员会于 2005 年成立（Drug Safety Oversight Board, DSOB）。该委员会由 FDA 人员以及来自所属卫生健康其他政府部门的药学专家组成。其他药学专家、患者和消费者代表也属于商议对象，但除非获得邀请，一般情况下制药公司不能直接与 DSOB 对话。

DSOB 以调查 FDA 批准上市的药品所出现的药品安全性问题为重点。当出现药品安全性问题且 DSOB 认为有必要采取行动时，该机构应向 FDA 提出建议，但是无权撤销药品或更改药品的标签或说明书。同时，DSOB 就 FDA 应当何时对某种药品存在的隐患向消费者发出警告事宜提出建议。DSOB 要负责向 FDA 的药品审评与研究中心主任提供有关重要的药品安全问题的监管与处理建议，并发布有关药品处理的动态安全信息；通过讨论出现的药品安全问题或潜在的安全问题，提高公众对有关药品安全知识的了解；对所使用药品的潜在问题进行事先了解，以避免药品安全问题的产生。另外，DSOB 还负责检查重要安全信息的处理，如推荐的信息及更新的药品监测资料、解决药品安全性问题的方法与争议、对 FDA 批准的药品说明书进行评价、检查药品安全政策的发展与执行情况。

按照各个监测环节，可用表 14-1 来概述以上各个部门的作用：

表 14-1　各部门在美国药物警戒中的职责分工

监测环节	负责部门	职能
不良反应报告收集	OSE 的监测研究与交流部	监管 MedWatch 不良反应信息收集系统
不良反应报告审评	OSE 的药品风险评估部	评价报告
	OSE 的药物治疗错误和技术支持部	协助评价报告
	OSE 的监管研究与交流部	协助评价报告
审评后采取措施	新药办公室（OND）	给药厂发信，要求其更改标签、撤市等
	协调办公室（OC）	发警告信，强制管理
对外交流	OSE 的监管研究与交流部	给医生等发最新消息

三、美国药物警戒法律体系

美国的药物警戒法律体系比较完备，包括法案和法规（acts, regulations）、指导文件（guidance to industry）等。

（一）法案和法规

与药物警戒有关的主要法案和法规有《联邦食品、药品与化妆品法案》（FDCA）和《联邦管理法》（CFR）。《联邦食品、药品和化妆品法》是美国关于食品和药品的基本法，经过多次修改后，该法已成为世界同类法中最全面的一部法律，该法被编入《美国法典》，共分九章，其中第五章规定了报告药品不良反应的要求。

《联邦管理法》是美国联邦政府各行政部门在"联邦公报"上发布的各项永久性规定的法典汇编。其中第 21 主题是针对食品和药品的管理条款。此主题下第 310 部分"新药"第 305 条规定了新药的不良反应报告范围、报告要求、报告表格、病人隐私、记录保存和免责声明等；第 312 部分"临床研究申请（IND）"中第 32 条规定了对研究用新药安全报告的内容和报告途径的要求；第 314 部分"FDA 新药上市申请（NDA）"中第 80 条规定了新药的上市后不良事件报告的要求；第 314 部分"FDA 新药上市申请（NDA）"中第 98 条规定了通用名药（即仿制药）上市后不良事件报告的要求；第 600 部分"生物制品"第 80 条规定了生物制品不良事件报告的要求。

（二）指导文件

FDA 为了加强企业开展药物警戒工作，发布了许多指导文件供企业参考。2001 年 FDA 颁布了《人用药品和生物制品包括疫苗的上市后安全报告指南》。该指南规定了上市后安全报告的主体、报告的种类和一个病例报告包含的数据成分，还详细规定了超剂量用药、缺乏疗效、药物相互作用、误用、滥用、缺陷等特殊情况下出现不良事件应如何提交报告的问题。指南还要求报告主体建立药品不良反应的收集报告监测和评估等方面的标准操作规程。

美国还制定了上市后药品风险管理方面的指南。2005年3月，FDA发布了关于药品风险管理的3个指南，分别关于：① 上市前风险评估；② 药物警戒规范与药物流行病学评估；③ 风险最小化执行方案的制定与应用。其中，第2个指南用于监测医疗产品上市后使用出现的安全性问题，其主要内容包括如何制定药物警戒计划、如何识别和描述不良反应安全信号以及如何用风险管理术语解释安全信号。药物警戒以将药品不良反应降至最低为目标，涉及对上市后药品不良反应的发现、评估和发生机制等各方面所进行的科学研究和数据收集活动，是药品风险管理的有效手段。

FDA于2012年3月颁布了《药品安全信息——FDA与公众的沟通》（Drug Safety Information—FDA's Communication to the Public）指南，对FDA如何向公众传递药品安全信息进行了说明，表明了FDA向公众传递药品安全信息的公开性和透明度。此外，FDA还分别于2015年4月及2016年9月发布了《REMS：对行业的修改和修订指南》《FDA在决定一个REMS是不是行业必要指导的法定因素方面的应用指南》，这些指南文件帮助生产企业理解何种情况下应制定REMS以及如何根据要求对REMS进行修改等。

四、美国药品不良反应监测体系

（一）不良反应监测信息的收集系统

FDA的药品不良反应报告收集主要依靠两大报告体系：企业的强制报告系统和MedWatch的自愿报告系统。美国法律规定，药厂必须定期向FDA报告药品不良反应。大约90%的不良反应报告来自企业强制报告。MedWatch项目为自愿报告系统，接受来自医疗专家和消费者的自愿报告，收集后的报告要按ICH E2B标准输入AERS数据库。

美国ADR监测的范围很宽，指"病人用药期间发生的与药品相关的任何不幸事件"，不仅指正常情况下的ADR，也包括超剂量用药、混用、误用、滥用、失效、缺陷、可疑、污染、包装破损等非正常情况下的用药问题。报告的途径很广泛，可通过电话、传真、电子邮件、邮寄和网络（在MedWatch网页上）等途径报告。

1. 自发呈报制度

美国的药物不良反应监测报告制度最初是由美国医学会（American Medical Association, AMA）于1954年建立，当时主要是收集药品特别是氯霉素引起的血液系统、造血器官的药物不良反应。1961年以后该委员会的监测范围扩展到了所有药物的不良反应。同年，FDA成立了药物不良反应报告的管理机构。1962年，美国国会通过了Kefauver-Harris对FDCA的修正案，规定所有的药物不良反应必须报告FDA。AMA也把这个工作移交给了FDA。但存在这样两个平行机构会引起重复报告、漏报等问题，AMA登记处的工作于1970年终止。药物不良反应报告的登记、处理由FDA独自承担。

表格使用上，美国的药物不良反应监测制度原来主要依靠医务人员直接报告药物不良反应病例，所用表格为FDA 1639表。1985年2月以后，FDA根据美国法典第21卷有关药品的条款，规定药品生产企业必须报告本企业产品的药物不良反应，实际上此举使自发呈报制度变成了法定报告制度。企业不按规定的要求、规定的时间认真报告会被认为违法，FDA 有权给予相应的处罚。有关法律条款的主要内容是：

（1）所有严重的、药品使用说明书上没有的药物不良反应，或者说明书上虽然列入，但报告率明显增加的药物不良反应，药品生产企业必须在收到报告后 15 天以内报告 FDA。严重的药物不良反应是指威胁生命，引起残疾或死亡，需要住院或延长住院期，引起本人或后代的癌症、畸形等。发生率增加的药物不良反应是指在同样时间间隔内收到药物不良反应报告数量明显增加的药物不良反应，对此有专门的计算公式和速查表，一般是指超过原报告数的一倍以上的药物不良反应。

（2）对于程度不严重、说明书上已经列入且报告率没有明显增加的药物不良反应，药品生产企业也必须定期提供汇总报告。新药批准后的前 3 年里每季度报告一次，3 年后每年报告一次。

与有些国家不同，FDA 不仅收集药品在正常用法用量情况下的药物不良反应，而且还收集在过量使用情况下的药物不良反应，药品缺乏疗效也被认为是不良事件。

规定药品生产企业呈报药物不良反应，不等于医务人员就可以放弃自己在药物不良反应监测工作中的责任和义务，实际上药品生产企业主要还是要依靠各地医务人员来收集、调查药物不良反应的病例，他们往往要以一定的方式与医务人员订立某种协议。以 2006 年至 2015 年第一季度为例，AERS 共收到病例报告 7 673 175 份，录入 AERS 病例报告（生产企业的部分非快速报告未录入 AERS 系统中）6 717 847 份，包括来自生产企业的 15 日报告、定期报告以及医务人员或消费者的直接报告，其中绝大多数报告来自生产企业，占整体报告的 95.99%。

2. 医学监督（MedWatch）

即便药品生产商实施了较大样本、精心设计的 Ⅲ 期临床试验，也不能揭露出一旦该产品被广泛使用后的每个问题。为了取得更多类似关键的资料，尤其是严重不良反应事件的资料，药品评价研究中心（CDER）需要从药品生产商那里得到有关新情况的快速、周期性的报告，且生产商有法律义务去提交这类报告。另外，为了鼓励和推动生产商以及医疗从业人员自发地报告严重不良反应事件和相关医疗产品问题，FDA 建立了一个新的医疗产品报告计划，即 MedWatch（"医学监督"）。该计划从 1993 年 6 月开始启动。目前，MedWatch 从生产商、卫生系统从业人员以及患者那里获得自发不良反应报告。

MedWatch（医学监督）的四大目标是：

（1）方便卫生系统服务人员提交不良反应报告；

（2）明确何种程度的事件必须上报 FDA，指导卫生系统服务人员提交报告；

（3）更广泛地发布有关 FDA 根据不良反应事件和产品问题报告做出的行动信息；

（4）增强卫生系统服务人员对药品和医疗器械产生的不良反应的认识。

MedWatch 计划提供了一种简单的报告模板。该模板可以用来邮寄、传真、网络通信或者拨打专用号码时作口头报告。FDA 关注并研究药品使用后的严重不良反应。严重的不良反应事件是指结果导致死亡、生命濒危、必须住院治疗、残疾等的事件。相应地，FDA 会及时通知卫生系统从业人员有关药品安全性的最新发现。每一季度，公众通过 FDA《医药公告》（FDA Medical Bulletin）和《最新医学监督》（MED Watch Update）可以获得绝大多数的最新安全性资料。更新的资料会通过互联网、信件、远程圆桌电话会议、简报等形式告知 MedWatch 合作人。

医学监督之生产商计划（MedWatch to Manufacturer Program, MMP）的设计是为了使自发的不良反应报告在 FDA 与已在计划中注册的药品或生物制品生产商之间快速传输。当生产商收到登记信时，说明该计划中就已经包含了参与的产品。这些产品是在被批准后三年内都被列入该计划，而且每年的 12 月进行一次产品清理，满三年监测且无重大风险问题的药品退出该计划。公司可以在产品被批准后的任何时候开始登记，此后就会自动收到本公司药品的不良反应报告，但是在加入该计划前收集到的报告除外。

只要全部符合以下情况时，即使生产商没有申请加入该计划，也会收到 FDA 寄出的自发报告的复印件：

（1）该报告必须关于一个新的分子化合物（new molecular entity, NME）。新的分子化合物是指包含一种新的活性成分的产品，且之前从未在美国市场上市。新的分子化合物上市后三年内才可能自动符合计划的要求。NMEs 在被 FDA 批准时，分为 1S、1P 或者一种"重要的新生物"。新剂型 / 配方 / 组配以及旧活性成分的新适应证都不被认为是 NMEs。

（2）该报告必须关于严重的不良反应。不良反应严重性的判定是以报告人在MedWatch 模板中 B2 的结果方框内选中的内容为依据的。在传输给生产商之前，FDA 不对报告做任何评价。

（3）该报告必须包含允许向生产商透露报告人身份的许可。只有那些被许可透露报告人姓名的报告才能发给生产商。如果报告不在 FDA 3500 表格上，或者如果报告人在表格上勾选 G5，那么该报告将不发给生产商。

（4）NME 的生产商必须参与这个计划。FDA 将在批准信中通知该生产商产品内含物是合格的。每一个合格的产品，生产商都必须呈送请求函，请求函的内容包括：

① 一份合格 NMEs 的列表，包括被批准的日期。如果是要申请成为 NME 的例外或者是申请豁免条款，需要列举产品并说明理由。

② 一份保证公司对产品上市后的不良反应情况报告负有法律责任的声明。

③ 一份关于公司将配合适用法律的要求，按照正常的报告去跟踪实施的声明。

④ 一份保密声明，该公司将对报告人的姓名和报告中患者的姓名保密。

⑤ 每一个申请人或者注册的生产商应确定一名联系人，该联系人将收到所有列出产品的不良反应报告。这封信的内容要包含联系人的联系地址、电话号码、传真号码以及E-mail。这个请求函必须由负责公司生产安全监管的适当人员签名。

⑥ 该请求函必须由负责公司产品安全监督的适当人员签字确认。

3. 波士顿药品监测合作计划

组建于 1966 年的波士顿药品监测合作计划（Boston Collaborative Drug Surveillance Program, BCDSP）是一种以医院为基地，以住院患者为对象的对药物不良反应进行集中监测的计划。病人住院期间严格登记用药情况和发生可疑药物不良反应的情况，并且由经过培训的护士了解和登记病人住院前 3 个月的用药情况，以及病人过去的变态反应史（包括非药品因素的变态反应）和药物反应史，甚至烟、酒、咖啡、人工甜味剂、茶和其他饮料方面的嗜好等。

通过这个计划不仅可以了解住院病人总体的药物利用情况，收集潜伏期较短的药物不良反应，而且还可以了解什么样的患者更容易遭受某些药物不良反应的危害，鉴别病人住院期间药物与威胁生命的事件之间的关系,以及药物性原因是否是引起病人住院的决定性因素等。

4. 健康维护组织(Health Maintenance Organization, HMO)

健康维护组织(HMO)是一个医疗保险集团,通过收取固定的年费为公众提供健康服务。美国的保险公司作为一个自筹资金的医疗保健福利计划向所有参加健康保险的人提供部分或全部免费的医疗服务,以预付费方式与医疗保健提供者(医院、医生等)联络。但是这些人所有的体检、患病、门诊、住院、用药、用药后有无药物不良反应和药物不良反应的具体情况等,都必须存入HMO的电子计算机数据库。建立这些数据库并非专门为了进行药物不良反应监测,但客观上可以为药物不良反应监测服务。

(二)ADR报告信息的处理

无论是强制报告还是自愿报告均进入国家中心数据库,分别由OSE下的不同部门进行审核,合格的报告将被扫描成图片档案,并且按照ICH E2B标准录入、编码后,再由QC(quality control)进行复核,进入不良事件报告系统(AERS),最后由上市药品综合员、CDER医药官员、自由信息员三方进行汇总。ADR信息收集流程图如图14-1所示:

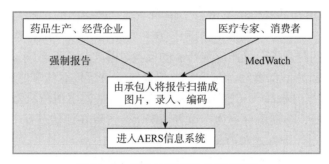

图14-1 美国ADR信息收集流程图

(三)药物警戒信息的利用

OSE根据新药审评等部门的请求或主动发现不良反应信号,然后从AERS中提取数据进行审评。流行病学专家也将从更大的数据库中提取数据进行流行病学分析,最后生成评价报告,提交给FDA各部门进行处理,如建议药厂进行药品标签更改、撤市等。FDA药品不良反应信息处理及利用流程见图14-2。

1. 信息的利用

OSE的安全审评员在完成评价后,生成评价报告,提交给FDA各部门进行处理,如建议药厂进行药品标签更改、警告、召回或撤市等常规措施。除此之外,FDA还对特殊药品制定风险最小化计划,具体措施包括对医生和患者进行强制培训、患者签署了解药品风险的协议、患者用药登记、处方医生登记、限制处方权、限制药品的销售等。

2. 信息的沟通与反馈

近年来,FDA一直致力于不断提高药品管理中各种信息资料和文档公开化、透明化的程度,包括药品安全信息的公开和透明。2005年,在组建DSOB的同时,FDA还承诺建立新的沟通渠道向公众提供药品安全信息以增强FDA决策过程的透明度。为了实现这一承诺,FDA于2007年3月公布了《药品安全信息——FDA与公众的沟通》指南,就

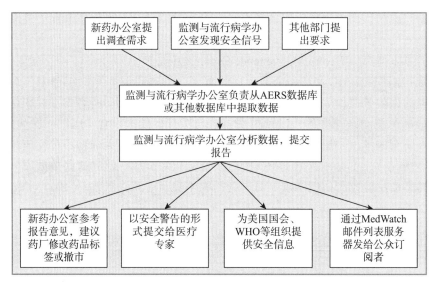

图 14-2 FDA 药物警戒信息处理及利用流程图

FDA 如何向公众传递药品安全信息进行了说明。制定该指南的目的是实现重要药品安全问题向公众的传递，方便卫生保健机构和公众获得上市药品潜在的益处和风险的最新信息。重要药品安全问题是指有可能改变药品的效益风险比，进而影响该药处方或使用决策的问题，包括严重药品不良事件、在患者中频繁发生的药品不良事件和药物治疗错误等。FDA 一般在完成数据分析后再传递药品安全信息，但是，当用药风险很大，用药人群很广或相对于疾病本身，不良事件更为严重等情况下，可以在评估过程中以警告的方式公开信息。FDA 目前通过以下方式对药品安全信息进行沟通：

（1）药品标签：药品标签概括了确保安全、有效地使用一个药品的基本信息，是传播药品安全和有效信息的主要途径。对于处方药来说，标签一般面向卫生保健专业人员，即处方药专业标签。但是，对于可能引起严重公众健康问题的某些处方药来说，要求提供面向患者的处方药标签，包括患者说明书和用药指南。这些标签因为面向患者，所以要求采用通俗易懂的语言。OTC 的药品事实标签采用明确、标准化的格式，使消费者能自选合适的药品，并保证其安全有效地使用药品。

（2）公共健康咨询：FDA 发布公共健康咨询（PHAs）以向公众（包括患者和卫生保健专业人员）提供有关重要公共健康问题的信息。PHAs 可能突出某一药品的重要安全信息，通知公众 FDA 评估的一个有可疑安全问题的药品所处状态，公布某一药品风险最小化计划的执行情况，向公众警告上市药品暂停销售信息或提供其他重要的公共健康信息。

（3）患者信息单：2005 年，FDA 开始在网上张贴患者信息单，以通俗易懂的语言向消费者传播包含在药品标签中的重要信息。这些信息都可在药品特殊信息的 FDA 索引中查到。该网页还提供了电话和 E-mail，有利于公众进行信息反馈。公众可以通过提问或评论的方式与 FDA 进行沟通和交流，FDA 将尽可能在 24～48 小时内给予回答。

（4）卫生保健专业人员宣传单

卫生保健专业人员宣传单为卫生保健专业人员提供重要药品安全信息的摘要，这也可在药品特殊信息的 FDA 索引中查到。卫生保健专业人员宣传单一般以一个摘要性警告开头，接下来的部分主要解释警告，包括卫生保健专业人员的临床考虑或建议以及警告的含义。

（5）患者信息单和卫生专业人员宣传单上的警告

当 FDA 意识到一个潜在的药品安全信息，并决定在做出管理决策前让患者和卫生保健专业人员了解这一信息时，就会以警告的方式发布在患者信息单和卫生专业人员宣传单上。当标签做了修改或风险管理项目有了重要变化时，也可用警告来突出，如在药品包装的显著位置用方框形式注明警告。另外，CDER 与公众的交流还可通过邮件列表服务器（MedWatch E-list）自动发送的电子邮件，把药品安全警告免费提供给订阅者。公众可以在 FDA 网页上免费注册，只需填写自己的姓名和电子邮件，就可以享受其服务。收到的信息内容包括：临床中重要的医药产品安全警告，一份安全警告的摘要。

以上所有药品安全性沟通的形式都可通过 FDA 网站上的链接查询到，如药品特殊信息索引网页链接、FDA 药品链接和 MedWatch 网页链接。公众可在药品特殊信息索引网页上获取绝大部分安全信息，FDA 也会定期更新这些信息。

五、美国药品安全的风险管理计划

目前美国保证药品上市后安全的规定是从 FDA 的指导文件和法规中的多个方面衍生出来的。为满足国会对制药行业提供指导的需求，FDA 于 2005 年 3 月发布了 3 个关于风险管理的文件。这些文件中包含了风险评估和风险最小化——这是 FDA 对风险管理定义的两个组成部分。《美国食品药品管理 2007 年修订法案》（FDAAA）中所包含的药品安全条款重新核定了最初由 1997 年《食品药品现代化法案》（FDAMA）和 2002 年《公共健康安全和生物恐怖预防应对法》发布的上市后安全的要求，并授予 FDA 更多管理和监督的权力。

FDA 建议所有通过批准的产品实行风险管理和风险最小化评估。FDA 可以对特定的产品强制实行额外的上市后安全要求。这些要求分为两类：风险评估和减灾策略（REMS）及上市后研究的要求（post marketing study commitments, PMCs）。

（一）风险最小化管理

FDA 进行风险最小化的目标是"在保留一个产品效用的同时最小化该产品的风险"。在发展和使用风险最小化行动计划指南中，FDA 指出的"例行的（routine）风险最小化措施"将会使大部分的产品达到上述目标。经 FDA 批准的标签的发展和更新是例行风险最小化的基础。

然而，随着与药品风险效益（risk-to-benefit）监管相关的配套文件的增加，FDA 建议通过风险最小化行动计划（RiskMAPs）来实行更加严格的风险最小化管理。FDA 对 RiskMAPs 的定义是："制定一项控制药品安全与风险的具体行动计划，该计划具有特定的目标和子目标，意在使一种药品的已知风险最小化的同时维持其效用。"RiskMAPs 与现有的措施有两点不同：RiskMAPs 针对的是特定的与安全有关的目标，RiskMAPs 使用非例行的风险管理的工具（如，有针对性的教育和宣传、提醒系统和与绩效挂钩的进入系统）。RiskMAPs 是在逐案（case-by-case）的基础上开发的。如果在上市前或上市后的风险评估中出现风险增加，那么企业申办者应该为他们的产品建立 RiskMAPs。

FDA 可能会建议，但并不要求一个 RiskMAPs 要建立在对该药品所有风险－效益文件的解读之上。然而，除指南文件中建议的措施外，FDA 保留其使用某些特定的机制来使风险最小化的权力，包括：对标签专业的要求，对不良事件的监测和报告的要求，产品的召回和警告信，安全提示和司法强制的执行程序（如，没收和禁令）。

随着 FDAAA 的通过，FDA 现在可以要求企业为他们的药物制剂和生物制品提交一份风险评估和减灾策略（REMS），因为 FDA 认为这样的一种风险管理方法对于确保药品的益处大于风险是必要的。REMS 通过特定的机制来管理一个产品已知的或潜在的严重风险，这些机制包括：用药指南，病人的使用说明书，交流计划，实施系统和确保安全使用的要素。确保安全使用的要素包含：要求医疗机构提供药品的处方，并且可配发药品的药房、医生和医疗机构要经过专门的培训和认证；限制可以配药的医疗机构的种类；在药品的注册过程中允许患者监督。REMS 还必须包含一份时间表来对策略进行评估。REMS 的要点和 RiskMAPs 相似，主要不同点是前者是 FDA 的要求，后者是 FDA 的建议。REMS 可能作为一种实施工具与加速审批产生重叠。

对于新型的药品和生物制品，FDA 会决定在审批的过程中是否要求 REMS。如果 FDA 决定风险－效益文件中需要 REMS，那 FDA 会要求申办者提交一份 REMS 建议，该 REMS 将会和药品一同被批准。在有新的安全信息显示需要进行更加严格的风险管理活动时，FDA 也可以要求已经通过批准的药品提交 REMS。除了 FDA 有要求提交 REMS 的权力外，FDAAA 还授权 FDA 制定对违反 REMS 的行为进行执法的机制（如，民事罚款）。在某些情况下，可认为在该法规生效（2007 年 9 月 27 日）前通过批准的产品已经具备了有效的 REMS（如加速审批）。

（二）批准后的研究（post approval research）

除了监测和风险管理活动，FDA 还可以要求申办者进行 PAR（批准后研究）来提高产品的安全性、有效性和质量，这些研究被称为上市后保证（post marketing commitments, PMCs）和上市后要求（post marketing requirements, PMRs）。PMC 的情形包括：① 疾病史与不良反应发生率的流行病学研究。② 以主要终点指标进一步确定疗效的临床试验，这类试验主要可用于评价长期有效性或者反应持续时间。利用撤药方案评价药品有效性。评价亚组人群的有效性等。③ 进一步的质量研究。PMR 的情形包括：① 加快程序审批的药品。② 依据动物药效审批的药品。③ 儿童用药的延迟研究。④ 新批准的处方新药及新生物制品的风险评价。更常见的情况是 FDA 在药品审批中对 PMCs 的要求，也正因如此，PMCs 成为获得 FDA 批准的一个条件。所有 FDA 所要求的关于临床安全性、有效性或药理学或非临床毒理学的 PMCs，都会由 FDA 在网上公开的数据库进行追踪。

FDAAA 通过在《联邦食品、药品与化妆品法案》(FDCA) 中添加 §505(o) 部分来扩大 FDA 要求进行 PAR（如，研究或试验）的权力，这意味着 FDA 认为有需要提交适当的科学数据时，可以要求一个产品的负责人对该产品进行一项或多项的上市后研究或药品的一项或多项批准后试验。FDA 可因下述目的要求 PAR：对一个已知的风险的评估、对严重风险所发信号的评估和基于现有数据库进行非预期的严重风险识别。如果例行的监测报告不足以支撑这些评估，那只有 FDA 可以判定申办者进行批准后的研究。如果 FDA 认为一个研究还是不够充分，那么 FDA 可以要求申办者进行一项或多项批准后的试验。对于每个研究和试验，FDA 会要求申办者提交时间进度安排表，并且要求在每个阶段定期向其进行报告。如果需要新的安全信息，FDAAA 允许 FDA 要求已经通过批准的药品提交 PAR。

（三）批准后所进行活动的管理

在 FDAAA 通过之前，FDA 仅仅通过 PMCs 和 PMRs 来行使其执法的权力。如果在加速审批或动物有效性规定的情况下通过审批的产品中出现其研究不符合安全性、有效性的标准或研究没有完成"尽职调查"的现象，FDAAA 授予 FDA 召回该产品（也可以说撤销批准）的权力。FDAMA 也要求申办者提交 PMC、PMR 状态的年度报告（化学、生产或控制的研究除外），并且要求 FDA 建立和维持有效的 PMC、PMR 公开数据库。PDUFA Ⅲ 增加了两条规定来惩罚 PMCs 不符合要求的企业：在 FDA 的网站上公开披露该公司没有完成研究，并通知处方医师产品在临床收益和安全性上仍然存在问题。对于上市后要求研究，除非申请人有充分的理由（FDA 有权决定什么样的理由足够充分），否则申请人未能按照 FDA 的要求完成相关研究将被视为违法行为。FDAAA505（p）授权 FDA 可以对 §505（o）(3)（B）中上市后的研究和临床试验采取强制措施。强制措施包括（但不限于）以下内容：① 责任人不可对所涉及的药物开展州际贸易；② 标签错误指控；③ 民事罚款（对每个违法行为处以至少 25 万美元的罚款，但每个诉讼所有违法行为的总罚款数额不超过 100 万美元）。如果做出判决后违法行为仍在继续，罚款将继续递增。

（四）药品安全风险主动监测系统："迷你哨点"研究计划

"迷你哨点研究"是连接美国 FDA 和 31 家学术研究机构和私人研究机构的桥梁，该研究拥有数以千计的研究者，共同致力于日常电子医疗数据的收集，主动监测市场上各种医疗产品的安全性，包括药品、生物制品和医疗器械。

2007 年 9 月 27 日，美国国会通过了《美国食品与药品管理修改法案》（FDAAA），该法案责成 FDA 提升监测上市药品安全的能力，并要求 FDA 新的安全性监测系统在 2010 年 7 月前必须获得 2 500 万患者的数据，在 2012 年 7 月前至少获得 1 亿患者的数据。在此基础上，法案授权 FDA 利用医疗信息电子数据库建立药品主动监测系统，并倡导对已批准上市的药物，通过对至少 100 万人群中日常电子数据信息进行主动监测，以评判其安全性。

2008 年 5 月，HHS 和 FDA 宣布发起"哨点行动"（sentinel initiative），一个用以建设和实施国家药品安全电子监测系统的长期项目，该项目通过使用主动监测的科学方法，保证哨点系统能够完成 FDAAA 赋予的使命。而"哨点行动"的实质是：FDA 通过全美广泛的机构间合作，整合分散的数据资源，掌握药品信息，监测药品安全。哨点系统的开发和运行规模将扩大，但并非取代 FDA 现有的上市后药品安全监测系统。主动监测和被动监测两种方式的结合将为 FDA 提供更全面的途径监测药品安全。

"迷你哨点研究"即是该计划下建立起来的主动监测系统试点项目，旨在通过不断调整框架、数据源、策略以及实施过程等来满足美国国会对医疗卫生决策的各种要求。具体来说，即希望通过创建一个实验室，该实验室里可以形成和评估各种政策、组织机构、实施过程以及各种科学研究方法，这些研究方法有可能是以后在具体实践过程中将要使用的方法。因此，"迷你哨点研究"可以在目前的这种规整化的医疗数据系统里为 FDA 提供安全性评估的各种相关信息，同时还可以了解到将来在真实世界主动监测系统的电子医疗数据系统里面临的机遇和挑战。

哨点系统（包括"迷你哨点研究"）以合作的形式开展监测和分析过程，系统中存在三类重要的角色：首先是 FDA，另外两个分别是数据伙伴（数据分中心）和协调中心。当 FDA 提出有关安全性问题后，将与合作的数据伙伴一起开发分析程序，以便于每个数据伙伴能够利用自己本地的计算机系统开展由执行中心发出的分析评价任务，并向协调中心和 FDA 提供符合《医疗卫生保证及责任法案》(HIPAA，其中包含为保证患者隐私必须限制使用医疗卫生数据的要求）规定的信息。如果没有特别要求，数据伙伴提供的输出结果一般仅包括摘要或汇总信息，通常按以下分类：① 发生或未发生特定健康状况的人数，② 特定药物的暴露人数，③ 发生或未发生特定健康结局的人数，④ 年龄组。如果要提供关于个人层面的数据，那么应去除可识别的所有直接信息。例如，为了确认一种药品不良反应，数据伙伴可以提供个人的临床数据，但这些数据应排除能够直接识别的信息，如姓名、联系信息等。该系统是分布式的数据系统，通过公共数据模型，采用集中式分析策略对数据进行分析处理。

"迷你哨点研究"开创了上市后药物安全性评价的新研究模式，即将政府的自发报告、研究部门/药厂研究机构的主动监测有机结合起来，使得药品安全监测成为一体化网络体系。

第四节　欧盟药物警戒

根据欧盟共同体关于人用药品准则的指令，所有通过欧洲药品局（EMA）集中审批程序进行申请的新药，必须附有"药物警戒的详细说明和在合适的情况下由申请人提出的风险管理系统"。EMA 有责任来协调所有成员国的药物警戒活动。欧盟共同体程序的更新版本（EC No.726/2004）允许 EMA 的科学委员会在药品批准通过后对其提出额外的要求，其方式是允许在批准文件中附加这些信息。另外，当科学委员会所提出的建议中有关于使用的安全性和有效性的条件或限制时，那 EMA 在递交给各个成员国的决策文件中会包含这些条件和限制的细节。

指令（directive）和随后的规章（subsequent regulations）中也都包含一个关于药物警戒的独立的章节。申办者的企业中必须有一位有资质的、居住在欧盟范围内的人员对药物警戒活动负责。该人员有责任保证 EMA 提出的任何关于安全和效益信息的额外要求都可以得到完整且及时的回答，并且提供所有在批准之后所做决定的信息，这些决定一般包含授权后的安全研究（PASS）在内部的风险-效应评估。

EMA 对所有的通过集中审批程序批准的产品的药物警戒活动都提出了管理的要求。这些要求包括不间断的监督和报告、风险管理计划的制定和实施和批准后的研究和试验。

2010 年 12 月欧洲议会和欧洲理事会批准了新的药物警戒法规（即法规 1235/2010/EU 和指令 2010/84/EU），并规定 EMA 负责该法规的实施，法规于 2012 年 7 月开始正式生效，此次颁布的法规是欧盟人用药品自 1995 年以来发生的最大立法框架变化，它对于欧盟药品监管机构和上市许可持有人（MAH）都有着重大的意义。

一、欧盟的药物上市后警戒体系

(一) 上市后的监管

所有的申办者都被要求保存世界各地医学专家报告的所有可疑药品不良反应的详细记录。申办者必须将这些报告以定期安全更新报告 (PSUR) 的形式向 EMA 提交, 这种方式提供了对一种药物产品在全球范围内的安全性情况的更新。在提交 PSUR 时, 申办者必须提供对新获得信息的总结和 PSUR 所要求的对产品风险 – 效益文件的再评价, 这种评价的结果会决定是否需要管理批准后的其他的活动以及原始的审批信息是否需要更改。审批文件中禁止添加任何的额外条件, 申办者应该在需要的时候立即提交 PSURs 或者在审批通过的前两年内至少每 6 个月提交一次, 随后的两年内每年提交一次, 之后每隔三年提交一次或根据要求立即上报。2012 年修订的药物警戒指南中, 豁免了仿制药、既定处方药品、顺势疗法药品、传统草药药品例行提交 PSUR 的规定, 但上市许可持有人 (MAH) 仍需持续关注其药品的安全性并报告所有新的影响药物风险 – 效益的信息。

(二) 风险管理

(EC) 2001/83 指令要求所有的申请者应该包含: "在适当的情况下, 申请者提出的风险管理系统的一份详细的说明……" 这种详细的说明应该以欧盟风险管理计划 (EU-RMP) 的形式提出。EU-RMP 中包含两部分: 一份安全规范说明书和 ICH 药物警戒计划指南定义的药物警戒计划; 一份进行风险最小化活动的评估, 如果在 ICH 所规定的例行活动之外, 该评估还需要非例行的风险评估活动, 那申办者在 EU-RMP 中还应包含一份特定的风险最小化计划。具体包含了产品综述、安全性详述、药物警戒计划、上市后疗效研究计划、风险最小化措施、风险管理计划综述、附录共 7 部分内容。EMA 要求以下产品的申请中包含 EU-RMP: 新活性物质、生物仿制药、拥有 EU-RMP 专利药的仿制药。此外, 如果药品上市后的应用发生了明显的变化 (如, 新的剂型和适应证, 制造工艺发生改变), EMA 或成员国在批准前或批准后的任何时间或出现安全问题时, 要求申办者提交 EU-RMPs, 那该要求是强制性的。一个申办者也可能会在某些非强制性的情况下被要求在提交的申请中包含 EU-RMPs (如, 已知的活性物质, 固定的组合)。

EU-RMP 是一份动态性质的文件。虽然它最初是和上市申请一起提交的, 但它可以在产品的整个生命周期内随时的更新。如果产品申请新的适应证或出现新的安全问题, EMA 会认定更新后的 EU-RMP 有效。在批准前和批准后的任何时间内, 申办者可以通过科学咨询程序向 EMA 就 EU-RMPs 的需求和发展寻求建议。

(三) 批准后的研究 (post approval research)

EMA 可能会要求申办者进行批准后的研究和/或试验来为上市后的安全提供数据。PASS 的定义是: "根据上市许可的条件进行的药物流行病学研究或临床试验, 目的是确定和量化已授权的药物产品的安全隐患。" 这些研究, 可进行介入 (如临床试验) 或非介入 (如, 病例对照研究, 队列研究) 的设计, 是风险管理的法定要求, 并且 PASS 信息的报告要求 "有资质的人员对药物警戒负责"。这些研究可以在申请期间或产品生命周期的任何时间内, 由 EMA 或成员国要求, 或由申办者自发进行。PASS 的目的是确认新的安全问题, 发现并确认潜在的风险, 证实在正常使用情况下已知的安全性, 量化以前确认的不良反应和确定风险因素。EMA 有权确定什么时候进行 PASS。

除 PASS 之外，EMA 还可以决定在申请的审查期间（CHMP 初期意见或批准后的意见），申请者需承诺提交批准后的相关数据。这些承诺在申请者书写的承诺书中得以体现。除去承诺之外，该文件还应该包含所协商的提交批准后（post approval）数据的时间范围。有两种类型的审批承诺：后续措施（FUMs）和具体的义务（SOs）。FUMs 适用于任何类型的审批，并且可以在审批的开始或结束后提交。FUMs 的时间范围由 EMA 和申办者根据个案来商定。SOs 也是对提交批准后数据的承诺，但是与 FUMs 相比有更具体的要求和时间表。与 FUMs 不同的是，SOs 列表必须是公开的（在批准决定文件的附件里），并且由 EMA 每年进行审查。在有限制性疗效和/或产品安全数据的申请中要求提交 SOs。因此，所有特殊情况下的申请都有 SOs，但是，SOs 并不仅仅局限于特殊状况下的药品申请。持有 SOs 的产品的市场权利是否延续是通过每年对该产品上市后的数据进行评估后确定的。

（四）批准后所进行活动的监督管理

在所有的上市后活动中，重新授权（re-authorization）程序是 EU 的一个执法工具。所有批准的产品必须在 5 年之后进行重申（renewed）（除去特殊情况下的批准、有条件的批准，这些每年都需进行重申）。EMA 在 2012 年施行的《集中程序药品重申指南》（Guideline on the Processing of Renewals in the Centralized Procedure）从重申的法律体制、申请日期、工作时限、申报资料、审评过程、最终意见、收费标准等方面都做了具体的规定。

重新授权取决于 EMA 对药品风险－效益文件的再评价。因此，申办者为了保证他们的产品能够继续上市销售，就会产生动力来履行所有批准后的要求和建议。经过 5 年的重申更新周期，申请就会持久有效，除非 EMA 决定"关于药物警戒的理由是正当的"，那就有必要进行另一个 5 年的更新周期。

除去重申之外，EMA 还有另外的两种方法来确保申办者履行上市后的要求。如果申办者提交了不满意的 SO 或 FUM 数据，或者申办者无理由的推迟提交 SO 或 FUM 数据，EMA 可能会对该信息进行公开。且自 2007 年起，EMA 有权对没有履行批准和批准后的承诺（包括药物警戒和上市后的监测）的申办者实施罚款。

二、英国的药物不良反应监测

在英国，药品上市后监测（post-marketing surveillance, PMS）是必须的，因为新注册药品的安全性数据受到临床试验病例患者的数目和特性上的局限，大多数患者都是精心挑选的，都只患有一种疾病，只使用一种药物治疗。当药品上市后，使用药品的患者中只有极少数是类似典型的病例。

从这个样本数量很小、高度选择性的患者群中发现异常的，甚至是很严重的、致命的不良反应是不太可能的。这使得药品安全委员会得出以下结论"没有任何药物是只有疗效而没有害处的"，且这已经得到了充分的认可。更重要的是，并不是所有的危害都能在药品上市前被发现。无论是动物试验还是临床试验，都不能将药品的副作用全部暴露。只有在药品被批准大量上市并使用了一段时间以后，不良反应才可能被发现。委员会承认药品在临床实践中的安全性评价不能单独依靠上市前的数据。

上市后监测技术的核心是依靠运用假设–推理的方法在大量人群中调查新上市的药品，方法有自发不良反应报告机制和处方事件监测机制。这些研究的发现通常可以借助假设–检验的方法被证实或者反驳，例如：事件控制、群试验、控制随机对照的临床试验。

（一）黄卡制度（Yellow Card Scheme）

1. 黄卡制度的诞生

自从1961年"反应停"事件发生后，英国对药品上市前后的安全评价问题进行了深入的探讨，1963年设立了药品安全委员会（Committee of Safety on Medicine, CSM），其主要任务是审查新药试验数据的准确性和科学性、对该药毒性提出意见等。共设6个小组委员会（subcommittees），药物不良反应监测小组委员会即为其中之一。

1964年CSM成立药物不良反应登记处，实行药物不良反应监测自发呈报制度，印发给医生统一的表格，如发现可疑的药物不良反应就填写呈报。因为黄色的卡片可提高医务人员对药物不良反应的警惕性，所以在全国各医院及家庭医师中发放黄卡，以此作为药品上市后监测的一种手段，此即英国的黄卡系统（Yellow Cards System），创始者为著名药物不良反应专家Inman教授。

2. 黄卡制度的作用

现在，药品与健康产品管理局（MHRA）通过黄卡制度从在卫生系统工作的，通过提供医疗服务的医生、牙医、验尸官、药师和护士处收集不良反应的数据。从2016年5月20日起，MHRA还通过黄卡制度收集与电子烟产品相关的安全问题报告。医疗服务提供者和制药企业的报告都是直接提交并且被接受的。卫生专家自愿参与此制度，但是制药公司在法律上有义务向药品与健康产品管理局（MHRA）提交任何有关药物的不良反应报告。

报告对象为所有药物，包括疫苗、血液因子和免疫球蛋白、草药和顺势疗法，以及英国市场上的所有医疗器械。对已过监测期的老药要求报告严重的、罕见的不良反应，对新药则要求报告所有的不良反应。如果病人同时服用数种药物而难以确定何药可疑时，那所有药物都需填入该表格，小组委员会有足够的专业水平来确定提交的报告的意义和决定报告的取舍，有意义的报告会输入电脑。药物不良反应报告还来自医生信件、法医报告、人口调查局的死亡证书等。重要的结论经小组委员会讨论、主席签字后，以"ADR专论"的形式向全国通报。

黄卡制度只是监测上市后药品的数据来源渠道中的一种，但是对于药品安全性的监测而言起到了极其重要的作用，使得英国在药品监测上排在世界前列。黄卡制度可向MHRA提供新信息，例如：与某特殊药品有关的早期未被承认的不良反应。它同样有助于在信息有限的情况下，通过选择数据资料（譬如文献记载和上市后研究），来确认某一不良反应的信号。有助于评估相关药品的比较风险。当应用了有局限性的自发报告方案后，这个黄卡制度在巩固英国的药物监测程序上起到了一定作用。

黄卡制度的目的是收集所有注册药品的不良反应报告，与法律地位无关，同时也包括没有注册成药品的植物药的不良反应报告。

3. 黄卡制度原则

（1）自发报告原则。尽管所有开处方的医务工作者的都有义务，或者认为他们应该有义务依照黄卡制度报告不良反应案例，但是药品不良反应的报告是完全自愿的，是完全以卫生工作人员的意愿为基础的。

（2）不确定因果原则。由于报告都是在怀疑的基础上，所以不需要确定任何因果联系。

（3）及时报告原则。鼓励报告人及时报告，这样那些潜在的不良反应就可能在上市的早期被及时发现。

（4）目的单一原则。黄卡制度诞生时就确定了这么一条原则，资料将决不用于学术和询问处方药品成本的目的。

4. 资料收集

目前，MHRA 集中监测有黑三角符号（▼）的药品的所有不良反应和长期监测药品的严重的不良反应。黄卡直接呈交给 MHRA 或者通过地区监测中心（Regional Monitoring Centres, RMCs）提交。所有的报告都由 MHRA 保存，从 2000 年开始，所有卫生工作者提交的黄卡都是匿名的，从而不再向 MHRA 透露患者和上报者的身份与姓名。为了联系，卫生工作者提供一个唯一的身份标识，以便报告人自己识别患者并在需要后续资料的情况下向 MHRA 提供资料。假设某报告人没有给出可以确认患者的详细资料，MHRA 不会将报告人的唯一身份标识与某一具体患者相联系。MHRA 收到黄卡以后，通常情况下会要求报告人提供用来阐明该不良反应重要性的附加资料。

黄卡的分析资料只在 MHRA 内部流转，MHRA 也负责将黄卡制度中对注册药品安全有影响的任何发现通知卫生部部长。

（二）处方事件监测系统

处方事件监测（prescription event monitoring, PEM）是对上市药品的一种重点监测制度。其目的是对新上市的药品进行重点监测，以弥补自愿报告制度的不足。方法是收集含新上市药品的若干处方，然后要求处方医生填写问卷并回答有关病人的一系列问题，包括任何新的诊断、任何原因的就医或住院、并发症的意外加重（或改善）、任何可疑的药物反应或任何需要记入病历的主诉。该制度首先在英国推行，随后日本等国家也开始试行，它的优点包括：① 它可以计算药品不良反应的发生率；② 由于该方法记录了所有的药品不良事件，能识别其他监测方法难于识别的药品不良反应。

三、法国药物警戒体系

（一）法国药物警戒的机构设置

法国的药物警戒机构为卫生安全和健康产品委员会，其下设有国家药物警戒顾问委员会和技术委员会。法国药物警戒体系通过设立在各地区首府大学医院里的 31 个地区药物警戒中心（地区中心，CRPV）与全国各主要医院联系，这种模式属于"地方系统"。

1. 国家药物警戒顾问委员会

国家药物警戒顾问委员会实际上是多学科的专家审查小组，由卫生部指定的 27 名委员组成，另有 27 名候补委员。委员中 10 名是药理或毒理学方面的专家，11 名是内科医师（全科医师至少3人），3名是医院药师，1名化学家，1名消费者代表，1名制药企业代表。委员会每年举行6次会议，如有需要，则会再增加，顾问委员会与技术委员会的工作由同一人主持。在法国，制药企业提供的报告、期刊发表的ADR报道以及不确切或很不完整的报告都不进入国家中央数据库，而是直接由国家药物警戒顾问委员会进行分析、评价。此外，国家药物警戒顾问委员会的职能还包括负责药品参考书及说明书的修改、限制已批准上市药品的使用、同意继续使用或撤销药品上市证书等。除紧急问题，国家药物警戒顾问委员会一般根据技术委员会的调查报告做出决定，该调查报告是在制造厂商协助下完成的。

2. 技术委员会

技术委员会负责各地区中心的协调工作。法国卫生部每隔3年在地区中心主任中挑选1人作为技术委员会主席。所有的地区中心主任每2个月在法国卫生部举行一次技术委员会会议。技术委员会的具体工作包括：① 协调地区中心的工作；② 分析近两个月中收到的报告，主要是那些严重或罕见的反应；③ 讨论关于药物和不良事件相关性的方法学；④ 交换各中心掌握的国外药品安全方面的资料。

3. 地区中心

每个地区中心负责本地区内的药物警戒工作，对收集的报告进行评价后输入国家中央数据库。地区中心主任由政府任命，地区中心在主任的指导下开展工作。各地区中心主任的名单、中心地址、电话号码均刊载在每年出版的法国药品集上。设立地区中心的主要目的是加强监察体系与医生之间的联系。各地区中心由资深医师1人、专职或兼职的内科医师与药师2~6人组成，有时也吸纳医学院的学生。中心有以下职责：① 收集与评估本地区的药品不良反应病例（包括公立医院与私人诊所），② 回答医生、药师、护士关于药品不良反应、药物中毒、药物相互作用、妊娠期用药等方面的咨询，③ 开展有地区特色的药物流行病学研究，④ 进行药物监测和药品不良反应诊断领域的方法学研究。图14-3为法国的药物警戒系统机构设置。

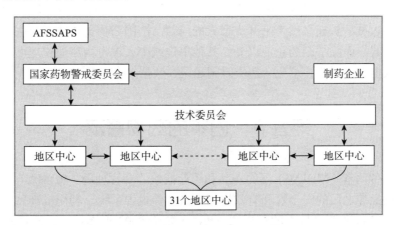

图14-3 法国的药物警戒系统机构设置

（二）药物警戒法律体系

20世纪70年代中期，法国的一些医院开始设立药品不良反应监察中心。随着地区监察中心数目的逐年增加，1982年7月30日法国政府颁布了药物警戒法令。1984年5月

24 日法国又通过了强制报告 ADR 的法令，规定：① 当医生、助产士、牙医发现自己处方中的药物引起了意外的不良反应时，必须立即向地区中心报告（但不强制要求报告其他医生处方中的药物引起的不良反应）；② 在各地区首府大学医院里设立地区中心。此外，法国还起草了《药物警戒管理规范》(good pharmacovigilance practice, GPP)，规定了报告人、制药企业、政府部门各自的责任。

（三）药物警戒信息收集体系

药物警戒信息的来源有医师、药师、制药企业和其他的单位和个人。根据规定，法国强制医师和药师报告药品不良反应/事件。当医生或药师发现药品不良反应/事件时，需立即向地区药物警戒中心报告。除制药企业以外的其他单位和人员也可以向地区中心报告可疑的药品不良反应。地区中心在收到这些报告后，其医学官员负责报告的评定，然后存储到与其他地区中心及法国卫生部相连接的中央数据库中。而制药企业提供的报告、刊物的不良反应报道以及不确切或很不完整的报告都不进入中央数据库，而直接由国家药物警戒顾问委员会分析评定。法国药物警戒信息收集的最大特点是大部分报告都直接来自处方医师。因为法国把地区药物警戒中心设在了各地区医科大学的附属医院里，而 ADR 多数发生在医院，因此为 ADR 信息的收集提供了便利条件。

多中心的警戒模式具有以下优点：① 有利于加强与广大医师的密切联系，及时通知和提醒医师警惕日常医疗活动中可能出现的 ADR 反应。据统计，法国约有 50% 的 ADR 报告在填写前咨询了地方中心；② 提高病例的随访率，在患者还未出院时对其（及其家属）进行追踪调查；③ 有利于联合当地专业研究机构对一些疑难报告进行分析。设在各大医院的地区中心身兼 ADR 监测和信息咨询双重职责，能很好地弥补自愿报告系统自身的不足，并可减少干扰，为监测筛选出重要的不良反应信息奠定了基础。

设立地方中心带来上述优势的同时也带来了开支大、影响数据及时传递到中央数据库等缺陷。法国地区中心的财政资助来自卫生部（年度拨款）、地区中心所在医院、教育部以及其他私人或公共基金会（如社会福利部门、保险公司、制药企业等）。药物警戒机构的增多与工作人员的扩充必然带来开支增大的问题。法国药物警戒体系对医生和药师采取强制报告的方式，而除了制药企业以外，其他单位或个人报告均需通过地区中心评价后进入国家中央数据库，因此，难免会造成时间延误、数据失真以及上下意见不统一的情况。

第五节　日本的药物警戒

日本厚生劳动省（MHLW）下的药品和医疗器械综合管理局（PDMA）有三个系统来保证药品经过批准之后的安全性和有效性：不良事件报告系统，利用批准后的数据重新审查的系统，再评价系统。日本的药事法（PAL）是于 2002 年修订的，修订的大部分集中在安全性和 PMS 方面。在 PAL 中有优良药物警戒规范（good vigilance practice, GVP）、药品上市后良好研究规范（good post-marketing study practice, GPSP）、重新审查、再评价体系的详细要求。GVP 用来处理药品上市后安全措施的例行收集、准备和评估问题；根据 GPSP 进行监测数据的收集与编辑，为申请再审查和再评价而提交的资料。

为保证已投放市场药品的安全性和有效性，日本颁布了《药品上市后调查质量管理规范》(Good Post-Marketing Surveillance Practice, JGPMSP)，1996 至 1997 年间，《药品上市后调查质量管理规范》由一份行政通知上升为法律（厚生省 10 号令，1997 年 3 月 10 日），并于 1997 年 4 月 1 日付诸实施。

2005 年 4 月，《药品上市后调查质量管理规范》被废除了。此规范中关于保证上市后药品安全性的措施被列入了《药品警戒质量管理规范》(GVP)——一项涉及上市后药品、医疗器械和化妆品的厚生劳动省令。而关于为上市后药品的再审查与再评价收集、准备素材的调查和试验被列入了《药品上市后研究质量管理规范》(Good Post-Marketing Study Practice)——厚生劳动省关于药品上市后调查研究标准的 711 号通告。

一、上市后监管

PAL 对监管的要求主要体现在 GVP 中。GVP 要求药品在通过批准后对安全数据进行收集，并且还建立了进行上市后安全管理和活动的质量标准。这些标准中包含安全信息的收集，药物不良反应报告系统，上市初期的监管和定期安全信息报告制度。

申办者必须从以下几方面对产品的安全信息进行收集和报告：卫生专业人员、出版的文献和报告、MHLW、外国政府和国际组织、其他的制药公司。申办者还有责任根据不同的标准在 15 天或 30 天之内向 PMDA 报告药物不良反应和感染。MHLW 在报告系统中还增添了从卫生专业人员和 WHO 国际药物检测程序中收集信息的规定。除去常规的收集信息和不良事件之外，申办者还必须准备一份计划来进行上市初期的监管，包括：在通过审批的前 6 个月内进行强制的、密集的药物警戒活动。最后，申办者还必须定期提交从批准后研究活动中收集到的数据的报告，要求是在批准通过的前两年内每 6 个月提交一次，之后的时间内每年提交一次。

GVP 要求，申办者必须指定一名安全管理监督人员来对上市后的安全活动负责。法律的要求是，该人员必须具有足够的经验和能力来保证上市后活动的安全，并且不能隶属于该公司的市场部门。安全管理监督人必须及时收集和评估安全信息，并把所有的安全信息提交给负责质量保证（QA）的人员。

二、风险管理

不同于欧盟和美国采取的措施，日本没有关于风险管理的正式要求或建议。但是，PMDA 会评估药品的安全报告且 PMDA 决定的结果将会被 MHLW 中的咨询机构药事和食品卫生委员会（PAFSC）所采纳。可能会采取下面的措施来对评估结果做出回应：暂停或撤销批准，对履行有关审查和研究的制药公司提供指导，或紧急安全信息的书面通知。

三、批准后的研究

对 PAR 的要求包含在 PAL 中的 GPSP 部分，后移至 2005 年出台的 GVP 中，可分为三类：药品使用结果调查、特殊药品使用结果调查和上市后的临床研究。药品使用结果调查是基于"在对使用该产品的患者没有指定条件的情况下，筛选和确认药品不良反应发生率、质量、有效性、安全性的信息"进行的。特殊药品使用结果调查与药品使用结果调查是一样的，但是要"指定特殊的患者人群，像儿童患者、老年患者、孕妇、患有肾或肝疾病的患者和长期使用该药的患者"。上市后的临床研究是"作为临床研究和药物使用调查研究结果的验证，或对药物的使用结果或管理进行研究，并收集在日常例行医疗实践中无法获得的质量、效应和安全性信息"。

四、批准后所进行活动的监督管理

日本有一个再审查（re-examination）系统来"确认临床应用价值"。在再审查的过程中，MHLM 分析从 GPSP（调查或研究）中获得的数据。因此，申办者有动力完成其上市后的承诺，以便重新获得批准。再审查的时间取决于 MHLW 批准的时间，批准后再审查的时间：通过审批后 10 年再审查的产品包括孤儿药、需要进行全面的药物流行病学评估的药品、在批准中或批准后在临床中设置小儿剂量的药品，通过审批后 6 年再审查的产品包括含有新的活性成分的药品、新的处方组合产品和有新的用药途径的药品，有新适应证和新使用剂量的产品通过批准后的 4~6 年再进行再审查。

日本还有一个再评价（re-reviewed）系统，它可以让 MHLW 基于新的医疗和科学信息来判断一个产品的有效性和安全性，该判断一般是由部长根据 PAFSC 的意见做出的。日本至 2021 年开展了 3 次药品再评价和 1 次品质再评价。第 3 次药品再评价称为"新的再评价"，开展时间为 1988 年至 2021 年，包括 5 年一次的"定期再评价"和"即时再评价"。后《药事法》修订，定期再评价实施 10 年后停止继续实施。

除再审查和再评价系统之外，MHLW 还提供了一系列的管理活动，这些活动在政府的文件中被称为"必要的措施"。它们可以按下列情况分类：惩罚措施——像产品的召回，批准的撤销或生产的中止；管理的限制——像对批准的适应证、剂量或用药途径的更改，或对药品的分类或管理的更改；建议、修订或通知——像对制药公司提供审查和研究时的建议，对标签注意事项部分的修改（最常见的管理活动），在紧急情况下发布紧急安全信息的命令。

表 14-2 欧盟、日本和美国批准后的药物警戒

项目	欧盟	日本	美国
监管机构	欧洲药品局（EMA）	药品与医疗器械审批机构（PMDA）	食品药品管理局（FDA）
最近的授权立法	新药的立法（NML），EC No.726/2004	《药事法》（PAL）2002 年修订	FDA 修订法案（FDAAA），2007 年
监管的生命周期	PSUR 评价在新药上市后的第 6、12、18、24 个月，第 3 年，第 4 年进行；每 5 年进行风险-效益再评价	PSURs 批准后的 2 年内每 6 个月一次，根据监管的类型在 4、6 或 10 年内每一年再审查一次（如，NME、孤儿药）；然后在必要时进行再评价	没有再审查或再评价，但是可以在批准后的第 1.5、3 和 7 年要求 REMS 进行评估；FDAAA 有权要求进行批准后的研究和试验
上市后的监测	定期安全更新报告（PSURs）提供世界范围内安全信息的更新，成员国报告系统	GVP（good vigilance practice）；药品不良反应/感染报告，文献和国外的信息报告	消费者和卫生保健专家的 MedWatch 报告，生产企业的 AERS 报告

续表

项目	欧盟	日本	美国
风险管理	EU-RMPs：安全说明书和药物警戒计划，风险最小化活动需求和计划的评估	对 RMP 或 REMS 没有特定的要求，但对安全管理信息的供应和传播进行综合管理	风险最小化行动计划（Risk-MAPs），其中包括安全目标、目的和建议使用的工具；REMS 来确保所要求的产品收益大于风险
批准后的研究（即调查、研究或试验）	保证书详细的概括了后续措施（FUMs），如 PASS，但有时需要 SOs（如，在特殊的情况下）	GPSP（Good Post-Marketing Study Practice），对药品的使用进行调查以及特殊人群所需的上市后临床研究	在批准时做出的上市后进行监管的承诺，但现在 FDA 可以在批准后必要的时要求 PAR
特殊监管的范围（经常产生特殊的 PAR 要求）	孤儿药、特殊情况下的审批、有条件的批准、儿科	孤儿药、有条件的批准、优先审批	孤儿药、快速通道、加快审批、儿科递延
强制措施	罚款	必要的措施，例如撤销批准、责令发布紧急安全信息	产品召回、扣押、强制令、罚款

第六节 部分国家和地区的药品不良反应救济制度

一、日本的不良反应被害救济制度

（一）日本建立药品不良反应救济制度的背景

20 世纪 60 年代后期，首先在日本发现许多人出现双足麻木、刺痛、寒冷、无力等症状，约半数病人伴有程度不同的瘫痪，约 1/4 的病人出现视力减退。经过长期的流行病学调查，证明这是由于服用氯碘羟喹而引起的亚急性脊髓视神经病（SMON）。1970 年秋，日本厚生省禁止此药的出售，新病例迅速减少。据统计，此药造成的残疾者达 1 万多人，并且导致了数百人死亡。1979 年 10 月 1 日，日本的《药品不良反应救济基金法》开始生效，同年 12 月 20 日开始对 SMON 患者进行救济。1982 年起开始对其他药品不良反应伤害的患者进行救济。此后，该法经过多次修订，现为《医药品副作用被害救济、研究振兴调查机构法》，所创设的独立救济基金制度已经比较完善。

同时，日本于 1979 年建立了药品安全研究机构（The Organization for Pharmaceutical Safety and Research, OPSR/KIKO）。该机构的主要职责是对由于发生药品不良反应而遭受健康损害的受害人进行救济，对其提供补贴，通过基础性研究来促进医药技术的发展，提高药品的安全性、有效性和质量可控性。

（二）日本不良反应被害救济制度的内容

1. 日本药品不良反应被害救济的范围

凡在日本的医院、诊所或药房购买的药品在正常条件下使用后，患者受到了伤害并且达到了一定的伤害程度，按《医药品副作用被害救济、研究振兴调查机构法》的规定，患者将得到一定程度的救济。进行药品不良反应救济，首先应是合格的药品；其次是在正常用法、用量下使用；再次就是患者受到的伤害必须达到一定程度，如致疾病（需要住院治疗）、残疾（日常生活显著受限）及死亡的人群。值得注意的是，并不一定只有住院才会得到救济，不得已在自家疗养，达到需要住院治疗的状态，也会成为救济的对象。

下列情况不列入救济对象：① 法定预防接种者适用其他的法律救济；② 药物生产者及销售者损害赔偿责任明确的情况；③ 因生命急救目的超过通常使用剂量导致的损害，而其发生已预先认知；④ 主管机关所要求的特殊疾病用药物使用者；⑤ 轻度药物副作用损害或不适当使用药物所致的损害。

此外，该法仍规定有一部分医药品不在适用之列，如列入药品和医疗器械综合管理机构（PDMA）公布的《非救济对象药品一览表》中的药品，包括161种抗肿瘤药物、免疫抑制药、100种动物药、生产专用药品、体外诊断用药。

2. 日本药品不良反应被害救济的伤害程度

日本药品不良反应被害救济制度将给付救济的伤害程度分为二级：一级为日常生活完全不能自理的状态，如两眼视力在0.04以下等；二级为日常生活受到一定限制的状态，如两眼视力在0.08以下等，非常详细明确。

3. 日本药品不良反应救济形式

日本药品不良反应救济形式大致有以下几方面：医疗费，是指受医药品不良反应伤害后，所需的治疗费用；医疗补贴，指受医药品不良反应伤害后，所需治疗费用以外的一种定额救济；障碍年金，即给予年满18岁以上的受害人一定的生活费定额补偿；障碍儿养育年金，即给予未满18岁的受害人一定的生活费定额补偿；遗族年金，如家庭中维持生计的受害人死亡，给予其家属的定额生活补贴，此补贴一般不超过10年；遗族一时金，如家庭中维持生计以外的受害人死亡，给予其家属的定额生活补贴；丧葬费，即给予死亡者丧葬的定额补贴。精神慰抚金未列入赔偿范围。各项支付内容根据住院及院外治疗方式、期间、残障程度而有所区分。

4. 日本药品不良反应救济金的征收

受药品不良反应伤害所需的医疗费及相关救济费用由药品生产商支付。药品生产企业、销售商每年4月1日到7月31日向日本药品安全研究机构（OPSR/KIKO）进行申报、缴纳。药品不良反应救济金的征收由以下几种来源：① 生产企业缴纳金，包括一般缴纳金（general contribution）及附加缴纳金（additional charge）。一般缴纳金是所有在日本上市药品的生产厂家按规定都必须缴纳的金钱，以生产者上一年药品销售量为基础，以厚生省所规定的基础交易额捐款率计算所得金额为缴纳额。附加缴纳金为具体造成伤害的药品生产厂商按规定额外缴纳的金钱。② 政府的补助，大约为药品不良反应被害救济事务费的二分之一。③ 一些社会财团的捐助。

5. 日本药品不良反应救济金给付的流程

救济的申请由患者提出，死亡的患者由家属提出申请。不同的给付种类期限不同。对于基金支付的请求，由不良反应受害人向药品安全研究机构（OPSR/KIKO）提出，再由OPSR递交给厚生劳动省（Ministry of Health, Labor and Welfare, MHLW），厚生劳动省通过向中央药事和食品卫生审议会（Pharmaceutical Affairs and Food Sanitation Council, PAFSC）咨询后决定是否给予救济，并把决定结果通知OPSR/KIKO，再由OPSR实行救济金的给付。

二、德国的药品不良反应救济制度

(一) 德国建立药品不良反应救济制度的背景

在20世纪60代的"反应停"事件后,为了对当时事故受害人进行赔偿并对未来药品事故进行防范,德国政府对缺陷药品致人损害的立法进行了变革。该事故发生之前,德国在处理产品责任问题时更多地适用过失侵权规则。正是"反应停"事件,促使德国在1976年制定了一部《药物伤害法》,规定生产有缺陷的药物的生产者对此应承担严格的责任。这也是欧洲最早的一部关于药品责任的专门立法。为了进一步保护公众利益、规范制药业的发展,德国于1978年1月1日实施了《药品法》,它是当时德国第一部也是唯一一部对制造商规定严格责任的法律(此时德国《商品责任法》还未制定)。一旦发生药品责任诉讼,药品的经营者(制造商、销售商)不能因为已获得政府批准或许可,以及它们遵守德国药典标准的规定而影响其承担民事或刑事责任。换言之,即使厂商生产的或销售的药品已获政府批准或许可,而且符合德国标准药典的规定,只要服用这种药品的消费者能证明缺陷、伤害以及因果关系的存在,就可以使生产者和销售者承担损害赔偿责任。

(二) 德国药品不良反应救济制度的内容

德国因"反应停"事件于1973年由联邦卫生部首先提出立法草案,经多次修正而发展成为现在的药事法危险责任与基金配合制度。德国《药事法》第84条至第94条a款详细阐述了该制度的具体内容。

1. 救济要件:德国《药事法》第84条规定:使用该法适用范围内供消费者所使用的药物,当发生致人死亡或身体、健康受到严重侵害时,将该药物置于市场流通的制药企业应对被害人负损害赔偿义务,上述赔偿义务限于:① 导致不良反应的药品必须是在德国经过药品监管部门核准获得上市许可,对于没有经过药品管理部门批准的以及药剂师自己调配的药品造成的损害,不属于救济范畴,只能依据《产品责任法》寻求赔偿。② 药品不良反应损害必须超过当前医药学知识的认知能力,且不符合医学知识的标示或使用指示所产生的,那些可以预知会发生损害的、说明书上注明的已知的不良反应,不属于救济的范畴。③ 药品不良反应损害导致死亡或身体、健康受到严重损害的才能获得救济,轻微损害不在救济范畴。

2. 给付范围:赔偿金可以选择一次性给付或每年给付的方式。针对药品不良反应损害导致死亡的,救济应包括医疗费、丧葬费、经济上的损失、第三方抚养费等。针对身体或健康受到伤害的,救济应包括治疗费用、丧失工作能力导致经济上的损失、造成生活成本增加的费用。此外,对于单一受害人或同一药物事故所致的多数受害人也设有赔偿金额的上限。如德国药事法第88条规定:对于每一个死亡或受到伤害的单一受害人,其赔偿一次性给付时总额不超过60万欧元,以年金给付时每年不超过3.6万欧元。对于同一药物致多人死亡或受伤的损害,一次性给付时总额不超过1.2亿欧元,以年金给付时每年不超过720万欧元。

3. 基金来源:对于赔偿的给付,主要由药品生产者所提供的基金来履行。该赔偿基金主要有两种形式:一是药品生产者向保险公司投保责任险,该保险是强制性的。二是由药品生产企业与本国的、欧盟成员国的或与欧洲经济区定有合约的金融机构约定,由该金融机构承担补偿责任或提供保证。通常情况下,投保责任保险方式和金融机构赔偿两者配合使用，国家本身不负担提供赔偿的义务。如果赔偿基金提供是以投保责任保险方式来执行，则适用于德国保险契约法中的规定；如果赔偿基金提供是以与金融机构的约定来执行，则金融机构对预期可能产生的赔偿请求应保障有能力在前述赔偿基金范围内履行义务。

三、瑞典的药品不良反应救济制度

瑞典是高福利国家，他们对于意外事故损害补偿方式，通常采用集团保险制度而不是以侵权诉讼来解决。1978年瑞典建立了药品保险制度，以补偿药品不良反应事故的受害者。

在瑞典有病人伤害保险制度和药品保险制度两个不同保险制度。这两个不同的制度均为非强制性的，适用于在瑞典国内所有与医疗有关的医药产品有关的受害者。而就药品保险制度而言，其适用范围相当宽，只要是药品不良反应，包括临床试验药品、成分变质或第三方因素（例如误诊所致、说明书缺陷），均可以请求补偿，但是因为药物无效、轻微伤害、就医学及病人家属可合理忍受的情况、误用或违法使用所致伤害，不属于补偿范围。在损害补偿给付方面，如果经由其他补偿制度已经获得，将会扣除已获得的补偿，并且补偿给付金额设有上限。每年有近10 000件药品不良反应补偿申请案例，大约有45%获得了补偿给付。

为降低执行费用，两种不同保险制度都不需证明有过错才给予补偿，只需证明存在因果关系。药品保险制度中若要获得补偿，必须要证明伤害是受害者用药所致。其内容包括损害的治疗、护理费、收入损失的补偿金、丧葬费和抚养费等。受害人获得补偿金非常迅速，一般情况下，从受到伤害后递交补偿申请开始，大约四个月后即可获得补偿金，80%的受害者获得补偿金仅需三个月。与诉讼求偿相比，不需要诉讼成功就能获偿，节约了诉讼开支。

补偿金来源是由药品生产企业依据其市场占有率支付的保险费。申请程序为由病人、医师或医院向保险公司提出，保险公司经调查之后，由给付药物伤害委员会做出决定。具争议的案子由给付案件审查会审查，如审查会中任一成员拒绝接受审查会意见，可以交付仲裁。病人除此制度获得补偿之外，也可保留司法诉讼的请求权，或向官方福利委员会申诉。

瑞典的药物事故保险制度与德国有显著不同，其适用范围较宽。不仅适用于因缺陷药物所致伤害，而且凡是与药物有关的伤害，如服用成分变质药物或者因误诊错用药品造成的伤害，都可以申请补偿。

四、我国台湾地区的药品不良反应救济制度

（一）我国台湾地区建立药品不良反应救济制度的背景

"反应停"事件波及我国台湾地区多名患者，之后发生的注射血液制品感染艾滋病事件，使台湾当局越来越重视药品损害的救济问题，1992年颁布《预防接种受害救济要点》，1999年开始发布《药害救济要点》，2000年通过"药害救济法"强制化药生产商参加药害救济捐款，2001年成立"药害救济基金会"，专门负责办理具体的药害救济业务，其主管机关为台湾地区卫生行政部门"卫生署"。

我国台湾地区药品不良反应损害补偿的立法宗旨在于对正确规范使用的药品，由于当时科技水平不可预见且无法避免而产生的药品不良反应损害，通过药品不良反应损害补偿

机制，保障受害者、医疗机构及制药企业的权益。其立法的出发点主要是我国台湾地区原来受药害者的求偿仅仅依靠诉讼，而诉讼需经过一系列复杂的程序，需用证明药品生产企业、医师或其他人的过错才有可能获得补偿。但是药品不良反应损害事故发生原因复杂，并且举证非常困难，依靠诉讼途径求偿，对受害者的补偿不仅不及时，对药品生产企业、医疗机构的声誉都有难以估计的影响。因此我国台湾地区在欧美国家解决药品不良反应损害事件经验的基础上，结合台湾地区具体实际情况，设计了药品不良反应损害补偿制度。在制度设计时强调无过错补偿，使民众免除诉讼而迅速获得补偿。

（二）我国台湾地区药品不良反应救济制度的内容

1. 我国台湾地区药品不良反应损害补偿条件

我国台湾地区"药害救济法"规定因正当使用合法药品导致严重疾病、障碍或者死亡的，均可获得补偿，这一补偿只适用西药制剂造成的不良反应，不包括中药、临床试验用药及医疗器械。同时，明确了因预防接种疫苗、不合理用药造成的损害、轻微损害、已给予补偿的损害、急救目的给药的行为都不在救济范围内。受害人及委托人自发现损害起3年内向药害救济基金会提交申请均有效。

2. 我国台湾地区药品不良反应损害补偿的给付的范围

我国台湾地区药品不良反应损害补偿的给付范围包括因药品不良反应导致的死亡、障碍和严重疾病。救济的标准分为三等：死亡给付、障碍给付及严重疾病给付。其中障碍给付又分为极度障碍给付、重度障碍给付、中度障碍给付和轻度障碍给付四等。给付项目包括了住院治疗费、生活补助费、未成年子女养育年费、一次性补助费、丧葬费用等，不支持精神损失赔偿，不能获得双重赔偿。障碍是指相关法规所规定的障碍类别及等级，但是不包括心理因素引起的损害；同时药品不良反应损害补偿法规定，适用药品不良反应损害补偿的严重疾病，限于因药品不良反应所导致的危及患者生命、导致患者住院、延长患者住院时间，必须进行治疗从而避免更严重损害的疾病。药品不良反应损害补偿法强调同一损害事件不能重复接受补偿。

药品不良反应导致的死亡，经过技术认定且通过审议确定的，最高可获得 200 万元新台币补偿。障碍补偿的给付必须先认定障碍等级，按照障碍程度分为轻度、中度、重度和极重度四个等级，患者可分别获得从 115 万~200 万元新台币不等的补偿额。确认为因药品不良反应所导致的严重疾病患者，凭医疗机构合理且正式的凭据，将可获得最高限额为 60 万元新台币的医疗费用补偿。

3. 我国台湾地区药品不良反应损害补偿基金的来源

我国台湾地区药品不良反应损害补偿基金主要是药品生产企业及药品进品销售商缴纳的征收金、滞纳金、代位求偿所得、捐赠收入、基金的利息收入以及其他有关收入。其中药品生产企业及药品进品销售商交纳的征收金是最主要的组成部分。在主管机关规定的期限内，药品生产企业及药品进口销售商申报当年度估算销售额或上一年度销售额及相关资料，并按照上一年药品销售额的一定比例，上交征收金至药品不良反应损害补偿基金。交纳的征收金分两种情况：药品不良反应损害补偿基金总额不足 3 亿元新台币时，按照上一年药品销售额的 1% 交纳；基金总额超过 3 亿元新台币时，由主管机关衡量基金收支的实际情况，按照上一年药品销售额的 0.2%~2.0% 范围内调整交纳的比例。如果药品生产企业及药品进品销售商没有上一年度的销售额资料,则根据其当年估计销售额按比例缴纳征收金。当年估计的销售额与实际销售额有差异时,将于下一年退还或补缴其中的差额部分。特别强调的是,如果药品生产企业及药品进品销售商的药品当年造成不良反应损害事件,并由基金支付受害者补偿,主管机关将会在下一年度调高其需要缴纳的征收金比例,同时该项调整不受基金总额的限制。

本章小结

随着各国医药事业的发展和人民自我保健意识的增强,人民对用药安全也日益重视。药品安全性已经成为人们共同关注的热点问题。药品的安全性问题不仅包括药品不良反应,还包括药物滥用、误用、超剂量使用、假劣药等问题。实践证明如果药品安全性监测仅仅停留在药品不良反应监测阶段,是不能完全解决药品的安全性问题。为了保证人民用药安全,应在现有药品不良反应监测体系的基础上建立药物警戒体系。而建立药物警戒体系,是一项极为复杂的系统工程,内容丰富而又复杂,既有管理问题,又有专业技术问题,值得深入研究。

如前所述,从国际经验来看,目前,药物警戒体系有两种基本模式,一种是"中央系统模式",一种是"地方系统模式"。采取何种模式是应该以各国的具体情况而定的。例如,以我国为例:"中央系统模式"虽然能节省运行成本,但是,由于我国国土辽阔,人口众多,医院与制药企业遍布各地,且各地区之间存在文化差异,难以与报告单位和报告人进行有效沟通和交流,加上我国缺乏相应的药品安全评价人员,因此难以就提交上来的大量数据信息进行信息处理和反馈的整体管理。而"地方系统模式"目前更适合我国国情。在药物警戒概念下,进一步完善相关技术体系,从多个角度全方位构建药物警戒体系,包括建立完善的药物警戒法律体系,建立健全的药物警戒组织体系,建立药物警戒信息收集体系,建立科学的药物警戒信息评价体系和建立公开、透明的药品安全信息服务体系等。我们必须认真总结实践经验,深刻分析现有药品不良反应监测体系存在的各种问题,学习和借鉴国外构建药物警戒体系的成功经验,深入研究,综合考虑,积极探索建立我国的药物警戒体系。

总而言之,药物警戒体系建设是一项极为复杂的系统工程,内容丰富而又复杂,不仅需要政府充分发挥其规划、推进、服务和监督的作用,还需要全面协调和调动药品工商企业、社会大众、媒体等各方的积极性,最终确保广大人民群众安全、合理用药。

思考题

1. 概述药物警戒与药品不良反应含义的异同。
2. 比较美国与法国的药品不良反应监测信息收集系统的区别。
3. 阐述英国的不良反应监测黄卡制度。
4. 讨论美国、日本、欧盟的药品上市后警戒体系。
5. 阐述典型国家药品不良反应救济制度的救济范围与资金来源,并且思考适合我国药品不良反应救济制度的模式。

第十五章
典型国家药品责任体系介绍

教学目标

本章教学主要介绍典型国家的缺陷药品管理制度以及这些国家的药品责任立法体系和归责原则。旨在使读者通过本章的学习对缺陷药品的定义、界定、管理流程以及归责原则有系统的了解。

教学要求

1. 了解：英美缺陷药品的监管部门与相关法律适用。
2. 熟悉：英美缺陷药品的管理流程。
3. 掌握：英、美、德药品责任立法和归责原则。
4. 重点掌握：英、美、德对缺陷药品的定义及其范围界定。

药品责任是产品责任的下位概念，是指药品有缺陷造成他人人身损害，药品的制造者、销售者所应承担的民事责任。由药品缺陷所导致的人身损害，在一定程度上还可能涉及生产者、销售者应承担相应的行政责任，甚至是刑事责任。

由于各国产品责任法对缺陷的种类界定有差别。英美两国并未将科学上未发现的缺陷（主要指药品不良反应）列入产品缺陷范畴之中。因此英美两国的缺陷药品是与药品不良反应分开报告管理的。英美两国是缺陷药品管理体系建立得比较完善的国家，虽然各自缺陷药品管理机构的设置存在着不同（英国设置了专门的缺陷药品管理的部门——缺陷药品管理中心，而美国是各个部门合作完成缺陷药品的管理），但是缺陷药品管理流程大体相同。

完整的缺陷药品管理体系包括缺陷药品管理社会规制主体以及完善的缺陷药品管理流程，其中具体包括缺陷药品报告、缺陷药品初期评估与调查、缺陷药品的评价、缺陷药品的处理以及相关信息发布。本章主要对英、美两国的缺陷药品管理体系进行介绍。

第一节 美国药品责任体系

一、美国缺陷药品的定义与范围

依据《美国产品责任法》中对缺陷的界定可知，美国界定的缺陷药品可以理解为设计、制造与警示方面对消费者存在不合理风险的药品。但是美国对缺陷药品的实际管理工作是围绕问题药品来展开的，而所谓问题药品是指在质量、真实性、安全性或者有效性方面存在问题的药品。

一般说来，药品缺陷分为设计缺陷、制造缺陷与警示缺陷，并不包括产品投入流通时的科学技术水平尚不能发现的缺陷，即所谓的发展风险。因科技水平限制无法发现的缺陷属于药品的合理风险范畴，随着科技发展，缺陷逐渐被发现，但这时若未采取干预措施将导致缺陷药品。而本节认为比较全面的缺陷药品划分方法应该是按照药品研制、生产、销售、使用等环节进行划分，分为药品设计缺陷，药品警示缺陷，药品制造缺陷，药品销售、使用环节造成的缺陷。其中药品警示缺陷可能发生在药品设计阶段，也可能发生在药品制造上市以后。

二、美国与缺陷药品相关的主要法律法规

（一）联邦法规

《联邦法规》（Code of Federal Regulation, CFR）是美国联邦政府执行机构在"联邦公报"（Federal Register, FR）中发布的一般性、永久性法规的综合性汇编。CFR一共50卷，按照涉及的不同领域分成50个主题，其中与食品药品有关的纳入第21卷。21CFR是美国食品药品监督管理行政规章的汇编，所有条款依照《联邦食品、药品与化妆品法案》制定。其中与缺陷药品相关的内容，如掺假药品、错误标识药品相关规定、产品安全警告、修改说明书、产品召回、司法查封和禁令等在21CFR中都可找到法律依据。

（二）美国《联邦食品、药品与化妆品法案》

FDCA是美国药品管理的基本法律，并收载入美国《联邦法典》（USC）第21卷第9章。它对与公众健康安全息息相关的食品、药品和化妆品进行规制，并规定了食品、药品和化妆品的质量标准，要求在商品进入市场以前，必须根据食品与药品管理局的要求，证明该产品是安全有效的，为其缺陷药品的管理提供了有力依据。现行FDCA版本共10章，1 608条。美国食品药品监督管理局所执行的大部分联邦法律都被编入《联邦食品、药品与化妆品法案》。该法案详细规定了对缺陷药品规制的方式，包括召回、公开警告、查封、禁令以及起诉。

三、美国缺陷药品管理的社会规制主体

在美国，缺陷药品管理中的社会规制主体主要是政府的药品监督管理部门，主要为美国食品药品监督管理局、药品评价与研究中心以及旗下负责缺陷药品管理的相关组织机构。

（一）美国食品药品监督管理局（FDA）

美国食品药品监督管理局（FDA）为直属美国卫生和社会福利部（HHS）管辖的联邦政府机构，是美国食品与药品管理的最高行政机关，主要负责对美国国内生产及进口的食品、饮食补充剂、药品、疫苗、生物医药制剂、血液制剂、医学设备、放射性设备、兽药和化妆品进行监督管理。其核心使命之一是确保产品的安全性和有效性。美国食品药品管理局的核心工作是保护公共卫生，确保产品达到标准以保护消费者，并教育消费者相关知识。FDA总部设在华盛顿特区及马里兰州罗克威尔城，由9个事务办公室和6个技术中心构成，除总部外，FDA将全国划分成5个大区，各设立1个大区所，大区所下又设若干

个地区所。各地区所按工作需要又设立若干工作站。

（二）药品评价与研究中心（CDER）

药品评价与研究中心（CDER）负责人用药品的相关工作，使用一系列工具与规则评估药品整个生命周期中可获得的药品安全性资料。该中心设有13个办公室，与缺陷药品监督有关的是药品监测与流行病学办公室（OSE）、药品安全政策与交流工作组等。

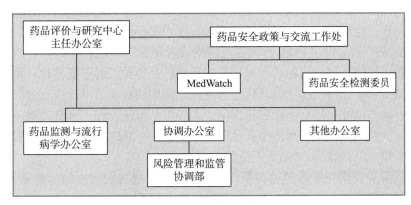

图 15-1 美国药品评价与研究中心与缺陷药品相关的组织机构图

四、美国缺陷药品管理流程

美国的缺陷药品管理与英国不同，并未设置独立的管理中心，而是由多个部门围绕问题药品（质量、真实性、有效性或者安全性方面存在问题的药品）共同进行管理，其管理流程大体包括报告收集、初期评估与调查、缺陷划分、采取措施、信息发布等几个工作环节，只是在具体工作进行的时候运用的方法略有不同。

（一）缺陷药品发现途径

美国FDA主要是通过以下几个途径来首次发现问题产品：企业自身发现问题并报告FDA，FDA进行生产检查时发现并决定是否存在召回的必要，FDA从不同报告系统收集健康问题的报告，FDA从疾病预防控制中心CDC处获得。

（二）美国缺陷药品报告途径与内容

美国可疑缺陷药品个人报告途径主要有网上报告，通过电话热线，通过邮件或传真递交FDA 3500表格，也可以选择通过合适的消费者投诉途径或者FDA相应办公室进行报告。此外，FDA还有两种报告类型：一个是快速报告，规定药品制造商在发现问题的15天之内尽可能快地报告严重或者可疑的不良事件；另外一种是制造商周期报告。这些报告中包括了所有的药品不良事件，包括轻度药品不良事件以及已知的药品不良事件。在药品上市后前3年每季度报告一次，随后每年报告一次。FDA鼓励消费者一旦发现缺陷药品就要尽快报告。报告内容中要提供受到问题药品影响的消费者的姓名、地址、电话，还要包括报告人的姓名、地址和电话，如果采取了紧急治疗还要提供医生或者医院的名称、地址和电话。另外，FDA还强调清楚阐述问题，尽可能完整描述产品，包括标签或包装上任何编码或者确定性标识。还要提供销售该产品的药店的名称、地址以及购买日期。报告者也可以将问题报告给标识上显示的制造商或者经销商,或者零售药店。

(三)美国可疑缺陷药品的初期评估

根据不同报告类型,FDA 会评估收集到的信息以决定问题的严重程度以及需要采取的下一步行动措施。当评估从这些报告中获得的信息时,FDA 会粗略考虑以下因素:是否包含疾病或损伤,如果有,对健康造成什么样的危害;是否可能是由于服用药品产生的过敏反应;是否是该药品已知的不良反应;是否会威胁生命;问题是否是伴随该药品产生的;该问题是广泛性的或者是独立发生的事件;是否需要该产品或者所出现的问题的更多信息;该产品或问题是否在 FDA 的职责范围内或者是属于其他联邦局或者当地政府的责任。其中,最主要的是划分问题的严重性,对那些已经导致或者可能导致严重疾病、损伤或者存在生命威胁情况的产品予以最优先考虑:未预期的药品不良反应、过期药品、严重药品缺陷或者某些情况,甚至是标识错误的产品等等。但还存在一部分产品问题并不会产生疾病、损伤或死亡的风险,称之为其他问题。例如,一瓶阿司匹林中胶囊数目不够并不会引起健康危害,但仍然是 FDA 所关注的范围。

缺陷药品报告收集完毕并经过初期评估以后,需要确认报告中的信息是否完整真实,有时可能还需要收集额外的信息,这时就要继续开展调查。

(四)美国可疑缺陷药品的调查

依据问题的严重性,FDA 将开始着手调查。调查的目的是尽可能收集真实信息,确定并记录有关问题的事实情况以便当局可以做出全面完善的决策。FDA 调查员经常从不同市场监督系统中获得额外信息来帮助他们识别制造方面或者控制方面的问题,如消费者投诉、MedWatch 递交的报告,新药申请地方警戒、药品质量报告系统、不良事件报告等都是 FDA 流行病单位用于识别药品问题的系统的一部分。

FDA 调查员对有关药品损害进行调查时需要考虑以下因素:明显与宣称作用不符;含有有害物质;与属性、警告或者用药指导有关的错误标签;尽管标识是合适的,但是与其他药品相混淆;改变组成成分或者在运输过程中被污染;当依照指导使用时仍然存在危险;没有按照开具药品医师的指导或者标签上的指导使用药品;没有遵照必要的用药注意事项给药或者不适当地给药;被有害微生物、肥皂或者清洁剂污染;识别错误;标识为灭菌药品,但却被查出未进行灭菌;在上市前没有识别出不良反应。

另外,FDA 调查员进行调查时还需要完成以下工作:完成消费者安全投诉报告以及后续报告,记录并调查所有投诉;按照时间顺序完成一份关于事件情况的客观描述,包括日期、地点与损害的症状等;还要包括所有可获得的医院或者医生的记录,并确定目前可能与损害或者不良反应相关的情况;如有必要可以照相取证;确定用药时是否遵守了标签的指导;取得所有标签与说明书的复印件;关注医疗研究或者文献报告的相关合作方,并收集此类研究或者综述的复印件;提供产品完整、详细的信息,包括商品名以及出现在标签与编码标记上的所有相关描述;还要提供产品使用细节,包括使用频率、其他已经进行的治疗、任何已知不良反应或者先前存在的过敏反应等;列出其他有关人员的姓名,如医院职员、律师保险机构的人员,获得他们对损害或者不良反应的意见,特别是主治医生的意见;询问消费者是否已经将不良反应报告给产品制造商,如果消费者已得到制造商的回应结果,则还要询问制造商的回复情况;将其他任何消费者投诉,损害或者不良反应报告给有关产品的制造商；如果必要，可以从制造商那里取得受影响批次的分销信息。

一般调查范围可能涵盖几个 FDA 的管辖区域，这取决于消费者的报告地点与制造商厂址。如果需要额外的信息，FDA 将会发布委派命令到各个地方所。此外，2009 年 FDA 调查程序手册中分别针对消费者、制造商以及经销商或者药师等不同面访对象详细阐述了调查程序。FDA 还为调查员提供在线的调查培训课程，并提供额外有用的信息。调查员还可以利用全国范围内实验室的精密分析设备。这些实验室设备可以确认可疑医药品的化学、物理、微生物问题，进行检验，然后有关人员会制定分析方法，继续研究。

（五）美国药品可疑缺陷评价的流程

在对缺陷药品报告进行初期评估、调查后，就要对这些报告中的药品缺陷进行科学的分类评价，以寻找相应的处理措施。

参与传统缺陷药品评价的是药品质量报告系统（DQRS）。20 世纪 70 年代早期，FDA 就成立药品质量报告系统，此举是为了鼓励专业医师自愿报告其观察到或者怀疑的上市后药品的缺陷或者质量问题，快速鉴别严重的健康危害，监测医药工业的问题与趋势并集中发布报告。此系统现在通过 MedWatch 计划接收报告。风险管理与监督协调部负责评价这些报告并给予优先处理次序，确定报告的分级：优先 1 级——危急或一系列健康伤害，优先 2 级——实际重大的 cGMP 问题，优先 3 级——常规追踪。这样做是为了快速鉴别报告并通过分析研究报告，以确定处理重大健康危害问题的下一步行动。另外这些报告也被用于预测药品制造、包装与标示有关的制药工业趋势。风险管理与监督协调部还会与《美国药典》分享数据，用于加强这些药品的要求与标准。

1. DQRS 的工作流程

首先接收报告，然后将缺陷划分为 3 级，接着采用详细的药品缺陷编码方案将缺陷编码细分，最后录入报告数据库进一步分析检测，然后导出分析报告结果并汇总递交至地方监管办公室或企业，如有必要则会发布说明。具体流程见图 15-2：

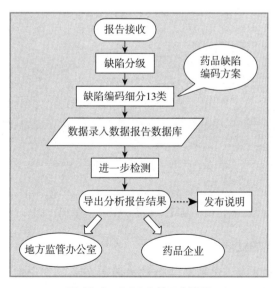

图 15-2 DQRS 的工作流程

2. 缺陷编码方案

药品质量报告系统会将缺陷药品依据一定规则划分为 13 类。具体编码流程见图 15-3：

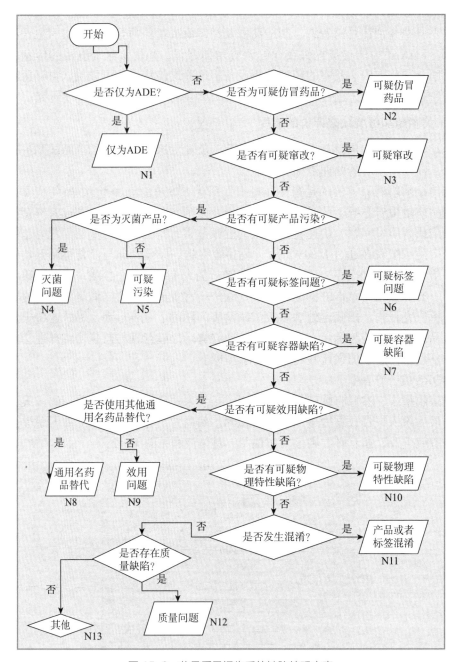

图 15-3　药品质量报告系统缺陷编码方案

（六）美国缺陷药品的处理

评估结束后，FDA 可能会采取法律行动来改善药品的安全性，保护公众健康，如更新产品标签信息、向专业医师发布信件，或者再评价一项批准的决定，甚至会向一些企业或者个人发布警告信等等。如果调查发现使用该药品或者该产品会引起大范围的疾病、损伤或者死亡，FDA 将会启动召回用以回收已投放市场的产品。本小节中关于美国缺陷药品的处理只选取召回予以说明。

在美国《联邦法规》第 21 章（Code of Federal Regulations, Title 21）和美国《联邦食品、药品和化妆品法案》（FDCA）中，对药品召回都有明确规定。2009 年新出版的法定程序手册也对召回内容进行了详细阐述。美国缺陷药品的召回首先需要确定召回等级，召回等级划分方法为：1 级，召回预期会导致严重健康问题或死亡的危险或缺陷产品；2 级，召回可能暂时会导致健康问题或具有轻微威胁性的药品；3 级，召回那些未必带来不利于健康后果但违反了 FDA《生产标签法》规定的药品。

确定召回等级以后，FDA 会继续制定召回策略。召回策略是实施具体召回所采取的行动的具体计划过程，FDA 的召回策略包括确定召回水平、发布公众警告与召回有效性审查的范围三个要素，具体内容见表 15-1。

表 15-1　美国缺陷药品召回策略

召回策略内容	说明
召回水平	依据危害的等级与分销范围划分为批发商水平、零售商水平、使用者/消费者水平
公众警示	两种形式，一是一般警告，主要通过普通的新闻媒体；另一种是通过专门的新闻媒体，或者发布到具体目标人群
有效性审查	召回信息接收方法可能有个人拜访、电话联系、信件等

（七）美国信息发布以及对专业医师与公众的宣传教育

FDA 认为通过新闻媒体发布信息是接触大范围公众非常有效的方式，因此通过举行记者招待会、发布新闻稿、并在其网站上不断更新信息来警告公众。FDA 遵循尽量信息公开透明的原则，一旦发现存在健康风险就会对网络媒体进行更新，并以政府公告的形式发布新信息。FDA 掌握的所有信息都会公布在 FDA 网站上，内容包括各种药品安全信息，如有公众警告、公众健康建议、针对专业人士和患者的信息公告、产品信息的更改、药品召回等。其他信息发布形式还有：公开信函、电子刊物（newsletter）、播客（podcast）等，此外，FDA 还向公众开通产品信息的免费咨询热线。

另一方面，FDA 开展对专业医师（包括已工作的和实习生）以及消费者的教育计划，使其认识到报告严重不良事件与产品问题（包括用药错误）的重要性。其教育计划方式包括网上推广、演讲、文章与展示宣传。此外，专业医师与消费者可以订阅 FDA 的电子邮件（E-list）告示服务获得关于药品安全的最新信息。此外，FDA 还连同 160 个与 MedWatch 合作的组织与 MedWatch 共同促进药品安全计划的实施。

五、美国产品责任相关立法

美国没有专门的药品责任立法，有关药品责任的问题遵循产品责任法的相关规定。本小节将主要介绍美国产品责任方面的相关立法。

（一）美国产品责任法的发展历程

美国是西方最早出现产品责任法的国家，其产品责任领域主要由普通法调整，体现在一系列的著名判例之中。美国产品责任法的发展大致分为三个阶段：第一阶段是从 1842 年温特伯顿诉莱特案至 1916 年麦克弗森诉别克汽车公司案，为合同责任阶段；第二阶段从 1916 年麦克弗森诉别克汽车公司案到 1963 年格林曼诉尤巴电器公司案，为过失侵权责任阶段；第三阶段，从 1963 年格林曼诉尤巴电器公司案至今，为严格责任阶段。

此外，美国法学会（American Law Institute）以普通法（common law）形式颁布的美国法重述（restatement）在产品责任领域有重要地位。成文法（statute law）也有一定的影响，主要体现在《统一商法典》（The Uniform Commercial Code）等法律的相关规定中，但没有完整的产品责任法典。

（二）美国《第二次侵权法重述》第 402 条 A 款

美国法律协会于 1965 年编纂了《第二次侵权行为法重述》。美国《第二次侵权法重述》的第 402 条 A 款中明确规定严格责任理论，被美国绝大多数州采纳，成为此后 30 多年美国产品责任领域主要的归责原则。所谓产品责任的严格责任，是指受害者只要能够证明产品有缺陷，产品的制造者或销售者就应该承担赔偿责任的制度。严格责任原则的使用将对消费者的保护带入了一个前所未有的黄金时期。此时期内，产品责任案件逐年成倍增长，原告胜诉率及获得的赔偿额越来越高。进入 70 年代以后，更有一些法院的判决使得严格责任呈现出向绝对责任发展的势头。

《第二次侵权法重述》中的第 402 条对建立现代产品责任制度起到了决定性的作用，并且此后产品责任法在理论研究和立法、司法实践等方面都有了长足的发展。

（三）《统一产品责任示范法》

美国商务部曾于 1979 年提出了一个《统一产品责任法（草案）》（Draft Uniform Product Liability Law），并在此基础上于同年公布了《统一产品责任示范法》（Model Uniform Product Liability Act），作为专家建议文本提供给各州在立法及司法中参考使用，但这一示范法并未曾得到各州的广泛采纳。

（四）美国《第三次侵权法重述：产品责任》

虽然《第二次侵权法重述》第 402 条 A 款取得了比以往任何法律重述更高的地位，成为产品责任法的经典之作，但是随着时代发展、人类进步，到 1992 年的时候，美国法学会开始着手制定《第三次侵权法重述：产品责任》。经过长达六年的激烈争论和 12 个草案，终于在 1997 年 5 月 29 日通过了《第三次侵权法重述：产品责任》。

《第三次侵权法重述：产品责任》试图总结《第二次侵权法重述》第 402 条 A 款被通过后 30 多年来各州在产品责任法领域的司法实践，为解决这一领域的法律问题提供更为明晰的答案。它体现了美国对产业界重新予以保护的政策和试图在制造商和消费者之间寻求一种利益保护平衡的措施。因此美国法律协会声称《第三次侵权法重述：产品责任》囊括了产品责任这一复杂领域的所有问题，是美国严格产品责任改革的里程碑。

同时，它被认为体现了产品责任法领域改革派的思想，主要内容体现在三个方面：第一，严格责任与过失责任有机融合；第二，明确规定售后警示义务；第三，以风险-效益分析方法取代消费者期望标准的广泛适用。

六、缺陷产品的归责原则

产品责任的归责原则,是指缺陷产品的生产者或销售者就缺陷产品造成他人人身伤害或财产损失应当承担何种形式的法律责任。它决定着产品责任的构成要件、举证责任的分配以及免责事由的设定。

受经济和社会原因的影响,产品责任归责原则也随着时代不断发生演变。美国产品责任归责迄今为止依次经历了无责任时代、过错责任时代、严格责任时代以及当前严格责任与过错责任并存的二元归责时代。目前适用的《第三次侵权法重述:产品责任》就明确将产品缺陷划分为三类,即制造缺陷、设计缺陷和警示缺陷,并针对缺陷的种类制定了相应的归责原则。

(一)制造缺陷及其归责原则——严格责任原则

根据《第三次侵权法重述:产品责任》第2条,只要在制备和销售中产品偏离设计,该产品即为缺陷产品。即,对于制造缺陷,即使生产者和销售者尽到了一切义务,仍要为其产品致害承担责任。毫无疑问,这一规定意味着对于制造缺陷仍然采用严格责任标准。因此,《第三次侵权法重述:产品责任》在制造缺陷领域中坚决地维护了严格责任原则不可撼动的地位。

(二)设计缺陷及其归责原则——过错责任原则

根据《第三次侵权法重述:产品责任》第2条,如果一件产品本来可以采纳合理替代设计避免或减少可预见的致害风险,但该合理替代设计未被采纳使其不够合理与安全,该产品即为缺陷产品,该产品的缺陷即为设计缺陷。

分析"设计缺陷"的定义,可发现该定义强调设计缺陷发生的原因是被告未采纳合理替代设计减少或消除本来可预见到的致害风险,也就是说,缺陷产生的原因涉及两个方面:第一,对致害风险的预见;第二,对合理替代设计的采纳。对于理性的被告来说,有预见其产品可能的致害风险的义务,所以产生设计缺陷的原因就是被告的故意或过失。因此,设计缺陷的必要要件也是最终要件就是过错。《第三次侵权法重述:产品责任》相关规定表明过错是确定被告责任范围的重要依据。所谓的过错责任,是指以过错为归责的构成要件和归责的最终要件,同时,以过错为确定行为人责任范围的重要依据。综上分析,《第三次侵权法重述:产品责任》有关设计缺陷的相关规定采纳的是过错责任原则。

(三)警示缺陷及其归责原则——过错责任原则

所谓的警示缺陷是指产品缺乏合理的警示。由于出售者未提供合理的警示以避免或减少可预见的产品致害风险,因此产品不具有合理的安全性。在判断某一具体产品的警示的合理性时,人们一般需要将该警示与合理的替代性警示比较。当某一产品的警示明显不合理时,也可以不将其与合理替代警示比较,而认定该产品因警示不足而有缺陷。《第三次侵权法重述:产品责任》对警示缺陷做出了与设计缺陷一致的规定。因此,对于警示缺陷所致的损害,被告应当承担过错责任原则。

第二节　英国药品责任体系介绍

一、英国对缺陷药品的定义与分类

英国缺陷药品报告中心对缺陷药品的定义是：正常使用情况下证明有害；缺乏治疗效果；产品质量、数量、组成与宣称不符；没有妥善执行对药品、药品成分以及制造过程中间环节的控制或没有履行有关赋予制造许可的责任，或者没有达到一些其他要求。

另外，按照缺陷药品严重程度分为轻微缺陷药品、主要缺陷药品、严重缺陷药品。英国缺陷药品指南中对该分类做出详细的定义，如表15-2：

表15-2　依照缺陷药品严重程度划分的缺陷类型与定义

缺陷类型	定义
严重缺陷	对患者健康产生不利影响的缺陷
主要缺陷	降低产品治疗作用，但可能并不危险
轻微缺陷	对产品治疗作用无重要影响，也不会另外产生危害

二、英国与缺陷药品相关的法律法规

（一）《药品法》

英国管理药品的法规起始于1540年，当时4个伦敦医生被任命作为"药商、药品和原料"的检查员，以避免消费者受到不法商人的欺骗。17世纪初期，在这些医生执行检查的过程中，会有药剂师协会的代表参加。19世纪，英国药学会成立，并提出了控制毒药零售的法规。1859年议会通过制定《药品、食品法规》，明确规定：商人制售假药须受到严厉惩罚。至20世纪60年代初期西德发生了震惊国际医药界的"反应停（thalidomide）"事件，迫使许多国家重新修订了《药品法》，1968年由议会通过了《药品法》，英国现代药品法律体系的基本框架得以形成。该法对药品管理的各方面做出了系统规定，主要内容包括：药品的行政管理，药品的执照与证明书，药品管理与药房管理，药品容器、包装与识别标志管理，药典及相关出版物规定以及各项补充条款等。《药品法》还要求药品在英国市场销售前都要进行授权许可。

（二）《英国缺陷药品指南》

英国药品和健康产品管理局（MHRA）为了解决缺陷药品报告中心（DMRC）接到的有关可疑缺陷医药产品大量的询问，特制定了《英国缺陷药品指南》，并于2004年1月1日发布。该指南替代并更新了先前的《医药产品事故与缺陷报告的指南》手册，并向医疗卫生专家提供指导，另外还增加了对许可持有人责任的法律地位的描述，并提供了MHRA所期望的信息。这些内容包括时间框架、报告内容、决策制定与沟通交流等等。

该指南按照接到可疑缺陷药品报告以后的工作步骤分别阐述了对所涉及的责任相关方的要求。首先由于药品缺陷界定具有复杂性，规定应该由一名具有适当资格与经验的医药专业人员对可疑缺陷医药产品进行初期评估，通过相关机制为MHRA做出咨询参考；其次还为制药企业调查并处理可疑质量缺陷提供了新的指南,特别地给出了关于产品质量投诉、调查与召回的法律要求与 MHRA 期望的详尽细节;另外,也为医药专业人员提供了新的处理产品召回的指南,指导医药专业人员在什么时间以及怎样通知患者有关药品召回信息;最后阐述了召回有关的后续工作。

三、英国缺陷药品管理中的社会规制主体

在英国,缺陷药品管理中的社会规制主体是政府的药品监督管理部门,主要为英国药品与健康产品管理局(MHRA)以及下设的专有部门——英国缺陷药品报告中心(DMRC)。

(一)英国药品与健康产品管理局(MHRA)

英国药品与健康产品管理局是 2003 年由药品控制局与医疗器械局工作合并成立的政府机构。主要负责药品、医疗器械以及医疗设备的监管,损害事件调查。英国药品与健康产品管理局主要目标就是保障公众健康安全,通过确保药品、医疗器械有效使用并且其都具有可接受范围的安全性,以及出现问题时有迅速反应的能力等。MHRA 还主持并支持一系列专家咨询委员会,其中就包括人用药品委员会(CHM),该委员会的前身就是药品安全委员会(CSM)。一旦缺陷药品对公众健康构成威胁,MHRA 有义务对问题做出快速反应,依据对公众健康构成威胁的范围及时采取措施。另外,MHRA 在进行缺陷药品管理时,十分注重来自各方的可疑缺陷报告。因为这些报告会促进调查开展,促进进一步发布有关缺陷问题的通知与警告,这些警告会发送至医疗专家与相关机构组织,还会通过印制或发布在互联网(包括 MHRA 的网站)上等方式进行大范围的宣传。

(二)英国缺陷药品报告中心(DMRC)

英国缺陷药品的管理是由英国药品与健康产品管理局(MHRA)的监查、执行与标准部下设的法规评价组内的英国缺陷药品报告中心(DMRC)专门负责的。DMRC 专门接收并评估真实或可疑人用药品缺陷的报告与投诉,并配合相关方采取必要措施,为供应商(制造商与经销商)、药品使用者与其他药政部门之间提供评估与交流体系。图 15-4 为英国 MHRA 的内部组织结构:

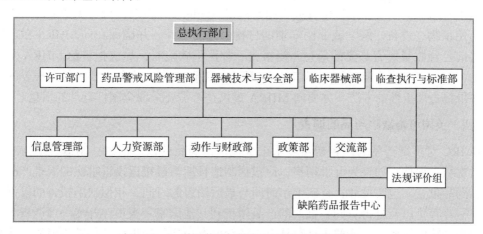

图 15-4 英国药品与健康产品管理局组织结构

四、英国缺陷药品管理流程

英国的缺陷药品管理是由缺陷药品报告中心专门负责的。主要的管理流程划分为：
1. 报告收集、初期评估、展开调查。
2. 进一步划分缺陷。
3. 采取适宜行动。
4. 信息发布。

（一）缺陷药品发现途径

英国的缺陷药品的报告或者投诉主要来源是药品使用方，他们可以直接报告给制造商或者通过缺陷药品报告中心（DMRC）报告制造商；此外，一些潜在缺陷可能通过制造商日常的产品质量监督或者 MHRA 的药品抽验计划被鉴定出来；再者就是销售或者是生产许可持有人可以使用缺陷药品报告表格把缺陷报告给英国药品与健康产品管理局（MHRA）。

（二）英国的缺陷药品报告途径与内容

由于缺陷药品报告将有助于药监部门发现其管辖产品所存在的问题，并确保药品制造过程符合标准并被合理标识与仓储，从而保证上市产品的安全性。因此，英国鼓励消费者报告缺陷药品。

英国可疑缺陷药品报告可以通过邮寄、传真或者电子邮件的途径递交 DMRC 缺陷报告表格。另外，还可以选择口头报告，这种报告形式经常用于严重的或者有重要缺陷的报告或者在办公时间以外的报告。

可疑缺陷药品的报告内容应该包括：商品名或者非专利药名（通用名），制造商、供应商或者平行进口商的名称，产品剂型与规格，产品许可编号，产品批号或者编号，产品有效期或者有关日期，缺陷性质，最终采取任何行动的有关说明。

（三）英国可疑缺陷药品的初期评估

按照《英国缺陷药品指南》中的规定，医药专业人员在与 MHRA 或者许可持有人联系之前应该对可疑缺陷药品做出初期评估。初期评估的目的是区分缺陷药品导致的事件与那些由于药品不良反应、不良事件或者用药错误引起的事件以及区分有关药品的事件与那些非药用植物、设备、医学或非医学辅助材料引起的事件。并确保在向 MHRA 做出任何报告之前已经收集所有必要的信息（当报告一种严重缺陷时，尽快报告给 MHRA 是更为重要的，然后可以在后期获得全部信息）。而且在联系 MHRA 之前，要为接受报告的官员提供评价报告严重性的方法，并要向 MHRA 提供是否需要采取全国性行动的信息。

（四）英国可疑缺陷药品的调查

DMRC 对可疑药品的调查初步要求至少包括该药品的以下信息：制造日期与上市时间；批次数量评估；如果为混批销售，应包括制造日期与最接近投诉批次的混批产品上市日期；药品批量，包装尺寸；首次上市时间与最后销售的时间；相似缺陷报告的投诉记录检查；估算存货以及是否有同一批次的产品销售到其他国家。当正在开展一项调查时，依据已报告缺陷的性质，可能要求许可持有人留验所有存货。如果该药品缺陷可能导致严重的问题，那么这种留验可能将扩展到批发分销渠道之中。

另外，如果在初期调查之后，需要进一步地调查研究，那么 DMRC 可能会要求完成以下工作：许可持有人风险评价，有时还要包括临床评价，检查所有与可疑缺陷的情况有关批次产品的制造、包装、抽验、发布、分销记录，对保留样品进行必要的检查、再试验，许可持有人将采取的所有缺陷纠正行动的详细资料。

最后，依据缺陷的性质，公众健康的必然风险以及调查的预期复杂性，调整调查时间跨度。药品样品可以被送到原始制造商的实验室与 MHRA 的实验室进行检测以证实对患者的风险。

（五）英国药品可疑质量缺陷评价的流程

MHRA 规定医药专业人员或者其他可能收到可疑缺陷药品报告的人，如批发许可持有人、贸易标准部门（trading standards departments）等一旦发现药品存在可疑缺陷，就应该先对缺陷报告做一份初期评估，以便排除是否为医药产品使用或给药过程中出现的失误与近似错误事件，涉及医疗器械的质量缺陷或者事件，涉及非药品或者兽用医药、植物、设备等质量缺陷或者事件。如果可疑缺陷药品确定为人用药品，将继续分析是否为药品不良反应，如果为药品不良反应需通过黄卡体系报告，如果确定为缺陷，将继续分析划分缺陷严重程度，并进一步收集信息，进行二次评估，直至确定最终缺陷严重程度，最后考虑该缺陷与外部事件之间的关联性以及该缺陷产品适用范围的广泛性等因素采取适当的处理方式。具体缺陷评价流程见图 15-5。

（六）英国缺陷药品的处理

在对药品缺陷进行科学分类评价以后，各相关部门依据评价结果采取适宜的处理措施，如罚没、销毁、召回等等。本部分只选取召回做具体说明。

当一种药品被怀疑有缺陷，MHRA 会立即与制造商和批发商通力合作来采取最适宜、最及时的措施。有时候这意味着召回该种产品或者将这种产品从供应链中撤出。英国缺陷药品的召回决定几乎都是通过 DMRC 与上市持有人双方协商做出的，属于自愿召回。一旦上市持有人与 DMRC 决定召回一个批次或几个批次的产品，需要进一步决定召回等级、召回水平以及是否需要配合发布药物警告。除了药品召回，当药品出现影响其安全或有效性的质量问题时，MHRA 的缺陷药品中心也会向专科医生、医院、全科医生以及批发商发布警告。依据缺陷药品对公众健康产生威胁的风险程度，将这些药物警告划分为 1~4 级，其中 1 级药物警告是最严重的警告，4 级药物警告是最不严重的，只是给出相关使用警告。这与召回分级相一致，只是增加了第 4 级警告。

（七）英国信息发布以及对专业医师和公众的宣传教育

英国 MHRA 信息中心会发布涵盖所有药品监管信息的新闻稿，内容包括药品引起的健康风险、案件处罚，甚至是召回药品的检验结果。其次，MHRA 还会出版一些印刷品，包括安全警告、安全性指南、法规指南、咨询、公众评估报告以及面对企业与消费者的出版刊物、新闻信件以及海报与手册等等。其中一些针对消费者的出版刊物内容涉及对消费者的警示与教育。同时，MHRA 会向公众提供订阅电子邮件的服务，其内容是最新的药品监管信息以及一些期刊上的信息。

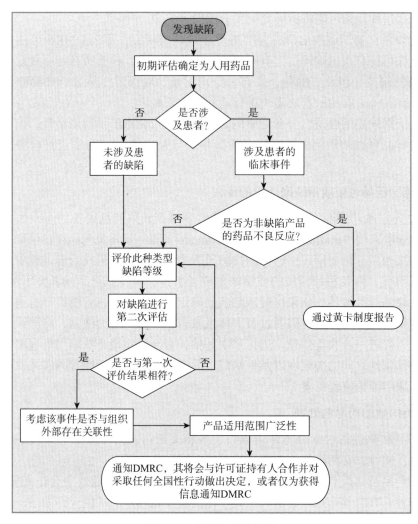

图 15-5 缺陷评价流程图

五、英国药品责任适用立法及归责原则

（一）英国药品责任适用立法

类似于美国，英国也没有专门规定药品责任的相关法律。对于药品责任的归责与判断可以适用于英国的产品责任法。英国是产品责任法的发源地，是最早出现产品责任判例的国家，也是第一个颁布与欧共体《产品责任指令》相一致的立法的国家。

1971 年 11 月 2 日，英国司法大臣（Lord Chancellor）要求法制委员会检讨现行法制，并提出改进建议。1973 年设立了由皮尔逊勋爵主持的皇家委员会，负责检查英国现行的有关产品责任的制度。1975 年，英国法制委员会提出了缺陷产品责任的研究报告，并公开征求意见。两年后，参照相关意见，正式发表第 82 号报告，提出了关于英国产品责任改进的建议，从总体趋势上，建议英国采用和美国一样的严格责任原则。1977 年和 1978 年，英国法制委员会先后发表了《关于对缺陷产品责任的报告》和《皇家委员会对个人伤害的民事责任及赔偿的报告》，建议英国采用严格产品责任制度。最终于 1987 年，英国通过法律的形式接受了严格责任的归责原则，即 1987 年《消费者保护法》，该法规定，产品的生产者对其所提供的产品负无过错责任即严格责任。

（二）英国缺陷药品的归责原则

英国产品责任形式经历了从合同责任（契约责任）到过错责任，再到严格责任的变化过程。1987 年前，英国司法实践中大都适用合同责任和一般侵权法中有关过失责任的归责原则来解决产品责任的赔偿问题。随着时代与社会的发展和进步，合同责任和过失责任已经不能完全适应现代社会经济生活的需要。为合理保护消费者权益，增加消费者获取补偿的方式和渠道，英国在 1987 年颁布了《消费者保护法》，从此确立了严格责任。

英国产品责任法发展历程与美国大体相似。英国缺陷药品的归责原则也同美国缺陷药品的归责原则类似，采用严格责任归责原则。只要产品有缺陷，对消费者和使用者具有不合理的危险，并因而使他们的人身或财产受到损害，该产品的生产者和销售者都应对此负责。药品也不例外。

第三节 德国药品责任体系

德国是世界上第一个也是唯一一个对药品进行相关责任立法的国家，其他国家目前仍无相同或类似的专门责任制度。

一、德国药品责任立法的发展历程

德国最高法院最早做出的药品侵权的判例是 1915 年著名的"井盐案"，又称合成盐药物伤害案。该案中，原告在药房购买的原装治疗用盐中掺杂有细玻璃片，导致其身体损害，于是原告将制药厂作为被告提出了损害赔偿的请求，当时德国帝国法院第四民事审判庭基于侵权行为确认原告应获赔偿。该案中，法院判决生产者应负过失侵权责任。其判决依据主要是德国《民法典》第 823 条和第 826 条的规定"一个人违反法规，故意地或粗心大意地损害他人的生命、身体、健康、自由、财产或其他权利时，应当赔偿受害人由此蒙受的任何损害"。促使德国修订《药品法》，将药品责任引入《药品法》中的是震惊世界的"反应停"事件，该事件的严重的后果使得大量家庭不得不为自己的残疾孩子向相关责任主体提出民事赔偿。由于德国 1961 年开始实施的《药品法》并未对有缺陷药品导致的民事责任问题做出规定，因此药品有害性导致的损害只能通过德国《民法典》规定的侵权法律予以解决，其中最重要的是第 823 条。但是，该条款是一项过错责任条款，在处理使用药品而造成的民事损害方面，有着天然的不足之处。相关责任主体可以通过证明自己在药品制造阶段没有过错而免除责任，而受害人又很难证明药品缺陷与损害事实之间存在因果关系。因此，德国在没有产品责任法律制度的情况下，制定了《药品法》，其第 84 条规定了药品责任。该法明确药品损害赔偿采取无过失责任原则，对赔偿额规定了上限；赔偿方式则由药物制造业者提供基金，并强制制造业者投保，由保险公司或者金融机构保证支付。该法在实施的过程中经历多次的修订。2002 年德国《第二次损害赔偿法修改法》进一步推动了药品责任领域的立法进程,给第84条增加了很多新内容,但是最初条款的基本结构没有变化,并且仍然为现行《药品法》第84条的第1款。

二、德国药品责任制度

德国作为唯一的一个有药品责任专门立法的国家,其极具特色的药品责任规定,体现在对药品缺陷的界定、人性化的救济制度以及责任保险制度等方面。

(一)德国对"药品缺陷"的界定

药品是一种特殊的商品,药品缺陷广义上可适用于产品缺陷的定义。在产品责任领域,各国将缺陷分为设计缺陷、制造缺陷和警示缺陷。德国基本上也采用上述分类方法。

德国《药品法》第84条规定:药品的使用致人死亡,或严重伤害其身体健康,有下列情形之一时,药商应该对该法管辖范围内产生的损害对受害人负赔偿责任:① 该药品在依指示方法使用时,有超出当时医学知识可接受范围以外的有害结果,且其原因存在于研发或制造领域内;② 该损害因为不符合当时医学知识的标示、专业信息或使用的信息而发生。根据该法规可见,德国药品责任法将药品的缺陷分为研发缺陷、制造缺陷和指示缺陷。所谓的研发缺陷无非是药品的配方、工艺设计的缺陷,也就是设计缺陷。

(二)德国药品归责制度的独特之处

在严格责任和无过错责任制度下,世界上大多数国家都主张对于"当时的科技条件所不能发现的缺陷所致损害承担责任",产品的制造者可用"科技抗辩"为由,免除责任。与其他国家不同的是,德国药品责任法明确否定了药品"科技抗辩"作为责任的免责事由。即,在德国药品因存在缺陷致人损害,药品制造商不得以当时的科技条件不能发现缺陷为由抗辩或以此作为责任的免责事由。基于"反应停"事件的惨痛教训,德国立法者意识到,如果在穷尽所有制药工业技术后,仍然不能避免药品对使用者的损害,应当给予药品使用者进一步的保护。德国《药品法》主张,即使以当时的科技条件不能发现药品存在缺陷,但是一旦发生药品损害事件,药品生产商不能因为药品合格且获得政府批准上市而免除责任。

(三)德国药品责任保险和基金赔偿制度

德国药品责任保险属于强制性的责任保险。德国《药品法》第94条明确规定:"药商为供人使用而进行的销售须经许可登记,除非所售药品是依法规命令为免经许可登记的药品,对于这些药品可能引起的损害,药商有义务提前准备,使自己能够履行法定赔偿义务"。同时,德国《药品法》第88条规定了赔偿义务人的责任以及赔偿数额。通过以上法规可知,在德国,药物生产商有义务购买产品责任保险,在发生损害赔偿诉讼时,赔偿由保险基金支付;另外,金融机构可提供担保,保证加害人有能力履行赔偿义务。值得关注的是,德国《药品法》规定的赔偿原则是有最高限额的无过错责任原则。

责任保险制度不仅使被害人的救济获得较好的保障,而且加害人也不致因大额损害赔偿陷于困境或破产。德国的基金赔偿制度主要针对药害事件,世界上很多国家和地区效仿建立了本国或本地区的补偿或赔偿基金,如美国、日本和我国台湾地区。

本章小结

各国产品责任法对缺陷的种类界定有所差别。英美两国并未将科学上未发现的药品缺陷（主要指药品不良反应）列入产品缺陷范畴之中。因此英美两国的缺陷药品是与药品不良反应分开报告管理的。英美两国是缺陷药品管理体系建立比较完善的国家，但是各自缺陷药品管理机构设置存在不同。英国设置了专门的缺陷药品管理的部门——缺陷药品管理中心；而美国是各个部门合作完成缺陷药品的管理。虽然如此，两国的缺陷药品管理流程大体相同。本章重点介绍了英美国家完整的缺陷药品管理体系，包括缺陷药品管理社会规制主体以及完善的缺陷药品管理流程，其中具体包括缺陷药品报告、缺陷药品初期评估与调查、缺陷药品的评价、缺陷药品的处理以及相关信息发布等。

此外，基于药品特殊性的考虑，各国的药品责任立法都区别于普通的商品责任立法，只是立法模式不同而已。有的国家单独立法，如德国是世界上第一个也是唯一一个对药品进行专门责任立法的国家；其他国家目前仍无相同或类似的专门责任制度。有的国家在普通商品责任中以特别条款规定药品责任，如美国《侵权行为法重述》中第402A节说明项K；而欧盟比较特殊，它在《商品责任指令》中对药品责任做原则性规定，允许其成员国根据本国实际情况予以适当调整；英国产品责任法发展历程与美国大体相似。

在药品责任的归责方面，因为严格责任和无过错责任制度，世界上大多数国家都主张对于"当时的科技条件所不能发现的缺陷所致损害承担责任"，产品的制造者可用"科技抗辩"为由，免除责任。例如，英美两国缺陷药品的归责原则类似，采用严格责任归责原则，只要产品有缺陷，对消费者和使用者具有不合理的危险，并因而使他们的人身或财产受到损害，该产品的生产者和销售者都应对此负责，药品也不例外。然而，与其他国家不同的是，德国药品责任法明确否定了药品"科技抗辩"作为责任的免责事由。即，在德国因药品存在缺陷致人损害，药品制造商不得以当时的科技条件不能发现缺陷为由抗辩或以此作为责任的免责事由。即使以当时的科技条件不能发现药品存在缺陷，但是一旦发生药品损害事件，药品生产商不能因为药品合格且获得政府批准上市而免除责任。

思考题

1. 阐述英美两国对于缺陷药品的定义及其范围界定。
2. 概述英美两国对于缺陷药品范围界定。
3. 阐述英美两国缺陷药品的管理流程。
4. 阐述英、美、德关于药品责任的立法以及归责原则。
5. 阐述英美两国缺陷药品的监管部门及其主要职责。

附录一
美国药品法律体系

一、对美国药品监管有重大意义的法律

1. 美国《纯净食品和药品法案》(Pure Food and Drug Act)

1906年6月30日，美国国会颁布了《纯净食品和药品法案》，该法案是美国药品监管体系中一部里程碑式的法律。以当时的历史状况看，该法案就有进步性，首次全面规定了联邦政府在美国药品监管中所应承担的责任，奠定了美国现代药品法的基础。同时，该法案促进了美国食品药品监督管理局（FDA）的建立。

2.《联邦食品、药品与化妆品法案》(Federal Food, Drug, and Cosmetic Act; FDCA)

https://www.fda.gov/regulatory-information/laws-enforced-fda/federal-food-drug-and-cosmetic-act-fdc-act

1938年《联邦食品、药品与化妆品法案》的通过是因为一起重大的药品不良反应事件，即磺胺酏剂事件促成的。该法案要求"产品上市前必须证明其安全性"。该法案是一部具有划时代意义的法律，为美国甚至全世界的药品生产及监管奠定了基础。该法案共有十章内容，即：

第一章：法律名称。

第二章：定义。

第三章：禁止的行为与处罚。

第四章：食品。

第五章：药品和医疗器械。

第六章：化妆品。

第七章：管理权力。

第八章：进口和出口。

第九章：烟草制品。

第十章：其他。

3.《科夫沃－哈里斯修正案》(Kefauver-Harris Amendments)

见证了"反应停"事件引发的历史悲剧后，美国公众强烈要求国会加强立法。因此，1962年10月10日，美国国会通过了《科夫沃－哈里斯修正案》。其主要内容为：在1962年之后，该法案建立了更严格的新药上市前的审评流程；要求FDA加强所有药品上市前的生产和销售监管；准予FDA在药品批准上市前有权检查和清除不安全的新药。

二、对FDCA产生重要影响的修正案

1.《1980年婴儿配方法案》(Infant Formula Act of 1980)

http://www.thomas.loc.gov/cgi-bin/bdquery/z?d096：HR06940：@@@L|TOM:/bss/d096query.html/#summary

该法案加大了 FDCA 中有关婴儿配方安全和营养监管方面的要求，并授权 FDA 对婴儿食品进行特殊管理。

2.《孤儿药法案》（Orphan Drug Act）

http://www.fda.gov/RegulatoryInformation/Legislation/FederalFoodDrugandCosmeticActFDCAct/SignificantAmendmentstotheFDCAct/OrphanDrugAct/default.htm

该法案旨在鼓励发展足够安全的孤儿药来满足公众的需要。对获得生产指定孤儿药许可的厂家给予优惠政策，比如降低该药品的生产成本等。同时也规定了申请孤儿药生产许可的条件、要求和步骤。并决定成立孤儿药委员会来促进罕见病药品和医疗器械的发展。

3.《药品价格竞争和专利恢复法案》（Drug Price Competition and Patent Term Restoration Act of 1984）

http://www.thomas.loc.gov/cgi-bin/bdquery/z?d098：SN01538：@@@D&summ2=m&|TOM:/bss/d098query.html

该法案又称《韦克斯曼－哈奇法案》。其公布的目的之一是缩短仿制药品上市时间，增强药品价格竞争；之二是延长新药的专利期，促进药品的创新和研发。该法案希望在上述两者之间建立一种平衡。

该法案的内容只要涉及两个方面：第一是实行简明新药申请（Abbreviated New Drug Applications, ANDA），加速仿制药品的上市。第二是上市前新药由于临床试验和 FDA 的审批的时间消耗而缩短了新药的专利保护期。所以该法案决定给予新药额外的五年的专利保护，来促进制药企业药品创新。

4.《处方药销售法案》（Prescription Drug Marketing Act of 1987）

http://www.fda.gov/RegulatoryInformation/Legislation/FederalFoodDrugandCosmeticActFDCAct/SignificantAmendmentstotheFDCAct/PrescriptionDrugMarketingActof1987/ucm201702.htm

该法案于 1988 年 4 月 12 日由总统签署。其制定目的为确保消费者购买的医药产品的安全性和有效性，避免消费者受到掺假、标示不当或者过期药品等带来的不可接受的风险。该法案禁止在美国生产的处方药再进口，对药品样品流通和销售的限制，禁止医院或其他保健机构转售药品等。

该法案共有八部分内容，分别为法律名称、参考文献、调查结果、再进口、销售禁令、药品样品的分销、批发分销商、处罚和有效期。

5.《仿制兽药和专利期恢复法案》（Generic Animal Drug and Patent Term Restoration Act of 1988）

http://www.fda.gov/RegulatoryInformation/Legislation/FederalFoodDrugandCosmeticActFDCAct/SignificantAmendmentstotheFDCAct/ucm147135.htm

该法案将人用药品的优惠政策扩展到兽药。对仿制兽药也实施简明新药申请，同时也延长兽药的专利保护期。

6.《营养标签和教育法案》（Nutrition Labeling and Education Act of 1990）

http://www.thomas.loc.gov/cgi-bin/bdquery/z?d101：HR03562：@@@D&summ2=3&|TOM:/bss/d101query.html

该法案要求食品的包装标签上必须有营养信息说明并达到规定的要求以及例外的情

况。同时，还要求食品的保健说明必须与美国卫生和公共服务部规定术语一致。该法案优先于州对食品标准、营养标识和保健说明的要求，并首次允许对食品的某些保健作用进行说明。

7.《安全医疗器械法案》(Safe Medical Devices Act of 1990)

http://www.thomas.loc.gov/cgi-bin/bdquery/z?d101：HR03095：@@@D&summ2=1&|TOM:/bss/d101query.html

该法案要求各种使用医疗器械的机构，如医院、老年福利院等向卫生和公共服务部长或生产企业报告它们所用的医疗器械可能导致死亡、重病或严重伤害的事件。并且要求企业对一些特定的医疗器械进行上市后监测，如永久植入式器械。一旦发现严重问题，授权FDA实施召回或其他措施。

8.《医疗器械修正案》(Medical Device Amendments of 1992)

http://www.thomas.loc.gov/cgi-bin/bdquery/z?d102：SN02783：@@@D&summ2=m&|TOM:/bss/d102query.html

该法案对《安全医疗器械法案》进行修正，增加人道用途器材的豁免（humanitarian device exemption）规定，对使用病患人数在4 000人以下的特殊器材，可以不适用特别管制及PMA的审查，以鼓励厂商开发少数病患使用的特殊医疗器材。

9.《处方药修正案》(Prescription Drug Amendments of 1992)

http://www.fda.gov/RegulatoryInformation/Legislation/FederalFoodDrugandCosmeticActFDCAct/SignificantAmendmentstotheFDCAct/ucm147983.htm

该法案的目的是协调联邦和州之间关于处方药流通销售的监管，要求对一些在州际从事批发销售的人员进行登记。并对FDCA中有关处罚以及药物样品方面的要求做了修改。

10.《处方药申报者付费法案》[Prescription Drug User Fee Act（PDUFA）of 1992]

http://www.fda.gov/ForIndustry/UserFees/Prescription Drug User Fee/default.htm

该法案于1992年颁布，并且分别于1997年、2002年、2007年、2012年、2017年、2022年进行了修订。该法案授权FDA通过某些人用药品和生物产品企业来集资。自从PDUFA通过以来，申报者付费很大程度上促进了药物审批过程。

11.《饮食补充剂健康和教育法案》(Dietary Supplement Health and Education Act of 1994)

http://www.fda.gov/RegulatoryInformation/Legislation/FederalFoodDrugandCosmeticActFDCAct/SignificantAmendmentstotheFDCAct/ucm148003.htm

该法案包括十三部分内容，分别为法令的名称、渊源、目录、裁决、定义，饮食补充剂的安全性及FDA法律证据，饮食补充剂的要求，营养证据的表述，饮食补充剂的成分标签及营养信息标签，新饮食的成分，优质生产，相应修改，条例通知的撤销，饮食补充剂标签委员会，饮食补充剂办公室。其相关条款确定了饮食补充剂和饮食成分的范畴，建立了确保其安全性的新框架，明确了产品销售时所标识的文字要求，列举了集中有关功能和营养的声明，指出了有关成分和营养标签的要求；委托FDA负责起草有关GMP条例。同时，该法案还要求在国家卫生院（National Institutes of Health）建立一个饮食补充剂标签委员会和饮食补充剂办公室。

12.《兽药使用诊释法案》[Animal Medicinal Drug Use Clarification Act（AMDUCA）of 1994]

http://www.fda.gov/RegulatoryInformation/Legislation/FederalFoodDrugandCosmeticActFDCAct/SignificantAmendmentstotheFDCAct/AnimalMedicinalDrugUseClarificationActAMDUCAof1994/default.htm

该法案目的是进一步增强兽药法律法规的实践性和可操作性。如执业兽医可以将某些人用抗病毒药用于动物治疗。但是，根据 AMDUCA 及其补充规章，FDA 在公众健康受到威胁的情况下，也可以命令禁止这种超范围的使用。

13.《FDA 出口改革和加强法案》（FDA Export Reform and Enhancement Act of 1996）

http://www.fda.gov/RegulatoryInformation/Legislation/FederalFoodDrugandCosmeticActFDCAct/SignificantAmendmentstotheFDCAct/ucm148005.htm

该法案主要涉及药品、医疗器械以及部分加工的生物制品的出口、违禁行为。

14.《食品质量保护法案》（Food Quality Protection Act of 1996）

http://www.fda.gov/RegulatoryInformation/Legislation/FederalFoodDrugandCosmeticActFDCAct/SignificantAmendmentstotheFDCAct/ucm148008.htm

对 FDCA 进行修订，如德莱尼限制性条款（Delaney proviso）不再适用于杀虫剂。目的是保护儿童免受农药的危害。

其内容涉及以下方面：作物保护、抗菌农药登记改革、公共健康杀虫剂、为确保婴儿和儿童健康进行的数据收集活动以及采取的其他措施，对《联邦食品、药品与化妆品法案》的修订，以及费用问题等。

15.《兽药有效性法案》（Animal Drug Availability Act of 1996）

http://frwebgate.access.gpo.gov/cgi-bin/getdoc.cgi?dbname=104_cong_public_laws&docid=f: publ250.104

该法案主要在兽药的上市审批程序上进行了改革，为稀有物种用药与限用动物药品的上市提供了一定的便利条件。增加对兽药批准过程的灵活性，规定更灵活的标识，促进药品申报者（drug sponsors）与 FDA 的直接交流。

16.《食品药品监管现代化法案》[Food and Drug Administration Modernization Act（FDAMA）of 1997]

http://www.fda.gov/RegulatoryInformation/Legislation/FederalFoodDrugandCosmeticActFDCAct/SignificantAmendmentstotheFDCAct/FDAMA/FullTextofFDAMAlaw/default.htm

美国食品和药品管理局现代化法案（FDAMA）制定于 1997 年 11 月 21 日，修订了 FDCA 关于食品、药品、医疗器械和生物制品的注册相关方面的内容。随着 FDAMA 法案的通过，国会强化了 FDA 的使命以让 FDA 认识到它将在以增强技术、贸易和公共健康复杂性为特征的 21 世纪运行的方式。

FDAMA（1997）的内容涉及加强药品管理，加强医疗器械管理，加强食品管理，一般规定和有效期等。

17.《医疗器械使用者付费和现代化法案》[Medical Device User Fee and Modernization Act（MDUFMA）of 2002]

http://www.fda.gov/RegulatoryInformation/Legislation/FederalFoodDrugandCosmeticActFDCAct/SignificantAmendmentstotheFDCAct/MedicalDeviceUserFeeandModernizationActMDUFMAof2002/default.htm

该法案要求医疗器械生产商向 FDA 缴纳额外的费用，使 FDA 在确保医疗器械安全的前提下加快医疗器械的审批。在适当的条件下，允许第三方对医疗器械进行监测。对回收再利用的一次性医疗器械的注册申请提出新的要求。

该法案共有三章内容，即医疗器械付费相关内容、关于医疗器械法规的修订、其他修订内容等。

18.《儿童最佳药品法案》(Best pharmaceuticals for Children Act)

http://www.fda.gov/RegulatoryInformation/Legislation/FederalFoodDrugandCosmeticActFDCAct/SignificantAmendmentstotheFDCAct/ucm148011.htm

该法案涉及的主要章节包括：已上市药物的儿科研究，药物研究的研究基金，对具有市场排他性的药物的批准申请的持有人的书面要求，及时变更授予排他性药物的标签及药品费用，儿科疗法办公室，新生儿，自动废止期，儿科信息的传播，澄清 FDCA 相关法条下儿科排他性的相互影响，促进药物审批，涉及儿童研究的相关研究，建立国家卫生研究院，儿科药理咨询委员会，肿瘤药理咨询委员会的儿科小组委员会，儿科排他性方案的报告，不良反应事件报告，少数民族儿童和儿科排他性计划，技术和遵守修订。

19.《兽药使用者付费法案》(Animal Drug User Fee Act of 2003)

http://www.fda.gov/RegulatoryInformation/Legislation/FederalFoodDrugandCosmeticActFDCAct/SignificantAmendmentstotheFDCAct/AnimalDrugUserFeeActof2003/default.htm

该法案目的是以通过法律保障为新兽药审批程序的资金来源开辟一条新渠道，以巩固 FDA 的新兽药审评能力，提高 FDA 的兽药审评速度和效率，使安全有效的新兽药产品更快地得以应用。该法案要求对兽药申请人及其他相关人员收取额外的费用来缩短兽药评审的时间。

20.《儿科研究公平法案》(Pediatric Research Equity Act of 2003)

http://www.frwebgate.access.gpo.gov/cgi-bin/getdoc.cgi?dbname=108_cong_public_laws&docid=f: publ155.108

FDA 有明确的权力，当其他措施不足以保证药品对儿童安全有效时，要求对药品进行儿科试验。

21.《较少使用及少数物种动物保健法案》(The Minor Use and Minor Species Animal Health Act of 2004)

http://www.fda.gov/RegulatoryInformation/Legislation/FederalFoodDrugandCosmeticActFDCAct/SignificantAmendmentstotheFDCAct/MinorUseandMinorSpeciesAnimalHealthActof2004/default.htm

与 1996 年的 MUMSA 立法目的相同，都是针对美国所谓的限用动物药品与稀有物种用药不足而制定的。目的是鼓励为除马、猫、猪、牛、火鸡和狗外的动物和其他物种研发治疗药品，因为兽药生产商对开发上述药品没有兴趣，另外，该法案希望在 MUMSA 的基础上进一步增强法规在实践中的可操作性。

22.《饮食补充剂和非处方药保护法案》(Dietary Supplement and Nonprescription Drug Consumer Protection Act)

http://www.fda.gov/RegulatoryInformation/Legislation/FederalFoodDrugandCosmeticActFDCAct/SignificantAmendmentstotheFDCAct/ucm148035.htm

该法案内容涉及非处方药严重不良反应事件报告，饮食补充剂严重不良反应事件报告，禁止伪造报告，某些非处方药和饮食补充剂的进口。

23.《食品药品管理法修正案》[Food and Drug Administration Amendments Act (FDAAA) of 2007]

http://frwebgate.access.gpo.gov/cgi-bin/getdoc.cgi?dbname=110_cong_public_laws&docid=f: publ085.110

2007年9月27日，美国总统乔治·W.布什签署了该法案。该法案修订了处方药申报者付费法案（Prescription Drug User Fee Amendments of 2007）和医疗器械付费法案（Medical Device User Fee Amendments of 2007），重新并扩大了授权。该法案保障了FDA的工作人员能够有额外的资源进行新药和医疗器械的复杂和综合性的评审。另外，该法案授权FDA收取电视广告审评费用，收取的各种费用将使得FDA及制药产业进入全面的电子化时代，FDA将建立一个电子监测系统对不良事件进行监测。同时，重新修订了《儿童最佳药品法案》（Best Pharmaceuticals for Children Act, BPCA）和《儿科研究公平法案》（Pediatric Research Equity Act, PREA），这两个法案非常鼓励儿科研究、重视儿科发展与儿科治疗。

此外，该法案还包括《儿童医疗器械和促进法案》（Pediatric Medical Device Safety and Improvement Act of 2007）、里根－乌德尔基金会、利益冲突、临床试验数据、临床试验设计指南、加强药品上市后的监管、食品安全和一些其他规定等。

24.《防止家庭吸烟和控制烟草法案》（Family Smoking Prevention and Tobacco Control Act）

http://www.gpo.gov/fdsys/pkg/PLAW-111publ31/pdf/PLAW-111publ31.pdf

为了保护公众健康，美国国会于2009年6月22日颁布了该法案，赋予了FDA管理烟草产品的前所未有的权力。该法案要求美国FDA建立烟草制品相关研究机构；要求所有烟草制品生产商到FDA重新登记备案，并提交目前生产卷烟制品的成分清单；禁止在卷烟生产中使用含糖果味、水果香味的天然及人工合成香料，但薄荷香味香料除外；制定了相应的市场准入制度；要求生产商增强吸烟有害健康的警示图片的使用等。

25.《生物药价格竞争及创新法案》（Biologics Price Competition and Innovation Act of 2009, BPCI）

https://www.fda.gov/downloads/Drugs/.../UCM216146.pdf

该法案确立了生物类似药上市的简化程序，希望通过竞争来降低药价，达到医疗改革目的。

26.《FDA安全及创新法案》（Food and Drug Administration Safety and Innovation Act, FDASIA）

https://www.gpo.gov/fdsys/pkg/PLAW-112publ144/pdf/PLAW-112publ144.pdf

该法案设立了"突破性疗法认定"，旨在加速开发及审查治疗严重的或威胁生命的疾病的新药。

27.《21世纪治愈法案》（21st Century Cures Act）（2016年12月13日）

https://www.fda.gov/downloads/RegulatoryInformation/LawsEnforcedbyFDA/SignificantAmendmentstotheFDCAct/21stCenturyCuresAct/UCM562852.pdf

该法案将要求 FDA 简化药品审批流程，考虑更多具有弹性的临床试验形式，该法案不仅进一步推动 FDA 对新药审评的改革，也赋予国立卫生研究院更多的研究资源，促进基础医学研究的发展。

28.《2017 FDA 重新授权法案》[FDA Reauthorization Act（FDARA）of 2017]

https://www.congress.gov/115/plaws/publ52/PLAW-115publ52.pdf

该法案旨在修订和扩展药品、医疗器械、仿制药和生物制品的用户付费程序，并对 REMS 进行了进一步完善；增强药品供应链管控。FDARA 强调，任何未获得 FDA 授权的药品，不得在美国境内销售（出现药品短缺或部分加拿大药品除外）。并且，进口药品销售时应加相应的标识。另外，FDARA 明确了售卖假药的惩处方式，最高处罚为 10 年有期徒刑。

三、FDA 与药品相关的指南文件

1.《接受国外临床试验的行业指南》（Guidance for Industry—Acceptance of Foreign Clinical Studies）

http://www.fda.gov/RegulatoryInformation/Guidances/ucm124932.htm

2001 年 5 月，HHS、FDA 以及 CDER、CBER、CDRH 联合发布了该行业指南，阐述了 FDA 有关"接受国外临床试验"的最新思想。

2.《给申办者、行业、研究者和 FDA 工作人员的指南——伴随药品、生物制品和医疗器械申请的证书应符合增加了 2007 年 FDCA 修正案标题三下内容的 PHS 法案第 402（j）部分的要求》[Guidance for Sponsors, Industry, Researchers, Investigators, and Food and Drug Administration Staff—Certifications To Accompany Drug, Biological Product, and Device Applications/Submissions: Compliance with Section 402（j）of The Public Health Service Act, Added By Title Ⅷ of The Food and Drug Administration Amendments Act of 2007]

http://www.fda.gov/RegulatoryInformation/Guidances/ucm125335h.tm

该指南对申办者、行业、研究者向相关部门提交的证书，如申请书类型和稿件形式提出了建议。

3.《补充和替代医疗产品以及 FDA 对该类药品的监管》（Guidance for Industry—Complementary and Alternative Medicine Products and Their Regulation by the Food and Drug Administration）

http://www.fda.gov/RegulatoryInformation/Guidances/ucm144657.htm

该指南公布于 2006 年 12 月，主要阐述了发布该指南的意义，定义了补充和替代医疗产品（CAM），介绍 CAM 与 FDA 监管的其他产品的关系，建议 FDA 如何监管 CAM。

4.《直接面向消费者的广播广告》（Guidance for Industry—Consumer-Directed Broadcast Advertisements）

http://www.fda.gov/RegulatoryInformation/Guidances/ucm125039.htm

该指南于 1999 年 8 月首次公布，2002 年 4 月 18 日更新。该指南为有兴趣通过广告媒体（如电视、广播、电话通信系统）直接向消费者做处方药广告和人用生物制品广告的申办者提供了指导。

5.《容器和密闭系统完好性检查代替作为无菌产品稳定性协议组成部分的无菌检查》（Guidance for Industry—Container and Closure System Integrity Testing in Lieu of Sterility Testing as a Component of the Stability Protocol for Sterile Products）

http://www.fda.gov/RegulatoryInformation/Guidances/ucm146074.htm

该指南就确认作为无菌生物产品、药品和医疗器械稳定性协议的一部分的容器和密闭系统完整性的使用方法，向生产商提出了建议。

6.《直接最终规则程序》（Guidance for FDA and Industry—Direct Final Rule Procedures）

http://www.fda.gov/RegulatoryInformation/Guidances/ucm125166.htm

该指南解释了FDA将在何时、如何采用直接最终规则制定。FDA相信，直接最终规则制定将加速例行或者其他任何无争议规则的颁布。

7.《关于21 CFR第11部分"电子记录，电子签名——范围和应用"的行业指南》（Part 11，Electronic Records; Electronic Signatures — Scope and Application）

http://www.fda.gov/RegulatoryInformation/Guidances/ucm125067.htm

该指南旨在描述FDA关于21 CFR第11部分中电子记录、电子签名的范围和应用的最新想法。

8.《关于21 CFR第11部分"电子记录，电子签名，电子记录的电子版本"的行业指南》（Guidance for Industry 21 CFR Part 11; Electronic Records; Electronic Signatures Electronic Copies of Electronic Records）

http://www.fda.gov/downloads/RegulatoryInformation/Guidances/UCM125032.pdf

该指南代表了FDA有关21 CFR Part 11中电子记录的电子版本、电子记录和电子签名的要求的最新看法。旨在指导制药行业，指导有关人员遵守规则和法律，同时指导FDA工作人员进行相关的监管。

9.《关于21 CFR第11部分"电子记录，电子签名术语集"的行业指南》（Guidance for Industry 21 CFR Part 11; Electronic Records; Electronic Signatures Glossary of Terms）

http://www.fda.gov/downloads/RegulatoryInformation/Guidances/UCM124950.pdf

该指南中定义了一些FDA会使用的关于电子记录、电子签名方面的术语。

10.《关于21 CFR第11部分"电子记录，电子签名的验证"的行业指南》（Guidance for Industry 21 CFR Part 11; Electronic Records; Electronic Signatures Validation）

http://www.fda.gov/downloads/RegulatoryInformation/Guidances/UCM124946.pdf

该指南涉及的主要内容是电子记录和电子签名的计算机系统的验证。

11.《医药产品紧急使用授权》（Guidance—Emergency Use Authorization of Medical Products）

http://www.fda.gov/RegulatoryInformation/Guidances/ucm125127.htm

该指南针对医药产品紧急使用授权问题，为行业、政府部门、FDA相关工作人员提出了一般性建议。

12.《用于治疗HIV的固定剂量组合包装药品》（Guidance for Industry—Fixed Dose Combination and Co-Packaged Drug Products for Treatment of HIV）

http://www.fda.gov/RegulatoryInformation/Guidances/ucm125278.htm

该指南旨在鼓励申办者向FDA提交用于治疗HIV的固定剂量组合包装药品的申请。

该指南清楚地阐述了这类申请的管理要求、关注重点以及如何应对这些问题。

13.《以电子格式提交管理文件的一般注意事项》（Guidance for Industry-Providing Regulatory Submissions in Electronic Format — General Considerations）

http://www.fda.gov/RegulatoryInformation/Guidances/ucm124737.htm

该指南讨论了所有电子监管文件的普遍性问题。

14.《药品供应链的安全标准——处方药包装的标准化数字识别》（Standards for Securing the Drug Supply Chain—Standardized Numerical Identification for Prescription Drug Packages）

http://www.fda.gov/RegulatoryInformation/Guidances/ucm125505.htm

该指南对 FDCA 第 505D 部分处方药包装的标准化数字识别的发展进行了解释与阐述，确认了包装标准化数字识别的水平，为保证药品供应链安全走出了第一步。

15.《以电子方式分发产品信息》（Guidance for Industry-Using Electronic Means to Distribute Certain Product Information）

http://www.fda.gov/RegulatoryInformation/Guidances/ucm125164.htm

该指南阐述了 FDA 关于通过电子方式分发产品信息的看法。

16. GCP 相关指南

《临床研究中电子源文件》（Electronic Source Documentation in Clinical Investigations）

http://www.fda.gov/downloads/Drugs/GuidanceComplianceRegulatoryInformation/Guidances/UCM239052.pdf

《新药研究申请——确定没有新药研究申请是否可以进行人体研究》[Investigational New Drug Applications（INDs）—Determining Whether Human Research Studies Can Be Conducted Without an IND]

http://www.fda.gov/downloads/Drugs/GuidanceComplianceRegulatoryInformation/Guidances/UCM229175.pdf

《新药研究申请和生物利用度/生物等效性研究的安全报告的要求》（Safety Reporting Requirement for INDs and BA/BE Studies）

http://www.fda.gov/downloads/Drugs/GuidanceComplianceRegulatoryInformation/Guidances/UCM227351.pdf

《临床研究批准后伦理委员会继续评审的伦理委员会、研究者和申办者指南》（Guidance for IRBs, Clinical Investigators, and Sponsors IRB Countinuing Review after Clinical Investigation Approval）

http://www.fda.gov/downloads/RegulatoryInformation/Guidances/UCM197347.pdf

17. 进出口相关指南

《FDA 进口证书的工业指南》（Guidance for Industry—FDA Export Certificates）

http://www.fda.gov/RegulatoryInformation/Guidances/ucm125789.htm

《基于 1996 年 FDA 出口改革和增强法案的出口工业指南》（Guidance for Industry—Exports Under the FDA Export Reform and Enhancement Act of 1996）

http://www.fda.gov/RegulatoryInformation/Guidances/ucm125799.htm

《良好进口商管理规范》（Guidance for Industry—Good Importer Practices）

http://www.fda.gov/RegulatoryInformation/Guidances/ucm125805.htm

18.《植物药开发行业指南》(Botanical Drug Development Guidance for Industry)

https://www.fda.gov/regulatory-information/search-fda-guidance-documents/botanical-drug-development-guidance-industry

本指南描述了 CDER 目前对 NDA 中提交的植物药适当开发计划的想法，以及关于提交 IND 以支持未来植物药 NDA 提交的具体建议。此外，本指南还提供了有关植物药非处方药专著系统的一般信息。

附录二
欧盟药品法律体系

一、在欧共体或欧盟内，与欧盟药品监管的相关指令（directive）

1. 2001/83/EC 指令

http://ec.europa.eu/health/files/eudralex/vol-1/dir_2001_83_cons2009/2001_83_cons2009_en.pdf

最主要的人用药品管理指令，人用药品使用的欧洲法典。在法典第二和第三款包含了欧盟医药法律的适用范围：即将在成员国市场上出现的所有人用药品。同时还规定，所有药品都必须是工业化方法生产的或者以包含工业化流程的方法制备的。在第三款中，还列出了不适用于本法律的药品，比如药房配药、临床试验用药、血液制品、待加工的中间体等。除此，法典不仅仅适用于将在欧盟范围上市的药品，还适用于用于出口的药品和半成品，Title Ⅷ涉及广告。

指令 2001/83 经修改后的现行内容
- 编撰（整合）了以前的指令。
- 涉及：
- – 定义；
- – 适用范围；
- – 上市许可的概念及程序；
- – 生产和进口；
- – 标识及包装产品说明；
- – 分类（处方/非处方）；
- – 批发；
- – 广告及信息；
- – 药物警戒；
- – 应用于人类血液和血浆制品的特别条款；
- – 监督和认可；
- – 常务委员会；
- – 基本条款。
- 增加的传统草药部分（2003）：
- – 建立了简化的草药注册程序；
- – 范围涵盖了传统草药（在欧洲有30年的使用经验）；
- – 减低了对记录的要求；
- – 无须对有效性进行证明；
- – 根据专题来分的物质列表；
- – 在欧盟药品管理局内设立草药委员会；

2. 2002/98/EC 指令

http://ec.europa.eu/health/files/eudralex/vol-1/dir_2002_98/dir_2002_98_en.pdf

该指令为采集、测试、加工、存储和分销人体血液和血液成分制定质量和安全标准，并修订了 2001/83/EC。

3. 2003/63/EC 指令

http://ec.europa.eu/health/files/eudralex/vol-1/dir_2003_63/dir_2003_63_en.pdf

修订了 2001/83/EC 有关人用药品的内容，采用新的药品申报格式 CTD。

4. 2004/24/EC 指令

http://ec.europa.eu/health/files/eudralex/vol-1/dir_2004_24/dir_2004_24_en.pdf

修订了 2001/83/EC 指令，是传统草药产品修正案、原料药的 GMP、针对传统草药药品简化注册的指令。这部指令规范了一个简化的注册步骤，即为对于传统草药的传统用途注册，旨在保护维持已经在欧洲市场有很长历史但是又不符合现代医药规范因此无法被定期授予市场许可的医药产品。

5. 2004/27/EC 指令

http://ec.europa.eu/health/files/eudralex/vol-1/dir_2004_27/dir_2004_27_en.pdf

修订了 2001/83/EC 指令，进一步规范了整个欧盟范围的药品法规，主要是关于上市许可管理，涉及对非专利药品（仿制药品）的简化注册程序和上市许可规则的修订，还提出药品上市许可的互认可和非集中程序，使得相互承认机制在成员国市场申请没有被许可的情况下也可以启动。对包装和广告规则及药物警戒学规则进行了实质性修订，同时提出了顺势疗法药品的简化注册程序及要求。

6. 2001/20/EC 指令

http://ec.europa.eu/health/files/eudralex/vol-1/dir_2001_20/dir_2001_20_en.pdf

临床试验管理规范（GCP），是欧盟有关"良好临床试验规范"的指令。涉及：良好临床试验规范、伦理委员会、临床试验许可、药物警戒、检查 & 试验用药、临床试验用药生产的 GMP（没有对原料药的正式要求，但"鼓励"采用 GMP），受 2005/28/EC 指令（有关 GCP 的原则和指南）的支持。

7. 2003/94/EC 指令

http://ec.europa.eu/health/files/eudralex/vol-1/dir_2003_94/dir_2003_94_en.pdf

规定了人用药品和临床试验用药品的 GMP 的原则和指南。

8. 2005/28/EC 指令

http://ec.europa.eu/health/files/eudralex/vol-1/dir_2005_28/dir_2005_28_en.pdf

制定了临床人用药品的临床试验管理规范（GCP）的原则和详细指南，以及对生产和出口这些产品的许可要求。

9. 89/105/EEC 指令

http://ec.europa.eu/health/files/eudralex/vol-1/dir_1989_105/dir_1989_105_en.pdf

涉及欧盟理事会关于人用药品定价的管理措施的透明化，包括国家健康保险系统。

10. 2008/29/EC 指令

https://eur-lex.europa.eu/legal-content/EN/TXT/PDF/？uri=CELEX: 32008L0029&rid=1

该指令主要是对 2001/83/EC 号指令的修订，其中涉及与人类使用的医药产品有关的共同体守则，以及赋予委员会的执行权力。

11. 2009/53/EC 指令

https://eur-lex.europa.eu/legal-content/EN/TXT/PDF/？uri=CELEX: 32009L0053&rid=1

该指令主要修订第 2001/82/EC 号指令和第 2001/83/EC 号指令，关于药品销售授权条款的变更（EEA 相关文本）。

12. 2009/120/EC 指令

https://eur-lex.europa.eu/legal-content/EN/TXT/HTML/？uri=CELEX: 32009L0120&rid=1

该指令主要修订 2001/83/EC 号指令中与人类使用的药物有关的高级治疗药物的共同体守则。

13. 2010/84/EU 指令

https://eur-lex.europa.eu/legal-content/EN/TXT/PDF/？uri=CELEX: 32010L0084&rid=1

该指令主要修订 2001/83/EC 号指令，其中涉及药物警戒的相关内容。

14. 2011/62/EU 指令

https://eur-lex.europa.eu/legal-content/EN/TXT/PDF/？uri=CELEX: 32011L0062&rid=1

修订 2001/83/EC 指令，该指令涉及人类使用的药品的社区代码，以防止伪造药品进入合法的供应链。

15. 2012/26/EC 指令

https://eur-lex.europa.eu/legal-content/EN/TXT/PDF/? uri=CELEX:32012L0026

修订了药物警戒的相关内容。

16. 2022/642/EC 指令

https://eur-lex.europa.eu/legal-content/EN/TXT/PDF/? uri=CELEX:32022L0642

关于英国在北爱尔兰以及塞浦路斯、爱尔兰和马耳他提供某些人用医药产品的义务变更。

二、欧盟药品监管的相关规章（regulation）

1. EC/726/2004

http://ec.europa.eu/health/files/eudralex/vol-1/reg_2004_726_cons/reg_2004_726_cons_en.pdf

该法规的颁布确立了药品上市许可申报、审批和监管程序，建立欧洲药品局 EMA，替代了欧盟理事会 EEC/2309/93 号法规。由 EMA 负责药品的上市许可集中程序审查及药品使用监督，并建立了新的药品评审程序，规定各种类型的药品，包括生物技术方法获得的产品以及含有新活性物质且具有一定医疗用途的人用药，欲申请在欧盟范围的上市许可，必须遵循药品集中审批程序进行申报。使 EMA 的组织结构和集中机制有了进一步的发展。

2. EC/297/95

http://ec.europa.eu/health/files/eudralex/vol-1/reg_1995_297/reg_1995_297_en.pdf

有关向欧洲药品管理局缴纳药品评审费用。

3. EC/2743/98

http://ec.europa.eu/health/files/eudralex/vol-1/reg_1998_2743/reg_1998_2743_en.pdf

理事会修订了 EC/297/95 中要求的药品评审费用。

4. EC/494/2003

http://ec.europa.eu/health/files/eudralex/vol-1/reg_2003_494/reg_2003_494_en.pdf

委员会修订了 EC/297/95 中要求的药品评审费用。

5. EC/1905/2005

http://ec.europa.eu/health/files/eudralex/vol-1/reg_2005_1905/reg_2005_1905_en.pdf

根据理事会法规修订了 EC/297/95 中要求的药品评审费用。

6. EC/312/2008

http://ec.europa.eu/health/files/eudralex/vol-1/reg_2008_312/312_2008_en.pdf

委员会修订了 EC/297/95，根据通货膨胀调整向欧洲药品管理局缴纳的药品评审费用。

7. EC/249/2009

http://ec.europa.eu/health/files/eudralex/vol-1/reg_2009_249/reg_2009_249_enpdf.

委员会修订了 EC/297/95，根据通货膨胀调整向欧洲药品管理局缴纳的药品评审费用。

8. EC/540/95

http://ec.europa.eu/health/files/eudralex/vol-1/reg_1995_540/reg_1995_540_en.pdf

规定了根据理事会法规（EEC）No.2309/93 批准的人用或者兽用药品不严重的可疑不良反应的报告安排，不管其反应是发生在共同体内还是第三方国家。

9. EC/1662/95

http://ec.europa.eu/health/files/eudralex/vol-1/reg_1995_1662/reg_1995_1662_en.pdf

规定了执行共同体制定有关人用或者兽用药品许可决策程序的详细安排。

10. EC/2141/96

http://ec.europa.eu/health/files/eudralex/vol-1/reg_1996_2141/reg_1996_2141_en.pdf

委员会规定了有关（EEC）No.2309/93 定义的药品的上市许可证转让申请检查的相关内容。

11. EC/141/2000

http://ec.europa.eu/health/files/eudralex/vol-1/reg_2000_141/reg_2000_141_en.pdf

为设立罕见病药物的委员会指定程序奠定了基础，设立鼓励罕见病药品研究、开发和上市的奖励措施，如申请费用降低，协助进行药品档案的准备，拥有 10 年独家经销权。

12. EC/847/2000

http://ec.europa.eu/health/files/eudralex/vol-1/reg_2000_847/reg_2000_847_en.pdf

规定了指定罕见病药品的标准，并对"类似的医药产品"和"临床优势"进行了定义。

13. EC/1084/2003

http://ec.europa.eu/health/files/eudralex/vol-1/reg_2003_1084/reg_2003_1084_en.pdf

有关检查成员国职能机构授权的人用或者兽用药品上市许可项目的变更。

14. EC/1085/2003

http://ec.europa.eu/health/files/eudralex/vol-1/reg_2003_1085/reg_2003_1085_en.pdf

有关检查（EEC）No.2309/93 定义的人用或者兽用药品上市许可项目的变更。

15. EC/2049/2005

http://ec.europa.eu/health/files/eudralex/vol-1/reg_2005_2049/reg_2005_2049_en.pdf

依照规章（EC）No.726/2004 规定了微型、小型和中型企业向欧洲药品管理局缴纳费用的规则和接受欧洲药品管理局的行政援助的规定。

16. EC/507/2006

http://ec.europa.eu/health/files/eudralex/vol-1/reg_2006_507/reg_2006_507_en.pdf

规章（EC）No.726/2004 范围内的人用药品的条件性上市许可。

17. EC/1901/2006

http://ec.europa.eu/health/files/eudralex/vol-1/reg_2006_1901/reg_2006_1901_en.pdf

儿童用药和对规章（EEC）No.1768/92、指令 2001/20/EC、指令 2001/83/EC 和规章（EC）No.726/2004 的修订。执行了对儿童药品的一系列要求，旨在建立专门针对这一特殊群体而研发的医药产品市场许可颁发监管系统。2007 年 1 月 26 日起生效。

为了对规章中所执行的重要领域提供科学支持，EMA 于 2007 年 7 月 26 日成立了一个科学委员会——儿科委员会。与 2004 年的修订有关的多个立法正在实施，包括在欧洲药品评估局下建立了一个儿童用药委员会，保障专利药品措施，保障专利过期药品措施，儿童用药调查计划（PIP）以及其他措施。

18. EC/1902/2006

http://ec.europa.eu/health/files/eudralex/vol-1/reg_2006_1902/reg_2006_1902_en.pdf

对 EC/1901/2006 有关儿童用药的内容做了修订。

19. 2008/C/243/01

http://ec.europa.eu/health/files/eudralex/vol-1/com_2008_jo243/com_2008_243_en.pdf

修订儿科研究计划、放弃及延缓要求、执行合规检查和重要研究评估的标准。

20. EC/658/2007

http://ec.europa.eu/health/files/eudralex/vol-1/reg_2007_658/reg_2007_658_en.pdf

对违反有关规章（EC）No.726/2004 规定的义务的上市许可进行罚款。

21. EC/1394/2007

http://ec.europa.eu/health/files/eudralex/vol-1/reg_2007_1394/reg_2007_1394_en.pdf

先进疗法药品，以及对指令 2001/83/EC 和规章（EC）No.726/2004 的修订（于 2008 年 12 月执行）。高级疗法条例（2005 年 11 月 16 日的委员会提案）仍在实施当中，保障较高的健康保护水平，协调和便利市场准入机制，提高生物科技产业的竞争力，提供较高的法律确定性，同时使技术保持足够的弹性与科学同步发展。

22. EC/1234/2008

http://ec.europa.eu/health/files/eudralex/vol-1/reg_2008_1234/reg_2008_1234_en.pdf

有关检查人用或者兽用药品上市许可项目的变更。

23. EC/536/2014

https://eur-lex.europa.eu/legal-content/EN/TXT/PDF/？uri=CELEX: 32014R0536&rid=1

2014 年 4 月 16 日，欧洲委员会采用了新的临床试验法规（EU）No.536/2014，以代替指令 2001/20/EC。（EU）No.536/2014 旨在建立一个有利的欧盟临床研究环境，维持受试者安全最高标准，并且增加临床试验信息的透明度。

三、其他欧盟药品监管各方面的指令和法规

1. 75/320/EEC

http://ec.europa.eu/health/files/eudralex/vol-1/dec_1975_320/dec_1975_320_en.pdf

该法规颁布于 1975 年 5 月 20 日,要求设立药学委员会。

2. 78/75/EEC

http://ec.europa.eu/health/files/eudralex/vol-1/dir_1978_25/dir_1978_25_en.pdf

该法规颁布于 1977 年 12 月 12 日,其近似于有关添加到医药产品中的有色染料的成员国法律。

3. 90/219/EEC

http://ec.europa.eu/health/files/eudralex/vol-1/dir_1990_219/dir_1990_219_en.pdf

该法规于 1990 年 4 月 23 日颁布,主要涉及转基因微生物的使用问题。

4. 98/81/EC

http://ec.europa.eu/health/files/eudralex/vol-1/dir_1998_81/dir_1998_81_en.pdf

该指令颁布于 1998 年 12 月 26 日,对 90/219/EEC 指令中有关转基因微生物使用的问题做出了修订。

5. 2001/18/EC

http://ec.europa.eu/health/files/eudralex/vol-1/dir_2001_18/dir_2001_18_en.pdf

该法规颁布于 2001 年 3 月 12 日,考虑开放转基因生物环境,同时废除了 90/220/EEC 指令。

6. EEC/1768/92

http://ec.europa.eu/health/files/eudralex/vol-1/reg_1992_1768/reg_1992_1768_en.pdf

该法规颁布于 1992 年 6 月 18 日,主要涉及创建医药产品补充保护证明的问题。

7. 6/5/1982

http://ec.europa.eu/health/files/eudralex/vol-1/com_1982/com_1982_en.pdf

主要内容为已经获得上市许可的专利医药产品的平行进口问题。

8. 94/C 82/04

http://ec.europa.eu/health/files/eudralex/vol-1/com_1994/com_1994_en.pdf

该文件于 1993 年 6 月 14 日通过,为符合国会 1993 年 7 月 22 日的 2309/93/EEC 和国会 93/39/EEC、93/40/EEC、93/41/EEC 指令的规定,委员会在该文件中阐述了人用药品和兽药的新上市许可程序的实施问题。

9. 98/C 229/03

http://ec.europa.eu/health/files/eudralex/vol-1/com_1998/com_1998_en.pdf

有关医药产品社区上市许可程序的问题。

10. 2004/C 24/03

http://ec.europa.eu/health/files/eudralex/vol-1/com_2004_c24/com_2004_c24_en.pdf

该文件由 CPMP 和 CVMP 批准,是有关通过人用药和兽药的使用,以减少动物海绵状脑病传播风险的代理商的注意事项。

11. 2006/C 133/05

http://ec.europa.eu/health/files/eudralex/vol-1/com_2006_133/com_2006_133_en.pdf

2001/83/EC 指令第 29（1）和（2）部分陈述了公众健康潜在严重威胁的内容，而该文件定义了公众健康潜在严重威胁。

12. 2008/C 243/09

http://ec.europa.eu/health/files/eudralex/vol-1/com_2008_jo243/com_2008_243_en.pdf

该文件涉及的内容包括：协商或修正儿科研究计划的申请的格式和内容的准则及其要求豁免或延期的准则，关于合规检查的实施和评估重大研究的标准的内容。

附录三
英国药品法律体系

一、欧盟相关立法

1. Directive 2001/83/EC

通过该指令，欧盟对人用药品做出了翔实的规定，其后通过 2004/27/EC、2004/24/EC、2002/98/EC 对其做出了修订。该指令对欧盟范围内人用药品的证件、生产和销售做出了规定。

2. Directive 2003/94/EC

http://eur-lex.europa.eu/LexUriServ/LexUriServ。do?uri=CELEX: 32003L0094:EN:NOT

该指令于 2003 年 10 月 8 日公布，主要规定了人用药品以及用于研究的药品的良好临床试验管理规范的原则和指导。

二、英国国家立法

1.《药品法》(Medicines Act 1968)

http://www.legislation.gov.uk/ukpga/1968/67/contents

《药品法》是英国英关于药品的最主要的立法，该法案规定了药品管理的生产、销售、进口等环节的相关监管程序与原则。

2.《人用药品（生产、批发贸易及其他修正）条例（SI2005 No.2789）》The Medicines for Human Use (Manufacturing, Wholesale Dealing and Miscellaneous Amendments) Regulation (SI2005 No.2789)

http://www.legislation.gov.uk/uksi/2005/2789/contents/made

为执行欧盟 2001/83/EC 指令，英国制定了该条例。其与生产商和批发商相关证件的申请有关，该条例规定了申请的形式和方式，以及每个应用程序的指定信息。

3.《1992 年（药品生产商对进口产品的承诺）修正条例》The Medicines (manufacturer's Undertakings for Imported Products) Amendment Regulations 1992

http://www.legislation.gov.uk/uksi/1992/2845/contents/made

该条例规定了进口产品制造商的经营条件。

4.《1994 年人用药品（上市许可等）条例》Medicines for Human Use (Marketing Authorisations Etc) Regulations 1994

http://www.legislation.gov.uk/uksi/1994/3144/contents/made

根据 2001/83/EC 指令规定了各成员国主管当局的职能、职责，英国制定了该条例，并且由英国批准药品上市的部门执行其相关规定。同时，未经主管当局批准的人用药品不可以在英国上市或销售。

5.《1995 年药品（人用产品-收费）条例》The Medicines (Products for Human Use-Fees) Regulations 1995

http://www.legislation.gov.uk/uksi/1995/1116/contents/made

根据1971年《英国药品法》中有关上市许可、执照和人用药产品的证明的相关规定，本条例制定了相应的收费标准。

6.《2004年人用药品（临床试验）条例》The Medicines for Human Use（Clinical Trials）Regulations 2004

http://www.legislation.gov.uk/uksi/2004/1031/contents/made

该条例根据2001/20/EC指令中有关良好临床试验规范的法律、法规以及欧盟其他成员国在GCP监管经验，制定了英国人用药品良好临床试验管理规范，即GCP。

7.《2003年无证人用医疗产品（传染性海绵状脑病）（安全）条例》The Unlicensed Medicinal Products for Human Use（Transmissible Sponigform Encephalopathies）（Safety）Regulations 2003

http://www.legislation.gov.uk/uksi/2003/1680/contents/made

为了最大限度地减少通过药品传播传染性海绵状脑病（transmissible spongiform encephalopathies），该条例对人用药品进口以及无认证人用药品营销做出了规定。

8.《1997年处方药（人用）令》Prescription Only Medicines（Human Use）Order 1997

http://www.legislation.gov.uk/uksi/1997/1830/contents/made

该条例明确地描述了处方药及处方药的分类。

9.《2012年人用药品条例》The Human Medicines Regulations 2012

http://www.legislation.gov.uk/title/the%20human%20medicines%20regulations?page=1

The Human Medicines（Amendment）Regulations 2018/2017/2016/2015/2014/2013

http://www.legislation.gov.uk/title/medicine?page=1

这条法律于2012年8月生效，废除或撤销英国现有的关于授权、销售和供应供人类使用的药物产品的大部分立法，包括1968年的《药品法》和大量的法定文书，并以合理的形式将其效果集中在一个地方。

10.《2013年管制药品（监督、管理和使用）条例》The Controlled Drugs（Supervision of, Management and Use）Regulations 2013

https://www.legislation.gov.uk/all?title=The%20Controlled%20Drugs%28Supervision%20of%2CManagement%20and%20Use%29Regulations

其目的是支持在立法方面所做的改变，并继续在英格兰和苏格兰促进关于安全管理和使用管制药物的良好管理。

11.《2016年药品（人用产品）（收费）条例》[The Medicines（Products for Human Use）（Fees）Regulations 2016］

http://www.legislation.gov.uk/uksi/2016/190/contents

12.《2016年增值税（药品、药品、艾滋病、慈善等）令》[The Value Added Tax（Drugs, Medicines, Aids and Charities, etc.）Order 2016］

http://www.legislation.gov.uk/uksi/2016/620/pdfs/uksi_20160620_en.pdf

13.《2018年品牌健康服务（成本）条例》[The Branded Health Service Medicines（Costs）Regulations 2018］

http://www.legislation.gov.uk/uksi/2018/345/pdfs/uksi_20180345_en.pdf

14.《兽药条例2013》[The Veterinary Medicines Regulations 2013］

http://www.legislation.gov.uk/uksi/2013/2033/contents

附录四
日本药品法律体系

日本药品法律法规主要分三类：由日本议会批准通过的称法律，由日本政府内阁批准通过的称政令或法令，由日本厚生省大臣批准通过的称告示或省令。日本议会批准颁布的关于药品监管的法规有《药事法》《药剂师法》《麻醉药品、精神药品控制法》《阿片法》《大麻控制法》《兴奋剂控制法》《失血和献血控制法》《有毒有害物质控制法》等。另外，值得注意的是，日本某些法律法规并不是某个单独的文件，而是由若干相关文件汇编而成的。

1.《关于确保医药品、医疗器械等质量、有效性及安全性的法律》

http://wwwhourei.mhlw.go.jp/cgi-bin/t_docframe.cgi?MODE=hourei&DMODE=CONTENTS&SMODE=NORMAL&KEYWORD=&EFSNO=574

日本药事法起源于1889年制定的《药品加工与销售管理条例》，1943年制定了《药事法》，后于1948年、1960年进行了全面修订，于1979年、1983年、1993年、2002年、2006年、2013年进行了部分修订。

现行日本《关于确保医药品、医疗器械等质量、有效性及安全性的法律》包括18章91条，适用于药品、准药品、化妆品和医疗器械和再生医疗产品。

第1章：总则（第1、2条），陈述立法目的、相关定义。

第2章：县立药事委员会（第3条），主要为该委员会的设立。

第3章：药房（第4条—第11条），包括许可标准、药房设立限制条件、药房监管、监管人员职责、经营者要求等。

第4章：药品和化妆品生产企业/销售企业和生产企业（第12条—第23条）。

第5章：体外诊断和医疗设备生产企业与销售企业管理

第1节：体外诊断和医疗设备生产企业与销售企业管理（第23-2条—第23-2-22条）

第2节：注册机构认证（第23-2-23条—第23-19条）。

第6章：再生医药等产品生产企业与销售企业管理（第23-20条—第23-42条）

第7章：药品、医疗器械与再生医疗零售商

第1节：药品零售商（第24条—第38条）。

第2节：医疗器械的零售商、出租商和维修商（第39条—第40-4条）

第3节：再生医学等产品的零售商（第40-5条—第40-7条）

第8章：药品标准与官方证明文件（第41条—第43条）

第9章：药品管理

第1节：毒剧药管理（第44条—第48条）

第2节：药品管理（第49条—第58条）

第3节：类药品管理（第59条—第60条）

第4节：化妆品管理（第61条—第62条）

第5节：医疗器械管理（第63条—第65条）

第6节：再生医学产品管理（第65-2条—第65-5条）

第 10 章：药品广告（第 66 条—第 68 条）

第 11 章：药品安全措施（第 68-2 条—第 68-15 条）

第 12 章：生物制品的免责条款（第 68-16 条—第 68-25 条）

第 13 章：监督（第 69 条—第 76-3-3 条）

第 14 章：药品行政评价与监督委员会（第 76-3-4 条—第 76-3-12 条）

第 15 章：指定药物管理（第 76-4 条—第 77 条）

第 16 章：孤儿药、孤儿医疗器械及孤儿再生医学的认定（第 77-2 条—第 77-7 条）

第 17 章：杂项规定（第 78 条—第 83-5 条）

第 18 章：罚则（第 83-6 条—第 91 条）。

2.《药师法》(Pharmacists Law)

http://wwwhourei.mhlw.go.jp/cgi-bin/t_docframe.cgi?MODE=hourei&DMODE=CONTENTS&SMODE=NORMAL&KEYWORD=&EFSNO=662

日本《药师法》分为五章 33 条，分别为总则（即一般规定）、许可、审判、业务、罚则，以及部分补充内容。

3.《药品不良反应受害者救济、研究开发、产品审评组织法》(The Law of the Organization for Drug ADR Relief, R&D Promotion and Product Review)

http://wwwhourei.mhlw.go.jp/hourei/html/tsuchi/contents.html

该法为因发生药品不良反应而遭受损害的受害者提供了救济的法律依据；同时促进了对药品、医疗器械等的研究。

4.《有毒有害物质控制法案》(Poisonous and Deleterious Substances Control Law)

http://wwwhourei.mhlw.go.jp/hourei/html/tsuchi/contents.html

该法主要控制药品、半成品之外的物质对人体造成的伤害。

5.《麻醉药品、精神药品控制法》(Narcotic and Psychotropic Control Law)

http://wwwhourei.mhlw.go.jp/hourei/html/tsuchi/contents.html

日本有 149 个相关的文件，通过该法加强了对麻醉药品和精神药品的管理。

6.《大麻控制法》(Cannabis Control Law)

http://wwwhourei.mhlw.go.jp/hourei/html/tsuchi/contents.html

日本《大麻控制法》由先后公布的 4 个文件组成，规定了大麻管理的具体法规。

7.《阿片法》(Opium Law)

http://wwwhourei.mhlw.go.jp/hourei/html/tsuchi/contents.html

日本先后公布了 6 个关于鸦片控制的文件，对鸦片进行了良好控制。

8.《兴奋剂控制法》(Stimulants Control Law)

http://wwwhourei.mhlw.go.jp/hourei/html/tsuchi/contents.html

日本《兴奋剂控制法》包括 25 个相关文件，规定了对兴奋剂的监管与控制。

9.《失血和献血控制法案》(Bleeding and Blood Donor Supply Service Control Law)

http://wwwhourei.mhlw.go.jp/hourei/html/tsuchi/contents.html

该法案由 84 个相关文件汇编而成。

10.《独立行政法人医药品医疗器械综合机构法》(National Institute of Pharmaceuticals and Medical Devices Agency)

http://wwwhourei.mhlw.go.jp/hourei/html/tsuchi/contents.html

该法案由 6 个相关文件汇编而成。

11.《关于含有有害物质家庭用品的管理法》(Act on Regulation of Household Goods Containing Hazardous Substances)

http://wwwhourei.mhlw.go.jp/hourei/html/tsuchi/contents.html

该法案由 38 个相关文件汇编而成。

12.《关于化学物质审查和制造规则等的法律》(Law Concerning Examination of Chemical Substances and Regulation of Manufacture)

http://wwwhourei.mhlw.go.jp/hourei/html/tsuchi/contents.html

该法案由 23 个相关文件汇编而成。

13.《关于特定丙型肝炎病毒感染救济受害者特别措施的法案》(Act on Special Measures for Relief Victims of Specific Hepatitis C Virus Infection)

http://wwwhourei.mhlw.go.jp/hourei/html/tsuchi/contents.html

该法案由 3 个相关文件汇编而成。

附录五

英文缩写汇编表（按首字母排序）

A

AANIList: Australian Approved Names for Pharmaceutical Substances 澳大利亚批准使用的药用物质名录

ABPI: Association of the British Pharmaceutical Industry 英国制药工业联合会

ACCME: Accreditation Council for Continuing Medical Education ［美］继续医学教育评审委员会

ACPE: American Council on Pharmaceutical Education 美国药学教育委员会

ACTIS: AIDS Clinical Trials Information Service ［美］AIDS 临床试验信息服务中心

ADE: adverse drug event 药品不良事件

ADEC: Australian Drug Evaluation Committee 澳大利亚药品评价委员会

ADME: absorption, distribution, metabolism, excretion（药物的）吸收、分布、代谢与排泄

ADR: adverse drug reaction 药品不良反应

ADRM: adverse drugs reactions monitoring 药品不良反应监测

AE: adverse effect 副作用

AERS: Adverse Event Reporting System ［美］不良事件报告系统

AFR: annual financial result 年度财务报表

AHFS: American hospital formulary service 美国医院处方服务

Afssaps: French Health Products Safety Agency 法国健康产品安全局

AIMD: Active Implantable Medical Device ［欧］有源植入医疗器械指令

AIP: Application Integrity Policy ［美］申请的诚信度处理政策

AMDUCA: Animal Medicinal Drug Use Clarification Act ［美］兽药使用诊释法案

AMA: American Medical Association 美国医学会

ANDA: abbreviated new drug applications 简明新药申请

API: active pharmaceutical ingredient 原料药

ARTG: The Australian Register of Therapeutic Goods 澳大利亚药品和医疗器械注册名录

ASM: the active substance manufacturer 活性物质生产商

ASMF: active substance master file 活性物质主控文件

ASMR: Amélioration du Service Médical Rendu ［法］提高的价值的评估

ATF: Bureau of Alcohol, Tobacco & Firearms ［美］酒、烟草和火器管理局

B

BCDSP: Boston Collaborative Drug Surveillance Program 波士顿药品监测合作计划

BfArM: Bundesinstitut für Arzneimittel und Medizinprodukte 德国联邦药品和医疗器械机构

BIMO: Bioresearch Monitoring 生物研究试验监测体系
BKK: Bundesverband der Betriebskrankenkassen［德］疾病基金组织
BLA: Biologics License Application［美］生物制品许可申请
BP: British Pharmacopoeia 英国药典
BPC: British Pharmacopoeia Commission 英国药典委员会
BPCA: The Best Pharmaceuticals for Children Act［美］儿童最佳药品法案
BRT: Botanical Review Team［美］植物药审评组

C

CADREAC: Collaboration Agreement between Drug Regulatory Authorities in European Union Associated Countries 欧盟的药物立法当局合作协定
CAM: complementary and alternative medicine 补充和替代医疗产品
CBER: Center for Biologics Evaluation and Research［美］生物制品评价和研究中心
CDC: Centers for Disease Control［美］疾病预防控制中心
CDER: Center for Drug Evaluation and Research［美］药品评价与研究中心
CDRH: Center for Devices and Radiological Health［美］设备仪器与放射健康中心
CDSCO: Central Drug Standard Control Organization［印度］中央药品标准控制机构
CDSL: Commission on Dietary Supplement Labels［美］饮食补充剂标签管理委员会
CDSM: the Committee on Dental and Surgical Materials［英］牙科和外科用材料委员会
CEP: certificate of European pharmacology 欧洲药典的适应性认证
CEPS: Economic Committee for Healthcare Products 健康产品经济委员会
CFR: Code of Federal Regulation［美］联邦行政法规
CFSAN: The Center for Food Safety and Applied Nutrition 食品安全和营养供给中心
cGLP: Current Good Laboratory Practice 现行药物非临床研究质量管理规范
CGMP: Current Good Manufacture Practices 美国现行生产质量管理规范
CHCF: Complementary Healthcare Consultant Forum［澳］传统医药咨询论坛
CHM: Commission on Human Medicines［英］人用药品委员会
CHMP: Committees for Human Medicinal Products［欧］人用药品委员会
CHPB: Canadian Health Protection Branch 加拿大卫生保健局
CMC: chemistry, manufacturing and controls 化学、生产和控制
CME: continuing medical education 继续医学教育
CMEC: the Complementary Medicines Evaluation Committee［澳］传统医药评审委员会
CMS: concerned member state［欧］有关成员国
COMP: European Committee for Orphan Medicinal Products［欧］罕用药品委员会
COS: Certificate of Suitability 欧洲药典的适应性认证
CPAC: Central Pharmaceutical Affairs Council［美］中央药事委员会
CPG: Compliance Policy Guide［美］遵守政策指南
CPGM: Compliance Program Guidance Manual［美］（生物试验监查）相关指南的遵从性
CPI: consumer price index 消费者物价指数

CPJE: California Pharmacist Jurisprudence Exam 加州药师法规考试
CPMP: Committee for Medicinal Products［欧］药品审评委员会
CPMP: Committee for Proprietary Medicinal Products［欧］专利药品委员会
CRA: clinical research associate 临床研究监察员
CRC: Clinical Research Coordinator［日］临床研究协调员
CRF: case report form 病历报告表格
CRM: Committee on Review of Medicines［英］药品审评委员会
CRO: Contract Research Organization 合同研究组织
CSA: The Controlled Substances Act［美］特殊管制药物法案
CSM: Committee on Safety of Medicines［英］药品安全委员会
CSO: Consumer Safety Offices［美］消费者安全官员
CTD: Common Technical Document 通用技术文件 / 常规技术文件
CTX: Clinical Trial Exemption 临床试验豁免计划
CVM: Center for Veterinary Medicine［美］兽药中心
CVMP: Committee for Veterinary Medicinal Products［欧］兽用药品委员会

D

DC: Department of Commerce 商务部
DDMAC: Division of Drug Marketing, Advertising and Communication［美］药品营销、广告和交流司
DEA: Drug Enforcement Administration［美］管制（特殊）药品监督管理局
DHR: device history record 医疗器械历史记录
DH: Department of Health 卫生部
DHSS: Department of Health and Social Services［英］卫生和社会事务部
DMETS: Division of Medication Errors and Technical Support［美］药物治疗错误和技术支持部
DMF: drug master file 药物主控文件
DMR: device master record 医疗器械主记录
DMRC: Defective Medicines Report Centre［英］缺陷药品报告中心
DOT: Department of Transportation［美］交通部
DQRS: Drug Quality Reporting System［美］药品质量报告系统
DSHEA: Dietary Supplement Health and Education Act 饮食补充剂健康和教育法案
DSOB: Drug Safety Oversight Board［美］药品安全监督委员会
DSRU: Drug Safety Research Unit 药品安全性研究中心
DTC: direct to consumer 直接面向消费者
DTPA: Deceptive Trade Practices Consumer Protection Act［美］欺诈性贸易行为中的消费者保护法案

E

EC: European Community 欧洲共同体

EDMF: European drug master file 欧盟药品主文件

EDQM: European Directorate for Quality Medicines 欧洲药品质量管理局

EEC: The European Economic Community 欧共体

EFPIA: European Federation of Pharmaceutical Industries and Associations 欧洲制药工业协会联合会

EFTA: European free trade area 欧洲自由贸易区

EIRs: Establishment Inspection Reports ［美］设备检查报告

EMA: European Agency for the Evaluation of Medicinal Products 欧洲药品局（原名为欧洲药品评价管理局）

EMP: Essential Medicines and Pharmaceutical Policies ［WHO］基本药物和药物政策司

EPA: Environmental Protection Agency ［美］环境保护局

EPARs: European Public Assessment Reports 欧盟公众评估报告

EPO: erythropoietin 促红细胞生成素

ESC: Economics Sub Committee ［澳］经济学分委员会

EU: European Union 欧盟

EWGs: expert working groups 专家工作组

F

FBI: Federal Bureau of Investigation 联邦调查局

FCC: Federal Communications Commission ［美］联邦通信委员会

FCH: family and community health 家庭和社区卫生

FDA: Food and Drug Administration ［美］食品药品监督管理局

FDAAA: Food and Drug Administration Amendments Act ［美］食品药品管理法修正案

FDAMA: Food and Drug Administration Modernization Act ［美］食品药品监管现代化法案

FDARA: FDA Reauthorization Act ［美］FDA重新授权法案

FDCA: Food, Drug, and Cosmetic Act ［美］联邦食品、药品与化妆品法案

FIFO: first in, first out 先进先出

FIP: International Pharmaceutical Federation 国际药学联合会

FPGEC: Foreign Pharmacy Graduate Examination Committee ［美］国外药学教育测试委员会

FPGEE: Foreign Pharmacy Graduate Equivalency Examination ［美］外国药学毕业等同性考试

FPL: final printed labeling ［美］最终印刷标签

FR: Federal Register ［美］联邦公报

FTC: Federal Trade Commission 美国联邦贸易委员会

FTCA: Federal Trade Commission Act 联邦贸易委员会法案

FUMs: follow-up measures ［欧］后续措施

G

GCP: good clinical practice 临床试验管理规范

GDP: good distribution practice of medicinal products for human use 药品流通管理规范

GGP: the good guidance practices 指南的制定与使用遵守的管理规范

GHTF: The Global Harmonization Task Force 全球医疗器械协调组织

GLP: good laboratory practice 药物非临床研究质量管理规范

GMP: good manufacturing practice 药品生产质量管理规范

GPP: good pharmacovigilance practice 药物警戒管理规范

GPP: good pharmacy practice 优良药房工作规范

GPMSP: Good Post-Marketing Surveillance Practices〔日〕药品上市后监视管理规范

GPRD: general practice research database 一般业务研究数据库

GPSP: Good Post-Marketing Study Practice〔日〕药品上市后研究质量管理规范

GQP: Good Quality Practice〔日〕药品质量管理规范

GRP: good review practice 良好审评注册管理规范

GSA: General Services Administration 美国联邦政府总务管理局

GSL: general sales list 普通销售目录药

GSP: good supplying practice 药品经营质量管理规范

GVP: Good Vigilance Practice〔日〕优良药物警戒规范

H

HACCP: hazard analysis critical control point 危害分析和关键点控制

HAS: Haute Autorité de santé 法国卫生评估机构

HDAP: Human Drug Advisory Panel〔加〕人用药品咨询专家组

HHS: Health and Human Service 美国卫生和社会福利部

HHS: Human and Health Service 美国人类健康服务部

HIMA: Health Industry Manufacturers Association〔美〕医疗卫生工业制造商协会

HIPAA: Health Insurance Portability and Accountability Act 健康保险携带和责任法案

HMO: Health Maintenance Organization〔美〕健康维护组织

HMPC: Committee for Herbal Medicinal Products〔欧〕草药药品委员会

HPFB: Health Products and Food Branch〔加〕健康产品与食品局

HSS: Health Systems and Services〔WHO〕健康系统和服务

I

ICH: The International Conference on Harmonization of Technical Requirements for Registration of Pharmaceuticals for Human Use 人用药品注册技术规定国际协调会议

ICDRA: International Conference of Drug Regulatory Authorities 国际药品管理当局会议

ICMJE: International Committee of Medical Journal Editors 世界医学期刊编辑委员会

IDE: investigational device exemption 研究用医疗器械豁免

IFPMA: International Federation of Pharmaceutical Manufacturers Associations 国际制药

工业协会联合会

IMP: investigational medicinal product 试验用样品

IMPACT: The International Medical Products Anti-counterfeiting Taskforce Secretariat［WHO］国际医疗产品打假特别工作组秘书处

IND: Investigational New Drug Application 新药研究申请

INP: Independent National Procedure［欧］成员国审批程序

IOCM: 欧洲自由贸易区的药品控制国际办公室

IRB: Institutional Review Board 伦理委员会

ISO: International Organization for Standardization 国际标准化组织

IVDD: In Vitro Diagnostic Medical Devices Directive［欧］体外诊断医疗器械指令

J

JPA: Japan Pharmaceutical Association 日本药剂师协会

JPMA: Japan Pharmaceutical Manufactures Association 日本制药工业协会

K

KIKO:［日］药物安全性研究部门

M

MA: marketing authorization 药品上市许可

MAA: Marketing Authorization Application［欧］药品上市许可申请

MAB: Manufacturer Assessment Branch［澳］生产商评估处

MAR: Medicine Access and Rational Use［WHO］药品获取和合理使用部门

MAV: Marketing Authorization Valuation［欧］上市许可评估

MCA: Medicines Control Agency［英］药品控制局

MDA: Medical Devices Agency［英］医疗器械局

MDD: Medical Device Directive［欧］医疗器械指令

MDR: Medical Device Reporting system［美］医疗器械报告制度

MDUFMA: Medical Device User Fee and Modernization Act［美］医疗器械使用者付费和现代化法案

MHRA: Medicines and Healthcare products Regulatory Agency 英国药品和健康产品管理局

MHW: Ministry of Health and Welfare 日本厚生省

MLHW: Minister of Labor and Health Welfare［日］劳动卫生福利部门

MHLW: the Ministry of Health, Labor, and Welfare［日］厚生劳动省

MIE: Medicine Information and Evidence for Policy［WHO］基于证据和信息的药品政策的信息和证据的团队

MMP: MedWatch to Manufacturer Program［美］医学监督之生产商计划

MOT: margin of tolerance 可容忍区域

MPC: Medicine Programme Coordination［WHO］药品项目协调团队

MPJE: The Multistate Pharmacy Jurisprudence Examination［美］各州药房法考试
MRP: mutual recognized procedure［欧］互认可程序

N

NABP: National Association of Boards of Pharmacy［美］全国药房理事会协会
NAD: National Advertising Division［美］国家宣传部
NAI: no action indicated［美］无行动指示
NAPLEX: North American Pharmacist Licensure Examination［美］北美执业药师资格考试
NB: Notified Body［欧］通告机构
NCE: new chemical entity 新化学实体
NCTR: National Center for Toxicological Research［美］全国毒理研究中心
NDA: new drug application 新药上市申请
NDC: National Drug Code［美］国家药品登记号
NHI: National Health Insurance［日］国家健康保险
NHS: National Health Service 英国国家卫生服务体系
NIH: National Institutes of Health［美］国立卫生研究院
NLEA: Nutrition Labeling and Education Act［美］营养标签和教育法案
NLM: National Library of Medicine［美］美国医学图书馆
NME: new molecular entity 新的分子化合物
NML: New Medicines Legislation［欧］新药的立法
NSR: non-significant risk 无显著风险
NOV: 违法行为通知

O

OAI: Official Action Indicated［美］官方行动指示
OC: The office of Compliance［美］协调办公室
OC: Office of the commissioner［美］局长办公室
OCM: Office of Complementary Medicines［澳］辅助医学药物办公室
ODS: Office of Dietary Supplements［美］饮食补充剂办公室
ODS: The Office of Drug Safe［美］药品安全办公室
OECD: Organization for Economic Cooperation and Development 经济合作和发展组织
OGD: Office of Generic Drugs［美］仿制药办公室
OJEU: Official Journal of the European Union［欧］欧盟官方公报
OND: The office of New Drug［美］新药办公室
OOPD: Office of Orphan Products Development 罕用药开发办公室
OPaSS: The Office of Pharmacoe Pidemiology and Statistical Science［美］药物流行病和统计科学办公室
OPDRA: The office of Post-Marketing Drug Risk Assessment［美］药品上市后风险评估办公室

OPSR/KIKO: Organization for Pharmaceutical Safety and Research［日］药品安全研究组织

OPSR: The Organization for Pharmaceutical Safety and Research 药品安全研究机构

ORA: Office of Regulatory Affairs［美］执法办公室/法律事务办公室

ORD: National Institutes of Health, Office of Rare Diseases［美］罕见病办公室

OSE: Office of Surveillance and Epidemiology［美］监测与流行病学办公室

OSS:［WHO］业务支助服务

OTC: over-the-counter 非处方药

P

PAFSC: the Pharmaceutical Affairs and Food Sanitation Council［日］药事和食品卫生委员会

PAGB: Proprietary Association of Great Britain 英国所有权协会

PAI: Pre-approval Inspection［美］批准前现场检查

PAL: Pharmaceutical Affairs Law［日］药物事务法

PAR: Post approval Research［美］批准后的研究

PASS: Post-authorization Safety Studies［欧］授权后的安全研究

PAT: process analytical technology 过程分析技术

PBAC: Pharmaceutical Benefits Advisory Committee［澳］药物报销咨询委员会

PBMs: Pharmacy Benefit Management［美］药品利益管理组织

PBPA: Pharmaceutical Benefits Pricing Authority［澳］药品定价管理机构

PBS: Medicare–Pharmaceutical Benefits Scheme 澳大利亚药物福利计划（药物福利计划报销目录）

PCT: patent contract treaty 专利合作条约

PDCO: Pediatric Committee［欧］儿科委员会

PDP: 产品发展协议

PDUFA: Prescription Drug User Fee Act of 1992［美］处方药申报者付费法案（1992年）

PE: pharmacoeconomics 药物经济学

PEM: Prescription Event Monitoring［英］处方事件监测

PFSB: Pharmaceutical and Food Safety Bureau［日］药品食品安全局

PHA: Public Health Advisory［美］公共健康咨询

PhRMA: The Pharmaceutical Research and Manufacturers of America 美国药品研究生产商协会

PHS: Public Health Service［美］公共卫生部

PHSA: Public Health Service Act［美］公共健康服务法案

PIC: The Pharmaceutical Inspection Convention［欧］药品检查条约（国家组织）

PIC/S: Pharmaceutical Inspection Co-operation Scheme 药品检查条约/合作计划组织

PMA: Premarket Approval（application to market medical device that requires premarket approval）［美］上市前批准（要求上市前批准的医疗器械的上市申请）

PMCs: Post marketing Study Commitments［美］上市后研究的保证
PMDA: Pharmaceuticals and Medical Devices Agency［日］药品和医疗器械综合管理局
PMF: Plasma Master File［欧］原料血浆主文件
PMPRB: Patented Medicine Prices Review Board［加］联邦政府专利药价评审委员会
PMS: post-marketing surveillance 上市后监测
POM: Prescription Only Medicines［英］处方药
PPC: Peripheral Pharmacovigilance Center 周边药物警戒中心
PPRS: Pharmaceutical Price Regulation Scheme［英］药品价格规制方案
PQPS: Persons qualified to prescribe or supply［英］有处方权或供应权的专业人员
PRMA: Pharmaceutical Research and Manufacturers of America 美国药物研究和生产联合会
PREA: the Pediatric Research Equity Act［美］儿科研究公平法案
PRO: patient-reported outcome［美］病人报告结果
PRS: Protocol Registration System［美］试验方案注册系统
PSUR: Periodic Safety Update Report［欧］定期安全更新报告

Q

QA: quality assurance 质量保证
QC: quality control 质量控制
QMS: quality management systems 质量管理体系
QMSR: Quality Management System Regulation［美］医疗器械质量管理体系规范
QOL: quality of life 生存质量
QOS: quality overall summary 质量摘要
QSM: quality and Safety: Medicines［WHO］药品质量保证和药品安全部门
QSR: quality system（QS）regulation 医疗器械质量体系规范

R

REMS: Risk Evaluation and Mitigation Strategy［美］风险评估和减灾策略
R&D: research and development 药品研发
RHR: Reproductive Health and Research［WHO］生殖健康研究部
RiskMAPs: Risk Minimization Action Plans［美］风险最小化行动计划
RMCs: Regional Monitoring Centres［英］地区监测中心
RMS: reference member state［欧］参考成员国
ROC: return on capital 资本回报率
ROS: return on sales 销售回报率
RP: Responsible Party［美］试验负责人
RPC: regional pharmacovigilance centre 地区药物警戒中心
RPSGB: Royal Pharmaceutical Society of Great Britain 英国皇家药师协会
RX: prescription drug 处方药

S

SBP: State Board of Pharmacy［美］州药房理事会
SC: The Steering Committee［ICH］筹划指导委员会
SDV: Source Data Validation［美］源文件/数据验证
SEB: Subsequent Entry Biologics［加拿大］后续进入的生物制品
SEC-HPLC: size-exclusion chromatography-high-Performance liquid chromatography 分子排阻色谱
SK: Spitzenverbande der Krankenkassen［德］基金领导协会
SMEs: small and medium sized enterprises 小型和中型制药企业
SMO: Site Management Organization［日］试验中心管理组织
SMR: Service Médical Rendu［法］药品治疗价值评估
sNDA: Supplemental New Drug Application［美］补充新药申请
SOs: Specific Obligations［欧］具体的义务
SPC: Summary of Product Characteristics［英］产品特性概要
SRCS: Division of Surveillance, Research, and Communication Support［美］监测研究和信息支持部

T

TDI: tolerable daily intake 可耐受的日摄取量
TEA: Time and Extent Application［美］历史和覆盖范围申报
TGA: The Therapeutic Goods Administration［澳］治疗产品管理局
TRM: Traditional Medicine［WHO］传统医学部门
TSE: transmissible spongiform encephalopathies 传染性海绵状脑病
TMEC: 传统医药评估委员会
TTP: 加拿大的治疗产品计划办公室

U

USC: United States Code 美国法典
UMO: Uppsala Monitoring Centre 乌普萨拉监测中心

V

VAI: Voluntary Action Indicated［美］自愿行动指示
VAMF: Vaccine Antigen Master File［欧］疫苗制品抗原的通用技术文件
VCU: Voluntary Compliance Undertaking［加］自愿依从承诺
VIPPS: Verified Internet Pharmacy Practice Sites［美］网络药房的认证计划
VPC: Veterinary Products Committee［英］兽药委员会
VRMM: Vigilance and Risk Management of Medicines Division［英］药品警戒和风险管理处

W

WHA: World Health Assembly 世界卫生大会

WTO: World Trade Organization 世界贸易组织

WHO-ICDRA: WHO International Conference of Drug Regulatory Authorities WHO 国际药品管理当局会议

Z

ZPC: zonal pharmacovigilance centre 地带性的药物警戒中心

参考文献

1. 吉姆·艾弗瑞.中国药品广告和美国药品广告的比较[J].中国广告,2006(8):132.
2. 常卫红,王军志.关于生物仿制药药学研究问题的思考[J].中国药事,2008,22(1):23-25.
3. 常云成.我国药品广告监督管理制度研究[D].上海:复旦大学,2009.
4. 杨同庆.广告监督管理[M].北京:北京工业大学出版社,2003.
5. 陈敬,陈锦新.美国处方药的DTC广告管理[J].中国药业,2002,11(3):39-40.
6. 陈娜.国外药品不良反应监测体系对我国的启示[J].中国药业,2006,15(5):42-43.
7. 陈巧,马爱霞.中美执业药师管理比较[J].上海医药,2006,27(2):62-65.
8. 陈绍琛,窦金辉.美国FDA《植物药指导原则》要点和植物处方新药审批概况[J].中国处方药,2008,6(8):44-46.
9. 陈祥君,叶露.法国药品定价及其补偿机制对我国的启示[J].中国卫生资源,2010,13(5):247-250.
10. 陈晓东,汪宏智.从欧美经验看中国虚假药品广告的治理[J].南京财经大学学报,2005(1):80-84.
11. 陈以桢,高惠君.美国、欧盟医疗器械法规概况及与我国法规的对比[J].中国医疗器械杂志,2008,32(3):218-226.
12. 陈永法.美国的网络药店监管及启示[J].中国药房,2005,16(20):1597-1599.
13. 陈永法.《欧盟传统植物药注册程序指令》对中药国际化的影响[J].国际医药卫生导报,2005,11(19):83-85.
14. 陈永法,邵蓉.FDA的CPG对我国药品执法的借鉴[J].中国药事,2005,19(12):732-733.
15. 单国旗.我国GMP与美国cGMP引发的思考[J].安徽医药,2009,13(6):691-692.
16. 丁川,杨韶明.国内外执业药师制度的比较和思考[J].海峡药学,2002,14(4):101-103.
17. 丁玲,闫占军.从FDA药品风险管理解析药物警戒的意义[J].中国中医药现代远程教育,2009,7(3):67-68.
18. 董春华.美国产品设计缺陷法律制度探析:以历史发展为基础[D].北京:中国政法大学,2006.
19. 董春华,高汉成.论美国产品责任法中的"警示缺陷"[J].东方论坛(青岛大学学报),2004(3):120-126.
20. 董素强,任经天,陈爱民,等.美国药品风险最小化行动计划简介[J].中国药物警戒,2009,6(4):240-243.
21. 杜钢建.国外药品规制与监管体制比较[J].国家行政学院学报,2003(1):83-87.
22. 杜晶晶,胡廷熹.21世纪美国GMP改革的新动向[J].药学进展,2005,29(6):280-284.
23. 杜蕾.美国FDA的药品风险管理及监督管理工作机制[J].上海食品药品监管情报研究,2007(5):5-8.
24. 冯真真,于晓,张少岩,等.GLP在美国、日本及欧盟的实施概况[J].口腔护理用品工业,2010,20(5):38-40.
25. 付达.美国的产品责任法[J].监督与选择,2000(10):48.
26. 付丽红,尚靖,徐建国.国外药品注册体系的介绍与我国政策的对比[J].中国药事,2004,18(7):418-420.

27. 付瑞枫，茅宁莹，董晨东.美国非处方药专论制度改革分析及对我国的启示：基于社会性规制均衡视角［J］.中国卫生事业管理，2022，39（4）：256-261.

28. 高贝.处方药的DTC广告本土化研究［D］.上海：上海交通大学，2007.

29. 高军，杨洪伟，胡善联，等.药品参考定价及其他药品定价政策作用［J］.中国循证医学杂志，2008，8（12）：1032-1033.

30. 龚时薇.促进我国罕见病患者药品可及性的管理策略研究［D］.武汉：华中科技大学，2008.

31. 顾海，吴艳.德日两国药品不良反应救济制度的运行模式对我国的启示［J］.中国医院管理，2006，26（10）：19-21.

32. 关添天.欧洲产品责任法中的产品缺陷认定规则及其对中国的启示［D］.北京：对外经济贸易大学，2006.

33. 郭灿辉，操玉平，陈成，等.中国改良型新药和美国505（b）(2)途径药品申请的对比分析及考量［J］.中国新药杂志，2022，31（6）：532-535.

34. 郭莹，严明，郭晶，等.西方发达国家药品价格管理模式比较［J］.中国药房，2005，16（1）：6-9.

35. 郭振寰，卞鹰.综述美国面向消费者（DTC）的处方药网站［J］.商场现代化，2007（19）：247-249.

36. 郭志鑫，李见明.中国与日本、OECD"GLP规范"的比较［J］.中国药事，2008，22（5）：361-363.

37. 郭治昕，赵利斌.欧盟传统草药的最新立法研究及对中药进入欧盟之影响［J］.国外医学（中医中药分册），2005，27（1）：3-8.

38. Gardiner Harris，雪梅.阻止精神病药"标签外"用途［J］.中国处方药，2008，6（11）：12.

39. Bethan Hughes，海燕.生物仿制药整装待发［J］.中国处方药，2009，7（3）：11.

40. 海颖.欧盟药物警戒信息监管体系的分析与借鉴［J］.中国执业药师，2011，8（2）：30-33.

41. 胡充寒.美国产品责任法概析［J］.湘潭大学学报（哲学社会科学版），1996，20（3）：99-103.

42. 胡天佑，杨咸月.欧盟最新药事法规系统对我国的启示［J］.中国药事，1996，10（5）：17，25-26.

43. 胡颖廉.百年FDA：监管机构与监管职能［J］.中国食品药品监管，2006（9）：62-64.

44. 胡元佳，宋瑞霖，邵蓉，等.国内外药事法规概况及其发展趋势［J］.中国药师，2004，7（11）：890-892.

45. 黄琬纯，杨静怡，梁毅.美国FDA医疗器械和放射健康中心机构重组基本情况及其启示［J］.中国食品药品监管，2020（6）：42-50.

46. 黄艳梅.美国药房进化史［J］.中国药店，2007（3）：52-53.

47. 黄宇虹，罗洋，张伯礼.发达国家药物不良反应监测概况［J］.中国新药与临床杂志，2008，27（8）：629-632.

48. 蒋舒寒.欧美生物仿制药的发展现状综述［J］.中国医药指南，2010，8（27）：45-48.

49. 世界卫生组织编，金少鸿主译.世界卫生组织药品标准专家委员会第39次技术报告［M］.北京：中国医药科技出版社，2006.

50. 康俊生.美国食品和药物管理局（FDA）组织机构、基本职责及所执行的法律［J］.中国医疗器械信息，2007，13（9）：45-50.

51. 李龙.国外药品不良反应救济制度简述［J］.国际医药卫生导报，2005，11（11）：92-94.

52. 李梦阳.相关国家药品价格监管模式之比较［J］.中国药事，2009，23（8）：740-742.

53. 李蓉蓉.关于建立我国缺陷药品管理体系的研究［D］.沈阳：沈阳药科大学，2009.

54. 李爽，宓现强.东盟国家医疗器械监管概述［J］.中国医疗器械信息，2009，15（7）：44-49.

55. 李伟.各国罕用药管理制度比较研究[J].上海食品药品监管情报研究,2008(2):1-6.
56. 李享,叶露.德国药品价格形成和补偿机制对我国的启示[J].中国卫生资源,2010,13(6):307-309.
57. 李珣.美国产品责任制度简介[J].世界标准化与质量管理,2007(12):48-50.
58. 李云鹏,黄艳梅,邵蓉,等.中美执业药师资格考试的比较与借鉴[J].药学进展,2007,31(1):42-45.
59. 梁莉莉.产品及其缺陷体系的比较研究[D].合肥:安徽大学,2005.
60. 刘洪波.欧美产品责任法概述及我国企业的对策[J].郑州经济管理干部学院学报,2003,18(2):53-57.
61. 刘磊.差别欧盟现场审计 VS 中国 GMP 现场检查[J].医药世界,2007,8(6):74-75.
62. 刘璐.2007年美国药品审批管理工作概况[J].中国执业药师,2009,6(3):24-25.
63. 刘少冉.加强我国网上药店监管的对策研究[D].沈阳:沈阳药科大学,2009.
64. 刘禹.中美药品 GMP 比较研究[J].医药工程设计,2007,28(6):43-46.
65. 卢爱丽,薛玲,孙京昇.对美国医疗器械监管的研究[J].首都医药,2008,15(4):2-4.
66. 罗健.美国广告行业自律体系运作及特点[J].商场现代化,2008(34):33-34.[维普]
67. 马爱霞,马丽斌.国外药物经济学在药品定价管制中的应用及对我国的启示[J].上海医药,2006,27(11):510-512.
68. 马爱霞,吴抒艺,王越,等.美、法两国药物警戒机构设置的特点分析及对我国的启示[J].中国药物警戒,2007,4(4):207-211.
69. 马凤玲,李祥金.英美产品责任归责原则的历史性考察[J].天府新论,2009(1):69-75.
70. 马婧怡,李敏,王骏.美国食品药品管理局505(b)(2)改良型新药调释制剂的案例分析[J].中国临床药理学杂志,2022,38(7):748-752.
71. 孟凡莉.美国 FDA《植物药新药研究指南》的研究Ⅰ[D].哈尔滨:黑龙江中医药大学,2003.
72. 孟光兴.发达国家药品定价体系比较及其启示[J].价格理论与实践,2010(9):41-42.
73. 潘尔顿,宓现强,陈洁,等.中美医疗器械临床试验监管比较分析[J].中国卫生质量管理,2009,16(5):54-56.
74. 庞乐君,张克勤.英国 NHS 未批准及超标签用药指南[J].上海食品药品监管情报研究,2010(5):1-4.
75. Steven Reinberg,雪梅."标签外"用药利弊待权衡[J].中国处方药,2008,6(12):13.
76. 阮吉敏.中美医疗器械监管的比较与分析[J].国际医药卫生导报,2005,11(7):98-105.
77. 阮梅花.欧盟生物仿制药的管理分析[J].生物技术行业简报,2010(3).
78. 邵蓉,黄艳梅.美国现行执业药师资格考试简介[J].上海医药,2007,28(2):79-81.
79. 邵蓉,黄艳梅.中外药品广告监管之比较与借鉴[J].上海医药,2006,27(2):65-67.
80. 邵蓉,黄艳梅,于海平.美国执业药师继续教育制度对我国的启示[J].上海医药,2007,28(3):127-129.
81. 邵蓉,张子蔚,常峰.欧美生物仿制药注册制度及对我国的启示[J].中国药事,2009,23(8):819-821.
82. 施新吉,陈琴鸣.美国的植物药与饮食补充剂管理:浅析 FDA"饮食补充剂对人体组织或过功能的作用有关的管理规定"[J].中药研究与信息,2002,4(1):16-19.

83. 史录文,胡彬,江滨,等.美国药品注册与新药创新[J].中国药事,2004,18(6):352-353.
84. 宋华琳,邵蓉.借鉴国外先进经验完善我国药事法规体系[J].中国药业,1999,8(1):5-6.
85. 宋莉,张宝库.美、法两国药物警戒体系简介及对我国的启示[J].中国药房,2009,20(14):1043-1045.
86. 宋燕,邵蓉.中美药品监管队伍建设情况的比较分析[J].上海医药,2008,29(10):443-445.
87. 苏苗罕,宋华琳.各国药品监管体制比较研究[J].上海食品药品监管情报研究,2009(6):1-6.
88. 隋志勇.浅析欧美产品责任法[J].中国检验检疫,2010(7):41-42.
89. 孙斌,马爱霞.澳大利亚药品定价和报销政策及对我国的启示[J].上海医药,2008,29(7):311-313.
90. 孙搏,陈桂良,宁黎丽.美国FDA非处方药专论制度的改革和启示[J].中国新药杂志,2022,31(12):1157-1162.
91. 孙骏,唐慧鑫,马爱霞.日本药品不良反应损害救济制度的建立与实践[J].中国药物警戒,2007,4(4):212-215.
92. 孙昱,孙国祥,李焕德.FDA 505(b)(2)改良型新药的申报情况对中药改良型新药的启发思考[J].中南药学,2021,19(3):369-375.
93. 唐健元.ICH和欧盟药品风险管理指南简介[J].中国临床药理学杂志,2009,25(2):177-179.
94. 唐健元,张磊,杜晓曦.国外上市植物药评价简介与思考[J].中药新药与临床药理,2008,19(2):153-157.
95. 唐晋伟.德国药品责任制度中对潜在损害的界定:兼谈对中国药品侵权责任制度的借鉴意义[J].德国研究,2008,23(2):61-64.
96. 唐天宇,吴亦凡,杨浦,等.美国非处方药上市路径演进背后的监管考量[J].中国新药杂志,2022,31(24):2429-2436.
97. 陶田甜,邵蓉.美国505(b)(2)路径对我国改良型新药政策改革的启示[J].中国药学杂志,2019,54(16):1355-1360.
98. 陶勇.国外罕用药政策研究与中国罕用药政策探讨[D].上海:第二军医大学,2002.
99. 陶勇,邵元福,张纯,等.日本的罕用药管理制度[J].中国药学杂志,2002,37(6):468-471.
100. 陶勇,邵元福,张纯,等.美国罕用药管理的历史与现状[J].中国药学杂志,2001,36(9):634-636.
101. 田峰,谢雁鸣.欧盟人用医药产品药物警戒体系译介[J].中成药,2010,32(12):2154-2157.
102. 王浩,陈立功.中药在欧美国家注册管理概况[J].天津药学,2007,19(2):44-45.
103. 王建英.美国药品申报与法规管理[M].北京:中国医药科技出版社,2005.
104. 王鸣,冯煦,袁昌齐.美国草药饮食补充剂情况简介[J].中国医学生物技术应用,2003(2):72-74.
105. 王青宇,邱家学.欧洲罕见病药物的法规介绍[J].首都医药,2004,11(17):44.
106. 王巍.中美两国执业药师制度的比较与借鉴[J].药学进展,2003,27(2):118-121.
107. 王巍.中美两国执业药师制度的比较与借鉴[J].药学进展,2003,27(2):118-121.
108. 王卫.美国FDCA与我国药品管理法[J].药学进展,2002,26(2):115-116.
109. 韦冠,陈永法.美国的药品广告管理[J].中国药业,1999,8(12):4-5.
110. 魏传波,颜丽萍,窦学杰.中国、欧盟对原料药GMP检查方面的比较[J].中国药事,2011,25(2):184-186.

111. 文强，余永强，潘蕾，等.浅析美国医疗器械上市后风险管理模式及对我国的启示［J］.中国药物警戒，2008，5（1）：28-32.
112. 翁新愚.美国FDA组织机构与职能简要分析［J］.国外医学（中医中药分册），2003，25（2）：67-70.
113. 翁新愚.欧盟的药品注册管理［J］.国外医学（中医中药分册），2003，25（4）：195-196.
114. 翁新愚.中药国外注册指南：国外传统药/植物药注册法规及分析［M］.北京：人民卫生出版社，2007.
115. 翁新愚.《欧盟传统草药法令》简要分析［J］.国外医学（中医中药分册），2004，26（5）：259-261.
116. 吴楚升.国外药品定价制度比较研究［J］.广东药学，2004，14（2）：60-62.
117. 吴桂芝，田春华，王丹，等.WHOART和MedDRA在药品不良反应监测中的应用［J］.中国药物警戒，2010，7（2）：81-85.
118. 吴晶，黄泰康，田洪尧.英国的药品定价和报销政策［J］.中国卫生经济，2007，26（4）：79-80.
119. 吴晶，李剑青，黄泰康.国际药品定价理论与实践对我国药品定价的启示［J］.中国药房，2007，18（7）：487-489.
120. 吴瑞华.国内外执业药师制度比较研究［J］.国际医药卫生导报，2005，11（7）：106-109.
121. 伍红艳，董江萍，孙利华.美国FDA对药品专家咨询委员会的管理及对我国的启示［J］.中国药事，2009，23（3）：303-306.
122. 希雨.FDA发布饮食补充剂GMP提案［J］.国外医药（植物药分册），2004，19（6）：275-276.
123. 奚晓云，李国芬.美国、欧盟和日本药物警戒法规体系简介［J］.药物流行病学杂志，2010，19（10）：587-591.
124. 夏思泉.国外的罕见病药物制度［J］.药学进展，1999，23（2）：107-109.
125. 谢锋，徐鹤良，王麟达.美国新药申请审评程序［J］.中国药事，2003，17（1）：49-51.
126. 辛桦.欧洲国家药品广告管理的先进经验值得借鉴［J］.中国药业，2002，11（4）：11-12.
127. 徐敢，刘昕.浅析我国台湾地区药害救济法及制度借鉴［J］.中国医院管理，2006，26（8）：13-16.
128. 徐徕，赵艳蛟，李璠，等.日本药品风险管理简介及启示［J］.中国临床药理学杂志，2010，26（10）：784-789.
129. 徐蓉，张斯时.初探药品责任立法［J］.药学实践杂志，2007，25（6）：412-414.
130. 徐睿.中美产品责任法律问题比较研究［D］.哈尔滨：哈尔滨工程大学，2007.
131. 杨焕.国内外药物不良反应监测发展概况［J］.中国临床药理学杂志，2009，25（1）：75-78.
132. 杨佳佳.部分发达国家药品价格管理模式比较［J］.中国经贸导刊，2007（11）：43.
133. 杨佳佳.部分发达国家药品价格管理模式比较［J］.中国经贸导刊，2007（11）：43.
134. 杨莉，陈玉文，黄哲，等.罕用药独占制度研究［J］.中国药事，2010，24（1）：49-52.
135. 杨永珍.国内外良好实验室规范（GLP）和GLP资料国际互认的概况［R］.2005中国农药发展年会—农药质量与安全研讨会.2005-10-12.
136. 杨志敏，杜晓曦.中、美药品注册管理法规体系的比较研究［J］.食品与药品，2009，11（1）：1-4.
137. 叶露，胡善联.药品价格及其管理政策的英国经验启示［J］.中国药房，2005，16（9）：675-677.
138. 叶有春.植物药美国上市的法规研究［D］.上海：上海交通大学，2010.
139. 叶有春，赵爱华，贾伟.植物药产品美国上市的途径及法规解析［J］.中草药，2009，40（11）：1834-1837.

140. 叶正明.国外药品不良反应损害救济制度述评及其对我们的启示[J].时代法学,2005,3(1):93-97.
141. 叶正明.简析德国《药品法》[J].湖南行政学院学报,2009(6):86-89.
142. 叶祖光,邹健强.欧洲药品注册的管理规定:兼论欧盟传统草药的简化申请[J].中药研究与信息,2005,7(10):4-6.
143. 亦木.标签外用药原则评估难题[J].中国处方药,2009,7(1):13.
144. 于鹏,贺星,刘永贵.国内外药品定价体系比较研究[J].现代药物与临床,2009,24(4):211-214.
145. 袁妮,邵蓉.国内外执业药师制度比较[J].上海医药,2007,28(4):178-179.
146. 张海燕.国内药品广告的现状和监管研究[D].南昌:南昌大学,2008.
147. 张建平.药物设计缺陷的法律分析[J].中国新药与临床杂志,2007,26(2):141-147.
148. 张岚.产品责任法发展史上的里程碑:评美国法学会《第三次侵权法重述:产品责任》[J].法学,2004(3):118-123.
149. 张龙涛,梁教.我国 GMP 与 ICH Q7A 的对比分析[J].西北药学杂志,2009,24(3):218-220.
150. 张念先.欧盟对创新药品的注册保护制度[J].中国药业,2007,16(2):15-16.
151. 张欣涛,平其能,胡彬.FDA 药品注册管理过程中的几个新问题[J].中国药事,2009,23(3):307-309.
152. 张欣涛,平其能,胡彬.欧盟药品注册管理浅析[J].中国药事,2009,23(4):396-399.
153. 张震巍,汪光宝,沈爱宗.美国政府如何管理网上药店[J].医药导报,2004,23(5):353-354.
154. 张卓光.PIC/S、PIC/S GMP 与中国 GMP 的比较研究[J].中国药事,2010,24(3):302-305.
155. 张子蔚,常峰,邵蓉.欧洲主要国家药品定价和补偿制度的比较分析[J].中国医药技术经济与管理,2008(6):83-86.
156. 郑海英.美国严格产品责任制度的变革及其启示[J].商业时代,2008(27):72-73.
157. 郑晓红.美国 FDA 关注 RiskMAP[J].国外药讯,2007(10):2.
158. 周新军.产品责任立法中的利益衡平:产品责任法比较研究[M].广州:中山大学出版社,2007.
159. 朱伯科,邵蓉,边博洋.我国目前的药品安全责任体系[J].上海医药,2008,29(1):24-27.
160. 左根永.以 ICH-GCP 为基础的国际 GCP 规制及对我国的启示[J].中国处方药,2007,5(9):41-42.
161. 美"生物恐怖主义防备法案"授权 FDA 就美国进口食品、草药和饮食补充剂制订新法规[J].国外医药(植物药分册),2004,19(3):134-136.
162. 美国《药房法》简介(Ⅰ)[J].药学进展,1990,14(3):181-184.
163. 欧盟医疗器械监管模式简介[EB/OL].[2021-02-14].http://www.cmde.org.cn/CL0104/612.html.
164. 欧洲国家在药品广告管理方面的先进经验[EB/OL].(2002-02-28)[2021-02-04].http://www.pharmnet.com,cn/yyzx/2002/02/28/105571.html.
165. 医保商会.美国《营养标签与教育法》中涉及膳食补充剂的内容简介[EB/OL].(2011-02-21).http://www.cccmhpie.org.cn/Pub/1789/23241.shtml.
166. FDA 发布关于饮食补充剂植物成分名称的最后法规[J].国外医药(植物药分册),2005,20(1):43-44.
167. 国际药品注册(美国和欧洲)[EB/OL].(2011-03-14)[2021-02-03].http://wenku.baidu.com/view/da971d80e53a580216fcfe89.html.
168. 国家食品药品监督管理局药品认证管理中心.国内外药品 GMP 对比调研报告[J].中国药事,

2008, 22（10）：843-845.
169. 国外对药品广告的限制［J］. 首都医药，2003, 10（7）：50-51.
170. 国立研究開発法人，栄養研究所医薬基盤健康. 希少疾病用医薬品等開発振興事業［EB/OL］. ［2023-0401］. https://www.nibiohn.go.jp/nibio/part/promote/files/ph_orphanlist_drug_JP_230401.pdf.
171. Anon. Despite incentives, regulatory barriers impede orphan drug development in Japan［J］. Life Sciences Navigator, 2003（3）：3-4.
172. Anon. Schedule of pharmaceutical benefits for approved pharmacists and medical practitioners［M］. Canberra: Australian Government Publishing Service, 2001.
173. Bensoussan A, Myers S. Report on Options for Regulation of Practitioners［M］. Melbourne Victorian Government Department of Human Services. 1998, 9-12.
174. Cameron H. The regulation of complementary medicines by the Therapeutic Goods Administration［J］. Australian Prescriber, 1998, 21（4）：107-108.
175. Covic A, Kuhlmann M K. Biosimilars: Recent developments［J］. International Urology and Nephrology, 2007, 39（1）：261-266.
176. Clinical comparability and European biosimilar regulations［EB/OL］.（2010-01-01）［2021-02-03］. http://www.nature.com/nbt/journal/v28/n1/full/nbt0110-28.html.
177. Cohen J, Wilson A, Faden L. Off-label use reimbursement［J］. Food and Drug Law Journal, 2009, 64（2）：391-403.［PubMed］
178. DiMasi J A, Hansen R W, Grabowski H G, et al. Cost of innovation in the pharmaceutical industry［J］. Journal of Health Economics, 1991, 10（2）：107-142.
179. Dougherty M. The new follow-on-biologics law: A section by section analysis of the patent litigation provisions in the Biologics Price Competition and Innovation Act of 2009［J］. Food and drug law journal, 2010,65（2）：231-45.
180. Drew A K, Myers S P. Safety issues in herbal medicine: Implications for the health professions［J］. Medical Journal of Australia, 1997, 166（10）：538-541.
181. Faden L B, Milne C P. Pharmacovigilance activities in the United States, European Union and Japan: Harmonic convergence or convergent evolution?［J］. Food and Drug Law Journal, 2008, 63（3）：683-700.
182. Garattini L, Cornago D, De Compadri P. Pricing and reimbursement of in-patent drugs in seven European countries: A comparative analysis［J］. Health Policy, 2007, 82（3）：330-339.
183. Gentry G. Criminalizing knowledge: The perverse implications of the intended use regulations of off-label promotion prosecutions［J］. Food and Drug Law Journal, 2009, 64（3）：441-458.
184. Gericke C A, Riesberg A, Busse R. Ethical issues in funding orphan drug research and development［J］. Journal of Medical Ethics, 2005, 31（3）：164-168.
185. Gilbert N. Regulations: Herbal medicine rule book［J］. Nature, 2011, 480（7378）：S98-S99.
186. Guhl A. Pricing and reimbursement systems in Europe［J］. HEPAC Health Economics in Prevention and Care, 2000, 0（0）：8-9.
187. Health insurance commission, Canberra, Australia［EB/OL］.［2020-10-30］. http://www.hic.gov.au/statistics/index.htm.
188. Hill S, Mitchell A, Henry D. Problems with the interpretation of pharmacoeconomic analyses: A review

of submissions to the Australian Pharmaceutical Benefits Scheme［J］. Journal of the American Medical Association, 2003, 283（16）: 2116-2121.

189. Huh J, Cude B J. Is the information "fair and balanced" in direct-to-consumer prescription drug websites? ［J］. Journal of Health Communication, 2004, 9（6）: 529-540.

190. Lamar J. Japan plans improved monitoring of new drugs［J］. BMJ, 2000, 320（7249）: 1560.［PubMed］

191. Larry Stevens. Orphan Drug Act at 20: Big gains, some strains. American Medical News（Online）. （2003-08-04）［2021-02-03］. Http://www.ama-assn.org/amednews/2003/toc0804.html.

192. Leghorn J, Brophy E. The first amendment and FDA restrictions on off-label uses: the call for a new approach［J］. Food and Drug Law Journal, 2008, 63（2）: 391-406.

193. Leghorn J, Brophy E A, Rother P. The First Amendment and FDA restrictions on off-label uses: The call for a new approach［J］. Food and Drug Law Journal, 2008, 63（2）: 391-406.

194. López-Casasnovas G, Puig-Junoy J. Review of the literature on reference pricing［J］. Health Policy, 2000, 54（2）: 87-123.［LinkOut］

195. Maher A V, Fair L. The FTC's regulation of advertising［J］. Food and Drug Law Journal, 2010, 65（3）: 589-622.［PubMed］

196. Maxeiner J R, Sehotthofel P. Advertising law in Europe and North Ameriea［M］. Znd ed. Amsterdam: Kluwer Law International, 1999.

197. Meyers AS. the US Orphan Drug Aot: Should the law cover highly profitable drugs?［J］. World pharmuceutical Standards Review, 2000（1）, 24-25.

198. MHRA. A guide to defective medicinal products［EB/OL］.［2008-12-12］. http://www.mhra.gov.uk/home/grouPs/is-md/documents/Publicaton/con007572.Pdf.

199. MHRA. Medicines and medical device regulation［EB/OL］.［2009-02-04］. http://www.mhra.gov.uk/home/groups/comms-ic/documents/website resources/con 2031677.Pdf.

200. Michael Zimmermann. 欧盟医疗器械法规指导原则总结报告［EB/OL］.（2008-09）［2021-02-04］. https://max.book118.com/html/2016/0125/34021815.shtm.

201. Mossialos E, Oliver A. An overview of pharmaceutical policy in four countries: France, Germany, the Netherlands and the United Kingdom［J］. The International Journal of Health Planning and Management, 2005, 20（4）: 291-306.

202. Panos Kanavos. Providing Access to Modern Treatments and Influencing Policy in OrphanDiseases: the International Experience and Evidence from the UK［R］. London: LSE Health and Social Care, 2005.

203. Pisano D J, Mantus D S. FDA Regulatory Affairs: A Guide for Prescription Drugs, Medical Devices, and Biologics Second Edition.2008.

204. Scott D L, Alder S, Usui E, et al. Orphan drug programs/policies in Australia, Japan, and Canada［J］. Drug Information Journal, 2001, 35（1）: 1-16.

205. Segev S, Zohar Y. The role of the pharmaceutical industry in disseminating pharmacovigilance practice in developing countries［J］. Food and Drug Law Journal, 2008, 63（3）: 701-11.［知网学术搜索］

206. Shiragami M, Nakai K. Development of orphan drugs in Japan: Characteristics of orphan drugs developed in Japan［J］. Drug Information Journal: DIJ / Drug Information Association, 2000, 34（3）: 839-846. ［LinkOut］

207. Vigilante W J, Wogalter M S. Assessing risk and benefit communication in direct-to-consumer medication website advertising [J]. Drug Information Journal: DIJ / Drug Information Association, 2005, 39（1）: 3-12.［LinkOut］

208. Walley T, Mrazek M, Mossialos E. Regulating pharmaceutical markets: Improving efficiency and controlling costs in the UK [J]. The International Journal of Health Planning and Management, 2005, 20（4）: 375-398.［LinkOut］

209. Watson R. Belgium to tighten drug advertising laws [J]. BMJ, 2006, 332（7550）: 1110.［PubMed］

210. Woodcock J, Griffin J, Behrman R, et al. The FDA's assessment of follow-on protein products: A historical perspective [J]. Nature Reviews Drug Discovery, 2007, 6（6）: 437-442.［LinkOut］

211. Word Health Organization, WHO Collaborating Center for Drug Monitoring. The importance of pharmacovigilance: Safety monitoring of medicinal products［R］. Genera: WHO, 2002.

212. YellowCard Scheme［EB/OL］.［2021-02-04］. http://www.mhra.gov.uk.

213. Zone S J. Pharmaceutical policies in OECD countries: reconciling social and industrial goals. labor market and social policy occasional papers no. 40［R］. Paris: Organization for Economic Cooperation and Development, 2003.

214. 欧盟 MDR 法规过渡期延长 Regulation（EU）2023/607［EB/OL］.［2023-03-20］. https://www.bsigroup.com/zh-CN/medical-devices/news-centre/Enews/2023-news/mdr-transition-timelines-extended/.

215. 日本《药事法》(The Pharmaceutical Affairs Law)［EB/OL］.（2009-11-21）［2021-02-03］. http://wwwhourei.mhlw.go.jp/cgi-bin/t_docframe.cgi?MODE=hourei&DMODE=CONTENTS&SMODE=NORMAL&KEYWORD=&EFSNO=574.

216. 英国《药品法》(Medicines Act 1968)［EB/OL］.［2021-02-03］. http://www.legislation.gov.uk/ukpga/1968/67/contents【标题 & 网址验证 OK。点击这里，可链出确认】

217.《安全医疗器械法》(Safe Medical Devices Act of 1990)［EB/OL］.［2021-02-03］. http://thomas.loc.gov/cgi-bin/bdquery/z?d101：HR03095：@@@D&summ2=1&|TOM:/bss/d101query.html|

218.《处方药使用者付费法案》(Prescription Drug User Fee Act（PDUFA）of 1992)［EB/OL］.（2017-08-18）［2021-02-03］. http://www.fda.gov/ForIndustry/UserFees/PrescriptionDrugUserFee/default.htm

219.《处方药修正案》(Prescription Drug Amendments of 1992)［EB/OL］.［2020-04-01］. http://www.fda.gov/RegulatoryInformation/Legislation/FederalFoodDrugandCosmeticActFDCAct/SignificantAmendmentstotheFDCAct/ucm147983.htm

220.《处方药营销法案》(Prescription Drug Marketing Act of 1987)［EB/OL］.（2018-03-29）［2021-02-03］. http://www.fda.gov/RegulatoryInformation/Legislation/FederalFoodDrugandCosmeticActFDCAct/SignificantAmendmentstotheFDCAct/PrescriptionDrugMarketingActof1987/ucm201702.htm

221.《儿童最佳药品法》(Best pharmaceuticals for Children Act)［EB/OL］.［2018-09-25］. http://www.fda.gov/RegulatoryInformation/Legislation/FederalFoodDrugandCosmeticActFDCAct/SignificantAmendmentstotheFDCAct/ucm148011.htm

222.《孤儿药法案》(Orphan Drug Act)［EB/OL］.（2013-08-01）［2021-02-03］. http://www.fda.gov/RegulatoryInformation/Legislation/FederalFoodDrugandCosmeticActFDCAct/SignificantAmendmentstotheFDCAct/OrphanDrugAct/default.htm

223.《联邦食品、药品与化妆品法案》(Federal Food, Drug, and Cosmetic Act; FDCA)［EB/OL］.（2018-

03-29)[2021-02-03]. http://www.fda.gov/RegulatoryInformation/Legislation/FederalFoodDrugandCosmeticActFDCAct/default.htm

224. 《食品药品管理法修正案》[Food and Drug Administration Amendments Act(FDAAA)of 2007][EB/OL].[2018-03-29]. http://frwebgate.access.gpo.gov/cgi-bin/getdoc.cgi?dbname=110_cong_public_laws&docid=f: publ085.110

225. 《食品药品监管现代化法案》(Food and Drug Administration Modernization Act(FDAMA)of 1997)[EB/OL].[2018-01-13]. http://www.fda.gov/RegulatoryInformation/Legislation/FederalFoodDrugandCosmeticActFDCAct/SignificantAmendmentstotheFDCAct/FDAMA/FullTextofFDAMAlaw/default.htm

226. 《药师法》(Pharmacists Law)[EB/OL].(2007-06-21)[2021-02-03]. http://wwwhourei.mhlw.go.jp/cgi-bin/t_docframe.cgi?MODE=hourei&DMODE=CONTENTS&SMODE=NORMAL&KEYWORD=&EFSNO=662.

227. 《药品价格竞争和专利恢复法案》(Drug Price Competition and Patent Term Restoration Act of 1984)[EB/OL].(2003-08-01)[2021-02-03]. http://thomas.loc.gov/cgi-bin/bdquery/z?d098：SN01538：@@@D&summ2=m&|TOM: /bss/d098query.html|

228. 《医疗器械使用者付费和现代化法》(Medical Device User Fee and Modernization Act(MDUFMA)of 2002)[EB/OL].[2018-03-12]. http://www.fda.gov/RegulatoryInformation/Legislation/FederalFoodDrugandCosmeticActFDCAct/SignificantAmendmentstotheFDCAct/MedicalDeviceUserFeeandModernizationActMDUFMAof2002/default.htm

229. 《医疗器械修正案》(Medical Device Amendments of 1992)[EB/OL].[2021-02-03].http://thomas.loc.gov/cgi-bin/bdquery/z?d102：SN02783：@@@D&summ2=m&|TOM:/bss/d102query.html|

230. 《饮食补充剂和非处方药保护法》(Dietary Supplement and Nonprescription Drug ConsumerProtection Act)[EB/OL].[2018-09-20]. http://www.fda.gov/RegulatoryInformation/Legislation/FederalFoodDrugandCosmeticActFDCAct/SignificantAmendmentstotheFDCAct/ucm148035.htm

231. 《饮食补充剂健康和教育法》(Dietary Supplement Health and Education Act of 1994)[EB/OL].(2019-08-16)[2021-02-03]. http://www.fda.gov/Regulatory Information/Legislation/FederalFoodDrugandCosmeticActFDCAct/Significant AmendmentstotheFDCAc t/ucm148003.htm

232. 《营养标签和教育法》(Nutrition Labeling and EducationAct of 1990)[EB/OL][2021-02-03]. http://thomas.loc.gov/cgi-bin/bdquery/z?d101:HR03562:@@@D&summ2=3&|TOM:/bss/d101query.html|

233. 2001/20/EC 指令[EB/OL].(2009-08-07)[2021-02-03]. http://ec.europa.eu/health/files/eudralex/vol-1/dir_2001_20/dir_2001_20_en.pdf

234. 2001/83/EC 指令[EB/OL].(2009-05-10)[2021-02-03]. http://ec.europa.eu/health/files/eudralex/vol-1/dir_2001_83_cons2009/2001_83_cons2009_en.pdf

235. 2002/98/EC 指令[EB/OL].(2003-02-08)[2021-02-03]. http://ec.europa.eu/health/files/eudralex/vol-1/dir_2002_98/dir_2002_98_en.pdf

236. 2003/63/EC 指令[EB/OL].(2003-06-27)[2021-02-03]. http://ec.europa.eu/health/files/eudralex/vol-1/dir_2003_63/dir_2003_63_en.pdf

237. 2003/94/EC 指令[EB/OL].(2003-10-14)[2021-02-03]. http://ec.europa.eu/health/files/eudralex/vol-1/dir_2003_94/dir_2003_94_en.pdf

238. 2004/24/EC 指令[EB/OL].(2004-04-30)[2021-02-03]. http://ec.europa.eu/health/files/eudralex/vol-1/

dir_2004_24/dir_2004_24_en.pdf

239. 2004/27/EC 指令［EB/OL］.（2004-04-30）［2021-02-03］. http://ec.europa.eu/healthfiles/eudralex/vol-1/dir_2004_27/dir_2004_27_en.pdf

240. 2005/28/EC 指令［EB/OL］.（2005-04-08）［2021-02-03］. http://ec.europa.eu/health/files/eudralex/vol-1/dir_2005_28/dir_2005_28_en.pdf

241. 2008/29/EC 指令［EB/OL］.（2008-03-20）［2021-02-03］. http://ec.europa.eu/health/files/eudralex/vol-1/dir_2008_29/dir_2008_29_en.pdf

242. 2009/120/EC 指令［EB/OL］.（2009-09-15）［2021-02-03］. http://ec.europa.eu/health/files/eudralex/vol-1/dir_2009_120/dir_2009_120_en.pdf

243. 2009/53/EC 指令［EB/OL］.（2009-06-30）［2021-02-03］. http://ec.europa.eu/health/files/eudralex/vol-1/dir_2009_53/dir_2009_53_en.pdf

244. 522 Post market Surveillance Studies［EB/OL］.［2021-01-21］. http://www.fda.gov/MedicalDevices/DeviceRegulationandGuidance/PostmarketRequirements/PostmarketSurveillance/default.htm.

245. 89/105/EEC 指令［EB/OL］.（1989-12-21）［2021-02-03］. http://ec.europa.eu/health/files/eudralex/vol-1/dir_1989_105/dir_1989_105_en.pdf

246. Abbreviated New Drug Application（ANDA）: Generics［EB/OL］.［2019-05-22］. http://www.fda.gov/Drugs/DevelopmentApprovalProcess/HowDrugsareDevelopedand Approved/ApprovalApplications/Abbreviated NewDrugApplicationANDAGenerics/default.htm.

247. About FDA, centers & offices［EB/OL］.［2020-01-17］. http://www.fda.gov/AboutFDA/CentersOffices/default.htm.

248. About the Advertising and Promotional Labeling Branch（APLB）［EB/OL］.［2018-03-16］.

249. About the FDA organization charts［EB/OL］.［2019-03-21］. http://www.fda.gov/AboutFDA/CentersOffices/OrganizationCharts/default.htm.

250. About the therapeutic goods administration［EB/OL］.［2021-02-03］. http://www.tga.gov.au/about/about.htm.

251. Advertising and Promotion［EB/OL］.［2018-08-10］. http://www.fda.gov/AnimalVeteri nary/GuidanceComplianceEnforcement/GuidanceforIndustry/ucm123607.htm.

252. Aesgp. Herbal medicinal products in the European Union，1999.

253. AFSSAPS 的组结构图［EB/OL］.［2013-12-01］. http://afssaps.sante.fr/ang/pdf/organg_112007.pdf.

254. American Public Health Association. Pharmaceutical care［EB/OL］.［2021-02-04］. http://www.aphanet.org/pharmcare/pharmcare.html.

255. Biologics License Applications（BLA）Process（CBER）［EB/OL］.［2021-01-27］. http://www.fda.gov/BiologicsBloodVaccines/DevelopmentApprovalProcess/BiologicsLicense ApplicationsBLAProcess/default.htm.

256. CDER organization［EB/OL］.［2009-02-01］. http://www.fda.gov/cder/cderorg/cder-all.

257. Center for biologics evaluation and research organization［EB/OL］.［2020-12-30］.http://www.fda.gov/AboutFDA/CentersOffices/OrganizationCharts/ucm135943.htm.

258. Center for devices and radiological health organization［EB/OL］.［2020-12-30］.http://www.fda.gov/AboutFDA/CentersOffices/OrganizationCharts/ucm135673.htm.

259. Center for drug evaluation and research organization［EB/OL］.［2020-12-30］. http://www.fda.gov/AboutFDA/CentersOffices/OrganizationCharts/ucm135674.htm.

260. Center for Drug Evaluation and Research (CDER). Organization charts and directories, CDER［EB/OL］.［2020-12-07］. http://www.fda.gov/cder/cder org.html.

261. Center for food safety and applied nutrition organization［EB/OL］.［2020-12-30］. http://www.fda.gov/AboutFDA/CentersOffices/OrganizationCharts/ucm135675.htm.

262. Center for veterinary medicine organization［EB/OL］.［2020-12-30］. http://www.fda.gov/AboutFDA/CentersOffices/OrganizationCharts/ucm135676.htm.

263. DEA mission statement［EB/OL］.［2021-02-03］. http://www.justice.gov/dea/agency/mission.htm.

264. Department of Health and Human Services U.S. Food and drug administration.pharmaceutical cGMPs for the 21st century: a risk-based approach［J］. J GXP Compliance, 2002, 7 (1): 90-92.

265. Department of Health and Human Services U.S. Food and Drug Administration. Pharmaceutical cGMPs for the 21st century: a risk-based approach (final report)［EB/OL］.［2015-11-27］. http://www.fda.gov/cder/gmp/gmp2004/GMP final report2004.htm.

266. Development & Approval Process (CBER)［EB/OL］.［2021-01-27］. http://www.fda. gov/BiologicsBloodVaccines/DevelopmentApprovalProcess/default.htm.

267. Device Classification［EB/OL］.［2018-08-31］. http://www.fda.gov/MedicalDevices/DeviceRegulationandGuidance/Overview/ClassifyYourDevice/default.htm.

268. Dietary Supplement Health and Education Act of 1994.［EB/OL］. (2013-08-19)［2021-02-03］. http://www.fda.gov/RegulatoryInformation/Legislation/FederalFoodDrugandCosmeticActFDCAct/SignificantAmendmentstotheFDCAct/ucm148003.htm.

269. Dietary Supplement Labeling［EB/OL］.［2019-12-16］. http://www.fda.gov/Food/DietarySupplements/DietarySupplementLabeling/default.htm.

270. Directive 2004/24/EC Of The European Parliament And of The Council of 31 March 2004.EN L 136/90 Official Journal of the European Union 2004, 4, 30

271. Directive 2004/9/EC of the European parliament and of the council of 11 February 2004 on the inspection and verification of good laboratory practice (GLP).［EB/OL］. (2004-02-11)［2021-02-04］. http://www.lex.europa.eu/LexUriServ/LexUriServ.do?uri=OJ : L : 2004 : 050 : 0028 : 0043 : EN : PDF.

272. Division of Drug Marketing, Advertising, and Communications (DDMAC)［EB/OL］.［2021-02-03］. http://www.fda.gov/AboutFDA/CentersOffices/CDER/ucm090142.htm.

273. Drug application and approval process-"questions and answers"［EB/OL］.［2020-03-31］. http://www.fda.gov/AboutFDA/CentersOffices/CDER/ucm197608.htm.

274. Drug applications for over-the-counter drugs［EB/OL］.［2020-03-31］. http://www.fda.gov/Drugs/DevelopmentApprovalProcess/HowDrugsareDevelopedand Approved/ApprovalApplications/Over-the-CounterDrugs/default.htm.

275. Drug master files (DMFs)［EB/OL］.［2020-03-31］. http://www.fda.gov/Drugs/DevelopmentApprovalProcess/FormsSubmissionRequirements/DrugMasterFilesDMFs/default.htm.

276. EDQM. Fees&Financial Provisions (Inspections)［EB/OL］.［2021-02-04］. http://www.edqm.eu/en/News-amp-Gen-eral-Information-164.html.

277. EDQM. The Procedure [EB/OL]. [2021-02-04]. http://www.edqm.eu/en/Inspections-159.html.

278. EMA. Guideline on risk mnagement systems for medicinal products forhuman use [EB/OL]. [2021-02-04]. http://www.EMA.europa.eu/pdfs/human/eu-leg/9626805en.pdf.

279. EMA.Orphan medicines figures 2000-2022 [EB/OL]. [2023-03-08]. https://www.ema.europa.eu/en/documents/other/orphan-medicines-figures-2000-2022_en.pdf.

280. EU. Good manufactuying practice [EB/OL]. [2021-02-04]. http://www.ec.europa.eu/enterprise/pharmaceuticals/pharmacos/gmp-doc.htm.

281. EURO PEAN COMMISSION Procedures for marketing authorization [EB/OL]. (2006-04)[2021-02-03]. http://www.it asso.com/gxp/eudralex_v27/contents/vol-2/a/chap4rev200604%20.pdf.

282. European agency for the evaluation of medicinal products [EB/OL]. [2021-02-03]. http://www.EMA.eu.int.

283. European Commission. Volume 9A of the rules governing medicinal products in the European Union: guidelines on pharmacovigi-lance for medicinal products for human use [EB/OL]. (2008-09-01) [2021-02-04]. http://ec.europa.eu/health/documents/eudralex/vol-9/lindex_en.htm.

284. European Medicine Agency. Guideline on similar biological medicinal productscontaining biotechnology derived proteins as active substance: Quality issues [EB/OL]. (2014-12-18). http://www.ema.europa.eu/docs/en-GB/document_library/Scientificguideline/2015/01/WC500180219 pdf.

285. European Medicines Agency. Guideline on similar biological medicinal products [EB/OL]. (2005-10-30). https://www.ema.europa.eu/en/documents/scientific-guideline/guideline-similar-biological-products-first-virsion_en.pdf.

286. European Medicines Agency: Guideline on similar biological medicinal products 2005 [EB/OL]. [2021-02-03]. http://www.tga.gov.au/DOCS/pdf/euguide/chmp/043704final.pdf

287. EURORDIS. Rare Diseases: understanding this Public Health Priority [EB/OL]. (2005-11-01)[2021-02-03]. http://www.eurevdis.org/IMG/pdf/pvinceps_doecim-ent-EN.pdf.

288. FDA. Center for drug evaluation and research list of guidance documents [EB/OL]. [2021-02-03]. http://www.fda.gov/media/72570/download?source=govdeli-very.

289. FDA. Drug quality reporting system (DQRS)[EB/OL]. [EB/OL]. [2009-02-04]. http://www.fda.gov/cder/Offices/CRMS/DQRS.htm.

290. FDA. Guidance for industry: consumer-directed broadcast advertisements [EB/OL]. http://www.fda.gov/CDER/guidance/1804fnl.htm.

291. FDA. Nonclinical Laboratories Inspected Under FDA GLP Regulations (Title 21, Code of Federal Regulations, Part 58) Since Fiscal Year1990 [EB/OL]. [2020-09-28]. http://www.fda.gov/ora/compliance_ref/bimo/glp/wh_list_intro.htm#Glossary.

292. FDA. Office of compliance (OC). [EB/OL]. [2021-02-04]. http://www, fda.gov/cder/Offices/Compliance/default.htm.

293. FDA. Orphan Products: Hope for People With Rare Diseases [EB/OL]. (2018-01-03)[2021-02-04]. http://www.fda.gov/drugs/information-consumers-and-patients-drugs/orphan-products-hope-people-rave-diseases.

294. FDA. Overview of DQRS, FARS, and BPDRs [EB/OL]. [2021-02-04]. http://www.fda.gov/eder/

Offices/CRMS/dqrs2002/FAR-DQRS-BPD-FY20O6.Pdf.

295. FDA.21 CFR Part 58 Good Laboratory Practices regulation: final rule [J]. Federal Register, 1987,52: 33,768,782.

296. FDA.Drug Application Process for Nonprescription Drugs [EB/OL][2022-06-28]. https://www.fda.gov/drugs/types-applications/drug-application-process-nonprescription-drugs.

297. FDA.eCFR：Title 21 of the CFR——Food and Drugs [EB/OL][2023-06-28]. https://www.ecfr.gov/current/title-21.

298. Federal Institute for drugs and medical devices [EB/OL]. [2021-02-03]. http://www.bfarm.de/de/gb_ver/index.html.

299. Federal Register Proposed Rule-68 FR 12157, March 13, 2003：Current Good Manufacturing Practice in Manufacturing, Packing, or Holding Dietary Ingredients and Dietary Supplements [EB/OL]. (2012-03-01)[2021-02-04]. http://www.fda.gov/Food/DietarySupplements/GuidanceComplianceRegulatoryInformation/RegulationsLaws/ucm107396.htm.

300. Federal Register-74 FR 304 January 5, 2009-Guidance for Industry: Substantiation for Dietary Supplement Claims Made Under Section 403 (r)(6) of the Federal Food, Drug,and Cosmetic Act; Availability [EB/OL]. [2018-09-20]. http://www.fda.gov/Food/DietarySupplements/GuidanceComplianceRegulatoryInformation/RegulationsLaws/ucm107405.htm.

301. Federal trade commission [EB/OL]. [2021-01-26]. http://en.wikipedia.org/wiki/Federal_Trade_Commission.

302. FTC's. Frequently asked advertising questions: a guide for small business [EB/OL]. http://www.lawpublish.com/ftc-adfaq.html.

303. General Biologics Guidance [EB/OL]. [2021-01-25]. http://www.fda.gov/BiologicsBloodVaccines/GuidanceComplianceRegulatoryInformation/Guidances/General/default.htm.

304. Good clinical practice/ICH-GCP (E6)[EB/OL]. [2021-02-04]. http://www.ichgcp.net.

305. Good Laboratory Practice for Nonclinical Laboratory Studies (as revisedin April 2005)[S]. Title 21 Federal Code of Regulations Part 58.2005. Boca Raton, FL, USA: CRCPRESS.

306. Guidance for industry development and use of risk minimization action plans [EB/OL]. [2018-08-24]. http://www.fda.gov/cder/guidance/6358fnl.html.

307. Guidance for Industry Good pharmacovigilance practices and pharmacoepidemiolog icAssessment (2005-03-01)[2021-02-04]. http://www.fda.gov/cder/guidance/indcx, htm.

308. Guidance for industry good pharmacovigilance practices and pharmaco-epidemiologic assessment [EB/OL]. [2018-08-24]. http://www.fda.gov/cder/guidance/index.html.

309. Guidance for Industry, Pharmacovigilance of Veterinary Medicinal Products. Management of Periodic Summary Update Reports (PSURs)[R]. Rockville: FDA, 2001.

310. Guidance for Industry, Postmarketing Safety Reporting for Human Drug and Biological,Products Including Vaccines [EB/OL]. (2001-03)[2021-02-04]. https://www.fda.gov/media/73593/downlood.

311. Guidance for Industry: Botanical Drug Products. [EB/OL]. [2021-01-25]. http://www.fda.gov/downloads/Drugs/GuidanceComplianceRegulatoryInformation/Guidances/ucm070491.pdf

312. Guidance for industry: Q7A good manufacturing practice guidance for activepharmaceutical ingredients

[EB/OL].（2016-09-01）[2021-02-03］. http://www.fda.gov/downloads/RegulatoryInformation/Guidances/UCM129098.pdf.

313. Guidance, Compliance & Regulatory Information（Biologics）[EB/OL][2021-01-27］. http://www.fda.gov/BiologicsBloodVaccines/GuidanceComplianceRegulatoryInformation/default.htm.

314. Guideline for drug master files（DMF）[EB/OL].（2015-11-10）[2021-02-03］.http://www.fda.gov/Drugs/DevelopmentApprovalProcess/FormsSubmissionRequirements/DrugMasterFilesDMFs/ucm073164.htm.

315. Guideline for good clinical practice introduction [EB/OL].[2021-02-04］. http://www.ichgcp.net/introduction.

316. Guideline on active substance master file procedure [EB/OL].（2005-04-15）[2021-02-03］. http://www.ema.europa.eu/docs/en_GB/document_library/Scientific_guideline/2009/09/WC500002814.pdf.

317. How drugs are developed and approved [EB/OL].[2019-01-07］. http://www.fda.gov/Drugs/DevelopmentApprovalProcess/HowDrugsareDevelopedand Approved/default.htm.

318. http://www.bfarm.de/cln_029/nn_424950/EN/BfArM/bfarm-node-en.html__nnn=true.

319. http://www.fda.gov/BiologicsBloodVaccines/DevelopmentApprovalProcess/AdvertisingLabe lingPromotionalMaterials/ucm164120.htm.

320. http://www.private law.com.cn/new2004/shtml/20040628-010427.htm.

321. Humanitarian Device Exemption [EB/OL].[2019-09-05］. http://www.fda.gov/MedicalDevices/DeviceRegulationandGuidance/HowtoMarketYourDevice/PremarketSubmissions/HumanitarianDeviceExemption/default.htm.

322. ICH Expert Working Group. Guideline for Good Clinical Practice [EB/OL].（2016-11-09）[2021-02-04］. https://database.ich.org/sites/default/files/E6_R2_Addendum.pdf.

323. ICH. E2E pharmacovigilance planning [EB/OL].（2005-04-01）[2021-02-04］. http://www.fda.gov/cder/guidance/6355fnl.pdf.

324. ICH. Q7A good manufacturing practice guidance for active pharmaceutical ingredients [EB/OL].[2016-09-01］. http://www.fda.gov/CDER/guidance/4286fnl.pdf.

325. ICH.ICH offcial website:ICH.[EB/OL][2023-06-30］. https://www.ich.org/.

326. IDE Approval Process [EB/OL].[2020-11-25］. https://www.fda.gov/medical-devices/investigational-device-exemption-ide/ide-approval-process.

327. Information in English on Japanese regulatory affairs: pharmaceutical administration andregulations in Japan [R]. Tokyo: Japan Pharma-ceutical Manu-facturers Asso-ciation, 2009.

328. Internet pharmacy consumer protection act [EB/OL].（1999-08-05）[2021-02-04］. http://www.techlawjournal.com/cong106/drugs/hr2763ih.htm.

329. Internet pharmacy practice sites. the national association of boards of pharmacy [EB/OL].[2021-02-04］. http://www.Nabp.net/vipps/intro.asp.

330. Investigational new drug（IND）application [EB/OL].[2020-05-12］. http://www.fda.gov/Drugs/DevelopmentApprovalProcess/HowDrugsareDevelopedand Approved/ApprovalApplications/InvestigationalNewDrugINDApplication/default.htm.

331. Manufacturing Biological Intermediates and Biological Drug Substances Using SporeForming Microorganisms [EB/OL].（2007-09-01）[2021-02-03］. http://www.fda.gov/downloads/

BiologicsBloodVaccines/GuidanceComplianceRegulatoryInformation/Guidances/General/UCM190467.pdf.

332. Medicines and healthcare products regulatory agency［EB/OL］.［2021-02-03］. http://www.mca.gov.uk/home.htm.

333. Mutual recognition procedure (MRP) in Europe［EB/OL］.（2009-01-01）［2021-02-03］. http://www.anapharm.com/site/upload/site/Generateur/SuzannaAlmeida.pdf.

334. NABP: a resource for the regulation of pharmacy practice［EB/OL］.［2021-02-03］.http://www.nabp.net/government-affairs.

335. National Association of Boards of Pharmacy. NAPLEX (r)/MP-JE registration bulletin［EB/OL］.［2021-02-04］. http://www.nabp.net.

336. National center for toxicological research organization［EB/OL］.［2020-12-30］. http://www.fda.gov/AboutFDA/CentersOffices/OrganizationCharts/ucm196163.htm.

337. New Dietary Ingredients in Dietary Supplements-Background for Industry［EB/OL］. http://www.fda.gov/Food/DietarySupplements/ucm109764.htm.

338. New Dietary Ingredients Notification Process［EB/OL］.［2020-10-26］.http://www.fda.gov/Food/DietarySupplements/NewDietaryIngredientsNotificationProcess/default.htm.

339. New drug application (NDA)［EB/OL］.［2019-06-10］. http://www.fda.gov/Drugs/DevelopmentApprovalProcess/ HowDrugsareDevelopedand Approved/ApprovalApplications/NewDrugApplicationNDA/default.htm.

340. Nutrition Labeling and Education Act of 1990.［EB/OL］.（1991-05-01）［2021-02-03］. http://www.thomas.loc.gov/cgi-bin/bdquery/z?d101: HR03562: @@@D&summ2= 3&|TOM:/bss/d101query.html.

341. OECD. OECD Principles of Good Laboratory Practice Directive 87/18/EEC,Directive 88/320/EEC.［EB/OL］.（1998-01-26）［2021-02-04］. http://www.oecd.org/officialdocumerts/publicdisplaydocument-pdf/?cote=env/mc/chem（98）17&doclanguage=en.

342. Office of generic drugs［EB/OL］.［2020-08-18］. http://www.fda.gov/AboutFDA/CentersOffices/cder/ucm119100.htm.

343. Office of regulatory affairs organization［EB/OL］.［2020-12-30］. http://www.fda.gov/AboutFDA/CentersOffices/OrganizationCharts/ucm135678.htm.

344. Office of surveillance and epidemiology (OSE)［EB/OL］.［2021-02-04］. http://www.fda.gov./cder/offices/ODS/default.htm.

345. Office of the commissioner organization［EB/OL］.［2020-12-30］. http://www.fda.gov/AboutFDA/CentersOffices/OrganizationCharts/ucm135671.htm.

346. Organisation chart: Advisory fuctions［EB/OL］.［2020-07-01］. http://www.ema.europa.eu/docs/en_GB/document_library/Other/2009/12/WC500017948.pdf.

347. Organisation chart: Human Medicines［EB/OL］.［2012-12-01］. http://www.ema.europa.eu/docs/en_GB/document_library/Other/2009/12/WC500017950.pdf.

348. Organization of ICH［EB/OL］.［2021-02-03］. http://www.ich.org/about/organisationof-ich.html.

349. Organization of the ministry of health, labour and welfare［EB/OL］.［2018-01-30］. http://www.mhlw.go.jp/english/org/detail/index.html.

350. Orphan drug act, congressional findings for the orphan drug act［EB/OL］.［2021-02-03］. http://www.

fda.gov/regulatoryinformation/legislation/federalfooddrugandcosmeticactfdcact/significantamendmentstothefdcact/orphandrugact/default.htm.

351. Orphan drug designated or/and approved［EB/OL］.［2009-07-03］. https://www.fda.gov/industry/developing-products-rare-diseases-conditions/designating-orphan-productdrugs-and-biological-products.

352. Overview of Device Regulation［EB/OL］.［2020-09-04］. http://www.fda.gov/MedicalDevices/DeviceRegulationandGuidance/Overview/default.htm.

353. PART 812—INVESTIGATIONAL DEVICE EXEMPTIONS［EB/OL］.［2023-6-29］. https://www.ecfr.gov/current/title-21/chapter-I/subchapter-H/part-812.

354. PART 830—UNIQUE DEVICE IDENTIFICATION［EB/OL］.［2023-6-29］. https://www.ecfr.gov/current/title-21/chapter-I/subchapter-H/part-830.

355. pharmaceutical cGMPs for the 21st century: a risk-based approach: second progress reportand implementation plan［J］. Die pharmazeutische Industrie, 2003, 65（2）: 183-185.

356. Oecd. Pharmaceutical Pricing Policies in a Global Market:（Turkish version）［M］. Paris: OECD, 2011.

357. Pharmaceuticals and medical devices evaluation center［EB/OL］.［2021-02-03］. http://www.nihs.go.jp/pmdec/outline.htm.

358. Pharmout. PIC/S PE009-8 GMP Guide（Part I Basic Requirements for MedicinalProducts）.［EB/OL］.［2017-01-01］. https://www.pharmout.net/events/melbournepics-peoog-gmp-3/.

359. PIC/S PS/W8/2005 PIC/S Blueprint.［EB/OL］.［2021-02-04］. https://picscheme.org.【标题 & 网址验证 OK。点击这里，可链出确认】

360. PMA Approvals［EB/OL］.［2018-08-23］. http://www.fda.gov/MedicalDevices/ProductsandMedicalProcedures/DeviceApprovalsand Clearances/PMAApprovals/default.htm.

361. Postmarket Requirements（Medical Devices）［EB/OL］.［2018-09-27］. http://www.fda.gov/MedicalDevices/DeviceRegulationandGuidance/PostmarketRequirements/PostApprovaStudies/default.htm.

362. Prescription Drug Advertising, A guide for consumers［EB/OL］.［2019-07-08］. http:// www.fda.gov/Drugs/ResourcesForYou/Consumers/PrescriptionDrugAdvertising/default.htm.

363. Quality of substances for pharmaceutical use: the EDQM certification of suitability to the european pharmacopoeia monographs（CEP）［EB/OL］［2021-02-03］. http://apps.who.int/prequal/trainingresources/pq_pres/workshop_China-API_March2010/Workshops/31_EDQM/3-31-EDQM-1300-ENG.pdf.

364. Recalls, Corrections and Removals（Devices）［EB/OL］.［2020-09-29］. http://www.fda.gov/MedicalDevices/DeviceRegulationandGuidance/PostmarketRequirements/RecallsCorrectionsAndRemovals/default.htm.

365. REGULATION（EU）2017/745 OF THE EUROPEAN PARLIAMENT AND OF THECOUNCIL of 5 April 2017［EB/OL］.［2023-3-20］. https://eur-lex.europa.eu/legal-content/EN/TXT/?uri=CELEX%3A02017R0745-20230320.

366. Regulation of therapeutic goods in Australia［EB/OL］.［2021-02-03］. http://www.tga.gov.au/docs/html/tga/tgaginfo.htm.

367. Regulatory Controls［EB/OL］.［2018-3-27］. https://www.fda.gov/medical-devices/overview-device-regulation/regulatory-controls#special.

368. Sanitary safety of health products agency［EB/OL］.［2021-02-03］. http://agmed.sante.gouv.fr.

369. TGA. Australian Guidelines for the Registration of Drugs［EB/OL］.（2021-01-21）［2021-02-04］. https://www.tga.gov.au/collection/argpm.

370. The decentralised procedure［EB/OL］.（2007-02-12）［2021-02-03］. http://adediem.com/docs/DCP_FXR.ppt.

371. The State Board of Pharmacy, Pharmacy Act, Pennsylvania［EB/OL］.［2021-02-04］. https://bop.idaho.gov/pharmacy-code-administrative-rules/.

372. Therapeutic biologic applications（BLA）［EB/OL］.［2020-02-04］. http://www.fda.gov/Drugs/DevelopmentApprovalProcess/HowDrugsareDevelopedand Approved/ApprovalApplications/TherapeuticBiologicApplications/default.htm.

373. Truthful Prescription Drug Advertising and Promotion（Bad Ad Program）［EB/OL］.［2021-01-05］. http://www.fda.gov/Drugs/GuidanceComplianceRegulatoryInformation/Surveillance/DrugMarketingAdvertisingandCommunications/ucm209384.htm.

374. Types of applications［EB/OL］.［2014-10-23］. http://www.fda.gov/Drugs/DevelopmentApprovalProcess/HowDrugsareDevelopedand Approved/ApprovalApplications/default.htm.

375. U.S. Department of Commerce International Trade Administration. Pharmaceutical price controls in OECD countries implications for U.S. consumers, pricing, research and development and innovation［A］. Washington: U.S Senate, 2005.

376. U.S. Department of Health and Human Services, FDA Announces new efforts to help curb illegal Prescription drug marketing on the internet［EB/OL］.［2021-02-04］. http://www.hhs.gov/.

377. U.S. food and drug administration.Orphan Products Grants Program［EB/OL］.［2021-10-14］. https://www.fda.gov/industry/medical-products-rare-diseases-and-conditions/orphan-products-grants-program.

378. U.S. food and drug administration.Search Orphan Drug Designations and Approvals［EB/OL］.［2023-07-03］. https://www.accessdata.fda.gov/scripts/opdlisting/oopd/index.cfm.【标题 & 网址验证OK。点击这里，可链出确认】

379. UNDP/World Bank/WHO Special Programme for Research & Training in TDR. Goodlaboratory practice（GLP）handbook［J］. Wiley Encyclopedia of Clinical Trials, 2001,9（4）:283-293.

380. USA Department of Health and Human services, Office of Inspector General The OrphanDrug ACT: Implementation and Impact［EB/OL］.（2001-05）［2021-02-03］. Http://oig.hhs.gov/oei/reports/oei-09-00-00380.pdf.

381. When to Register and List［EB/OL］.［2017-12-23］. https://www.fda.gov/medical-devices/device-registration-and-listing/when-register-and-list.

382. WHO about us［EB/OL］.［2021-02-03］. http://www.who.int/medicines/about/en/.

383. WHO governance［EB/OL］.［2021-02-03］. http://www.who.int/governance/en/index.html.

384. WHO structure［EB/OL］.［2012-05-01］. http://www.who.int/about/structure/who_structure_zh.pdf.